“十二五”职业教育国家规划教材
经全国职业教育教材审定委员会审定

21世纪高等院校老年服务与管理专业系列规划教材

老年人辅助器具应用

李高峰　朱图陵　主编

北京大学出版社
PEKING UNIVERSITY PRESS

内 容 简 介

本书是国内第一本系统介绍老年人辅助器具的书籍。编者基于已达成世界共识的 ICF 和 ISO 9999 两大国际框架文件及世界卫生组织相关文件，参考美国、德国等国家和地区的辅助器具资源库，针对老年人的功能障碍及潜能状况，以实现老年人无障碍的独立生活和活动参与为目标，着重阐述了选择、使用合适的辅助器具创建老年人的移动、自我照护、居家管理、健康管理、休闲娱乐等无障碍环境的方法。书中图文并茂地展现了国内外老年人辅助器具的结构特点、适应证、使用方法等，增强学生、使用者、照护者、养老服务相关从业人员等对老年人辅助器具的感性认识，提高其根据老年人的障碍和潜能正确选择、使用辅助器具的技能。

本书可作为老年服务与管理专业相关教材，也可作为老年服务从业人员、辅助器具服务人员、社区康复工作者、老年人及其家属或照护者、临床康复人员的参考用书。

图书在版编目(CIP)数据

老年人辅助器具应用/李高峰，朱图陵主编. —北京：北京大学出版社，2013.8
(全国高等院校老年服务与管理专业系列规划教材)
ISBN 978-7-301-22976-7

Ⅰ. ①老… Ⅱ. ①李… ②朱… Ⅲ. ①老年人－医疗器械－高等学校－教材 Ⅳ. ①R496

中国版本图书馆 CIP 数据核字(2013)第 182957 号

书　　名：老年人辅助器具应用
著作责任者：李高峰　朱图陵　主编
责 任 编 辑：胡伟晔
标 准 书 号：ISBN 978-7-301-22976-7/R・0037
出 版 发 行：北京大学出版社
地　　址：北京市海淀区成府路 205 号　100871
网　　址：http://www.pup.cn　　新浪官方微博：@北京大学出版社
电 子 信 箱：zyjy@pup.cn
电　　话：邮购部 62752015　发行部 62750672　编辑部 62704142　出版部 62754962
印　刷　者：北京虎彩文化传播有限公司
经　销　者：新华书店
787 毫米×1092 毫米　16 开本　21.5 印张　531 千字
2013 年 8 月第 1 版　2022 年 1 月第 4 次印刷
定　　价：39.00 元

全国高等院校老年服务与管理专业系列规划教材

编 委 会

总 序

人口老龄化是现代社会发展的必然趋势，也是当今世界各国共同关注的话题。作为人口大国，人口老龄化将成为未来一个时期我国基本的国情，随着人口老龄化加剧而带来的养老问题正日趋突出。

中国自古以来就有“尊老重老”的文化传统。新中国成立以来，更加重视老年人福利体系建设。早在1949年内政部设立时，社会福利事业包括老年福利事业管理就是内政部的重要职能之一。1978年民政部设立时，依然将社会福利事业纳入工作范畴内。改革开放以来，我国的老年福利事业有了长足的发展，面向所有老年人，以居家为基础、社区为依托、机构为支撑的老年人福利体系逐步建立，较好地保障了特殊困难老人的养老问题。

进入21世纪后，我国人口比例上的变化给新时期的老年福利工作提出了挑战。按照国际的通常理解，当一国60岁以上的人口占总人口的10%或者65岁以上的人口占总人口的7%时，这个国家就进入老龄化。1999年，我国60岁以上老年人口占总人口的10%，已经进入老龄化阶段。我国人口老龄化呈现出速度快、基数大、未富先老等特点。2011年年底我国总人口达13.47亿人，其中60岁及以上人口约为1.85亿人，占全国总人口数的13.7%，65岁及以上人口约为1.23亿人，占全国总人口的9.1%。“十二五”时期，随着第一个老年人口增长高峰到来，我国人口老龄化进程将进一步加快。从2011年到2015年，全国60岁以上老年人将由1.85亿增加到2.21亿，平均每年增加老年人860万；老年人口比重将由13.7%增加到16%，平均每年递增0.54个百分点。

同一历史时期，我国处于经济体制深刻变革、社会结构深刻变动、利益格局深刻调整、思想观念深刻变化的阶段，老龄化进程与家庭小型化、空巢化相伴随，与经济社会转型期的矛盾相交织，社会养老保障和养老服务的需求将急剧增加，这给应对人口老龄化增加了新难度。人口老龄化问题涉及政治、经济、文化和社会生活各个方面，是关系国计民生和国家长治久安的重大社会问题，已经并将进一步成为我国改革发展中不容忽视的全局性、战略性问题。为应对这种新的变化趋势，我国提出推进养老服务社会化的政策。

社会化养老服务一方面带来全社会共同参与养老服务的良好局面，另一方面也面临着人才队伍严重短缺的困境。目前，我国养老服务人才队伍的问题突出表现在人才严重短缺、队伍不稳定、文化程度偏低、服务技能和专业知识差、年龄老化等方面。这些困难严重制约我国养老服务水平的提高，严重影响老年人多样化的养老服务需求的实现。

“十二五”期间是我国老龄事业发展的重要机遇期，老龄事业任重道远。特别是党的十八大报告明确提出，要积极应对人口老龄化，大力发展老龄服务事业和产业。“养老服务体系”建设直接决定着老年人晚年生活质量的高低。养老服务体系离不开人才队伍建设。养老服务专业人才特别是养老护理员、老龄产业管理人员的培养尤为重要。

养老护理是一项专业性强的技术工作，它既需要从业者具有专业护理、心理沟通、精神慰藉等方面的专业知识，更需要从业者具备尊老、爱老、敬老和甘于奉献的职业美德。没有良好的文化素养、没有经过专业的技能培养不能胜任这一岗位。老龄产业管理者的管理理念、管理方法、管理水平在很大程度上决定了养老服务机构的发展方向和服务水平。这就要求我们培养一大批理论与实务能力兼备的管理人才，带动养老服务管理的科学化、高效化、信息化和制度化。

“行业发展、教育先行”，人才队伍建设离不开教育，大力推进老年服务与管理相关专业的发展是未来一个历史时期民政部和教育部的重点工作之一。在这样的社会背景下，组织全国多所大专院校联合开发“全国高等院校老年服务与管理专业系列规划教材”，旨在以教材推进课程建设和专业建设，进而提高老年服务与管理人才培养质量。

在内容选取上，系列教材立足老年服务与管理岗位需求，内容涵盖老年服务与管理岗位人才需要掌握的多项技能，包括老年健康照护、老年社会工作、老年服务伦理与礼仪、老年康复保健、老年人权益保障、老年活动策划与组织、老年营养与膳食保健等多个方面。

在编写体例上，反映了高职教育“高素质技能型人才”培养的要求，每本教材根据内容的不同采取不同的编写体例，其主旨在于突出教材的实用性和与岗位的贴合性，以任务导向、兴趣导向、技能导向等多种方式进行编写，既提高了学生学习教材的兴趣，又实现了理论与实践的结合。

“十年树木，百年树人”，人才队伍建设非一朝一夕可实现。在此，我们要感谢参与编写系列教材的所有编写人员和出版社，是你们的全心投入和努力，让我们看到这样一系列优秀教材的出版。我们要感谢各院校以及扎根于一线老年服务与管理人才教育的广大教师，是你们的默默奉献，为养老服务行业输送了大量的高素质人才。当然，我们还要感谢有志于投身养老服务事业的青年学子们，是你们让我们对养老服务事业发展充满信心。

我们相信，在教育机构和行业机构的共同努力下，在校企共育的合作机制下，我国的养老服务人才必定不断涌现，推动养老服务行业走上规范、健康、持续发展的道路。

本书编委会

二〇一三年一月

前　言

随着现代社会流动性的增强，我国老龄化社会日益呈现高龄化、空巢化的趋势，需要照料的高龄、独居、半失能、失能老人数量剧增，加强社会养老服务体系建设的任务十分繁重。总体上，我国社会养老服务体系建设还处于起步阶段，存在着与新形势、新任务、新需求不相适应的问题，其中养老服务队伍专业化程度不高、专业人员数量不足表现得尤为突出。近年来，残疾人辅助器具的应用与服务在我国已得到迅速推广和发展，辅助器具应用在养老服务中的重要地位也日趋凸显。在我国社会养老服务体系建设规划中，明确提出要对老年人提供辅具配置、无障碍建筑环境改造、生活照料、康复护理、医疗保健等服务，要加强养老服务职业教育培训，有计划地增设养老服务相关专业和课程。

本书图文并茂地展现了国内外常见老年人辅助器具的结构特点、性能参数、适应证、使用和保养方法等，描述了通过选择合适的辅助器具能够创建老年人无障碍的生活环境、行动环境、交流环境、文体娱乐环境、居家环境和公共环境，促进老年人生活质量的提高。本书为一线养老服务专业人员和辅助器具服务人员提供了重要的参考工具，填补了该领域专业书籍的空白，具有引领专业和行业发展的重要作用。

本书是校企合作、集体智慧的结晶，由北京社会管理职业学院李高峰和深圳市残疾人辅助器具资源中心朱图陵担任主编，参编人员均为北京社会管理职业学院一线专职教师。主编除编写本书的部分章节外，还负责全书总体框架和编写提纲的设计、研讨和确定，并负责统稿及对部分参编人员的稿件进行适当的调整和修改。本书编写工作的具体分工为：项目一由朱图陵、李高峰编写，项目二由李高峰编写，项目三和项目四由赖卿编写，项目五由魏晨婧编写，项目六由徐凌娇编写，项目七由朱小棠编写，项目八由朱图陵、李高峰编写。

在编写本书的过程中，编者得到了北京社会管理职业学院院长邹文开教授、社会福利系主任孟令君教授、假肢矫形康复系主任方新教授、深圳市残疾人辅助器具资源中心主任范佳进高级工程师的大力支持与帮助，也得到了上海互邦医疗器械有限公司总经理贺一峰、总工程师赵次舜的指导和建议；在资料整理和文字修订上，蔡红波、谢新和张静做了许多细致的具体工作。在此，一并表示真诚的感谢。

本书依据国际先进的健康与残疾观、辅助器具服务的理念和经验，广泛收集国际最新辅助器具的信息和资料，参考了有关论文，引用了美国辅助技术信息资源网（AbleData）、欧洲辅助技术信息网（Eastin）、德国职业康复信息系统（Rehadat）的一些产品信息，以及世界卫生组织的相关文件、国际标准化组织的相关标准、有关企业和组织网络文献等，在此向有关作者致谢。同时，向为本书的出版付出大量辛勤劳动的北京大学出版社编辑表示衷心的感谢。

由于时间紧促和编者水平有限，书中难免存在不足之处，恳请广大读者批评指正。

编　者

2013 年 6 月

目　录

项目一　认知老年人辅助器具

学习目标

√ 能够理解老年人的功能障碍及其康复需求。

√ 能够推介老年人到专业机构接受辅助器具服务。

√ 能够正确运用辅助器具相关术语。

√ 熟悉辅助器具及其服务流程。

脑卒中和老年期痴呆是导致老年人功能障碍的常见疾病，而多数老年人只是由于器官的退行性改变使听力、语言、视力、智力、活动等方面的能力逐渐减退，以致活动和参与出现困难，甚至出现功能障碍，但不是由疾病引起的，还不能算病人。另外，许多老年人的多功能障碍尚未构成残疾，也不算残疾人，通常只能称为失能老人。这两点是多数老年人的共同特点。然而老年人和残疾人又有密切的联系，除残疾人会自然老化为老年残疾人外，老年人也会随年龄增长使退行性改变加重而成为老年残疾人，所以老年残疾人的群体会越来越大。根据2006年全国第二次残疾人抽样调查的数据，我国老年残疾的现患率是24.0%，其中听力残疾占34.6%，肢体残疾占25.4%，视力残疾占19.2%，这3类残疾人占总数的79.2%。除此之外，还有精神残疾(2.9%)、智力残疾(1.3%)、言语残疾(0.4%)、其他残疾(16.2%)。而且年龄越大，残疾程度越重。

根据2006年中国老年人残疾流行病学调查，老年残疾的致残原因很多。就听力残疾而言，主要是老年聋，以及由中耳炎、全身性疾病、噪声和爆震、创伤或意外伤害导致。而肢体残疾，主要由脑血管疾病、骨关节病、其他外伤、交通事故等导致。对老年人威胁最大的是平衡障碍，在不注意的情况下老人会突然摔倒，轻者骨折，特别是股骨头骨折，重者脑出血，危及生命；老年人还有体能衰弱、足部问题及大小便失禁等。至于视力残疾，主要由视网膜色素变性、角膜病、屈光不正、视神经病变、外伤等导致。多数老年人看近物需要老视镜，白内障更是老年人失明的主要疾患。精神残疾主要表现为精神分裂症、痴呆、器质性精神疾病、心境障碍、神经症。智力残疾主要由脑疾病、遗传、其他外伤、不良社会文化因素、交通事故导致。言语残疾主要由脑梗死、听力障碍、脑出血、智力低下、喉舌疾病术后导致。

为此，需要及早为老年人提供相应的辅助器具来补偿或代偿功能障碍，预防和减少残疾。这是老年社会的重要福利服务。老年人的功能障碍是多方面的，相应的康复需求也是多方面的，需要综合的康复。而综合康复的手段主要是辅助器具，目的是为老年人创建无障碍环境来提高生活质量。我国的老年人目前多数生活在家庭和社区，主要是生活环境、行动环境、交流环境、居家环境和公共环境需要无障碍，此外，还需要医疗康复作为综合康复的保障。因此，通过评估、选择应用合适的辅助器具，为老年人创建无障碍环境构成了贯穿全书的主线。

任务一 认知辅助器具

情境引入

王某，65岁，退休在家，因长期接触爆破声及中耳炎致混合性聋，想使用助听器改善听力，可不知在何处购买。他向邻居、亲朋多方打听，有人说助听器是医疗器械，需到医院购买，有人说助听器是康复器具，要到康复机构获取，还有人说助听器是辅助器具，可到残疾人联合会相关部门申请……这让王老爷子晕乎了。你能弄清楚这些术语的异同吗？

知识要点

自有人类以来就有残疾人、伤病人，他们为了生活和劳动不得不制作一些简单器具来弥补已失去的功能，如拐杖、假肢、矫形器等。这些物品在国内外都有上千年历史，且都是单件作坊式制作。直到第一次世界大战后，出现了大批截肢者，德国人奥托·博克(Otto Bock)于1919年开设工厂专门生产假肢配件，标志着辅助器具制作从作坊到行业的转变。20世纪80年代后期，人口老龄化进程的加快和残疾人数量的增加使辅助器具的需求急速增长，导致辅助器具在世界范围的大发展并形成巨大的产业。纵观辅助器具的发展史，从作坊的单件制作到行业生产乃至最终形成产业，也就是最近100年的事情。而残疾人所需器具的共性名称，在国内外都是近20年才出现。至于把辅助技术用于功能障碍者，则是最近一段时期。

一、辅助器具及其相关术语

(一) 辅助器具

辅助器具的称谓是由1988年国务院批转的《中国残疾人事业五年工作纲要》提出来的，但没有得到推广。1992年国际标准ISO 9999《Technical Aids for Disabled Persons—Classification》第一版发布后，由民政部假肢科研所和中国康复研究中心共同翻译，经国家标准化管理委员会反复推敲后决定将"technical aids"译为辅助器具。1996年等同采用该国际标准的国家标准GB/T 16432—1996《残疾人辅助器具——分类》发布后，辅助器具的称谓得以广泛应用。该国家标准对"辅助器具"的定义为"由残疾人使用的，特殊生产的或通常可获得的用于预防、代偿、监测、缓解或降低残疾的任何产品、器具、设备或技术系统"。辅助器具在香港被称为复康用具，在台湾被称为辅具，目前行业内也多把辅助器具简称为辅具。

国际上从1992年发布国际标准ISO 9999第一版后发生了很多变化，特别是获得性免疫缺陷综合征(艾滋病)的泛滥，使"aids"通常特指艾滋病，所以许多国家已经用"assistive devices and assistive technology"(辅助器具和辅助技术)来代替"technical aids"。因此，在2001年世界卫生组织(World Health Organization，WHO)发布了《International Classification of Functioning, Disability and Health》(中文版《国际功能、残疾和健康分类》，简称ICF)并提出了“辅助产品”(assistive products)的概念，该概念逐渐被广泛认可。而且，辅助产品已被最新版本国际标准 ISO 9999:2007 定义为“能预防、代偿、监护、减轻或降低损伤、活动受限和参与限制的任何产品(包括器具、设备、工具、技术和软件)，可以是特别生产的或通用产品”。所以，“辅助产品”的概念包括通常所说的硬件辅助产品“辅助器具”和软件辅助产品“辅助技术”并实现统一。简言之，能帮助老年人、残疾人克服功能障碍的任何产品都是辅助产品。考虑到名称的认可需要时间，故本书仍采用“辅助器具”的称谓，只是在介绍国际标准时，采用“辅助产品”的称谓，直接与国际接轨。

(二) 残疾人与功能障碍者

在 1992 年发布的第一版国际标准 ISO 9999 中，“disabled persons”(残疾人)的定义可译为“有一种或多种残损，一种或多种残疾，一种或多种残障，或者残损、残疾、残障兼有的人”。在《中华人民共和国残疾人保障法》中，残疾人是指“心理、生理、人体结构上，某种组织、功能丧失或者不正常，全部或者部分丧失以正常方式从事某种活动能力的人”。该法指出：“残疾人包括视力残疾、听力残疾、言语残疾、肢体残疾、智力残疾、精神残疾、多重残疾和其他残疾的人”。可见我国的“残疾人”已经是专用名词，和国际上的俗称“disabled persons”不一样，如一侧肾摘除，按国际标准属于残疾人，但在我国不够残疾人标准。

2007 年发布的第四版国际标准 ISO 9999 中已将“disabled persons”改为“persons with disabilities”，其定义可译为“有一种或多种损伤，一种或多种活动受限，一种或多种参与限制，或三者综合的人”。可见，过去的“disabled persons”与现在的“persons with disabilities”在定义上是有差别的。正如国际标准 ISO 9999 起草小组成员的美国 AbleData(世界最大辅助器具数据库)专家斯蒂芬·罗伊(Stephen Lowe)先生指出的，就一个具体的残疾人而言，几十年前被称为“disabled persons”或“the disabled”，没有问题，他本人也没有反感。但现在就不行了，要改称“persons with disabilities”，主要是出于政治和人权的考虑。因为在“disabled persons”的称谓中，第一特征是“disabled”，强调的是他们“不能够”(not able)。而实际上有“disability”的人，几乎总是“能够”参加社交、业务和文化活动。这说明“disabled persons”这个称谓对他们就是歧视。实际上，他们的第一特征是“person”(人)，应该享有人的一切基本权利，其次才是他们有“disability”。考虑到我国的“残疾人”是指具体的 6 类残疾人，有严格定义和 4 个等级(一级最重，四级最轻)，那么“disabled persons”或“the disabled”译成中文的“残疾人”，作为专用名词现在还可以沿用。但是，“persons with disabilities”就不能再译为“残疾人”，而应该称为“功能障碍者”，因为其中包括了那些不够残疾等级但又有某种轻度或过渡性功能障碍的人。而且在“功能障碍者”中也包括健全人，因为很多环境的障碍对健全人也存在。例如，出国时遇到的语言障碍是属于社会环境的障碍，健全人的听不懂和说不出与聋哑人的听不见和说不了效果一样，都有听觉和言语障碍，都属于“听觉言语障碍者”的群体。又如，健全人在伸手不见五指的黑暗环境里，就与盲人一样看不见，都属于“视觉障碍者”的群体，而很多动物(如老鼠和猫)在黑暗里是看得见的。这说明 ICF 的分类是有道理的，功能障碍与环境密不可分。人们不能脱离环境来看健全人、残疾人和功能障碍者，在一定的环境下，健全人也是功能障碍者。

(三) 相关术语

在与辅助器具有关的术语中，容易混淆的有康复器具、医疗器械和康复工程产品。四者之间既有联系又有区别，不能等同和混淆。从历史上来看，用于治病的医疗器械已有几千年历史。第二次世界大战后，伴随着残疾人的增多出现了一门康复和工程相结合的新学科，即康复工程。

康复工程包括康复工程学和康复工程产业两个方面，康复工程产品大体上可以归结为5种类型：① 功能检测与康复评定系统；② 植入式假体；③ 面对康复治疗的康复训练器械；④ 辅助器具，用于改善残疾人的个人医疗、个人护理、个人移动、训练技能、交流和参与社会能力，对老年人的生活质量提供支持的技术和器具；⑤ 康复保健器械，如健身器具（功率自行车、跑步机、各种肌力训练机等）、家用保健（电疗、磁疗、热疗）器具等。前三种类型主要用于医院，且①和②属于医疗器械，目的是治病，对象是病人；③和⑤属于康复器具，目的是治病和恢复健康，对象包括一般健全人和亚健康健全人、病人、残疾人和老年人；只有④是辅助器具，目的是克服障碍，对象是残疾人和部分老年人；而⑤多用于普通人群。可见，康复器具、辅助器具和部分医疗器械都属于康复工程产品的一部分，但目的和对象不同，其中康复器具的应用范围较广，而辅助器具的应用就是残障者。还应指出，康复工程产品与辅助器具既有密切联系又有区别。辅助器具是直接为老年人、残疾人服务的，所以它既有硬件部分的辅助器具属于康复工程产品，又有软件部分的辅助技术（如评估、适配、训练、服务等）不属于康复工程。

此外，辅助器具与医疗器械还有着密切的联系，在国际标准中列出的许多辅助器具，特别是04主类个人医疗辅助器具，显然都是医疗器械。为此，笔者曾与日本ISO/TC 173的首席代表、日本国立康复中心研究所所长山内繁先生进行过详细讨论。根据山内繁先生在1998年东京“老年人和残疾人辅助技术研讨会”上提出的看法，经我们整理和补充后综述如表1-1所示。

表1-1 辅助器具和医疗器械的区别

项　目	辅助器具	医疗器械
使用对象	残疾人和老年人	病人、医务人员
使用目的	发挥潜能，克服障碍	治病和挽救生命
服务性质	福利服务	医疗服务
使用方式	多数为个人专用	多数为公用
使用时间	个人长期使用	短期轮流使用
设计特色	个性化	通用化
安装特色	体外装置	体内、体外均有
购买方式	多数为个人购买	多数为机构购买
经济特色	尽量便宜	昂贵也买

例如，属于植入式假体的人工关节、人工耳蜗、植入式仿生眼、骨植入式假肢、种植牙都是康复工程产品，且属于康复治疗的康复器具，也是医疗器械，但不是辅助器具，因为它们由医生在手术台上安装。与它们相对应的辅助器具有假肢关节、助听器、假眼、假肢、假牙，都是外置式。此外，2006年12月第61届联合国大会通过的《残疾人权利公约》，其第9条要求各国创建无障碍环境，并列出详细内容。而创建无障碍环境所需要的硬件也都是康复工程产品，但既不是医疗器械，也不是康复器具，全都是辅助器具。因为它们的使用对象是残障者，目的是发挥潜能克服障碍。这就是辅助器具、康复器具、医疗器械和康复工程产品的联系和区别。

二、辅助器具的作用

应用辅助器具目的就是帮助老年人、残疾人(或称为功能障碍者)克服困难，提高生存质量。对照 ICF 来看，功能障碍者遇到的困难就是活动和参与的困难，其二级分类有 9 类，即 ICF 的 d1～d9。例如，盲人和听力障碍者主要是 d3“交流”的困难；截肢者主要是 d4“移动”和 d5“自理”的困难。究其原因有先天性的也有后天性的，这些困难主要是由于老年人、残疾人的自身损伤(机能、结构)和环境障碍造成的。具体如下。

第一，身体机能(ICF 的 b1～b8)的损伤造成活动和参与困难。根据 ICF，身体机能的二级分类有 8 类。例如，脑瘫，有精神、感觉、发声和言语、肌肉骨骼和运动等身体机能的损伤造成困难；偏瘫是身体一侧的机能损伤造成困难。

第二，身体结构(ICF 的 s1～s8)的损伤造成活动和参与困难。根据 ICF，身体结构的二级分类有 8 类。例如，盲人和听力障碍者就是 s2“眼、耳和有关结构”的损伤会造成困难；截肢者的肢体缺失就是 s7“与运动有关的结构”损伤而造成困难。

第三，环境因素(ICF 的 e1～e5)的障碍造成活动和参与困难。根据 ICF，环境因素的二级分类有 5 类，各类功能障碍者在这些环境里都遇到了不同程度的障碍。

面对以上的困难情况，功能障碍者只能依靠辅助器具来解决活动和参与的困难。正如最近世界卫生组织正式发布的《社区康复指南》“健康”部分中指出的，**“对许多残疾人(功能障碍者)来说，获得辅助器具是必要的，而且是发展战略的重要部分。没有辅助器具，残疾人(功能障碍者)绝不可能受到教育或能工作，以致贫困将继续循环下去”**。这说明目前国际上对辅助器具已形成了共识，即辅助器具不仅是提高残疾人(功能障碍者)生活质量的工具，而且很多时候是唯一能帮助他们活动和参与社会生活甚至脱贫的重要手段。可见，辅助器具无论是个人专用还是公共环境使用的都是功能障碍者所必需的。

根据 ICF，功能障碍者所遇到的活动受限和参与限制是由于自身损伤和环境障碍交互作用的结果。考虑到功能障碍者虽然有各种损伤(身体机能、身体结构)，但总有潜能。为了充分发挥其潜能来克服障碍，即在潜能和障碍之间构筑一个“通道”(access)，这就是辅助器具的作用，即**在辅助器具的帮助下，充分发挥残疾人的潜能来补偿或代偿其功能障碍。也就是说，用辅助器具来构建无障碍环境，才能使残疾人和健全人平等参与和共享社会文明。**具体来说，辅助器具有三大作用。

(一) 补偿——增强型辅助器具

残疾人或老年人由于身体机能减弱或丧失以致某些活动的困难，但如果还有残留潜能可利用，则通过辅助器具的补偿，可以增强已减弱或丧失的原有身体机能来克服活动困难，即补充原有的机能。有残存听力者(听力潜能)通过配戴助听器来补偿减弱的听力，就可以重新听到外界的正常声音，是**助听**。有残存视力者(主要是三、四级低视力者，但也有个别一、二级盲人，有视力潜能)通过助视器，特别是电子助视器的放大图像来补偿减弱的视力后，就可以重新看到外部世界，是**助视**。有残存言语能力(言语潜能)的言语障碍者通过扩音器或人工喉来补偿减弱的言语能力，就恢复了交流功能，是**助说**。肢体障碍者(残存肢体通常都有一些活动潜能)，如上肢截肢者丧失了自理功能，安装功能性上肢假肢(如肌电假手)后，能基本恢复上肢原有的自理功能，是**助动**。下肢截肢者丧失了行走功能，安装下肢假肢后，能恢复行走功能；小儿麻痹症后遗症患者行走困难，通过使用KAFO矫形器、补高鞋和拐杖等来增强下肢的支撑能力，就有助于保持躯体的稳定性，从而基本恢复下肢原有的站立和行走功能；偏瘫和脑瘫患者行走困难，通过下肢矫形器的补偿能基本恢复原有的行走功能；截瘫患者丧失了行走功能，而在下肢矫形器、助行器或拐杖的帮助下，部分截瘫患者能恢复行走功能，这都是**助行**。以上都属于补偿或增强原有机能来实现活动功能的辅助器具。

（二）代偿——替代型辅助器具

当残疾人或老年人的原有机能基本丧失时（无潜能），又无法通过补偿方式来增强原有机能时，就只能通过辅助器具发挥其他机能的潜能来代偿失去的机能以克服活动困难，是代替，即代替原有的机能。盲人可以使用发挥触觉和听觉潜能的辅助器具来代偿失去的视觉机能，如盲杖、超声导盲装置、盲文读物、语音血压计等，是**代视**。听力障碍者可以使用发挥视觉和触觉潜能的辅助器具来代偿失去的听觉机能，如电视字幕和振动闹钟等，是**代听**。言语障碍者可以使用沟通板来代偿失去的言语机能，是**代说**。下肢功能障碍者可以使用轮椅的转动来代偿失去的行走功能，是**代行**。特别是常年卧床的四肢瘫痪残疾人，通过眼控鼠标或舌控鼠标，也是可以代偿手操作电脑，是**代动**。以上都属于代偿或替代原有机能来实现活动功能的辅助器具。

（三）适应——适应型辅助器具

当老年人、残疾人使用辅助器具获得的功能补偿或代偿仍不能全面参与活动时，就只能用适应型辅助器具来创建无障碍环境。例如，盲人过马路时，目前的任何导盲装置都不能识别红绿灯，就只能安装蜂鸣器，用不同声音来表示红绿灯。而又盲又听力障碍者过马路时，就只能安装振动器，用不同振动来表示红绿灯。又如，助听器佩戴者参加报告会时，由于会场嘈杂影响听报告，则可安装感应环路来直接听到报告者的声音。再如，乘轮椅的肢残人遇到台阶时就无能为力了，只能用坡道和扶手来适应轮椅上台阶。

三、辅助器具的分类

残疾人、伤病人和老年人使用的辅助器具因人而异，种类繁多。为了便于查询、应用和管理，特别是建立和使用辅助器具数据库，必须分类。由于依据不同有以下3种分类方法。

（一）按使用人群分类

辅助器具的服务对象是功能障碍者，则可按6类残疾人相应的6类功能障碍者（视觉障碍者、听觉障碍者、言语障碍者、肢体障碍者、智力障碍者、精神障碍者）来分类。这样，如视觉障碍者需要老视镜、肢体障碍者需要手杖等也包括在内了。这种分类方法的优点是使用方便，有利于使用者；缺点是某些辅助器具如帮助残疾人服药的配药盒，视觉障碍者和智力障碍者都需要，说明该分类方法不是唯一的。

（二）按使用环境分类

不同的辅助器具用于不同的环境。ICF在“环境因素”部分的第1章“产品和技术”中列出了普通产品和辅助产品，现将有关辅助产品的编码和名称列示如下。

（1）e1151 个人日常生活用辅助产品和技术。

（2）e1201 个人室内或室外移动和运输用辅助产品和技术。

(3) e1251 交流用辅助产品和技术。

(4) e1301 教育用辅助产品和技术。

(5) e1351 就业用辅助产品和技术。

(6) e1401 文化、娱乐和体育用辅助产品和技术。

(7) e1451 宗教和精神活动实践用辅助产品和技术。

此外，有关无障碍建筑的两个二级分类及下面的三级分类均属于辅助产品，现仅将其二级分类的编码和名称列示如下。

(1) e150 公共建筑物的设计、施工及建造的产品和技术。

(2) e155 私人建筑物的设计、施工及建造的产品和技术。

由上可见，ICF 将辅助器具的使用环境分为生活用、移动用、交流用、教育用、就业用、文体用、宗教用、居家用和公共用 9 个环境。该分类方法的优点是使用方便、目的性强、康复医生写辅助产品建议和康复工作者制订辅助产品方案时很实用，但某些辅助产品如电脑，教育和就业环境都需要，说明该分类方法也不是唯一的。而且该分类方法对治疗师和康复工程人员的实际操作来说，又很不够用。

(三) 按使用功能分类

目前，国际标准 ISO 9999 是按辅助器具的功能进行分类的。2002 年的第三版国际标准 ISO 9999 已被我国等同采用作为国家标准于 2004 年发布为GB/T 16432—2004《残疾人辅助器具——分类和术语》。2007 年的第四版 ISO 9999 将 725 种类的辅助器具分为 11 个主类、129 个次类和 707 个支类。目前，2011 年的第五版 ISO 9999“Assistive Products for Persons with Disability—Classification and Terminology”已经等同采用为国家标准 GB/T 16432—2013《辅助器具——分类和术语》，将 794 种类的辅助器具分为 12 个主类、130 个次类和 781 个支类。国家标准 GB/T 16432—2013 中的主类名称和次类、支类的数量如表 1-2 所示。

表 1-2　GB/T 16432—2013 的主类、次类和支类

主　类	次类与支类数量
04 个人医疗辅助器具	18 个次类和 64 个支类
05 技能训练辅助器具	10 个次类和 49 个支类
06 假肢矫形器	9 个次类和 101 个支类
09 个人护理和防护辅助器具	18 个次类和 128 个支类
12 个人移动辅助器具	16 个次类和 103 个支类
15 家务辅助器具	5 个次类和 46 个支类
18 居家和其他场所的家具及其适配件	12 个次类和 72 个支类
22 信息沟通辅助器具	13 个次类和 91 个支类
24 物品和器具操控辅助器具	8 个次类和 38 个支类
27 环境改善与评估辅助器具	2 个次类和 17 个支类
28 就业和职业训练辅助器具	9 个次类和 44 个支类
30 休闲辅助器具	10 个次类和 28 个支类

该分类方法的优点是每一类辅助器具都有自己的 6 位数字代码（前两位是主类、中间两位是次类、后两位是支类），是唯一的，而且通过代码能反映出各类辅助器具在功能上的联系

和区别，有利于统计和管理。但是，面对老年人、残疾人选用时，该分类方法不太方便，故国内尚未广泛应用。

此外，辅助器具还可以按个人用和机构用来划分，在 GB/T 16432—2013 的 12 个主类中有 8 个是个人用，而 05 主类、18 主类、24 主类和 28 主类是个人和机构都用，说明辅助器具以个人用为主。

四、辅助器具的特色

根据辅助器具的定义、作用和分类，可以归纳出辅助器具的五大特色。

(一) 个异性——因人而异

(1) 障碍类别不同，所需辅助器具不同。例如，肢体障碍者需要移动和生活自理辅助器具，视觉障碍者和听觉障碍者需要不同的交流辅助器具。

(2) 障碍类别相同、症状不同，则所需辅助器具不同。例如，肢体障碍者中的截瘫者需要电动轮椅，脑瘫者需要坐姿保持椅等。

(3) 障碍类别相同、年龄不同，则所需辅助器具不同。例如，同是脑瘫者，幼儿的辅助器具以保持或帮助重建身体正确姿势为主；学龄儿童的辅助器具以帮助行走和学习为主；成年人的辅助器具以发挥潜能来帮助生活自理或就业为主。

(4) 障碍类别相同、障碍程度不同，则所需辅助器具不同。例如，同是成年的肢体障碍者，一级残(重度)的四肢瘫与二级残(中度)的截瘫和三级残(轻度)下肢障碍者，由于功能障碍程度不同，导致生活自理困难不同，使所需辅助器具也不同。

(5) 障碍类别相同、所处环境不同，则所需辅助器具不同。例如，生活在农村的下肢截肢者，每天要到山坡上种树，他与生活在城市的下肢截肢者所需假肢不同。前者需要假肢的踝关节能有与山坡坡度相适应的活动范围，后者只需要较小关节活动范围的假肢即可。

因此，辅助器具需求与老年人、残疾人的障碍类别、症状、年龄、障碍程度、环境、个人兴趣及生活目标密切相关，使辅助器具的需求呈现个性化及特殊性。可见个异性是辅助器具的最大特色，而且多数辅助器具是个人使用，有的甚至伴随老年人、残疾人余生。

(二) 广泛性——人人需要

如上指出，人类的群体中，除健全人外的三个群体——伤病人、残疾人和老年人都需要辅助器具来克服障碍。此外，人人都可能得病或受伤成为伤病人，而人人都必然进入老年。这说明人人都要使用辅助器具。

(三) 多样性——品种繁多

辅助器具需求的个性化，需要各种各样的辅助器具来满足。既需要成品辅助器具，也需要定改制辅助器具；既有低技术辅助器具，也有高技术辅助器具。正因为辅助器具的个异性和广泛性，导致品种繁多。

国际标准 ISO 9999 从 1992 年的第一版到 2011 年的第五版，其种类从 622 种增加到 794 种。而每一种辅助器具，除共性功能外还可以有不同的材质、结构、尺寸、外观、厂家等，所以市场上辅助器具的品种就成千上万了。目前，美国辅助器具数据库是 AbleData 在网上详细介绍了 4 万多种的辅助器具，欧洲辅助技术信息网上则有 69 201 种辅助器具的介绍(截至 2012 年 12 月)。

正由于辅助器具服务呈现一对一适配的特点，使辅助器具的需求尽管品种繁多，但每种辅助器具的需求量是不一样的，有的品种数量很少。例如，深圳市曾开展"真挚关爱"辅助器具适配项目，在评估的145人中有222件辅助器具需求，属于7个主类的49个品种。其中最多一个品种的需求量才13件，占总量的5.8%，只有7个品种的需求量大于10件，而有30个品种的需求量在5件以下，其中有14个品种各需要1件。可见，多样性是辅助器具的重要特色。

（四）及时性——越早越好

早发现、早介入、早使用、效果好。功能障碍者在医疗康复期就应该介入辅助器具，早使用可减缓残疾进一步加重，起到防范二次伤害，并促进心理和生理康复。例如，发现听觉障碍需要助听器时，或视觉障碍需要助视器时，越早配戴越好；截肢者最好是在手术台上就安装即时假肢；矫形器更如此，如对各种畸形（足下垂、X形腿、O形腿、脊柱侧弯等）的矫正式矫形器和骨折的固定式矫形器都是越早越好。特别对儿童和新残疾者（残疾在6个月以内）为优先选用。

（五）适配性——量体裁衣

世界卫生组织康复处主管普普林（Pupulin）在2001年第十届假肢矫形器ISPO世界大会的主题报告《发展中国家假肢矫形器存在的问题及未来》中提出了著名的辅助器具3A特色，即适用技术（appropriate technology）、适用思路（appropriate thinking）、适用质量（appropriate quality）。

也就是说，对辅助器具而言，其技术、思路、质量都不是越高越好，而是要适用，讲究实际，解决老年人、残疾人的实际问题。中山大学教授卓大宏也指出："康复医学和康复工程专业工作者有必要发展新思维，采取新策略，采用新技术，提供新方式的服务。按世界卫生组织的观点，所有这些'新'字都可以诠释为'适用的'（appropriate）。对辅助器具而言，就是需要适合的价格、适当的质量和适配使用对象，才能充分发挥作用。"在ISO 9999：2011中列出的794种类辅助器具中如电子导向、机器人等高科技产品还不到3%，绝大多数辅助器具都是一般技术，而且重点是普通型辅助器具，即适用于6类残疾人的基本辅助器具。而且一定要适配，如配眼镜是人所共知的，但配辅助器具一般人不清楚，才导致一些辅助器具的弃用。

五、老年人辅助器具的特点

如前指出，辅助器具的目的是帮助老年人、残疾人克服功能障碍。就老年人来讲，辅助器具最现实目的是提高生活质量（quality of life，QOL）。老年人对辅助器具的需求主要有以下几方面。

（1）检测身体的辅助器具，如血压计、血糖计、体温计、体重计。

（2）护理身体的辅助器具，特别是排泄物的护理。

（3）安全报警的辅助器具，如个人意外报警器、癫痫病发作报警器、监测和定位系统。

（4）监测环境的辅助器具，如温度计、湿度计。

（5）有益于身体状况的辅助器具，主要是04主类的个人医疗辅助器具，如配药盒、运动器械。

(6) 日常生活活动的辅助器具,主要有06主类、09主类、12主类和24主类的辅助器具。

(7) 社会活动及精神活动的辅助器具,主要有05主类、22主类和30主类的辅助器具。

任务训练

向咨询的老年人详细阐述辅助器具的作用及特色。

任务二 熟悉辅助技术服务

情境引入

毛女士于2010年脑卒中致使右侧肢体功能障碍,无主动运动,扶持下可站立、步行,日常生活活动大部分依赖家人。现个人需要一台轮椅便于户外活动,便让家人去辅助器具服务中心购买。结果服务人员回答需要患者本人到场,要进行身体尺寸测量、功能评估等。毛家人觉着不就是买个轮椅嘛,还要这么麻烦?你觉得呢?

知识要点

一、辅助技术及其服务

(一) 辅助技术

世界上第一部对辅助技术(assistive technology)立法是1988年美国发布的《公共法PL100-407》,1998年美国又发布了《辅助技术法》(*Assistive Technology Act of 1998*),并将辅助技术定义为**"用于辅助技术装置或辅助技术服务的设计技术"**。辅助技术装置(assistive technology devices)在国际标准ISO 9999:2007中已改为辅助器具。辅助技术至少有3层含义。

(1) 在通常使用中含义:辅助技术是指用于处理和解决功能障碍者面临问题的科学知识和方法,辅助技术渗透到每个辅助技术装置。

(2) 在研究工作中含义:辅助技术通常指某个领域,该领域既有技术创新,又有辅助技术装置,而且该辅助技术装置结合了这些创新并应用在特定的问题上。

(3) 在商业上含义:辅助技术是指生产和销售辅助器具的部门,如辅助技术公司,同时它还作为一个普通的术语用来描述所有类型的辅助技术装置,如功能障碍者可以使用辅助技术无障碍地进入互联网。

(二) 辅助技术服务

辅助技术服务(assistive technology services)也是1988年美国发布的《公共法PL100-407》中提出来,经1998年《辅助技术法》再次肯定。辅助技术服务是指**直接帮助功能障碍者来选择、获取或使用辅助技术装置所做的任何服务**。其内容包括以下几个方面。

(1) 功能障碍者的需求评估，包括该功能障碍者在其习惯环境中的功能评估。

(2) 购买、租赁或其他为功能障碍者提供获得辅助技术的服务。

(3) 选用、设计、装配、定制、适配、应用、维护、修理或更换辅助器具的服务。

(4) 协调并使用其他治疗、干预或辅助器具服务，如与现有的教育、康复计划和规划相结合的服务。

(5) 为功能障碍者或如果合适的话，也为功能障碍者的家庭提供培训或技术支持。

(6) 为专业人员（包括提供教育和康复服务的个人）、雇主或其他提供服务的个人、雇员或者其他实质上参与了功能障碍儿童的主要生活功能而提供培训或技术支持。

为更好地理解辅助技术服务，可以引用美国康复专家德利萨（Delisa）在《康复医学理论与实践》（第五版）中的论述："什么是辅助技术？简言之，辅助技术是一种工具，用于帮助功能障碍者来完成每天的任务，如穿衣服、走来走去或控制环境、学习、工作，或从事休闲活动。作为一种工具，辅助技术与用锤子来砸一个钉子没有区别。不到 30 年前，市场上能买到的辅助器具不足 100 种。然而今天，在 AbleData 网页上（www.abledata.com）列出的辅助器具已超过 2.9 万种。辅助技术经常在出生后不久就开始使用，一直延续到功能障碍者的一生。"

二、辅助器具的选用原则

（一）机构选用原则——根据需求对象排序，合理使用资源

当政府出资减免费用为老年人、残疾人提供必要的辅助器具时，如何在资金及资源有限的情况下选用辅助器具。建议：首先以儿童、新残疾者（残疾在 6 个月以内）、就业需求强烈的对象为先，其次再考虑其他有辅助器具需求者。

(1) 儿童：以认知学习辅助器具、训练重建身体功能的辅助器具、预防和矫正畸形的辅助器具为主（如脑瘫儿童以训练卧、坐、站及认知辅助器具为主）。

(2) 中青年：以生活自助、家庭康复训练、利用残余功能的学习、就业技能用、提高生存质量的辅助器具为主。

(3) 老年人和重度残疾人：以保护性辅助器具、帮助看护者辅助器具为主。

(4) 社区：以康复训练辅助器具、文体娱乐辅助器具为主（以适合老年人、残疾人使用，而不是健全人使用为标准）。

（二）个人选用原则——根据需求、康复目标并考虑经济情况

1. 根据需求排序

当一个人有多种辅助器具需求而康复目标也有多个，且又受经济条件制约时，可参考马斯洛（Maslow）的需求层次理论来选用辅助器具。

(1) 第一需求层次：解决生理需求及安全需求，主要表现身体功能和结构障碍所需要的补偿。根据这层需求可选择个人医疗类呼吸机等、假肢矫形器类辅助器具，还可选用个体执行一项任务而帮助其获得安全使用的行动及生活自理辅助器具，如移动辅助器具、身体防护辅助器具、助视辅助器具、助听辅助器具。

(2) 第二需求层次：社会需求，主要体现残疾个体投入到一种生活情境（如家庭生活、人际交往、就学）的需要。根据这层需求可主要选择信息沟通辅助器具、技能训练辅助器具、家务辅助器具、家庭和其他场所使用辅助器具、处理物品的辅助器具。

（3）第三需求层次：尊重与实现自我价值的需要，主要体现在从事有意义的工作及全面参与文化体育、休闲等高生活质量的需要。根据这层需要可选择技能训练辅助器具、休闲娱乐辅助器具、计算机输入辅助器具、用于改善环境的辅助器具。

2. 根据个体终极目标排序

（1）独立生活：障碍者在辅助器具的帮助下，能独立吃、喝、拉、撒、睡、听、说、读、写等。可选用补偿相应功能的辅助器具。

（2）接受教育（教育康复）：障碍者在辅助器具的帮助下能在学校或支援教室里得到教育，可选择能帮助其得到教育、沟通和交流的辅助器具。

（3）从事职业（职业康复）：障碍者在辅助器具的帮助下，能从事一份有意义的工作、体现个人的价值，可选择帮助其实现各职业工作的辅助器具。

（4）社会康复：障碍者在辅助器具的帮助下能参与社区、文化、体育、休闲等活动，可选择帮助其提高个体的参与能力辅助器具。

（三）辅助器具配置顺序

1. 按辅助器具的作用排序

在对功能障碍者配置辅助器具时，一定是补偿类辅助器具优先，代偿类辅助器具次之，最后才考虑适应类辅助器具。只要有残留潜能，就要用辅助器具来充分发挥潜能，避免萎缩。配置原则是能补则补，不能补则代，不能代才适应，以便充分发挥身体的原有功能，实现习惯的活动功能。

2. BAD 顺序

（1）购买(buy，B)——在现有辅助器具中选购。此种方式的优点是经济、快捷；缺点是适配性较差。

（2）改制(adapt，A)——当从市场上购买不到合适成品时，选择功能相近的辅助器具加以修改。此种方式的优点是适配性较好；缺点是费时。

（3）设计(design，D)——当市场上的成品无法满足要求或者市场上找不到合适产品时，不得不重新设计，量身定制。此种方式的优点是适配性好；缺点是获取周期长，成本高。

三、辅助器具的个案服务流程

辅助器具的个案服务与医疗服务相似，需要在准确的评估下开展服务，因此其适配服务质量的高低由需求评估、专业评估及适配过程的科学性决定。在实际工作中，适配服务团队由医疗人员、工程技术人员及其他专业人员组成。由于各专业背景不相同，因此在辅助器具适配过程中，既要发挥各专业人员在每个环节的作用，又要协调不同专业的各个环节之间按顺序的啮合，才能建立良好的工作流程。为加强各专业间流转表单的规范化、标准化，促进各专业用语能使非本专业人士的正确理解，以减少适配过程中由于对专业理解不到位而产生的误差，并增强流程线上的每个岗位的基础专业互换性，为此在规范的流程中使用统一的表单来确保适配服务的有效性，提升辅助器具的使用率。辅助器具个案服务的适配流程如图 1-1 所示。

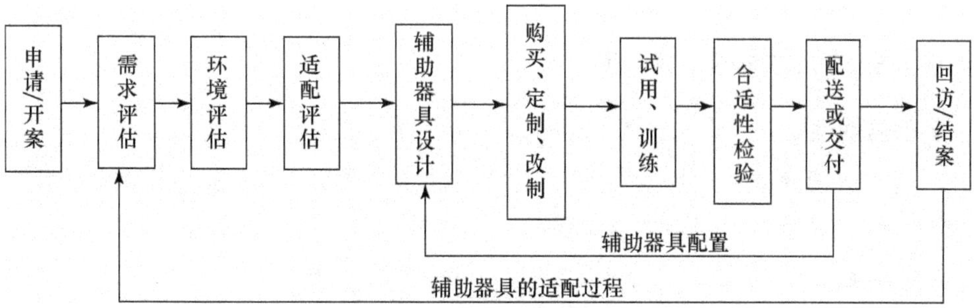

图 1-1　辅助器具适配流程

四、辅助器具服务团队

辅助器具需求个性化特点强，在辅助器具多样性的选择下增加了辅助技术服务的复杂性。在服务初期就要需求评估，而中期要医工结合来开展辅助器具适配。辅助器具适配流程贯穿整个服务过程：从需求评估（包括功能障碍、潜能、个人兴趣及文化背景的评估）—辅助器具适配评估—环境评估—人体测量、取型—辅助器具设计—辅助器具的购买、定制、改制—辅助器具试用及适应性训练—成品加工—交付使用—跟踪回访各个环节，不同的阶段需要不同技能的人员。因此，要想使得辅助技术服务达到良好的效果，需要多个专业的合作，需要不同专业的人员。辅助技术服务是跨专业的、跨领域多成员的团队服务。其团队成员的主要结构是临床各类医生＋各类治疗师＋各类辅助器具适配师＋各类工程技术人员＋社工＋心理师。不同类别服务的团队成员组成各有不同，如表 1-3 所示。

表 1-3　辅助技术服务团队成员

服务类别	基本成员	团队主要成员			应用领域成员	
		医生	治疗师	工程技术人员	就学	就业
肢体残疾辅助器具服务	社工或康复咨询师	骨科、神经科、康复科医生	康复治疗师（PT、OT）	假肢制作师、矫形器制作师、电动轮椅维修师、工程师、技术工人（钳工、铣工、木工、皮工、电工、缝纫工等）	特教老师	职业指导师
视力残疾辅助器具服务		低视力康复医生	视光师 定向行走训练师	验光师、打磨工		
听力残疾辅助器具服务		耳鼻喉科医生	听力检测师、听力言语训练师	助听器验配师、耳模制作师		

目前，国内的辅助技术服务队伍情况：一方面，除听力辅助器具服务队伍有较完整的团队外，其他服务的专业队伍十分匮乏且人员结构不完整；另一方面，在现有专业人员中，缺乏纵向的高、中、初级人才梯队，专业队伍远不像卫生系统那样，无论是主岗的医生还是辅岗的护士、药剂师等都建有完整的三级人才梯队，因此各辅助器具专业的人才培养，以及专业的形成及梯队的打造都需要通过整合不同领域的专业方可建设成形。团队的打造成功才能保证辅助技术服务的最终绩效。

五、老年人辅助技术服务的特点

（一）服务地点

目前，世界各国的老年人都主要生活在社区和家庭，所以上门服务是老年辅助技术服务的主要特点，特别是家庭护理越来越被重视。

（二）服务方式

综合性服务和长期性服务是老年辅助技术服务的主要方式。这是由老年人的功能障碍是综合性和长期性决定的。

（三）服务内容

1. 安全第一

首先是防摔跤，如日本为行动不便的老年人设计了防摔气囊，它配有内置传感器，当探测到老年人将要摔倒时，能在 0.1s 内迅速打开气囊，对其颈部和背部起到保护作用。其次是报警系统，如住宅里的火报警、烟报警、煤气泄漏报警等，外出防遗失报警等辅助器具也是必备的。

2. 提高交流能力

许多重度肢残人的最大困难是交流障碍，如偏瘫、脊髓侧索硬化症老人，由于缺乏交流，导致孤独、孤僻，甚至暴躁，生命质量极差。其实许多简单实用的 AAC 技术（如沟通板），就能解决很多交流障碍。

3. 提高自理能力

提高生活自理能力，减轻照顾者的负担，是老年人及其家属的迫切愿望，其实很多吃、喝、拉、撒、睡的自助器具都能提高老年人的自理能力，目前宣传和普及不足，有待普及。

老年辅助器具的具体内容，请参阅本书随后的各章节。

任务训练

向有需求的老年人详细介绍辅助器具服务流程。

延伸阅读

老年人与老年社会

1. 老年人

根据生物的寿命一般是发育期的 5 倍来计算，人的正常寿命应该是 100～120 岁，但遗传、疾病、污染、天灾、事故，以及不良习惯等，都会影响人的寿命和生活质量。在吉尼斯世界纪录收录的世界最长寿的人当中，目前只有法国的让娜·卡尔芒有官方出生证明，她 1997 年去世，享年 122 岁。我国广西巴马不到 25 万人就有 74 位百岁老人，被国际自然医学会授予“世界长寿之乡”，是世界 5 个长寿乡之一。现实生活中，能接近百岁的人已经很罕见了。

关于人类年龄段的划分，世界各国没有统一标准。我国一般认为是5期，即0～6周岁为童年(包括不满1周岁为婴儿，不满6周岁为幼儿)；7～17周岁为少年(包括不满14周岁为儿童，而不满18周岁称未成年人)；18～40周岁为青年(18周岁以上的公民是成年人)；41～65周岁为中年；65周岁以上为老年。所以，目前我国许多大城市发放“老人免费乘车证”的标准是年满65周岁的老年人。而退休年龄是男职工60周岁、女职工55周岁、女工人50周岁，所以我国通常也称60周岁以上者为“老人”。我国古代对老年人称谓的“寿”是有讲究的，古人以60周岁为下寿，70周岁为中寿，90周岁才算上寿。世界卫生组织提出的年龄分段为：44周岁以下为青年人，45～59周岁为中年人，60～74周岁为年轻老年人，75～89周岁为老年人，90周岁及以上为长寿老人。目前，世界各国比较公认的老年人数据是联合国定义的65周岁以上者。

2. 老年社会

人类已经进入老年社会，国际上对进入老年社会的通常看法是，当一个国家或地区60周岁以上老年人口占人口总数的10%，或65周岁以上老年人口占人口总数的7%，即意味着这个国家或地区的人口处于老年社会。联合国用65周岁以上老年人口比例(aged population ratio)作为衡量社会老龄化程度的指标。它还定义了老年社会的3个阶段。

(1) 老龄社会(ageing society)，老年人口比例为7%～14%。

(2) 老龄化社会(aged society)，老年人口比例为14%～20%。

(3) 超老龄社会(super-aged society)，老年人口比例为＞20%。

目前，人口老龄化程度最高的国家是日本，日本总务省发布的数据表明，1970年65周岁以上的老人占总人口比例为7%，进入老龄社会。1994年，这一比例达14%，进入老龄化社会。2006年7月，日本政府宣称65周岁以上老人已占总人口的21%，超过意大利的20%，是全球第一个进入超老龄社会的国家。2012年，日本总务省宣布，65周岁以上的人口约为3 000万，占总人口的23.1%。2012年10月，德国联邦统计局发布全国人口为8 180万，其中65周岁以上人口超过1/5，成为欧洲人口老龄化程度最高的国家，全球第二，仅次于日本。

我国于2000年11月进行了全国第五次人口普查，总人口为12.95亿，其中65周岁以上人口为8 811万，占总人口比例为6.96%，标志着我国已进入老龄社会。人口老龄化是21世纪我国最大的社会问题。中国老龄社会有以下特点。

(1) 老年人总数世界第一。2005年年末，国家统计局的抽样调查数字表明，中国总人口超过13亿，其中65周岁以上的老年人首次超过1亿，占总人口的7.69%，是世界上拥有老年人最多的国家。

(2) 老龄化速度也是世界前列。2011年，国家统计局数据显示：全国60周岁及以上老年人口已达1.849 9亿，占总人口的比重达13.7%，与2010年第六次全国人口普查相比，上升了0.4个百分点；全国65周岁及以上老年人口已达1.228 8亿，占总人口的比重达9.1%，与2010年第六次全国人口普查相比，上升了0.23个百分点。发达国家的65周岁以上老年人占总人口的比例从7%提升到14%，大多用了半个世纪以上，如法国用了130年，瑞典用了85年，澳大利亚和美国用了约79年，中国估计可能会不到24年。中国老年人在今后一个很长的时期内都将保持着很高的递增速度，中国属于老龄化速度最快的国家之列，如表1-4和图1-2。

表 1-4　2007—2011 年中国老年人口规模变动情况

年　份	60 周岁及以上老年人口/万人	占总人口比重
2007	15 340	11.6%
2008	15 989	12.0%
2009	16 711	12.5%
2010	17 765	13.3%
2011	18 499	13.7%

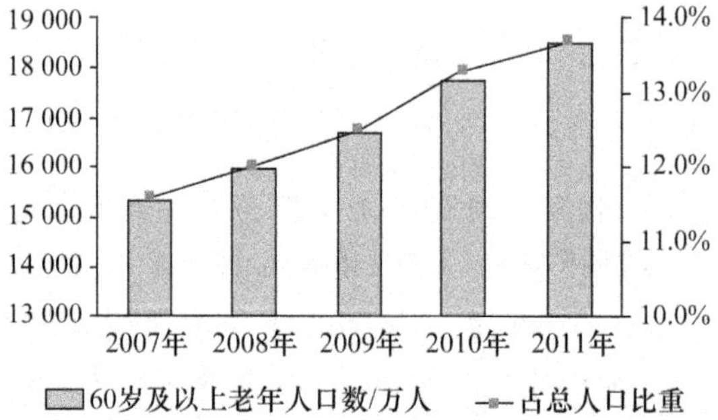

图 1-2　2007—2011 年中国老年人口规模变动情况

(3) 老年人口分布不均。总的情况是发达地区高于欠发达地区。上海市政府 2012 年 7 月发布公告称，截至 2011 年年底，户籍 60 周岁以上老人 347.76 万人，占总人口的 24.5%。贵阳市公安局 2012 年 1 月统计数据表明，全市总人口约为 371.6 万，60 岁以上老年人口为 53.4 万，占全市总人口的 14.4%。

(4) 高龄老人和失能老人不断增加。上海市政府的公告还指出，80 周岁以上的高龄人口达 62.92 万，占 60 周岁以上老人的 18.1%。此外，根据 2006 年深圳市残疾人抽样调查的结果，65 周岁以上老人中残疾比例高达 33.93%，即每 3 个老人中就有 1 个残疾人。而老年残疾人又占残疾人总数的 47.25%，且大多数是听力残疾，需要助听器。

(5) 未富先老。我国是最大的发展中国家，尚未进入小康社会，但已进入老龄社会。老龄社会的到来，给我国的经济、社会、政治、文化等方面的发展带来了深刻影响，我国在庞大老年群体的养老、医疗、社会服务等方面需求的压力越来越大。老年残疾不仅对老年人的生活质量有很大影响，而且也增加了家庭和社会赡养的负担，给整个社会经济的发展带来阻碍，如养老保障的负担正日益沉重，老年人医疗卫生和消费支出的压力也越来越大，为老年社会服务的需求迅速膨胀等。

老年社会最大的问题是由于瘫痪、痴呆等必须有旁人护理的高龄老人越来越多，如德国在 2009 年约有 230 万老年人需要护理。因此，迅速发展老年人辅助器具来提高老年人的生活质量和减轻护理者负担，在日本、瑞典等发达国家早已形成共识。

项目二　老年人移动辅助器具选配

学习目标

√ 能够正确评估老年人对手杖、助行器、轮椅等移动辅助器具的需求。
√ 能够根据需求评估报告正确选择合适的手杖、助行器、轮椅等移动辅助器具。
√ 能够正确指导老年人正确使用选择的手杖、助行器、轮椅等移动辅助器具。
√ 熟悉老年人常见手杖、助行器、轮椅等移动辅助器具的种类、结构特点、适应证。
√ 掌握老年人常见手杖、助行器、轮椅等移动辅助器具的使用和维修保养方法。
√ 掌握与老年人沟通交流方法和技巧。

随着年龄的增加，老年人的身体机能退化衰弱，平衡感差，动作缓慢，自主性差，易摔倒，不能很好地行走等。因此，老年人的活动受到一定的限制，社会参与度下降，对自身健康状况和生活质量产生消极的影响。

无论是居家生活还是户外活动，移动性对于人的重要性不言而喻，对于老年人来说更甚，俗语说“人老腿，马老嘴”。老年人的健康和生活质量与其自身维持的移动能力紧密相连，活动等级越高的老年人对移动性的需求也越高。当老年人的移动能力减弱、受损甚至丧失的时候，即存在了移动障碍，通常是上肢或腿脚的不灵便或失用。这时，通过提供适合的工具、器械、设备可以辅助其站立或行走、自由地在户内户外活动、驾车等。这些辅助老年人进行移动的工具、器械、设备，诸如常见的手杖、助行器、轮椅等，称为老年人移动辅助器具或老年移动辅助器具。

本书所称的移动不仅是自身的移动，还包括通过外在器具辅助下的移动或运输；不仅是传统意义上的通过改变姿势或位置的运动，抑或从一个地方到另一个地方的转移，还要考虑运动时的频率和独立程度；不仅是居家的活动，还延伸至社区之外的公共环境。

本项目重点阐述在评估老年人的移动障碍和潜能的基础上，为其选择适合其个人需求和环境要求的移动辅助器具，并指导其正确使用和保养获得的辅助器具。

任务一　为老年人选择合适的步行辅助器具

情境引入

众所周知，手杖是老年人的好伙伴，有了手杖的帮忙，老年人行之可助脚，站立可倚身，在外遛弯、上楼下楼都方便多了，尤其对行走不便的老年人更是不可少。但有时用着手杖却不舒服，甚至还会因此摔跤，这是怎么回事呢？看看使用的手杖，质量还不错，价格也很高，怎么就用着不顺手呢？

生活中也有些老人，身体还很硬朗，手里就开始拿着手杖了。实际上，有了手杖就有了依赖，不仅会让人体本身的能动性变差，而且老人会不自觉把重心渐渐偏向拄手杖的一边，加剧弯腰驼背的症状。

究竟老人什么时候该用手杖？该如何选择和使用手杖呢？

知识要点

步行辅助器具是指辅助人体支撑体重、保持平衡和行走的器具，可分为单臂操作步行辅助器具和双臂操作步行辅助器具。在选用此类产品时应全面了解老年用户情况，评估其平衡能力、下肢承重能力、步态、上肢控制能力、认知能力、个人生活方式及爱好、所处环境要求等因素，明确应用步行辅助器具的目的。

一、单臂操作步行辅助器具

单臂操作步行辅助器具是用于步行时的支撑器具，可单个或成对使用，操作时采用单臂或单手。此类产品结构简单，体积小，操作方便，便于携带，适用于平衡能力较好者，包括手杖、肘拐、前臂支撑拐、腋拐等类别。

（一）手杖

手杖用单侧手扶持，分为单脚手杖、多脚手杖、助站手杖和带座手杖等。其适于有一定平衡能力，一侧手握力好，上肢支撑力强，步态不稳的轻度肢体功能障碍者和体弱者。

1. 手杖的种类与特点

(1) 单脚手杖（普通手杖）(walking sticks and canes with a single tip)。

① 功能结构特点：有一个支脚和一个手柄，用单侧手支撑而不支撑前臂的器具，高度可调节。手杖杆类型包括直杆和弯杆（图 2-1A），材料分为木质、金属、高分子材料等，可带光源（图 2-1B）。

② 适用范围：下肢功能轻度障碍但上肢支撑能力较强者，平衡能力欠佳者，体弱者。该类型手杖与地面仅有一个接触点，虽使用轻巧，但由于提供的支撑与平衡作用较少，所以多适用于较慢的步伐。

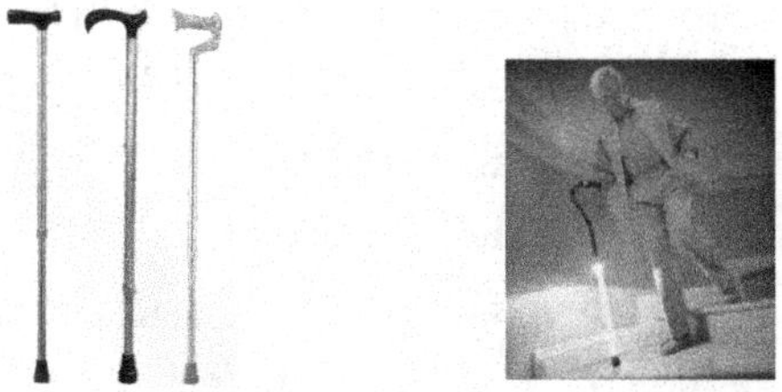

A. 直杆和弯杆手杖　　B. 带光源手杖

图 2-1　单脚手杖

③ 使用要求：手有一定握力，有一定平衡能力。

（2）助站手杖。

① 功能结构特点：有一个支脚和两个手柄，用单侧手支撑而不支撑前臂的器具，使用者可利用中间扶手从坐位到站位（图 2-2）。

② 适用范围：下肢功能轻度障碍者、平衡能力欠佳者、体弱者。

③ 使用要求：手有一定握力，有一定平衡能力。

（3）三脚手杖（walking sticks and canes with three tips）。

① 功能结构特点：有 3 个支脚和一个手柄，用单侧手支撑而不支撑前臂的器具。支撑面积较单脚手杖大，较单脚手杖稳定（图 2-3）。手杖杆类型分为直杆和弯杆。

② 适用范围：下肢功能轻度障碍者，更适用于平衡能力欠佳而使用单脚手杖不安全者，体弱者。该类型手杖与地面有 3 个接触点，由于底面积较大，能提供比一般手杖较好的支持与稳定性，尤适用于不平路面。

③ 使用要求：手有一定握力，有一定平衡能力。

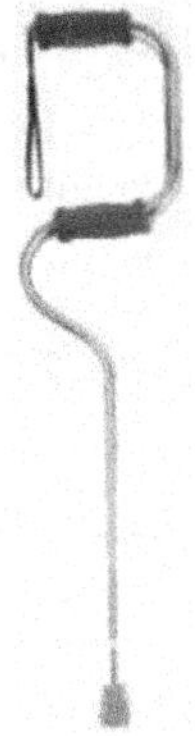

图 2-2　助站手杖

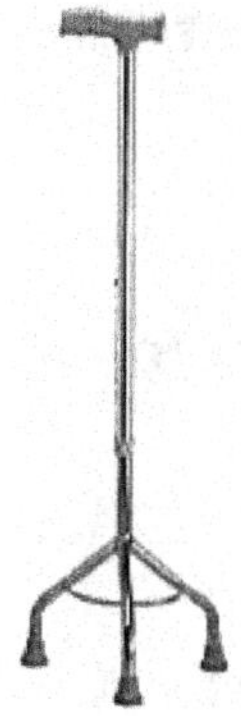

图 2-3　三脚手杖

（4）多脚手杖（walking sticks and canes with four or more tips）。

① 功能结构特点：有 4 个及以上个支脚和一个手柄（图 2-4），用单侧手支撑而不支撑前臂的器具。支撑面积较单脚手杖大，较单脚手杖稳定。手杖杆类型分为直杆和弯杆，支撑脚可分为大四脚和小四脚。

② 适用范围：下肢功能轻度障碍者，更适用于平衡能力欠佳而使用单脚手杖不安全者，臂力较弱或上肢患有震颤麻痹者。该类型手杖与地面有 4 个或更多接触点，偏瘫的脑卒中患者在刚开始康复的时候，可以提供不错的稳定性。但因 4 点可以构成很多个平面，在路面

不平时，反而容易造成摇晃不稳的现象，所以建议最好在室内使用。四脚手杖的使用多半是暂时性的，当患者步伐愈来愈稳且可以走向室外时，可以改用一般手杖。

③ 使用要求：手有一定握力，有一定平衡能力。

(5) 带座手杖(walking sticks and canes with seat)。

① 功能结构特点：有一个或多个支脚及一个可折叠座位的器具，可单侧用辅助行走(图 2-5)。用单侧手支撑的座椅手杖，方便使用者在行走中休息。结合手杖及椅子的功能，用手杖走累时，可改成椅子来坐着休息，但因椅面小，底盘又不够稳，需小心使用，在坐下休息时应采用手柄在前方的骑坐。

② 适用范围：下肢功能轻度障碍者、平衡能力欠佳者、体弱者。

③ 使用要求：手有一定握力，有一定平衡能力，且坐姿平衡感较好。

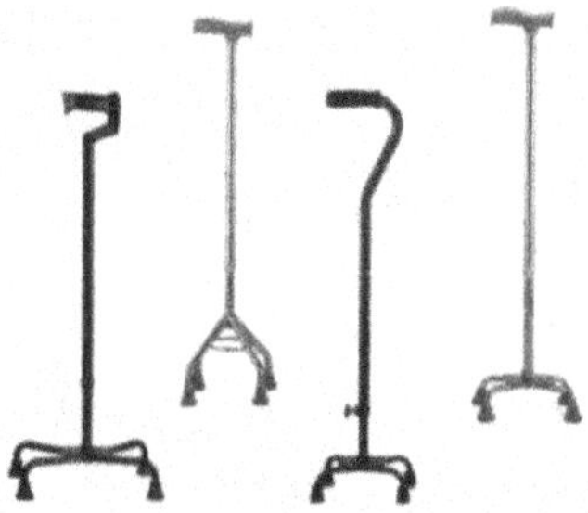

图 2-4　多脚手杖

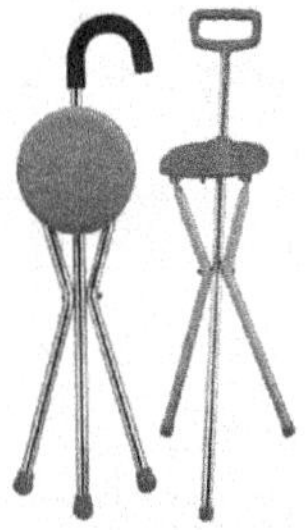

图 2-5　带座手杖

2. 手杖的功能

(1) 增加步行时支撑的面积，以减缓下肢或身体骨骼结构必须承担的负荷。一般以健侧手使用手杖时可以减少患侧下肢所承受的重量达 20%～25%。

(2) 可分担患者脚部的载重，减少因下肢肌肉无力、关节活动受限所产生的跛行现象，如骨关节炎患者。

(3) 降低走路转弯时所需的肌肉力量，对于周边血管病变的患者，可以减轻下肢血液循环的压力。

(4) 可以提供行动时感觉判断的信息，如视力减退的老年人可借助手杖判断所遇到的障碍。

(5) 对于截肢后穿戴假肢的用户，借着手杖增加患者载重的力臂，可降低残肢与假肢间的作用力。

3. 手杖使用的时机

(1) 平衡能力差，需要借助支撑物才能保持身体平衡。

(2) 需要减缓关节疼痛的时候。

(3) 需要减轻发炎或受伤部位的承重力量。

(4) 需要对于衰弱的肌肉提供辅助功能。

(5) 当作探知周遭环境的工具，视力不佳的老人，使用手杖能避让行动途中的障碍及危险。

(6) 患有严重骨质疏松症的老年人，使用手杖能防止摔倒受伤。

4. 手杖长度的选择

长度合适的手杖，可以让使用者行走起来更舒服、更安全，也可以让其手臂、肩膀、背部得到充分锻炼。对直立无困难的使用者，手杖正确长度的测定为：让使用者穿平底鞋站直，两手自然下垂，取立正姿势，肘关节应当有 20°～30°的屈曲，测量出手腕部皮肤横纹至地面的距离，该尺寸就是用户使用手杖的理想长度；或者测量股骨大转子至地面的高度(图 2-6)。使用者以手杖着地的时候，肘关节应保持 20°～30°屈曲以使手臂能自由向前活动，而不影响身体重心的改变。实际测量的时候，可以由手掌量到第五趾骨外侧 15cm 处最为适当。对于直立有困难的用户则应仰卧测量，也可参考公式：手杖长度＝0.72×身高。

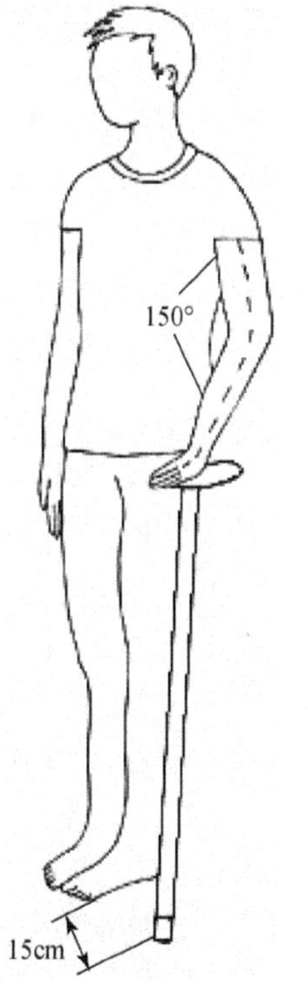

图 2-6　手杖长度选择

手杖太长，会增加承重时肘关节的弯曲，增加上臂三头肌的负担，也会使手腕向外溜，降低握力，还会使肩膀向上提，造成脊柱侧弯。

手杖太短，肘关节要完全伸直，向前时躯干要跟着往前屈，不但加重腰部肌肉的负担，而且增加上下楼梯的困难。

5. 手杖的拿法

在使用手杖的过程中，手肘最好屈曲 20°～30°，两肩保持水平，手杖应该用患肢的对侧手(即健侧手)握持。例如，右下肢为患肢时，手杖应由左手来拿，这与一般人的观念不一样。这种拿法符合生理原理，正常走路是对侧手脚一起迈动的，所以为了分担患肢的承重，应当由患肢对侧手来拿手杖。这样，可以提供较大的支持底面积，可以让重心转移可保持在较小范围，降低能量的消耗。

6. 手杖的使用方法

手杖拿在健侧，如平常走路般，手杖与患肢一起向前迈动。在上楼梯时，健侧脚先上；下楼梯时，患侧脚先下(即“好上坏下”)。手杖通常有以下几种使用方法。

(1) 手杖三点步行：手杖先往前移一步，患侧脚迈出一步，最后是健侧脚向前移。一般而言，用户比较容易适应这种步态。该步行模式又可分为 3 种类型。

① 手杖三点步行后型：健侧足迈出的步幅较小，健侧足落地后足尖在患侧足尖之后。步行稳定性好，恢复早期患者常用此种步行方式。

② 手杖三点步行并列型：健侧足落地后足尖与患侧足尖在一条横线上。

③ 手杖三点步行前型：健侧足迈出的步幅较大，健侧足落地后足尖超过患侧足尖。此种步行稳定性最差。

(2) 手杖两点步行：同时伸出手杖和患侧足并支撑体重，再迈出健侧足，手杖与患侧足作为一点，健侧足作为一点，交替支撑体重的步行方式。

(3) 利用单只手杖和楼梯扶手上下楼梯：开始时健侧手扶楼梯扶手，手杖放患侧下肢，利用单只手杖和楼梯扶手上楼梯。

① 利用单只手杖和楼梯扶手上楼梯：健侧手先向前向上移动，健侧下肢迈上一级楼梯，将手杖上移，最后迈上患侧下肢。

② 利用单只手杖和楼梯扶手下楼梯：健侧手先向前向下移，手杖下移，患侧下肢下移，健侧下肢下移。

对于平衡能力欠佳及体弱的老年人，若身体两侧无明显的受累情况，则两侧可交替使用手杖。

7. 手杖的材料

手杖的重量受其材料的影响。手杖重了，使用起来费力；轻了，扶着又有飘忽感。

一般手杖大多为木制、藤制、竹制或铝制；三脚手杖及四脚手杖通常是不锈钢制或铝制。选择时还要注意，手杖材料的承重性能要特别好。

手杖支脚用于步行辅助器具的底部，可防滑、减震和耐磨，保证步行安全。多采用橡胶材料，不论是何种制品或种类的辅助器具，在与地面接触的部位都必须加上橡胶垫，才能避免打滑的危险。

手杖手柄部分不宜太小，否则对使用者的手关节不利；如果使用者的手掌容易出汗，应避免使用塑料握柄，软木或乳胶质的手杖最好抓握。市场上也有很多区分左右手的手杖，采用人机工程手柄，与手掌接触部轮廓一致，使用时抓握更舒服有力，且有可更换的通风换气零部件。

（二）肘拐（杖）

1. 结构和功能特点

肘拐（elbow crutches），又叫臂杖、臂拐、前臂拐杖、欧式拐、洛氏拐等，是含有一个或多个支脚、一个手柄和非水平的前臂支撑架或臂套的步行辅助器具（图 2-7）。利用前臂和手共同支撑，分散腕关节压力，不对身体局部产生压迫。臂托通过对前臂的包容，使肘拐与手自成一体，支撑更加稳固、挥动更加自如。

可单侧手或双侧手同时使用，双肘拐同时使用可减轻下肢承重，提高行走的稳定性。上下两端均可调节，上端调节以适应前臂长度，下端调节改变肘拐的高度。

2. 适用范围

下肢功能中、轻度障碍者，双侧下肢无力或不协调、双上肢无使用手杖的足够力量的情况，肘关节伸展力弱。可减轻患肢负重的 40%～50%。

使用要求：手有一定握力，前臂具有一定的支撑能力。

3. 肘拐的使用选择

肘拐把手的高度测量、使用时机、使用步行模式等知识参见手杖的相关内容。

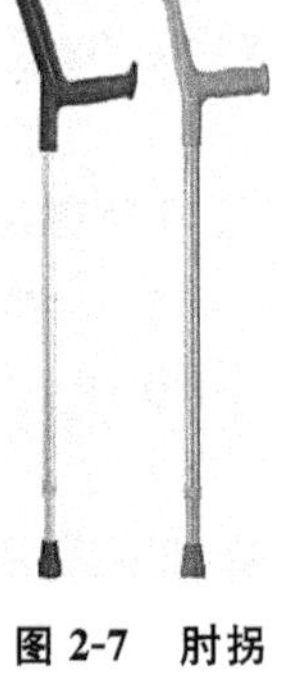

图 2-7　肘拐

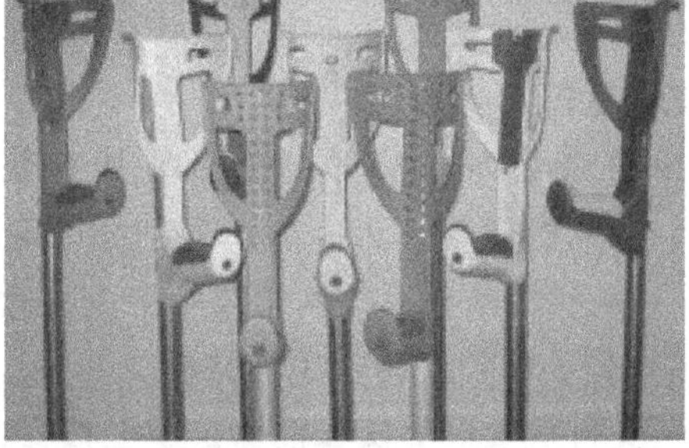

图 2-8　FDI 卓越型肘拐前臂支撑部分

4. 结构特点和功能特性

下面以法国医疗科技有限公司（FDI）卓越型肘拐为例，说明此类产品的结构特点和功能特性。

(1) 整体结构特点。

① 采用高质铝材料使产品拥有最轻的质量(450g)和最高的强度。

② 欧洲 ISO 11334—1 标准认可，经测试每支肘杖至少可以承重 130kg。

③ 涂以保护用环氧漆，增强使用寿命。

④ 专利骨架结构，坚固、稳定、安全。

⑤ 采用高品质按钮和调整环，操作安静。

⑥ 按使用者高度轻松调整，从 690mm 到 990mm，分 14 段，以 25mm 为单位调整。

⑦ 使用最安全的闭锁装置(专利)。

(2) 前臂支撑部分(图 2-8)。

① 人体工学设计，空气流通，更加舒适。

② 抗旋转装置。

③ 可更换超柔软防滑把手(专利)，使用更加舒适，破损时更换容易。

④ 前臂支撑可以在 215～263mm 分 4 段调整以适应使用者需求。

⑤ 把手可以折叠以方便运输和储存。

⑥ 配备防滑设备以增强稳定性。

⑦ 多种颜色可供选择，满足个性化需求。

(3) 基座(图 2-9)。

① 组成材料与设计皆防滑(接触面大，有角度的地面也可黏着)。

② 装有抗穿孔装置。

③ 可替换，破损时更换容易。

(4) 专利三角支架装置(图 2-10)，使肘拐可以自己站立。

① 该装置对 FDI 所有型号适用。

② 易于安装。

③ 易于使用。

④ 仅重 110g。

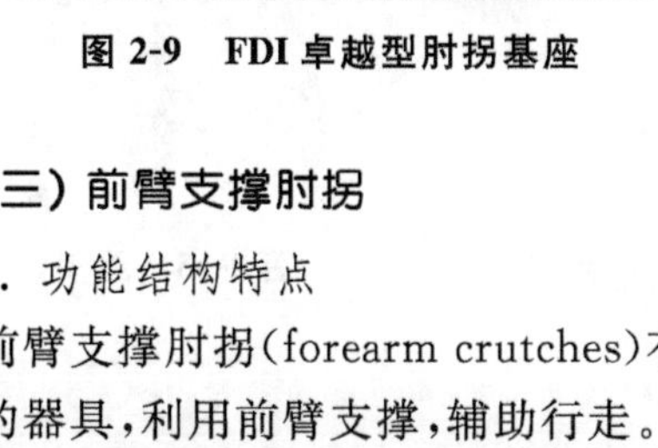

图 2-9 FDI 卓越型肘拐基座

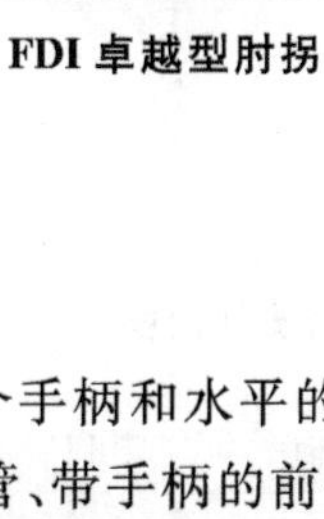

图 2-10 FDI 卓越型肘拐三角支架

(三) 前臂支撑肘拐

1. 功能结构特点

前臂支撑肘拐(forearm crutches)有一个或多个支脚、一个手柄和水平的前臂支撑架或臂套的器具，利用前臂支撑，辅助行走。由高度可调的垂直套管、带手柄的前臂水平管、前臂垫和前臂固定带组成，手柄角度可以调整，有直柄和弯柄两种(图 2-11)。

2. 适用范围

下肢功能中度障碍者，单侧或双侧下肢无力且手、腕不能承重，而前臂能支撑辅助行走时；患风湿性关节炎或手部无力而无法握住手杖者。

3. 使用要求

前臂具有支撑能力。使用时，使用者将手从托槽上方穿过，握住把手，前臂水平支撑在托槽上，此时的承重点为前臂(图 2-12)。调节手柄时要使托槽前沿到手柄之间有足够的距离，以免使手腕、特别是尺骨茎突受压；同时要注意托槽不能太向后，以免压迫尺神经。在使用过程中注意不能将前臂支撑拐放在离身体前方太远处，否则会引起立位不平衡。尝试在无监护下行走之前要确认使用者已具有充分的平衡和协调能力，因为前臂支撑拐系紧于前臂，遇到危险时不能迅速扔掉，会妨碍手的防护性伸出。

4. 高度的测量

前臂支撑拐高度的测量方法有两种，立位测量和卧位测量。

(1) 立位测量：使用者站直，肩与上肢放松，目视正前方，体重均匀分布于双足，测量自地面到尺骨鹰嘴的距离。

(2) 卧位测量：足底到尺骨鹰嘴的距离再加 2.5cm。

前臂支撑拐的两种测量方法测出的长度均相当于从托槽垫的表面到支脚垫底部之间的距离。

(四) 腋拐

1. 功能结构特点

腋拐(axillary crutches)有一个支脚、一个手柄和靠近上身及腋下部位有一个腋托的器具。高度可根据使用者的身高进行调整(图 2-13)。使用时腋托紧靠躯干侧面，利用手柄支撑身体，可单侧或双侧手同时使用。即使双下肢都不能负重者，也能借助双腋拐提高身体平衡性、侧向稳定性，达到行走的目的，双拐同时使用可减轻下肢承重，获得最大支撑力，提高行走的稳定性。腋拐支撑可靠稳定、但笨重，材料有木制、铝制和钢制。

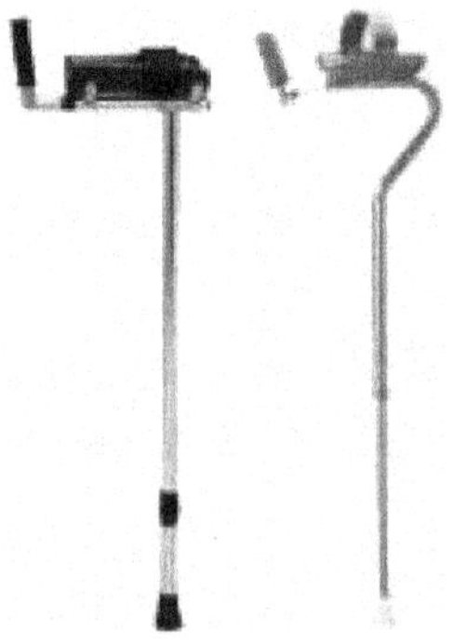

图 2-11　前臂支撑肘拐

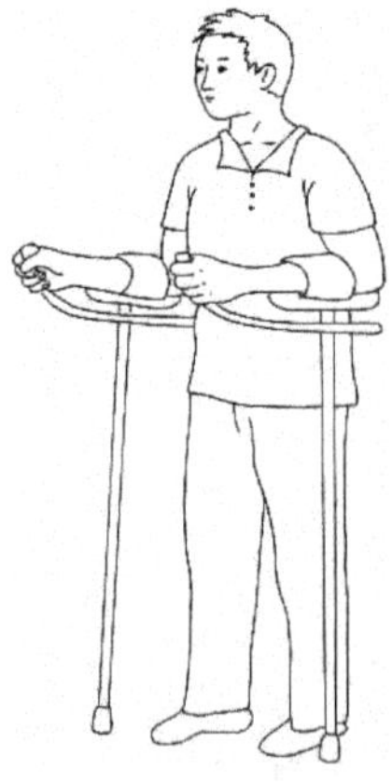

图 2-12　前臂支撑拐的使用

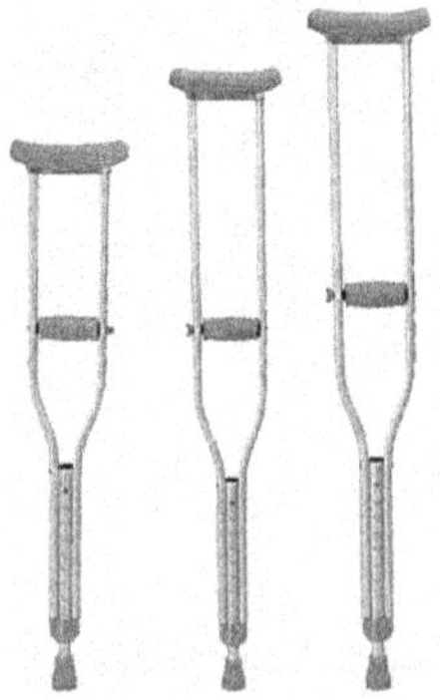

图 2-13　腋拐

2. 适用范围

辅助下肢功能严重障碍者，支撑能力较差者，为了保证使用腋拐后能步行，上肢和躯干必须要有一定程度的肌力。如单侧下肢无力而不能部分或完全负重的情况，双下肢功能不全、不能用左右腿交替迈步的情况。可减轻下肢负重的70%～80%。使用者要有足够的握力，使用中的着力点是腕关节，腋托主要作用是把握方向。

3. 腋拐的使用要求

腋拐是一种利用上臂、前臂和手共同支撑的单臂操作助行器具，使用者可根据自身状况选择适合的高度和把手位置。使用时，取直立位，将腋拐置于腋下，但腋托与腋窝要保持3～4cm的距离，腋拐底端支脚正好在脚前侧和外侧15cm处；手的高度与大转子的位置相同。

腋拐通常双侧使用，其使用方法如下。

(1) 腋拐双侧使用平地行走四点步行法：持杖站稳，一侧腋拐向前，对侧足向前跟进，另一侧腋拐向前，对侧足向前跟进。

(2) 腋拐双侧使用平地行走两点步行法：持杖站稳，一侧腋拐和对侧足向前，另一侧腋拐和对侧足向前。

(3) 腋拐双侧使用上台阶：双足位于台阶边缘持杖站稳，腋拐移上台阶随后健侧足迈上台阶，患侧足跟上台阶。

(4) 腋拐双侧使用下台阶：双足置于台阶边缘持杖站稳，腋拐移下台阶随后患侧足移下台阶，健侧足跟下台阶。

(五) 单臂操作步行辅助器具使用需要注意的问题

(1) 选择时，一是要适合自己的身体状况，能够充分支撑自己的体重；二是要重视安全方面的问题，如手握的把手要牢固，调节长度的销钉要锁定，底端的橡胶支脚垫不能有松动和磨损等。

(2) 掌握相应的持拐(杖)要领和步行方法及注意事项。

(3) 使用腋拐者要上臂夹紧，以很好地控制重心，防止身体向外倾斜，保持身体的直立；负重是通过把手而不是腋窝，若腋窝部位长期受压，易造成腋窝的搓伤及腋窝的血管和神经受损。

(4) 腋拐最好成对使用，长期单支使用，会产生肌力不均，甚至会造成功能性脊柱侧弯及背痛的后遗症。如果使用者只需单侧支撑，应选择肘拐。

(5) 使用手杖者要注意，腕和手要有支撑体重的能力，行走时始终健侧手持杖，向下用力。

(6) 各种拐(杖)的着地点要控制在足掌前的外侧部位。

(7) 各拐(杖)稳定性比较，由小至大依序为：单脚手杖→多脚手杖→肘拐→前臂支撑拐→腋拐。拐(杖)的稳定性越小，速度越快，所需的站立平衡能力和肌肉力量要求则越大。

(8) 掌握正确的持拐(杖)高度，对保持正确的站立和行走姿势，合理运用拐(杖)的支撑力是非常重要的。

二、双臂操作步行辅助器具

双臂操作步行辅助器具是用于步行时的支撑器具，用双臂或上身来操作。此类产品支撑点多，支撑面积大，支撑力和稳定性强，使用时行进速度慢、上下楼梯较困难，适用于下肢有支撑能力和迈步能力但肌力弱、平衡和协调能力较差者，包括框式助行器(walking frames)、轮式助行器(rollators)、座式助行器(walking chairs)和台式助行器(walking tables)等产品。

(一) 框式助行器

功能结构特点：由框架、支脚杆、支脚和手柄组成，有手柄和多个支脚，没有前臂支撑和轮子；可折叠，高度可调，支脚使用防滑橡胶塞头；支撑面积大、稳定性能好、价格低廉。

适用范围：下肢功能中重度障碍、平衡能力欠佳者，单侧下肢无力或截肢，需要比单臂操作助行器更大支持，如骨关节炎或股骨骨折愈合后；患者全身或双下肢肌力降低或协调性差，需要独立、稳定站立者，如多发性硬化症或帕金森病；需要广泛支持，以帮助活动和建立自信心，如用于长期卧床或患病的老年人。

扶手高度测量同手杖。

1. 普通框式助行器

普通框式助行器(图 2-14)为框架结构，4 个支脚，包括固定式和折叠式两种，具有很高的稳定性能。使用时需要提起助行器前移，因此适用于上肢具有提握功能的下肢功能障碍者。其主要用于上肢功能健全、下肢平衡能力较差的步行困难者。

2. 交叉步进框式助行器

交叉步进框式助行器(图 2-15)为框架结构，助行器两边装有铰链，可单侧交替推进助行器前移，行进的速度比普通框式助行器快，稳定性稍差。适用于上肢肌力稍差、有一定平衡能力者。

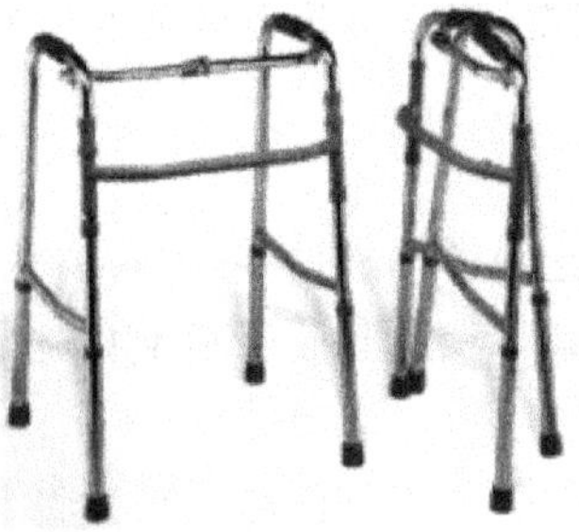

图 2-14 普通框式助行器

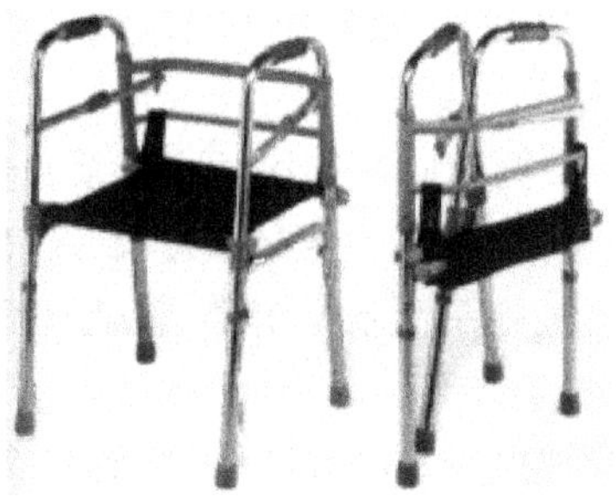

图 2-15 交叉步进框式助行器

3. 助起框式助行器

助起框式助行器(图 2-16)呈阶梯形，有助起扶手和支撑扶手。站起困难者可借助助起扶手实现从坐位到站位。

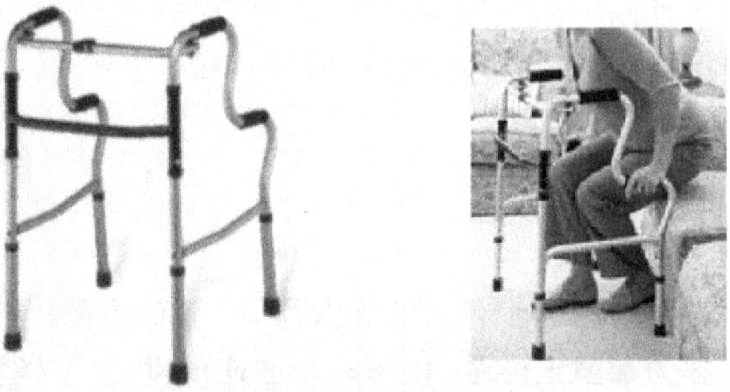

图 2-16 助起框式助行器

（二）轮式助行器

功能结构特点：装有轮子和手柄的助行器具，包括两轮式助行器、三轮式助行器和四轮式助行器，并装有椅座、储物筐等辅助装置。使用时，推动助行器前移。

适用范围：适用于老年人，辅助双下肢功能轻度障碍或平衡能力稍差者，双手支撑辅助步行，能保持连续步态。

1．两轮式助行器

两轮式助行器（图 2-17A）是在普通框式助行器前面两个支撑腿装有轮子，后面的支脚垫具有一定的摩擦力和防滑性能。使用时，具有很好的方向性，较易推进，推动或提起助行器的后支脚前移。可用于上肢肌力差、提起助行器行走困难者。前轮为固定轮的助行器方向性好，前轮为万向轮的助行器转弯灵活。

2．三轮式助行器

三轮式助行器（图 2-17B）装有手闸、前轮为万向轮，转弯和移动灵活，较其他轮式助行器稳定性能差。

3．四轮式助行器

四轮式助行器（图 2-17C）较三轮助行器稳定，移动更加灵活，行进速度较快，一般装有制动装置和休息座椅。适宜室外使用，其稳定性能较低，具有较好平衡能力者才能使用。

4．四轮式助行推车

四轮式助行推车（图 2-17D）可用于老年人、残疾人辅助行走和方便购物。

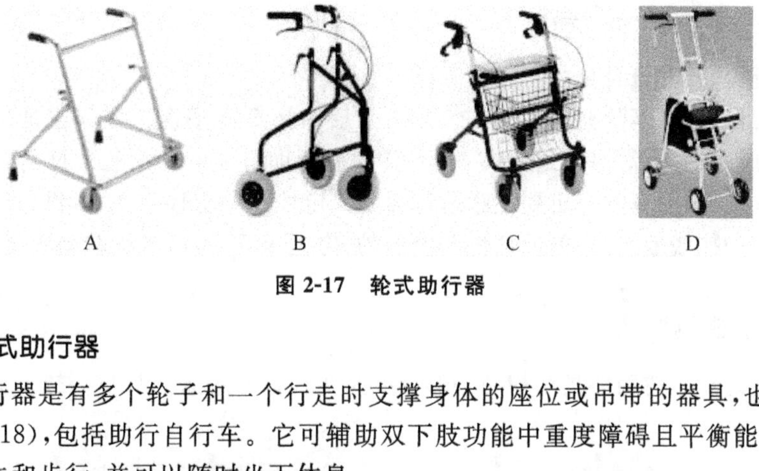

A　B　C　D

图 2-17　轮式助行器

（三）座式助行器

座式助行器是有多个轮子和一个行走时支撑身体的座位或吊带的器具，也可以带前臂支撑架（图 2-18），包括助行自行车。它可辅助双下肢功能中重度障碍且平衡能力差者，双手支撑辅助站立和步行，并可以随时坐下休息。

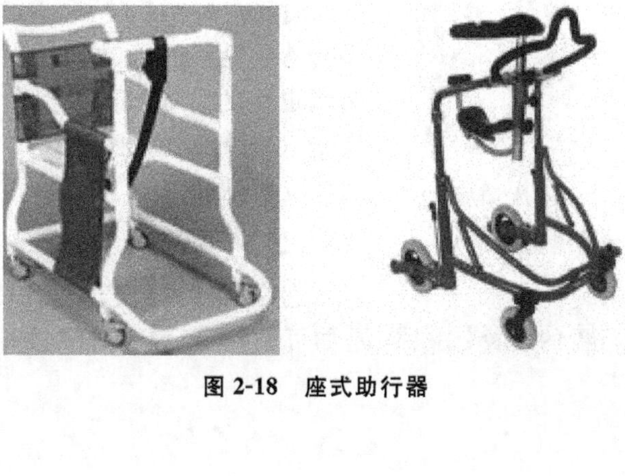

图 2-18　座式助行器

（四）台式助行器

台式助行器有轮子和（或）支脚及支撑平台或前臂支撑托架，靠双臂或与上身一起向前推进。高度到胸部，使用时将前臂平放于支撑架上，利用助行器带动身体前移，手闸可以用来控制移动速度，辅助站立和步行。其支撑面积大、稳定性能好、易于推动。辅助双下肢功能中重度障碍及上肢功能轻度障碍且平衡能力差者。

（1）普通台式助行器（图 2-19A），带有轮子、制动和前臂支撑架。

（2）臂托平台式助行器（图 2-19B），装有臂托和手制动装置，使用者利用前臂支撑操作助行器前移。

（3）吊带平台式助行器（图 2-19C），附有裆吊带，重症者可借助其托起身体。

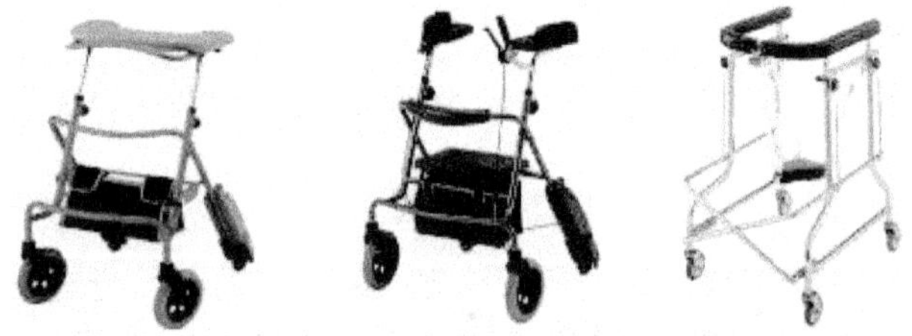

A. 普通台式　　B. 臂托平台式　　C. 吊带平台式

图 2-19　台式助行器

（五）助行器选用注意事项

选择助行器，要符合自身状况和实际需求。

使用助行器，身体不要过分前倾或后倾，注意保持身体平衡。提起或推动助行器前行时，助行器不应距使用者太远；迈步时，腿不要太靠近助行器。使用轮式助行器者前进的速度不要过快。此外，护理者一定要注意助行器的稳定性和安全性。例如，助行器的支脚垫要能够全部平稳的接触地面，手握的部位不能松动，定位销要固定，脚轮转动要灵活等。

三、步行辅助器具附件

此类产品为步行辅助器具结构的一部分或为实现特殊用途而与步行辅助器具一起使用的装置。

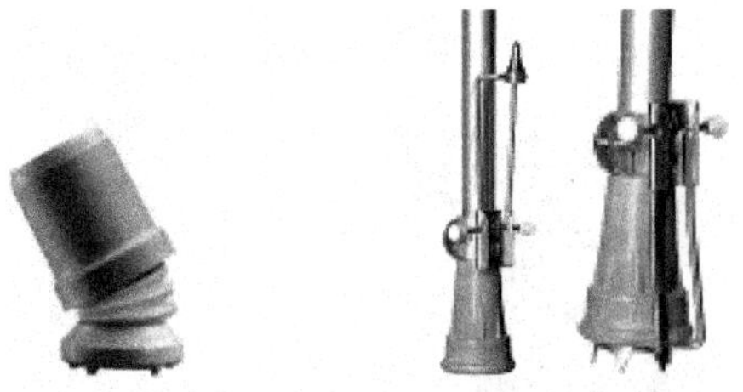

A. 软性支脚　　B. 冰雪防滑器

图 2-20　步行辅助器具支脚

（一）步行辅助器具支脚

它是放置在手杖、肘拐或腋拐的底部，或框式助行器或轮式助行器的末端，以提高步行辅助器具稳定性的装置，可防滑、减震和耐磨，保证步行安全，如软性支脚（图 2-20A），以及用防滑材料制成的支脚（图 2-20B）等。

（二）正确握持步行辅助器具的产品

它是辅助使用者牢固抓握手杖、肘拐、腋拐、框式助行器或轮式助行器的装置（图 2-21），如可调把手，覆有防滑材料的把手套，用海绵等特殊材料制成的把手等。

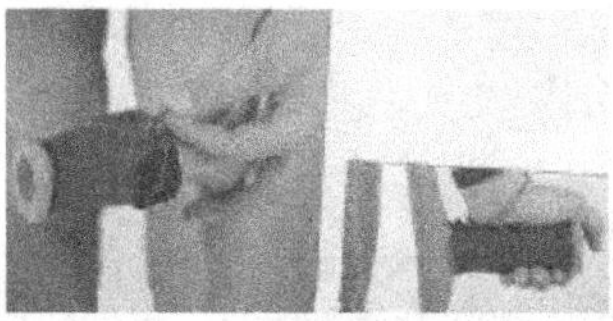
A. 把手套

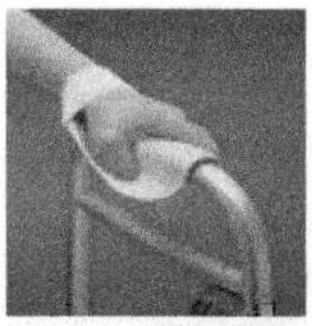
B. 框式助行器辅助提起装置

图 2-21　辅助握持步行辅助器具的产品

(三) 支撑身体特定部位的步行辅助器具配件

它是加在步行辅助器具上，支撑身体一个或多个部位，以便用户使用步行辅助器具时保持正确姿势的装置(图 2-22)，如腋托、背托、头托和安全带等。

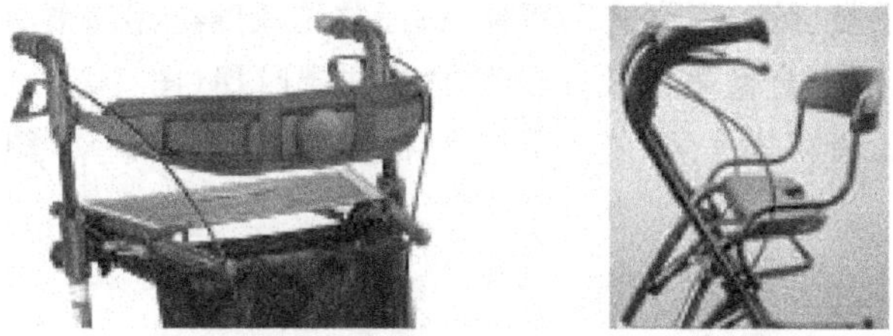

图 2-22　辅助支撑背托

(四) 防止擦伤或皮肤损伤的垫子、衬垫及其他步行辅助器具配件

它是加在手杖、肘拐、腋拐、框式助行器、轮式助行器和台式助行器上，保护用户，避免因反复接触步行辅助器具特定部分而擦伤或损伤皮肤的装置(图 2-23 和图 2-24)。

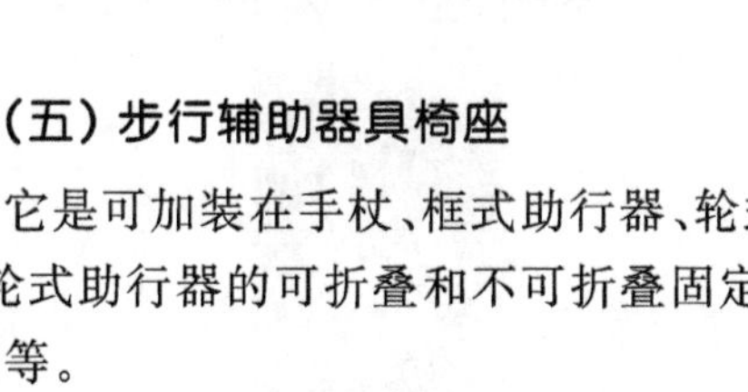

图 2-23　手托垫

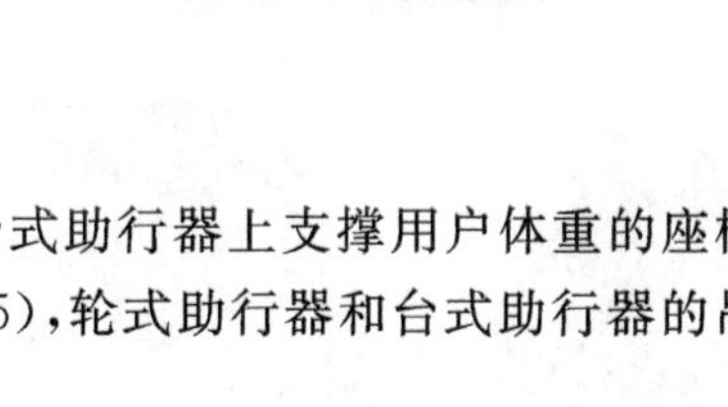

图 2-24　臂托垫

(五) 步行辅助器具椅座

它是可加装在手杖、框式助行器、轮式助行器和台式助行器上支撑用户体重的座椅。例如，轮式助行器的可折叠和不可折叠固定椅座(图 2-25)，轮式助行器和台式助行器的吊兜类椅座等。

(六) 固定或携带物品的步行辅助器具配件

它是辅助用户固定或携带物品一些装置，如篮筐、袋子(图 2-26A)、挂钩、托盘(图 2-26B)、桌面、包、供氧器固定架、伞固定架，以及框式助行器或轮式助行器携带肘拐、手杖、腋拐的固定架等。

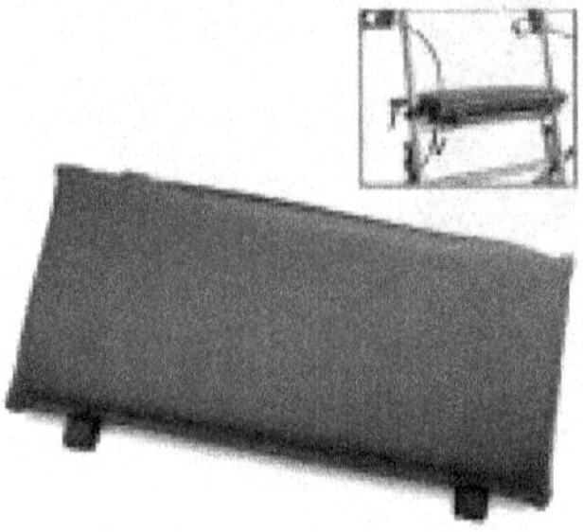

图 2-25　步行辅助器具椅座

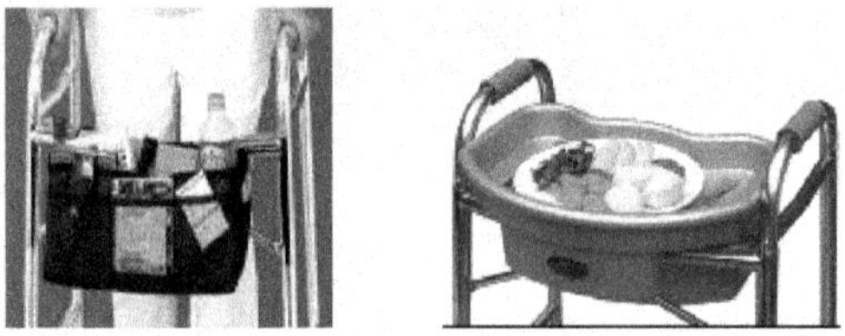

A. 袋子　　B. 托盘

图 2-26　辅助固定或携带物品附件

（七）不用时固定步行辅助器具的产品

它是固定肘拐、手杖、腋拐或框式助行器，或停放轮式助行器的器具。例如，用在桌子或墙壁上的拐(杖)架可以安全稳固地放置不用的手杖或肘拐(图 2-27A)，用于轮椅乘坐者的手杖固定架，安装在轮椅车扶手旁，可将手杖夹住并随轮椅一起移动(图 2-27B)，以及轮式助行器停车制动装置等。

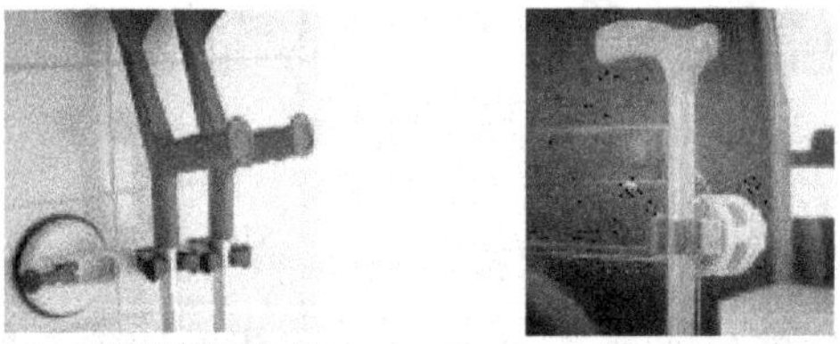

A. 肘拐墙壁固定架　　B. 手杖轮椅固定架

图 2-27　固定步行辅助器具附件

（八）有助操纵步行辅助器具的配件

它是加装在步行辅助器具上，帮助用户控制方向和速度的装置。例如，推杆，防翻转轮，过门槛、路沿的装置，连续制动器等(图 2-28)。

（九）轮式助行器和框式助行器调节高度的配件

它是加装在轮式助行器和框式助行器上以增加步行辅助器具高度的装置(图 2-29)。

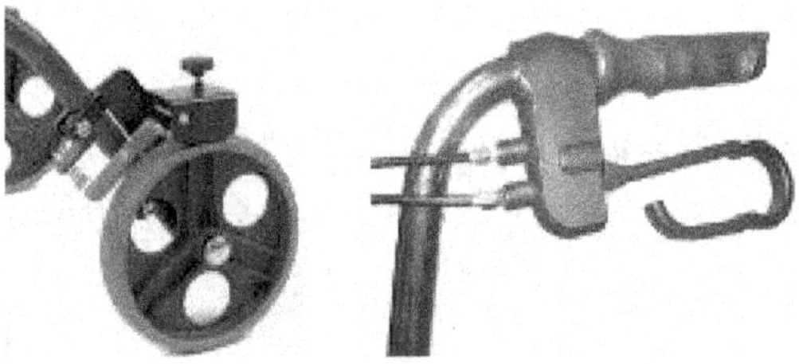

图 2-28　操纵控制步行辅助器具的附件

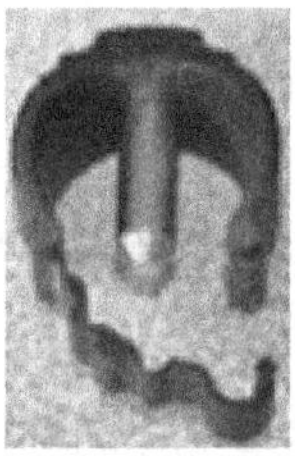

图 2-29　调节高度安全闭锁装置

（十）步行辅助器具的照明和安全信号装置

它是加装在步行辅助器具上，照亮步行辅助器具周遭(图 2-30)或标识步行辅助器具位置的装置(图 2-31)，如反光镜、电筒等。

（十一）步行辅助器具的轮胎和轮子

如小脚轮，加在框式助行器上可改装成轮式助行器，或者加在轮式助行器最初无轮子的腿上（图 2-32）。

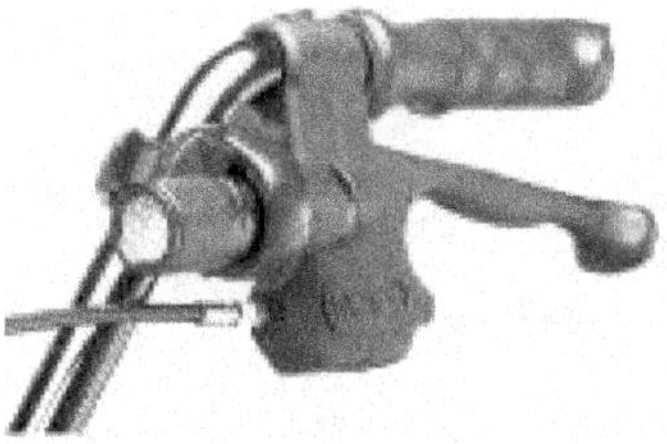

图 2-30　照明辅助附件

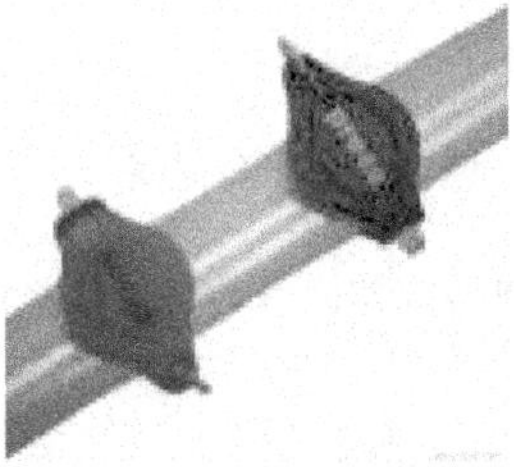

图 2-31　安全指示辅助附件

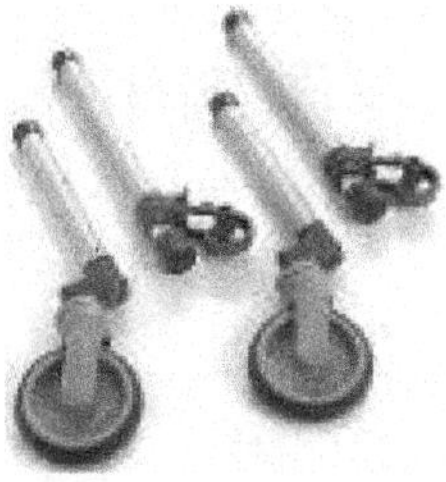

图 2-32　改装用脚轮

四、老年人单臂操作步行辅助器具评估报告

拐（杖）只是单臂操作步行辅助器具的一种，同类产品还有多种。此类产品使用时机和选择的依据是基于老年人身体功能状况、自身需求等个人因素和社会环境的综合评估，同时要熟悉现有辅助器具的结构特点和功能特性。

（一）用户功能及需求评估

1. 用户的功能障碍评估

障碍类别：

□视觉障碍　□听觉功（机）能障碍　□平衡功（机）能障碍　□声音或语言功（机）能障碍

□肢体障碍：□上肢（手）　□下肢（脚）　□躯干　□四肢

□智力障碍　□重要器官失去功能

障碍程度：□无　□轻度　□中度　□重度　□完全

临床诊断（可多选）：□脑卒中　□脊髓损伤　□脑外伤　□脊髓灰质炎后遗症

□心肺功能疾病　□运动神经元疾病　□下肢骨折或截肢

□关节炎　□肌肉萎缩　□部分足　□其他__________

2. 用户的需求评估

使用目的（可多选）：□日常生活　□医疗　□就业　□休闲与运动

使用环境（可多选）：□室内　□邻近小区　□一般马路

使用性质：□暂时性　□永久性

现有辅助器具种类：□无　□腋拐　□肘拐　□前臂平台支撑拐　□单脚手杖　□四脚手杖

目前使用辅助器具：□无　□有：______年____月____日

目前使用辅助器具来源：□自购　□民政系统补助　□教育残联系统补助

□社保系统补助　□捐赠　□租赁　□其他

目前辅助器具使用情形：□已损坏不能修复，需更新

□规格或功能不符用户现在的需求，需更换。

□适合继续使用，但需要另行购置一部在不同场所使用。

□部分零件损坏或需要调整，可进行修复或调整。

□符合使用者现在的使用需求。

（二）用户的身体功能检查测量

对用户进行身体功能检查测量，请填写记录结果完成表 2-1。

表 2-1 单臂操作步行辅助器具检查测量表

身体尺寸测量	身高：________ cm 体重：________ kg 腋拐长度（站立，由腋下 5cm 量至小趾外 15cm 处）：________ cm 肘拐长度（站立，由肘下 2.5cm 量至小趾外 15cm 处）：________ cm 前臂支撑拐、单脚手杖、三脚手杖、四脚手杖（站立，由肘关节量至小趾外 15cm 处）：________ cm		
站立平衡能力	站起	□不用手即可站起 □用手协助站起 □没有协助无法站起	
	站起前的尝试次数	□一次即站起 □超过一次才站起 □没有协助无法站起	
	站起后 5 秒内平衡	□无须辅助器具或其他支撑仍稳固 □需辅助器具或其他支撑才稳固 □不稳（脚步移动、躯干摇晃）	
	站立平衡	□窄底面无须支撑 □宽底面（足跟内侧距离＞10cm）需辅助器具或其他支撑 □不稳	
张力异常	头、颈 □无 □低张 □高张	躯干 □无 □低张 □高张	
	左上肢 □无 □低张 □高张	右上肢 □无 □低张 □高张	
	左下肢 □无 □低张 □高张	右下肢 □无 □低张 □高张	
上肢关节活动度异常	部位	左	右
	肩关节	□无 □受限	□无 □受限
	肘关节	□无 □受限	□无 □受限
	腕关节	□无 □受限	□无 □受限
躯干与上肢肌力	部位	左	右
	肩屈曲	□5 □4 □3 □2 □1 □0	□5 □4 □3 □2 □1 □0
	肩下压	□5 □4 □3 □2 □1 □0	□5 □4 □3 □2 □1 □0
	肘伸肌	□5 □4 □3 □2 □1 □0	□5 □4 □3 □2 □1 □0
	腕伸肌	□5 □4 □3 □2 □1 □0	□5 □4 □3 □2 □1 □0
	指屈肌	□5 □4 □3 □2 □1 □0	□5 □4 □3 □2 □1 □0

（三）单臂操作步行辅助器具选用建议

（1）类型：□腋拐 □肘拐 □前臂平台支撑拐 □单脚手杖 □四脚手杖

（2）是否需要接受操作训练：□不需要 □需要

（3）是否需要安排跟踪回访时间：□不需要 □需要：______年____月____日

（4）其他建议事项：____

(四) 单臂操作步行辅助器具后续跟踪回访记录

(1) 辅助器具采购结果是否符合原处方辅助器具：

□完全符合。

□功能、形式与原处方符合，部分规格及零配件略有出入，但大致符合。

□功能、形式或规格与原处方有显著差异，不符原处方精神。

□其他：______

(2) 修改、调整与使用训练：

□无须修改及调整。

□经修改调整后以符合使用需求。

□建议配合使用训练以期能安全操作。

五、老年人双臂操作步行辅助器具评估报告

若老年人的运动功能障碍程度加剧，单臂操作步行辅助器具不足以支撑其站立、行走时，则将考虑为其选择双臂操作步行辅助器具。

(一) 用户功能及需求评估

1. 用户的功能障碍评估

障碍类别：

□视觉障碍　□听觉功(机)能障碍　□平衡功(机)能障碍　□声音或语言功(机)能障碍

□肢体障碍：□上肢(手)　□下肢(足)　□躯干　□四肢

□智力障碍　□重要器官失去功能

障碍程度：□无　□轻度　□中度　□重度　□完全

临床诊断(可多选)：□脑卒中　□脊髓损伤　□脑外伤　□脊髓灰质炎后遗症

□心肺功能疾病　□运动神经元疾病　□下肢骨折或截肢

□关节炎　□肌肉萎缩　□部分足　□其他______

2. 用户的需求评估

使用目的(可多选)：□日常生活　□医疗　□就业　□休闲与运动

使用环境(可多选)：□室内　□邻近小区　□一般马路

使用性质：□暂时性　□永久性

现有辅助器具种类：□无　□普通框式助行器　□助起框式助行器　□交替框式助行器

□两轮式助行器　□三轮式助行器　□四轮式助行器　□座式助行器

□台式助行器　□其他______

目前使用辅助器具：□无　□有：______年____月____日

目前使用辅助器具来源：□自购　□民政系统补助　□教育残联系统补助

□社保系统补助　□捐赠　□租赁　□其他

目前辅助器具使用情形：□已损坏不能修复，需更新。

□规格或功能不符用户现在的需求，需更换。

□适合继续使用，但需要另行购置一部在不同场所使用。

□部分零件损坏或需要调整，可进行修复或调整。

□符合使用者现在的使用需求。

（二）用户的身体功能检查测量

对用户进行身体功能检查测量，填写记录结果完成表 2-2。

表 2-2　双臂操作步行辅助器具检查测量表

身体尺寸测量	身高：__________ cm　体重：__________ kg 助行器高度（站立，肘弯曲 20°，由手掌量至小趾外 15cm 处）：________ cm		
站立平衡能力	站起	□不用手即可站起　□用手协助站起　□没有协助无法站起	
	站起前的尝试次数	□一次即站起 □超过一次才站起 □没有协助无法站起	
	站起后 5 秒内平衡	□无须辅助器具或其他支撑仍稳固 □需辅助器具或其他支撑才稳固 □不稳（脚步移动、躯干摇晃）	
	站立平衡	□窄底面无须支撑 □宽底面（足跟内侧距离＞10cm）需辅助器具或其他支撑 □不稳	
张力异常	头、颈	□无　□低张　□高张	躯干　□无　□低张　□高张
	左上肢	□无　□低张　□高张	右上肢　□无　□低张　□高张
	左下肢	□无　□低张　□高张	右下肢　□无　□低张　□高张
上肢关节活动度异常		左	右
	肩关节	□无　□受限	□无　□受限
	肘关节	□无　□受限	□无　□受限
	腕关节	□无　□受限	□无　□受限
躯干与上肢肌力		左	右
	肩屈曲	□5　□4　□3　□2　□1　□0	□5　□4　□3　□2　□1　□0
	肩下压	□5　□4　□3　□2　□1　□0	□5　□4　□3　□2　□1　□0
	肘伸肌	□5　□4　□3　□2　□1　□0	□5　□4　□3　□2　□1　□0
	腕伸肌	□5　□4　□3　□2　□1　□0	□5　□4　□3　□2　□1　□0
	指屈肌	□5　□4　□3　□2　□1　□0	□5　□4　□3　□2　□1　□0

（三）双臂操作步行辅助器具选用建议

（1）类型：□普通框式助行器　□助起框式助行器　□交替框式助行器

□两轮式助行器　□三轮式助行器　□四轮式助行器　□座式助行器

□台式助行器

（2）助行器配件：

□不需要

□需要：□置物篮　□桌面　□杯架　□手杖架　□椅座

□加用前臂承重板　□前臂板加固带　□前臂板加垂手握把

□躯干支撑板　□躯干俯靠板　□腿外展带　□悬吊式座椅

(3) 是否需要接受操作训练：□不需要 □需要

(4) 是否需要安排跟踪回访时间：□不需要 □需要：______年____月____日

(5) 其他建议事项：________________________________

(四) 双臂操作步行辅助器具后续跟踪回访记录

1. 辅助器具采购结果是否符合原处方辅助器具

□完全符合。

□功能、形式与原处方符合，部分规格及零配件略有出入，但大致符合。

□功能、形式或规格与原处方有显著差异，不符原处方精神。

□其他：________________________________

2. 修改、调整与使用训练

□无须修改及调整。

□经修改调整后以符合使用需求。

□建议配合使用训练以期能安全操作。

任务训练

根据案例描述，为用户制订步行移动辅助器具服务方案，包括为其选择合适的步行移动辅助器具、设计使用训练方案、安排随访时机等。

(1) 王某，男，出生于1948年7月，右大腿截肢，残肢长度8cm左右。肢体残疾功能障碍情况：行走需他人扶助或拄拐，站立需借助支撑，能独立移位，能独立坐起。站立平衡需借助其他支撑，坐位能保持平衡，头部能控制，躯干能控制，手臂控制较好，双手抓握较好，双手手指较好。如厕需要协助，饮食可自理，穿脱衣物可自理，洗浴需要协助。

(2) 孙某，男，出生于1963年9月，脊髓灰质炎后遗症，双下肢无活动功能。肢体残疾功能障碍情况：行走需他人扶助或拄拐，站立需借助支撑，移位需他人协助，坐起需他人协助。站立平衡需借助其他支撑，坐位平衡需借助其他支撑，头部能控制，躯干需支撑方能控制，手臂控制较好，双手抓握较好，双手手指较好。如厕可自理，饮食需要协助，穿脱衣物可自理，洗浴可自理。

延伸阅读

老人与拐杖

拐杖，亦名手杖、扶杖、拐棍。人们通常称它是老年人的“第三条腿”。我国古代讲养生的书籍中也常劝老年人“五十杖于家，六十杖于乡，莫强作少壮，弃之弗问矣”。拐杖，全世界老年人几乎都用它。日本人称其为“文明棍”；美国人称其为“百宝杖”；韩国人称其为“老年棍”；新加坡人称其为“三条腿”；意大利人称其为“司的克”。拐杖作为老年人的“好伙伴”，行之可助脚，站立能倚身，尤其是对70岁以上和行走不便的老年人，更是不可少矣。

1. 拐杖的历史

拐杖在我国的历史非常悠久。据《礼记 · 曲礼》记载：“大夫七十而致仕，若不得谢，则必赐之几杖。”给老年人赐杖已成普遍行为。据《吕氏春秋·仲秋记》记载，每年仲秋八月，向七旬以上老人赠杖。明代谢肇制在《无杂组·物部》中也说，古人以赠杖为优老敬老之礼。

《周礼》中规定的“王杖”制度，是指在王国的一定范围的，老人可以持有代表一定威严的手杖，不同的年龄手杖有不同的应用范围：“五十杖于家，六十杖于乡，七十杖于国，八十杖于朝，九十者，天子欲有问焉。”老人受到家庭、乡里、侯国、朝廷、天子的尊敬，这就是我们祖先的传统美德。

汉朝立国后，尊老优老之风，进一步得到贯彻执行，被列入了国家法律。《后汉书·礼仪志》云：“年始七十者，即授之以玉杖（即王杖）……玉杖长尺，端以鸠鸟为饰。”鸠鸟寿命很长。其意是在祝愿老人饮食顺畅、健康长寿。另外，在我国的古代文学中，“鸠”与“九”为谐音。九是个位数中最高的限数，又称“天数”，象征极高、极多、极长、极大之意。《易经》中也说“九”是吉祥之意。因此，“鸠”便被视为吉祥、幸福、健康、长寿之鸟，以之为杖，赠予长者，有“九秩”（90 岁）长寿之谕。

汉代《王杖诏书令》中还规定：持有“王杖”者，在社会上享有优待和照顾，如“王杖主”相当于官秩六百石的官吏，西汉时相当于郡丞和县令，东汉时相当于太史令；种田不交租，经商不纳税，可与朝廷官员同行，允许自由出入官府。西汉初年，朝廷对 80 岁以上的老人，每年由国家发给十二石当年的新米，食油 5 斤；对 90 岁以上的老人，另发丝绸一匹，丝絮 3 斤。地方官员遇见这些老人，必须行礼和让路。

另外，法律还规定：任何人不得以任何借口侮辱、打骂和虐待古稀老人，违者以“大逆不道”问罪斩首。汉代时，汝南西陵县昌里有个 72 岁的老人，无辜被当地一地方官员殴打一顿。他就持着鸠杖向汝南太守告状。经查实后，太守上报廷尉批准，将这个地方官员斩首示众。从此，人们遇到持有“王杖”的老人，无不肃然起敬。

2. 拐杖与名人

魏文帝曹丕是一位热爱手杖的君王，平时他漫步于御花园，或坐朝问政时，手里总持一杖，不过这是一根极为普通的用甘蔗制成的拐杖。

宋太祖赵匡胤的手杖是一把用白玉雕刻成的“玉斧”。他曾用玉斧手杖，指挥大军，征讨叛逆。至今，云南大观楼的长联中还有“宋挥玉斧”的联语。

我国著名书法家孙墨佛是一位活了一百多岁的老寿星。他有根重达 4 公斤的铁拐杖，总是和他形影不离，平时举起它，起笔、运气，书写诗词、名言、警句。他的一位弟子好心地托人给他制作了一根十分轻便的紫檀木龙头拐杖，好让他减轻重负，但他婉言谢绝：“铁拐杖虽重一点，但可以使我健身。我的年龄，我的书法，都有这铁拐杖的一臂之力啊。”

法国大作家巴尔扎克，用的是一根用玛瑙石装饰的手杖，在手杖上刻着“我粉碎了每个障碍”，并把它作为自己的座右铭。他常常幽默地对人说：“这几年，朋友们送来了不少手杖，我都快成收藏家了，看到这些手杖，我就想到这些朋友和友谊。”现在，这些手杖都收藏在巴黎的博物馆里。

俄国大诗人普希金，经常携带一根制作十分精良的镀金拐杖，空余时间就把它当作“健身棒”，进行各种锻炼，像耍魔术一样，作出闪、展、腾、挪等各种动作。以他的话来说：“拐杖是锻炼大脑、四肢、五脏、全身的健身器材。”

3. 拐杖的种类

我国地大物博，资源丰富，制作拐杖的原材料比比皆是，有藤制、竹制、木制、金属或塑料的拐杖，以轻便易举、质地坚实为佳。例如，福建的方竹手杖、滕杖，湖南岳阳的罗汉竹手杖，杭州西湖的竹节杖，北京的白蜡杆杖，江西庐山的龙头手杖，山东潍坊的红木嵌银手杖和曲阜孔庙的楷木手杖，安徽黄山、天柱山和九华山的龙头藤杖，广西桂林的藤手杖，还有久负盛名的四川剑阁的孔明手杖。相传，当年诸葛亮北伐曹魏，途经剑门蜀道，就地采藤条为杖，翻山越岭，以拐杖助行，查看地形，部署作战方案，故由此得名。孔明手杖是用剑门山中降筋藤和金刚藤制作的，纹路细腻，色泽秀丽，韧性强，手柄大，无须雕刻，千姿百态，无人工雕琢的匠气。

随着科学技术的进步，已经研制成功了许多种多功能拐杖，如救生手杖、发光手杖、烟盒手杖、钟表手杖、音乐手杖、摄像手杖、盲人手杖、罗盘手杖、药箱手杖、防火手杖等，真是五花八门，各具特色。

4. 拐杖怎样选用

老年人有一根得心应手的拐杖，在走路、站立、登高和下坡时，都会有所依恃，给行动带来很大方便。在如何选用拐杖时，也有一些讲究。

第一，长短适宜。怎样确定标准的长度呢？让老人直立，两手自然下垂，测量从小指侧的手腕横纹到地面的距离，即为标准长度。

第二，杖杆坚固。拐杖的质量要坚硬柔韧，以防断裂；同时，轻重要适度，过轻有漂浮感，过重又会增加腕臂的负担。

第三，杖柄舒适。拐杖最好是弯钩形或斜把形，便于手掌用力握牢；同时，手柄稍宽，不磨手心，有一种舒适感。

第四，加箍防滑。拐杖的下端，最好是装有橡皮胶垫之类的防滑装置，以免在使用时打滑而发生意外。

任务二　为老年人选择合适的轮式移动辅助器具

情境引入

在步行辅助器具的帮助下，老年人提高了站立平衡和稳定行走的能力，使自身的活动范围从室内扩大至户外乃至社区。但是，对于下肢严重运动障碍者及需要进行长距离、大范围活动的用户来说，步行辅助器具无法满足或者效率低下，此时需要考虑选用轮式移动辅助器具来实现其更高的移动需求。个人移动能力是参与社会生活诸多方面的基本需求，而轮椅对于大多数人来说是保障移动能力最好的工具，自主的移动使使用者参与学习、工作、文化生活及保持卫生健康成为可能。如果没有轮椅，他们也许只能被限制在自己的家里，不能过上丰富多彩的生活。为有需求的老年人提供一辆适用的轮椅是十分关键的，重要的是轮椅如何正确配置，尽可能地满足老年人在身体、功能和环境方面的需求。

某报纸曾报道过一篇文章：偏瘫老人急需"轮椅处方"。文中提到，"轮椅座深不恰当，竟然造成老伴小腿麻痹、下肢肌肉萎缩"。在某医院康复中心，张老太告诉医生，因为一台"不合体"的轮椅，差点让脑卒中后偏瘫的老伴"雪上加霜"。该中心医生表示：轮椅每个部分和身体之间的关系都要经过评估，确定最合适的"轮椅处方"，如果没有选用合适的轮椅，轻则不舒服，重则造成生活上的不便，甚至是对身体的二次伤害。"一辆合适的轮椅，可以给患者带来方便。假如选择不当则会适得其反，会让血液循环不畅，造成压疮及其他种种问题。压疮让病人疼痛难忍，甚至需要入院治疗"。

通过对本任务的学习，学生将能够为老年人选择最合适的轮式移动辅助器具，配备恰当的附件，并指导老年人正确使用、保养这些器具。

知识要点

轮椅是为行走或移动困难者提供轮式移动和座椅支撑的设备。这里的用户指所有使用轮椅的人或者步行能力受限但可从轮椅使用中大大受益的人。借助轮椅能摆脱卧床，保持坐位，改善循环系统功能，用小量的上下肢活动来驱动轮椅，最大限度地恢复或代偿运动功能，提高独立性，扩大生活范围，参加各种社会生活以及娱乐活动，达到调节生活、改善生活质量的效果。轮椅给用户提供了移动能力，确保其更好的健康状态和生活质量，并帮助他们在社区里过上一种积极而充实的生活。因此，轮椅不仅是老年人、残疾人的辅助器具，还是他们行使权利和实现平等参与的一种手段。

世界卫生组织在《资源有限地区轮椅服务指南》一书中，提出适用的轮椅概念，明确指出为了保证轮椅的适用性，需要做到以下几点：符合用户需求和环境条件；提供正确的安装及体位支撑功能；安全、耐用；可应用于农村；可在农村以合理的价格进行购买和维修，并得到持续的服务。轮椅用户表现出对大范围移动能力的需求，而这些需求往往是基于提升有尊严的移动能力而考虑的。根据《世界残疾报告》中有关研究数据测算，全世界有近1亿人需要轮椅，但事实上只有少数人通过某些途径得到了轮椅，而且只有极少数人能够得到一辆适用的轮椅。

一、手动轮椅的选用

世界卫生组织定义手动轮椅为由用户本人或他人推动的轮椅。我国国家标准规定手动轮椅（车）是由用户手驱动、脚踏驱动或照护者手推为动力，至少有3个车轮的车辆，包括手动三轮轮椅车和手动四轮轮椅车。

手动轮椅不仅是肢体功能障碍老年人的代步工具，更重要的是使他们借助轮椅进行身体锻炼和参与社会活动。选用适用的手动轮椅与医药处方同等重要，应该发挥患者的潜能以获得最大的独立自主性为目标，应该全面考虑用户的健康状况、体位和功能等身体需求，生活和使用轮椅的环境需求以及在轮椅上做事的生活方式需求。

（一）轮椅的使用时机及使用目的

1. 轮椅使用时机

(1) 步行运动功能丧失，步行效率不彰，安全令人担忧时。

(2) 心肺功能衰竭,肌肉骨骼系统永久或暂时伤害或不稳定时。

(3) 意识不清,但有坐姿或运送、移动的需求。

2. 轮椅使用目的

(1) 改善呼吸,增大肺活量。

(2) 坐姿进食有利于增强吞咽反射。

(3) 改进信息传递能力。

(4) 扩大视野。

(5) 改善膀胱的控制能力。

(6) 有效预防压疮。

(7) 改善血液循环。

(8) 增强患者平衡控制力。

(9) 增强双上肢功能。

(二) 手动轮椅的分类

1. 按照 ISO 9999：2011 分类

(1) 双侧手轮驱动轮椅车。

(2) 双侧摇杆驱动轮椅车。

(3) 单侧手驱动轮椅车。

(4) 手轮驱动兼动力辅助轮椅车。

(5) 脚驱动轮椅车。

(6) 照护者控制的人力轮椅车。

(7) 照护者控制的动力辅助轮椅车。

2. 按照中国国家标准(GB/T 16432—2004/ISO 9999：2002)分类

(1) 由照护者手动的轮椅：由照护者手动。

(2) 双手后轮驱动轮椅：由用户操纵的轮椅车,用双手在后轮或后轮的手轮推动。

(3) 双手前轮驱动轮椅：由用户操纵的轮椅车,用双手在前轮或前轮的手轮推动。

(4) 双手摆杆驱动轮椅：用双手操作的摆动杆来驱动的轮椅。

(5) 单侧驱动无动力轮椅：两个手轮在同一侧,用户只用一只手驱动的轮椅。

(6) 脚驱动轮椅：用户只用脚驱动的轮椅。

(7) 轮椅车系统：该系统有一个基本的车架,通过改变车轮和座席可以组成两种或更多种不同类型的轮椅。

3. 按轮椅的构造分类

(1) 固定式轮椅。

(2) 折叠式轮椅。

(3) 可躺式轮椅。

(4) 可站立式轮椅。

(5) 倾斜式轮椅。

(三) 手动轮椅及其部件

1. 手动轮椅的构成

(1) 身体支撑系统：轮椅直接支撑或容纳用户身体的部件组合,主要包括以下部件。

① 椅座(seat)：直接承受用户臀部的部件。

② 靠背(backrest)：支撑用户背部的部件。

③ 扶手(armrest)：支撑用户手臂的部件。

④ 腿托(leg rest)：支撑用户小腿的部件。

⑤ 脚托(蹬)(foot rest)：放置用户足部的部件。

(2) 推进系统：推动轮椅所需的部件组合，主要包括以下部件。

① 推进操纵装置。

② 传动装置。

③ 推进轮。

④ 手推圈。

(3) 转向系统：轮椅转向所需的复合装置，主要包括以下部件。

① 转向操纵装置。

② 传动装置。

③ 转向轮。

(4) 制动系统：制动轮椅的组合装置，主要包括以下部件。

① 制动操纵装置。

② 传动装置。

③ 车轮制动器。

通常，推进系统、转向系统、制动系统的操纵装置和传动装置组合成一体。

2. 手动轮椅的常用部件及其特点

普通手动轮椅一般由轮椅架、车轮、制动装置及坐姿支撑系统(椅座、坐垫、靠背等)组成，另外还包括抗倾覆装置、手推把及头靠架等，如图 2-33 所示。

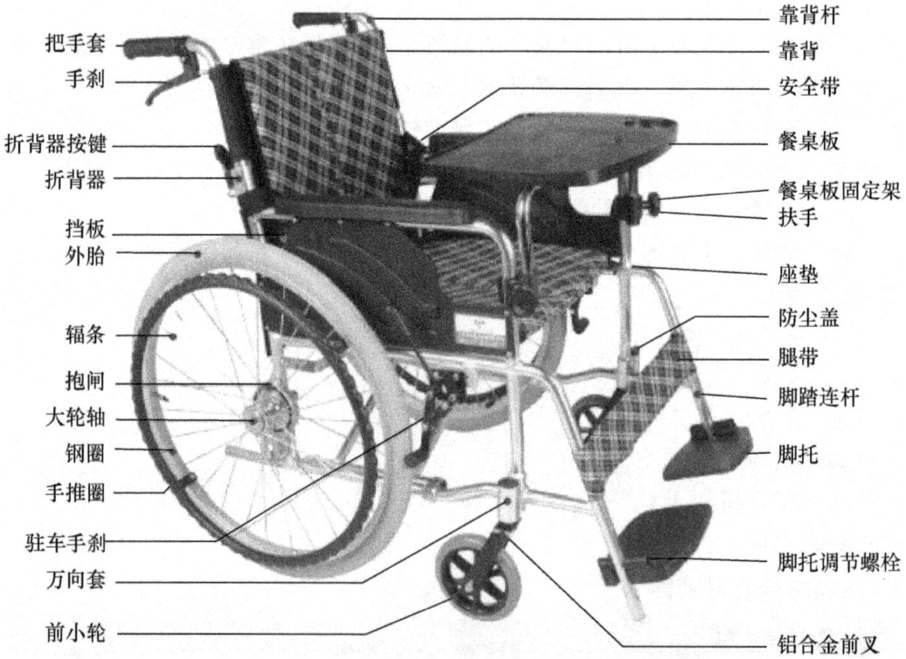

图 2-33 手动轮椅部件

1）手动轮椅车架

车架是轮椅的核心结构，多为薄壁钢管制成，表面镀铬、烤漆或喷塑处理，高档轮椅车架采用铝或钛合金材料以减轻轮椅重量。表 2-3 为不同车架材料的对比。

表 2-3　轮椅车架材料的特性对比

车架材料	优　点	缺　点
中碳钢	在没有高技术焊接设备的条件下，易于修理和焊接，强度质量比中等	相对较重
不锈钢	耐腐蚀性强	强度质量比较其他钢材差
铬钢	高强度质量比，高性能钢	价格比中碳钢高
铝合金	强度质量比高	价格比中碳钢高
钛合金	强度质量比非常高，高耐腐蚀性能	价格非常高
合成材料	强度质量比高，能做成非常规形状	表面容易形成缺口

轮椅车架可分为盒式和悬臂式。盒式车架（图 2-34A）非常坚固，通过坐垫、轮子及与轮子相连的其他装置所形成的减震系统来减震；悬臂式车架（图 2-34B）需要增加弹性等方法减震，为了减小轮椅的体积，尽可能减少使用的管数，结构简单紧凑，焊接点少。

轮椅车架亦可以分为折叠式和固定式。固定式车架结构简单，强度和刚度好；折叠式车架折起后体积小、便于携带。固定式车架与折叠式车架的优缺点如表 2-4 所示。

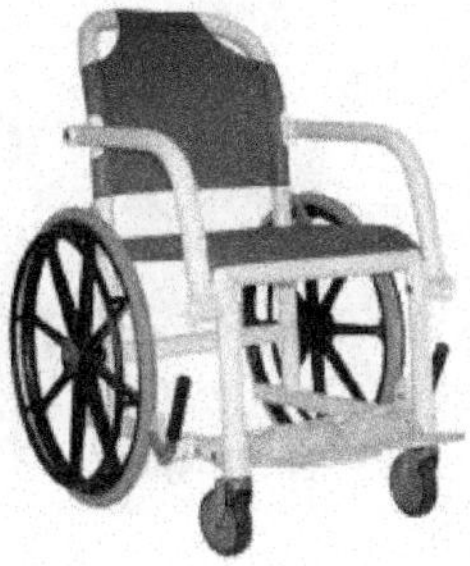

A. 盒式车架

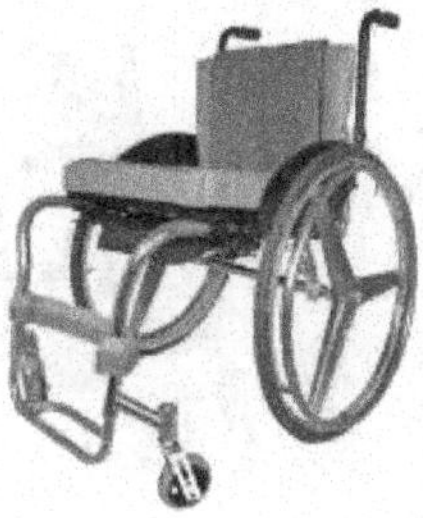

B. 悬臂式车架

图 2-34　手动轮椅车架

表 2-4　固定车架与折叠轮椅车架的优缺点

车架类型	优　点	缺　点
固定车架	① 车架上附加零件较少，因此在相同的重量时强度更高 ② 通常比同类的折叠式轮椅车更轻 ③ 可移动零件较少 ④ 能满足轮椅车篮球运动的规定要求 ⑤ 座位与靠背的角度通常可调节	① 为了将轮椅车装在汽车上，需要可拆式快卸后轮 ② 在不平坦的路面上可能感觉颠簸 ③ 不能折叠成较小的包装体积在汽车或飞机上储藏
折叠式车架	① 可以折叠成较小的体积，以便在汽车或飞机上储藏 ② 在不平坦的路面可使四轮着地 ③ 不需拆除任何零件即可折叠、储藏	① 移动、可调节和可拆卸的零件较多 ② 可能不能满足使用者运动或休闲活动的要求 ③ 座位与靠背的角度通常不可调节 ④ 当轮椅车折叠时或有柔性变化时会降低侧向稳定性

可折叠车架有不同的折叠方式，包括交叉支柱折叠、平行支柱折叠、向前折叠等。

① 交叉支柱折叠：分单交叉（图 2-35A）和双交叉（图 2-35B），车架结构像 X 形，应加入锁定装置以减少倾斜可能出现的问题。

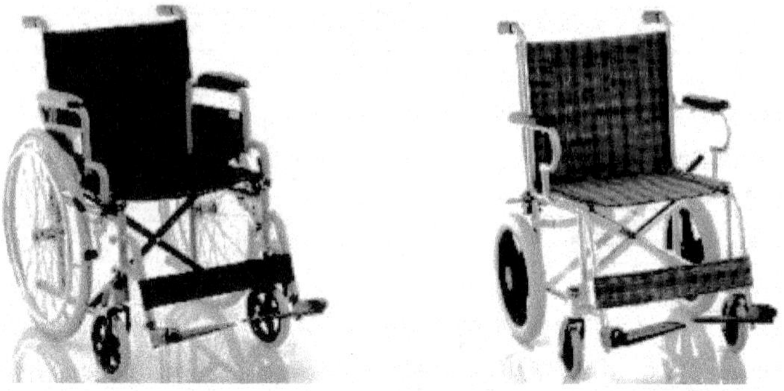

A. 单交叉折叠　　B. 双交叉折叠

图 2-35　交叉折叠车架

② 平行支柱折叠：轮椅展开时轮椅的整体结构显得很坚固，还可使轮椅局部折叠（图 2-36）。

③ 向前折叠：把轮椅的前端和轮椅的靠背用铰链连接起来，折叠靠背的折叠轴在椅座上方，折叠轮椅前端的折叠轴在椅座下方，操作较麻烦（图 2-37）。

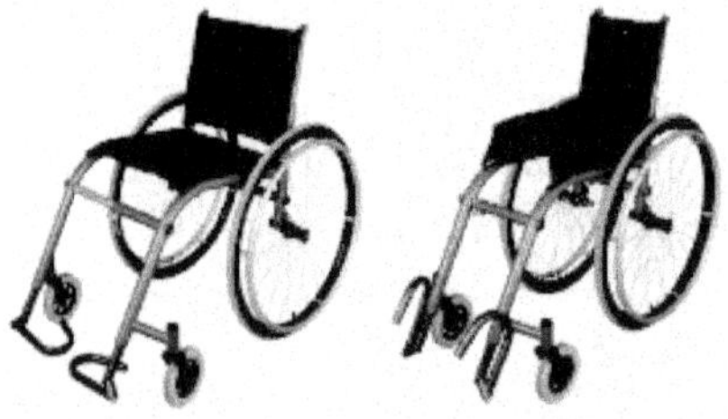

A. 折叠前　　B. 折叠后

图 2-36　平行支柱折叠车架

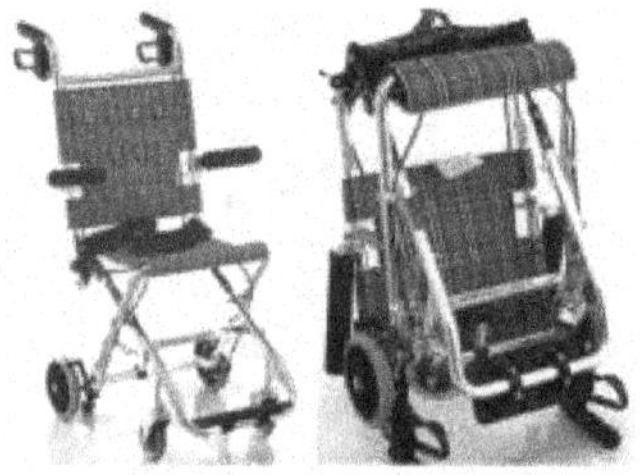

A. 折叠前　　B. 折叠后

图 2-37　向前折叠车架

配置轮椅车架时应考虑以下问题：轮椅达到什么特殊要求？用户的脑力和体力状况怎样？可利用的资源如何？有什么样的相关配件可用？

2）手动轮椅车轮

车轮包括一对大车轮和一对脚轮，大车轮上装有手推圈，小脚轮为万向轮，可自由转向。大车轮尺寸一般为 51cm、56cm、61cm、66cm，脚轮尺寸一般为 12.7cm、15cm、18cm、20cm。

轮椅大轮通常置于后轮，是轮椅的主要承重部位，其位置靠前轮椅容易推动，位置靠后轮椅后方的稳定性好。确定后轮位置的原则是尽可能地使用户具有最佳的推动轨迹，同时能根据用户的技巧和能力保证他们的安全平衡性。轮椅大轮分为辐条气胎式和铸造硬胎式：辐条气胎式车轮较轻、灵活性强，比较适合运动轮椅，其平稳性与辐条的张力调节有关，且在使用一段时间后需要适当调整；铸造硬胎式车轮的平稳性在制造期间就已经保证。

手轮圈带动大车轮推进轮椅，其直径一般比大车轮小 5cm，有时在表面加橡皮增加摩擦力，或增加带有突起的推动把手以便于操作。把手的大小影响推动效率，小的把手需要大的力量启动，但容易保持速度；大的把手启动力小，但速度不容易保持。水平推动把手用于C5脊柱损伤、肱二头肌健全、靠屈肘力推动时；垂直推动把手用于类风湿性关节炎肩手关节活动受限时；加粗把手用于手指运动严重受限而不易握拳者。

脚轮用于轮椅转弯和行驶，通常在大轮之前，但下肢截肢者用的轮椅常将小轮放在大轮之后。脚轮有充气和非充气之分，充气胎平稳但不耐用，保养性差；非充气胎一般为聚亚安酯硬胎，耐用但平稳性差。脚轮越小，转弯半径小，易于快速转弯，但易陷入道路坑洞或裂缝，减震性较差，适合于室内使用和运动；脚轮越大，清障功能好，驾驶平稳，降低滚动阻力，在不平路面滚动舒畅，适合室外使用。选定脚轮时需考虑的因素有脚轮的抖动（行驶达到一定速度后脚轮的摆动或振动）、脚轮的浮地（一个脚轮不能着地的情况）、平行性（两个脚轮平面的平行关系）。

轮椅车轮轮胎包括非充气式轮胎、充气轮胎、半充气轮胎和无内胎充气轮胎。非充气式轮胎又分全泡沫轮胎和硬实心轮胎，实心轮胎易推动，保养简单，但减震性差，在不平路面振动大；充气轮胎有减震作用，在室外不平路面行驶平稳、舒适，缺点是易破损，需定期检查充气；半充气轮胎采用硬橡胶或硬塑料结构，性能接近充气式轮胎；无内胎充气轮胎同汽车轮胎，安全可靠。

3）制动装置

行驶制动器多采用装在把手上的线闸使行驶中的轮椅停止或减速，用于护理者防止轮椅的向后滑动或减速。

驻车制动器可避免轮子的滚动，将轮椅锁住无法转动，但并不避免轮椅的滑动，只是保持轮椅处于静止状态，不用作轮椅行驶时的停车装置。凹口式刹车和肘节式刹车较常见，通常考虑施行和松开车轮的锁紧力及刹车力量来进行选择，对于手臂力量或移动范围受到限制的用户来说，延长锁紧机构手柄长度能有效地减小所需锁力。驻车制动器安装在高、中、低位置均可，安装较低的位置离用户较远，难以触及，但可减少用户手和拇指受伤的可能；安装在较高位置，用户容易触及，但当用户转动轮胎（有时转动轮胎会得到较大的驱动力）而不是通过手推圈驱动轮椅时可能伤及其手和拇指，且会妨碍轮椅的移动。当用户在离开或进入轮椅时必须确保可靠的双侧制动轮椅。

在轮椅过度后倾时倾倒杆先着地，可防止轮椅向后方倾倒。此外，当需要抬起脚轮时可踏下倾倒杆。

4）椅座和坐垫

和移动功能一样，所有的轮椅都提供坐姿和体位支撑功能。好的体位支撑对所有用户来说都是十分重要的，特别是对那些脊椎不稳定或可能发生继发性畸形的用户。身体和轮椅的所有接触面提供坐姿和姿势支持功能，轮椅的这些部件可以共同帮助用户保持舒适的、功能性的体位，并提供减压功能。

轮椅椅座常采用悬吊椅座和实心椅座两种。悬吊椅座由帆布或乙烯基塑料等软性材料制成，长期受力作用下易变形；实心椅座不是柔性的，一般由木材、金属板或塑料制成。

使用劣质或不合格的材料制成的悬吊椅座通常会很快地被拉伸、松弛直到断裂，这就意味着用户坐在一个不稳定且没有减压的椅座上，其结果往往会导致用户发生压疮，或者因为不舒适而停止使用轮椅。这时，应为悬吊椅座设计减压垫，其底部轮廓曲面与悬吊面贴合，可通过从前向后切割坐垫的两侧、底部和边缘边框与悬吊曲面相吻合。

根据世界卫生组织相关服务指南，轮椅椅座有以下要求。

① 椅座要有平滑的连续表面，以免割伤或夹伤用户的皮肤。

② 椅座相对于水平面的角度应为 0°～12°(椅座的前面要高于后面)。

③ 椅座左右必须水平等高。

④ 椅座的高度、深度和宽度等尺寸范围适合用户的体形和尺寸范围，应该根据用户的实际身体尺寸测量值来选择。

⑤ 悬吊椅座设计使用的材料在长时间承受用户体重后不会拉伸。

⑥ 悬吊椅座和实心椅座应使用分别为其设计或修改的坐垫。

坐垫能够增加受压部位的承重面积以降低局部压强，使压力分配均匀，减少患者皮肤擦伤和发生压疮的机会；另外，给用户提供足够的承托，使乘坐舒适，有利于保持稳定的坐姿。不合适的减压坐垫最可能导致压疮、严重伤害或早期死亡。对许多用户而言，舒适的坐垫可以延长他们使用轮椅的时间。轮椅坐垫的 3 个重要因素是舒适、减压和姿势支持，一般要求坐垫软硬适中，有良好的均压性、透气性、散热性、吸湿性，便于清洁等。根据使用材料和内部填充物有以下几种坐垫类型供选择使用。

① 泡沫塑料垫：有一定均压作用，价格便宜，但透气、散热、吸湿性较差，常需配合透气透水性好的垫套。

② 成型泡沫塑料坐垫：用计算机数控磨床根据用户的身体尺寸，将高密度聚氨酯海绵胚打磨成马鞍形坐垫，舒适性好，能有效控制用户脊柱变形。

③ 凝胶垫：有非常好的均压作用，但透气、吸湿性差，最好配合羊皮垫使用。

④ 纤维垫：柔软易滑移，有一定的透气性、散热性、散湿性，与泡沫塑料垫配合使用效果更好。

⑤ 充气垫：具有很好的均压性、透气性及散热性能，有助于稳定坐姿，长时间使用可改善或矫正不正确的坐姿；破损后能修补，有污渍时还可以擦洗。

⑥ 充水垫：均压性好，可降低皮肤组织的温度而减少形成压疮的机会，但易破损。

⑦ 羊皮垫：有良好的透气性、吸湿性、散热性及舒适性，可防止汗液浸渍皮肤，适于制作各种衬垫。

⑧ 高弹性太空棉垫：有一定的透气性、散热性、散湿性，常与塑料海绵垫配合使用。

根据世界卫生组织相关服务指南，建议轮椅坐垫应满足以下要求。

① 坐垫应该能从轮椅上拆卸。

② 坐垫可以方便地使用诸如肥皂和水等基本材料进行清洁。

③ 坐垫的尺寸应适配于椅座。

④ 要清晰地说明正确使用和放置坐垫的方法(哪面朝上，哪面朝前)。

⑤ 减压坐垫应减少压疮发生高风险区域的压力(常见于坐骨结节和骶骨)。

⑥ 减压坐垫应减少用户皮肤和坐垫之间的湿气。

⑦ 减压坐垫及其表面材料不应产生大的压力，过大的压力会降低坐垫表面的减压效果。

⑧ 减压垫在使用地区的任何天气情况下都可保持其减压特性。

⑨ 使用户可以获取使用和保养坐垫的方法、期望寿命、更换期以及使用中的特殊风险等信息。

5）靠背

靠背有低靠背、高靠背、可倾斜靠背、不可倾斜靠背之分，亦有软垫式靠背和硬板式靠背两种。

一些用户需要更高的靠背，以获得比其他人更好的支撑。而对另一些用户来说，一个高的靠背可能会降低他们推进轮椅的能力。低靠背上缘位于用户肩胛骨下2～3cm，一般轮椅都为低靠背，躯干活动范围大，要求有一定的躯干平衡和控制能力；高靠背上缘超过肩部，可附加颈托、头托，一般为可倾斜式，可调节角度预防臀部压疮，还可把靠背放平。

椅座和靠背角度应为80°～100°，靠背应能维持脊椎的自然弯曲，背的中部应能比下部骨盆处得到更好的支撑，从而得到更好的休息。

由背靠杆延伸出来的把手，除便于照护者推行轮椅时的抓握外，还可让轮椅用户用手勾着以维持平衡，并且在轮椅向后倾倒时能够吸收冲击。

6）其他支撑部件

用户使用扶手仅作为临时的支撑，在休息时对用户手臂有支撑作用，而在其他姿势（如推进）时，用户的手臂应保持活动自由；扶手亦可以帮助用户进行上下轮椅的转移，并非用来稳定身体的侧向支撑装置。扶手一般高出椅面22.5～25cm，高度通常可调，在前臂手托下安装角度调节器，使患肢得到多种位置的放置，还可架上搭板，供读书、就餐。扶手可分为长扶手和短扶手。短扶手呈台阶状，前方比后方矮，便于轮椅接近桌子。短扶手又称书桌型扶手，反向安装时，可作为用户站立时的支撑扶手。扶手亦可分固定式扶手和可拆卸式扶手。可拆卸式扶手便于用户从侧面进出轮椅，以靠近桌子，以及与床、汽车等之间的转移。

脚托（蹬）有固定式、开合可卸式和膝部角度可调式。脚踏板的角度可根据足踝的屈曲或伸展调节，足跟的环状物可防止脚滑出，还可增加脚带或者H形固定物防止小腿后滑。开合可卸式脚托可向两侧分开或卸下，便于接近床缘；膝部角度可调式脚托与高靠背轮椅配套使用便于用户取半卧位。注意脚托的高度，经过正确的调节可以减少座椅上的压力，使用户处于一种健康的坐姿；若脚托过高，则造成屈髋角度过大，易引起压疮。脚托需要足够的长度和宽度来支撑足部，但不能给折叠或转向造成困难。

足踝带将踝部固定在脚托上防止踝部脱离脚托；足跟环固定在脚托后方，防止足跟滑脱；脚缓冲器防止足尖受到外界物品的冲撞。

（四）手动轮椅服务

在步行能力受限者的康复过程中，提供一辆适用的轮椅十分重要。轮椅如何正确配置以尽可能地满足用户在身体、功能和环境方面的需求，需要有一种针对用户个体需求的方法，比较有效的是通过轮椅服务促进轮椅供应。轮椅服务为评估用户个体需求、协助选择适用轮椅、培训用户和护理人员等方面提供了一个框架，同时提供配套的支持，并推介到其他适当的服务当中。

1．轮椅服务的策略

轮椅服务的开展需要周密的资源规划和管理，可以采用以下一些策略来启动或者进一步发展轮椅服务。

（1）提供轮椅及其配套服务。有不同的轮椅供应方法可以满足用户生活圈的需求，不管选择什么样的方法或体系，重要的是提供基本的轮椅服务。目前，对轮椅用户个性化评定、适配和培训等方面重要性的认识正在不断加强。在世界上一些资源有限的地区大力倡导普及型轮椅的过程中,已经通过不同的服务模式建立起一套轮椅服务体系,这些轮椅服务模式包括基于中央或基于社区的服务、“扎营”式的流动服务、轮椅捐赠。在某些国家,用户群体见多识广,而且服务提供者具备必要的知识和技术支撑,轮椅服务正在与现有的康复服务逐步整合。共同的目标就是确保用户通过选择最适用的轮椅,来获取熟练的辅助技术服务。

(2) 利用现有的专业人员。经过特殊培训后,许多卫生和康复方面的专业人员应能承担起基本轮椅服务的职责。例如,社区保健工作者、社区康复工作者、护士、物理治疗师、作业治疗师、矫形器师和假肢师,他们可以通过培训来完成轮椅服务的临床应用。经过特殊培训后,熟练的工艺师及机械、矫形器、假肢方面的制作师也能够承担技术任务。

(3) 在社区层面满足用户的需要。通过本地区轮椅服务中心支持的社区组织的网络工作(如康复和保健项目),在社区就可以获得轮椅供应中某些方面的服务。

轮椅服务的专业人员能够为社区项目的人员提供基础服务的培训。这种服务体系可以最大限度地适应那些需要简单轮椅的用户,并且无须另外的改制、体位支持或者压疮护理。对于有着更为复杂需求的用户来说,就要更为专业的人员来提供,如可以通过轮椅服务中心的外展服务来提供。如果这类外展服务无法开展,这些用户就需要自己去轮椅服务中心。但是,如果他们已经拥有了一辆适用的轮椅,那么给予他们支持的将是社区工作者,见表 2-5 关于两级轮椅服务方法的描述。

表 2-5 两级轮椅服务

项 目	特 征	主要功能
轮椅服务中心	① 以中心为基础 ② 设施(尽可能地共享现有的卫生或康复服务):临床和用户培训设施、车间设置 ③ 员工:致力于轮椅服务中心的工作,接受过能够满足各种用户需求的专业培训	① 对所有用户提供轮椅服务 ② 社区外展;连接社区轮椅服务和推介网络 ③ 培训、支持和监督社区轮椅服务和相关人员 ④ 推介资源方面的教育 ⑤ 连接教育、就业和其他主要服务部门
社区轮椅服务点	① 以中心为基础,从事在社区能够开展的轮椅服务 ② 设施(与其他社区的卫生与康复项目共享):享有临床,用户的培训设施,以及基本的车间设置 ③ 员工:社区保健和康复工作人员,接受过的培训包括基本的轮椅发放服务、监督及如何获得轮椅服务中心员工的支持	① 用户的轮椅服务要求只是基本的轮椅供应,而不需要个性化修改或者额外的身体支撑部件 ② 鉴别那些有着复杂需要的用户,并推荐其去轮椅服务中心 ③ 为有复杂需求的社区用户在适当的地方提供随访、维护及维修支持 ④ 无障碍支持,包括用户生活环境的改造,如扩宽入口及坡道

轮椅服务可以利用当地的工业技术、工艺和生产能力,如自行车修理店同时能够维修轮椅,管道设备的制造者具备制造轮椅的基本技能和知识。

(4) 将轮椅服务整合到现有的卫生或康复服务中。轮椅服务中心或部门可以建立在现有的康复服务机构内。类似的服务机构已经有可能让用户就保健或康复方面的需要获得相应的服务,非常适合将轮椅服务整合进去,如假肢矫形服务机构和脊髓损伤中心。

轮椅服务可以扮演双重角色,直接为用户供应轮椅,同时通过与社区层面的项目和组织合作,支持社区的基本服务。

2. 手动轮椅服务步骤

轮椅服务通常按照一定的步骤实施，世界卫生组织把手动轮椅服务归纳为以下 8 个关键步骤(表 2-6)。

表 2-6　轮椅服务的关键步骤

步　骤	概　要	图　示
推介和预约	推介系统取决于国内现有的服务。用户可以自行推介，或者通过政府或非政府组织的健康和康复工作者网络提供推介，还可以通过来自于社区，地区或地方水平的自愿者提供推介。如果还有人没有接受任何的社会或健康护理服务，或没有上学、工作或参与社区活动，那么推介服务就要积极地去鉴定潜在的用户	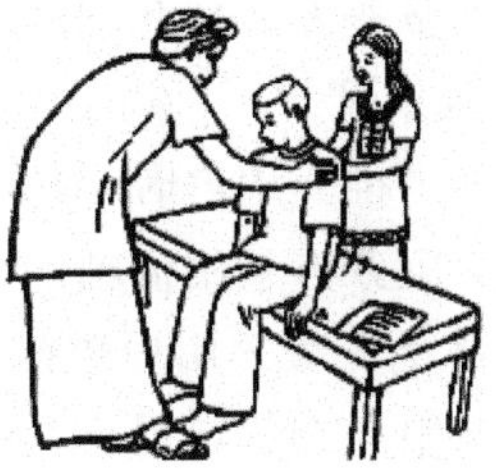
评定	每一个用户需要进行个性化的评定，重点考查他的生活方式、职业、家庭环境和身体状况	
处方(选择)	利用评定的结果信息，与用户、家庭成员或护理人员一起开具一张轮椅的处方。处方详细说明选用轮椅的类型、尺寸、特征和改制之处，同时也详细说明了用户在高效使用和维修轮椅方面的培训要求	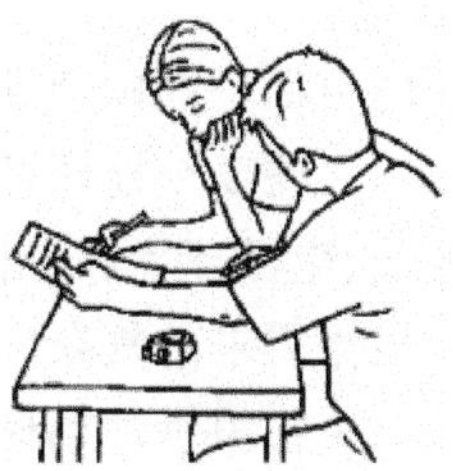
资金提供与订货	确定资金来源，并从服务方或供货商的存货中完成订货或订购	
产品准备	受过培训的人员准备初期适配的轮椅(试样)。这取决于产品和服务设施，包括装配、可能的改制由制造厂商提供的产品或者由服务车间生产的产品	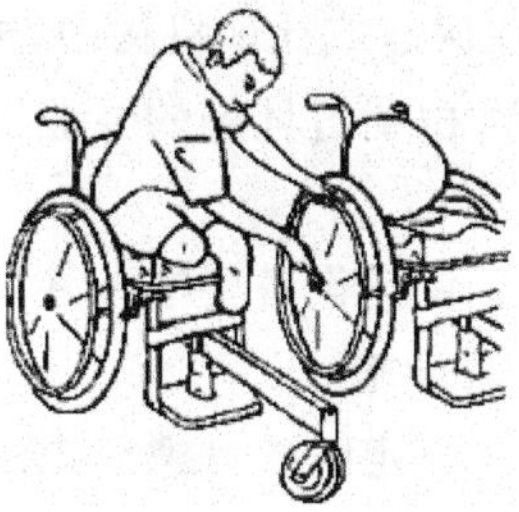
适配	用户试用轮椅，进行最终的调整，保证轮椅正确装配和制造。如果需要改制或体位支持部件，就要进行附加的适配	
用户培训	指导用户和照料者如何安全、高效地使用和维护轮椅	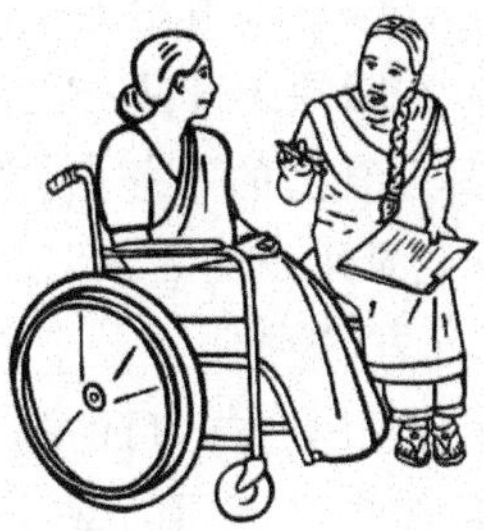
随访、维护和修理	随访预约可以作为调查轮椅的适配性，提供后续培训和支持的一次机会。随访的时机取决于用户的需求及其他可获得的服务。这项服务也提供社区不能解决的技术问题的维护和修理。尽可能地在社区层面进行随访是切实可行的。如果发现一辆轮椅不再适用，那么就需要从步骤(1)开始提供一辆新的轮椅	

1) 推介与预约

推介和预约的目标是保证用户公平地获得轮椅服务，增强服务的效率和生产力，减少等待的时间。

推介系统属于用户获得服务的途径，可以通过“自我推介”，用户直接与服务方接触；或者通“推介网络”,用户由其他组织进行推介。

预约系统是指为用户安排就诊时间的方法,包括评定、处方、适配、基本培训和随访。最常用的方法是在服务日志上列出用户填写的预约时间。预约系统的作用在于减少等待时间,提高工作效率。

世界卫生组织手动轮椅服务中关于推介与预约系统良好的实践经验有以下几点。

(1) 当用户被推介给服务点时,需要建立档案,安排预约时间或将用户列入等待名单。

(2) 服务方为推介网络的专业人员提供培训,以增进他们对轮椅服务的意识,并演示如何开展推介服务。

(3) 当推介用户时,服务方分发一张推介网络机构的表格,并让用户完成填写。

(4) 服务方采用清晰的标准来区分预约的优先次序,这对那些有等待名单的地方尤为重要。高优先级的用户包括那些晚期病人及有生命危险的二次并发症的人,如压疮。

(5) 服务方制定目标,衡量推介数量、推介预约的间隔、等待名单的缩减。

(6) 服务方应有筛检程序,以减少不适宜的推介安排。

2) 评定

评定的目标是准确地评估每一用户的个体需求,以便有效地开出最合适的轮椅处方。

每位用户需要个性化评定,由具有合适技能的人来完成。评定应具有整体性,考虑用户的生活方式、生活环境和身体条件。如果可能,用户及其家庭成员完全参与评定过程是十分重要的。根据需求的复杂程度,完成一个评定大约需要 2h。

世界卫生组织手动轮椅服务中关于评定的良好实践经验有以下几点。

(1) 在一个隐私的、安静的和清洁的空间内进行评定,可以在轮椅服务点的专用房间内,或在保健或社区机构中,或者在用户的家里。

(2) 由受过训练的专业人员进行评定,评定时应考虑文化、年龄和性别,以增加可信度和可接受性。

(3) 评定设备要准备好,包括检查床(座、垫、桌)、量尺、测量角度的设备(量角器)、足垫板和无菌设施。

(4) 评定时要考虑用户的身体条件;使用轮椅的家庭、学校、工作和其他环境情况,生活方式;身材和年龄。

(5) 评定结果清楚地记录在评定单上,以便将来参考。

(6) 在因缺乏合适产品或技术人员而不能满足用户需求的地方,评定服务还包括介绍用户到其他合适的服务点,那里的工作人员和设备可满足该用户的需求;寻访更有经验的专业人员;记录用户的需求,建立一个未能满足的需求图表,来指导未来服务的发展。

3) 处方(选择)

一个良好处方的目的是为了符合用户的需要,如通过评估来确定,提供最合适的轮椅。

轮椅需要在不同的型号和尺寸及不同功能选择上具有可用性。处方(选择)说明了用最匹配的轮椅满足用户需求的方法,一张完整的处方全面描述了每个用户需要并选择的轮椅。

世界卫生组织手动轮椅服务中关于良好的处方(或选择)实践经验有以下几点。

(1) 可能的情况下,为用户提供机会去体验轮椅样车、坐垫和体位支持部件,这可以帮助用户和专业人员一起选择轮椅和一些必需的性能。

(2) 按照性能的重要性进行排序,有助于从有限的可利用的轮椅中做出最佳选择。

(3) 在评定单或专用处方单中记录下每一个轮椅处方。处方的详细记录如下：轮椅的类型和尺寸；所有需要的附加部件(如减压坐垫)；所有需要改制和定制的部件；在用户带着新轮椅离开服务点之前，用户需要知道和掌握的信息或技能。

(4) 在每次洽谈之后，轮椅服务的工作人员立即花一定时间写下评定和处方中的注意事项。

(5) 服务方告诉用户轮椅准备好的大致时间(取决于投入的资金，参看后面内容)，处方中应尽可能地安排为用户进行轮椅适配。

4) 资金提供与订货

在资金提供与订货方面，最佳目标是尽早地为用户订购或获取已选好的轮椅。

资金提供是根据处方尽可能准确地预测推荐产品的成本。对大多数服务点而言，在正式提交订单之前，应保证资金来源已确定。这一点应该由管理人员掌控，而不是由临床或技术人员来决定。

在库存中没有符合处方要求的轮椅时，需要从外部供应商或轮椅服务车间获取的产品中进行订购，该处通常存放了不同尺寸和型号的轮椅。

世界卫生组织手动轮椅服务中关于良好的订货实践有以下几点。

(1) 如果不能立刻提供轮椅，服务点应通知用户何时进行轮椅适配。

(2) 服务点保证轮椅和部件的库存，确保更快的供应。

(3) 服务点鼓励供货商提交明了的订单和手续。

(4) 服务点能够与供应商在发货时间上协调，目标是减少延误。

(5) 服务点确保在收到用户处方后的 2 个工作日内完成订货，并按时提供经费。

(6) 服务点能够适当地监督供货商的延宕。

(7) 服务点能够提供有关供货质量方面的信息反馈。

5) 产品准备

产品准备的目标是为适配工作准备合适的轮椅样车，包括改制或定制体位支撑部件。

世界卫生组织手动轮椅服务中关于产品准备的良好实践经验有以下几点。

(1) 为用户准备的每辆轮椅都要贴上标签，标明用户的名字和序列号或条形码。

(2) 轮椅的改制(永久性改变轮椅的框架或部件)只能由具备一定专业知识和技能的人员来完成，因为任何这样的改动都可能造成结构和功能上的连带问题。

(3) 定制的座椅系统或个性化的体位支撑部件的生产和安装，应该由具备一定专业知识和技能的人员通过与评定人员的紧密合作来完成。

(4) 在用户试用之前，所有移动设备需要做质量和安全方面的检查。

6) 适配

适配的目标是确保所选的轮椅完成正确装配，并使最终的调整能够保证最好的适配性。

适配是决定性的一个步骤。适配时，用户同临床和技术人员一起保证轮椅能够如预期正确安装和支撑用户。适配过程可能要花费 30～120min 甚至更多，这取决于轮椅的复杂程度。在适配过程中，用户与专业服务的人员一起检查以下几项内容：① 轮椅的尺寸是否正确；② 在适配过程中是否按用户需求进行了正确的调整；③ 任何改制或体位支撑部件是否已被正确装配；④ 轮椅是否满足用户移动和体位支撑的需求，并能降低用户继发性畸形或并发症的风险。

世界卫生组织手动轮椅服务中关于良好的适配实践有以下几点。

(1) 所有用户通过已受训人员对轮椅进行个性化的适配。

(2) 只要有可能,适配也应由评定用户的同一个工作人员来完成。

(3) 轮椅的适配(包括所有的坐姿和体位支撑部件)首要评估的是用户能否稳固地坐在轮椅中。当适配合理时,进而评估用户能否自主推动轮椅或由其他人推动。

(4) 如果轮椅适配不合理,可做进一步的调整,如果达不到合理的适配要求,有必要更换设备或重新进行评定。除非适配合理,否则不能向用户提供该轮椅。

(5) 对于有更复杂需求的用户提供的适配次数就不止一次,如对体位畸形者。

7) 用户、家庭成员和照顾者的培训

培训的目标是确保为全体用户提供安全、高效使用轮椅所需的相关信息与训练。用户培训的主要内容包括如何上下轮椅;如何操作轮椅;基本的轮椅移动;坐在轮椅中如何保持健康,如预防压疮;如何保养轮椅和坐垫,如果条件允许,可拆卸和重新安装轮椅;当遇到问题时,与谁联系。

世界卫生组织手动轮椅服务中关于良好的用户培训实践有以下几点。

(1) 与用户一起完善培训清单,包括用户所需的按优先级顺序排列的各项技能。由培训人员使用清单来教会用户每一个技能,并作相应的示范,由用户进行核对。

(2) 只要有可能,同类培训人员(具备很高的轮椅技能及受过为其他用户进行教学和技术支持培训的热心用户),在临床专业人员指导下提供基本的用户培训。

(3) 轮椅服务要紧密联系社区中的用户群体,通过提供同类培训来加强服务中的各项培训内容。

(4) 书面和视听材料,包括使用当地语言编写的小册子或海报,用于帮助用户的培训。

8) 随访、维护和修理

随访、维护和修理的目标是保证功能良好,使舒适性和稳定性方面均达到最佳状态,并确保设备能够得到适当的维护,保持一种良好的使用状态。随访应包括以下内容:用户的轮椅运行情况如何;用户在使用轮椅过程中有何问题;轮椅是否合适,特别是要检查轮椅是否为用户提供了良好的体位支撑功能;用户的使用技能如何,是否有进一步培训的需要;轮椅的状况如何,是否需要进行调整和修理;用户能否有能力维护轮椅,是否需要进一步的培训。

随访的频率取决于用户的个人需要,有些用户所需的随访次数应该比其他用户多。一般来说,随访安排在配置轮椅 6 个月之后,基本的轮椅修理工作通常由当地的自行车或汽车修理车间完成。

世界卫生组织手动轮椅服务中关于良好的随访实践有以下几点。

(1) 只要有可能,轮椅服务团队的全体成员都应参与随访任务,包括临床、技术和培训人员。

(2) 随访的频率是取决于用户的个人需要。

(3) 安排随访任务时,要按照以下分类方式作为用户的优先级别:儿童(处于成长期,需求变化很快);用户处于发生压疮的风险中;有体位支撑功能改制或添加附件需求的轮椅用户;在服务过程中接受基础训练有困难的用户(家庭成员/护理人员)。

(4) 服务点利用随访任务来获取用户的反馈信息,有助于评估所提供服务的质量。

(5) 尽可能地在社区层面进行随访。

轮椅服务中了解每位用户独特的需求是十分重要的，在评定过程中需要充分考虑这些因素，它们将会在性能特点、耐用性和其他特征的基础上影响轮椅的选择。这些需求可分为以下几类。

(1) 身体的需要：用户的健康状况、体位和功能需求。一些用户比其他用户有着更复杂的生理需求。畸形体位、皮肤触感下降和有着肌肉骨骼问题的用户(如强直患者)需要具有相应技能和知识的专业人员进行评定，这些用户往往需要更频繁的随访和支持。

(2) 环境的需要：用户生活的地方和用户需要使用轮椅的地方。

(3) 生活方式的需要：用户需要在轮椅上完成的事情会改变他们的生活方式。

世界卫生组织手动轮椅服务中良好的实践经验包括以下几点。

(1) 轮椅服务方把用户看作是顾客，采用“以顾客为中心”的原则。这意味着用户知晓在轮椅服务过程中的相关信息及自己的权利和义务；在轮椅供应的所有步骤中，用户都应作为服务团队的成员积极参与；服务方积极收集用户对服务的意见及如何改进服务的反馈信息。

(2) 服务方对所有用户一律平等，不论性别、年龄、种族、宗教信仰或社会地位。

(3) 服务方拥有在其临床、技术和培训部门中接受过培训的专业人员，与用户密切合作，并向他们提供咨询、评定、处方、适配、培训和随访。

(4) 服务方有指定的服务管理者或合作者。

(5) 在适当的地方设置网络推介。

(6) 服务方与其他康复和卫生服务点很好地结合。

(7) 服务方具备当地的一系列轮椅方面的有效知识。

(8) 服务方可以供应一种型号以上的轮椅，在评定的基础上供用户选择。

(9) 轮椅来源是本地的还是国际的供应商，取决于它们的适用性和可获得性。

(10) 服务方进行质量控制来保证每一辆轮椅在用户试用之前通过安全检测，同时在离开车间或康复中心之前，每位用户的轮椅已得到安全和正确的适配。

(11) 维修服务可为用户提供持续的技术支持。

(12) 服务方确定本地需求，通过正规的监控和评估来测定满足需求的效果。

(13) 在为用户提供服务时，服务方发扬临床和技术人员之间的团队精神。

3. 手动轮椅尺寸及功能特性选择

1) 手动轮椅尺寸选择

基于用户实际身体尺寸的测量数据，同时评估用户的关节活动度尤其是髋、膝关节和肩、肘关节的屈曲伸展状况，以及考虑用户维持坐姿平衡的能力，最终确定所需轮椅的尺寸和特性。

(1) 轮椅座宽的确定。在用户坐姿状态下，测量两臀间或两股之间的距离(图 2-38)，再加 5cm，即坐下以后臀部两侧和轮椅之间各有 2.5cm 的空隙。座位太窄，上下轮椅比较困难，臀部及大腿组织受到压迫；座位太宽，则不易坐稳，操纵轮椅不方便，双上肢易疲劳，进出大门也有困难。

通常，为了便于出入，轮椅的宽度应尽可能地窄，前提是乘坐者不感觉髋部或大腿部受到挤压即可。增加座位宽度就意味着增加轮椅的总宽度。如果用户想要自己的轮椅有较好的静态稳定性，则应选择较宽的轮椅。

(2) 轮椅座深(长)的确定。在用户坐姿状态下，测量后臀部至小腿腓肠肌之间的距离(图 2-39)，将测量结果减 5cm。若座位太短，体重将主要落在坐骨上，易造成局部受压过多；若座位太长会压迫腘窝部影响局部的血液循环，并易刺激该部皮肤。对大腿较短或有髋、膝屈曲挛缩的患者则使用端坐位较好。

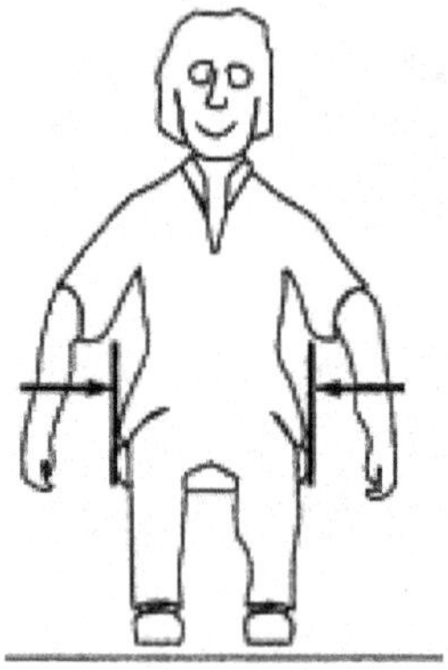

图 2-38　轮椅的座宽

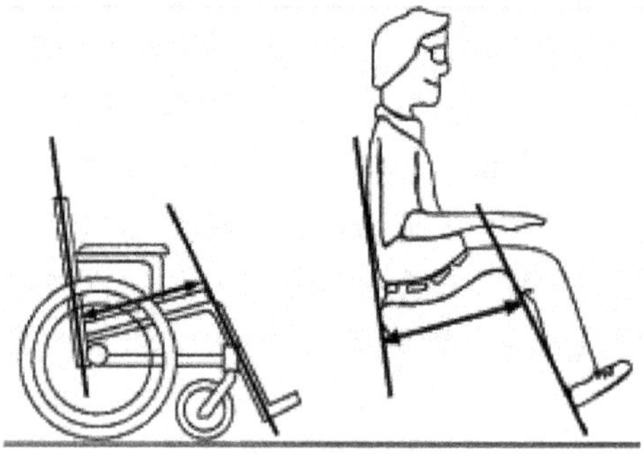

图 2-39　轮椅的座深

(3) 轮椅座面相对于脚托(蹬)的高度确定。在用户坐姿状态下，测量沿小腿侧面足底(或鞋底，通常建议用户穿鞋)至腘窝的距离(图 2-40)，再加 4cm。脚托部件的长度通常是可以调节的，用户选择满足自己要求的脚托部件后，在调节时应在脚托板留有至少 5cm 的间隙，避免碰撞地面上的凸出物。

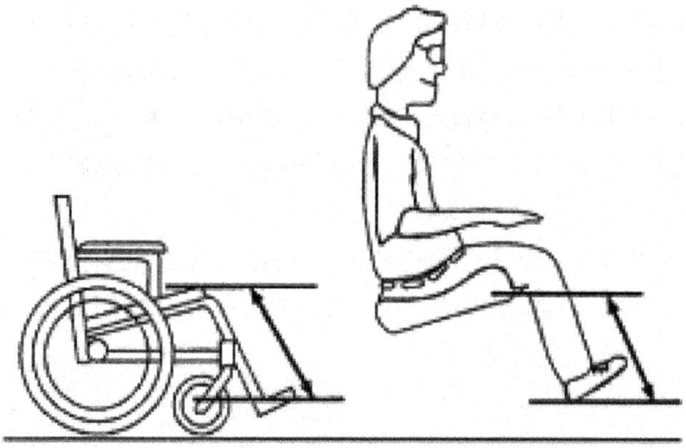

图 2-40　轮椅座面相对于脚托(蹬)的高度

(4) 座位表面高度的确定。在用户坐姿状态下，测量轮椅座面前端至地面的高度(图 2-41)。轮椅座位应有足够的高度让乘坐者的双腿能舒适地放在脚托上，但又不能太高，以便让乘坐者的双腿能放在桌子下。一些用户宁愿坐得高一些以便和其他坐着或站着的人更能面对面地交流。

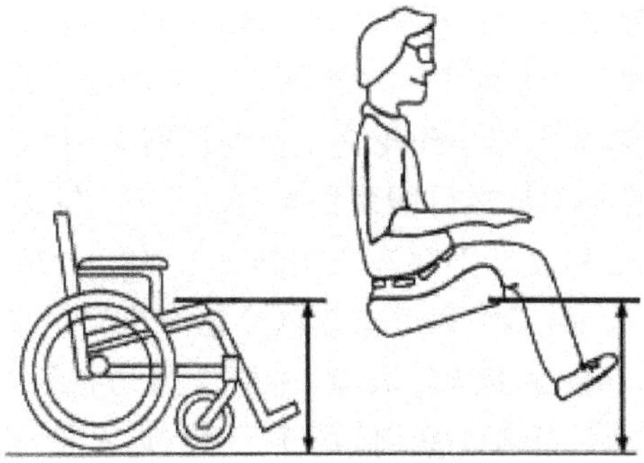

图 2-41　轮椅座位前端的高度

用户在选择座位高度时需考虑脚托与地面的间隙以及自己腿的长度这两个因素。座位太高，轮椅不能进入桌旁；座位太低，则坐骨承受重量过大。

(5) 扶手尺寸的确定。适当的扶手高度有助于保持正确的身体姿势和平衡，并可使上肢放置在舒适的位置上。在用户坐姿状态下，上臂垂直，前臂平放于扶手上，测量座面至前臂下缘的高度(图 2-42A)，加 2.5cm。扶手太高，上臂被迫上抬，易感疲劳；扶手太低，则需要上身前倾才能维持平衡，不仅容易疲劳，而且影响呼吸。用户选择合适自己的扶手高度可避免产生肩部问题和由于坐姿不良而引起的并发症。

对用户移入、移出轮椅而言，靠背到扶手前端的距离(图 2-42B)十分重要。如果扶手向前没有足够的长度，用户会感觉扶手没有提供他所需要的支撑；反之，如果扶手过度向前，又会阻碍用户靠近书桌或餐桌。

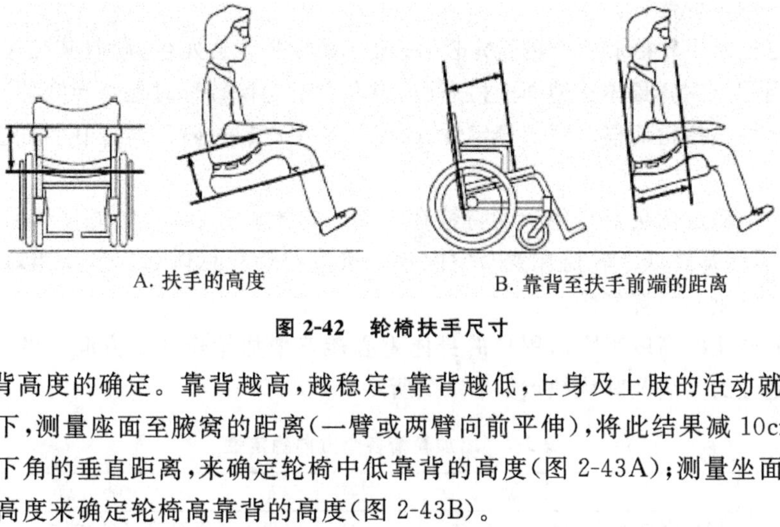

A. 扶手的高度　　B. 靠背至扶手前端的距离

图 2-42　轮椅扶手尺寸

(6) 靠背高度的确定。靠背越高，越稳定，靠背越低，上身及上肢的活动就越大。在用户坐姿状态下，测量座面至腋窝的距离(一臂或两臂向前平伸)，将此结果减 10cm，或者测量座面至肩胛下角的垂直距离，来确定轮椅中低靠背的高度(图 2-43A)；测量坐面至肩部或后枕部的实际高度来确定轮椅高靠背的高度(图 2-43B)。

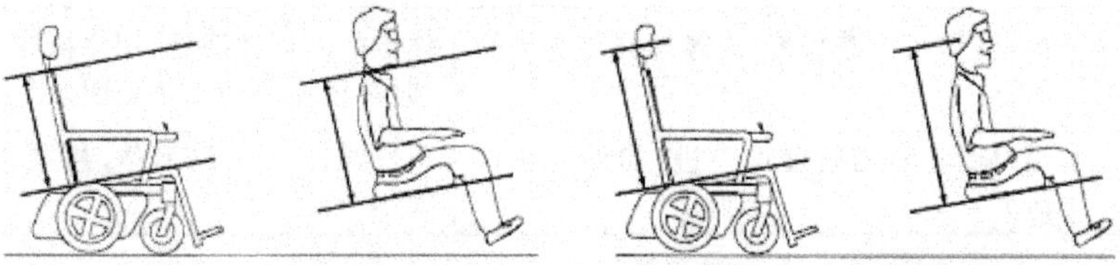

A. 中低靠背　　B. 高靠背

图 2-43　轮椅靠背高度

2）手动轮椅的功能特性选择

功能特性是指轮椅针对不同环境下的不同用户如何进行工作。轮椅的功能特性取决于它独特的设计和特征，这些特征会影响到轮椅主要的性能类别和如何进行评估。

轮椅设计的目的是让用户参与尽可能多的活动。至少，轮椅应该能使用户采取更积极的生活方式，而对他们的健康和安全不存在任何负面影响。舒适和安全是影响长期用户生活质量的两个重要因素，强度、耐用性和适应性也是轮椅选配时要考虑的问题。轮椅必须足够结实，保证在使用过程中不会发生意外故障；轮椅应当具有尽可能长的使用寿命，并保证尽可能少的维修次数；轮椅应该适合于它们的使用环境，以及使用它们的特定人群。永远不要为了降低成本，而牺牲用户的健康和安全。虽然看上去有轮椅似乎比没有轮椅要好，但当轮椅会造成损伤或危及健康时，这一观点并不正确，在很多情况下，用户可能被他们自己的轮椅所伤害，举例如下。

- 轮椅没有坐垫或坐垫不合适可能会导致压疮，进而需要用户在床上休息数月；如没有合适的护理和治疗，经常会导致压疮等并发症，甚至提前死亡。
- 不稳定的轮椅会倾斜，并会导致用户跌落或受伤。
- 轮椅过宽或过重可能会导致肩膀受伤。
- 绑带面的锋利边缘会导致割伤，进而感染。
- 不合理的设计可能会使用户或其他人员在使用轮椅时夹伤手指或皮肤。
- 不适合用户所处日常环境的轮椅，可能会提前发生故障和伤害用户。

（1）轮椅的稳定性。轮椅稳定性会影响轮椅的安全性和用户使用轮椅的效果。轮椅倾翻会造成用户的多种伤害。

静态稳定性是指轮椅静止时的稳定性，决定了轮椅是否会发生倾翻（某几个轮子离开地面）。例如，当用户倾斜身体从地面上捡东西，或者上下轮椅转移时是否会倾翻。

动态稳定性是指轮椅移动时的稳定性，决定了在用户越过障碍时或在斜面上，是否会发生倾翻。

增强轮椅的稳定性会对其他功能特性存在着一定影响。例如，向前移动前脚轮的位置可以增加稳定性，却降低了轮椅在狭窄空间中的可操控性。总体稳定性受相对于轴距的用户和轮椅的复合重心位置所影响。

通过降低椅座的高度来降低用户的身体重心能够增加轮椅各个方向上的稳定性，增加各个方向稳定性的方法及其优缺点如表2-7所示。

表2-7　增加轮椅各个方向稳定性

方　法	优　点	缺　点
通过降低椅座来降低用户身体重心	用户容易够到地面上的物体	用户不易够到高处的物体
	椅座（和用户的膝盖）更容易进入桌子的下方	体位的舒适性降低，用户椅座的压力可能增加（造成压疮的一个原因）
	用户更容易用脚辅助前进（如果具备该能力）	用户推进时体位不佳，控制手轮变得更加困难

后向稳定性（防止向后倾翻）受相对于用户重心的后轮轴位置所影响，一些轮椅附件如袋子、背包或者其他重物挂在轮椅后面，将使重心后移，导致轮椅更容易向后倾翻。增加后

向稳定性的方法及其优缺点如表 2-8 所示。

表 2-8 增加轮椅后向稳定性

方　法	优　点	缺　点
通过增加后轮与用户重心的距离	一些双大腿截肢的患者，由于他们的重心更加靠后，需要增加其后向稳定性	在斜坡上增加了向下翻滚的危险
		用户不易触摸到手轮，并且缩短了推动轨迹，使得推动轮椅更加困难，也使上肢的活动变得更加困难
		使得采用前轮离地平衡技术进行越障变得更加困难
		轮椅在狭窄空间中的可操控性更差
使用防倾翻装置	防倾翻装置对一些平衡性差的或者正在学习前轮离地平衡技术（抬起前脚轮，使用后面的驱动轮保持平衡）的用户十分有效	大多数的防倾翻设计限制了轮椅在不平坦路面上行走的能力（如路缘台阶或凹陷处）

前向稳定性受前脚轮的大小和及其相对于用户重心的位置所影响，如果脚蹬在前轮的前方，置于脚蹬上的重物（如体重较大的儿童）可能会引起轮椅向前倾翻。增加轮椅前向稳定性的方法及其优缺点如表 2-9 所示。

表 2-9 增加轮椅前向稳定性

方　法	优　点	缺　点
通过增加前脚轮与用户重心的距离	当前脚轮遇到障碍无法越过而突然停止时，轮椅可以防止向前倾翻	轮椅的整体长度变长，在狭窄空间的可操控性变差
	减轻前轮上的重量将减少前轮的滚动阻力，使轮椅的移动变得更加容易	
使用更大的前脚轮	前脚轮的尺寸对动态稳定性有着明显影响；有了更大的前脚轮，轮椅更容易越过较大的障碍，而且不会发生向前倾翻	前脚轮越大，需要的回转空间越大；需要为用户的脚部设计更长或更宽的空间

侧向稳定性受轮椅宽度所影响，轮椅的前后轮接触地面的宽度越大，轮椅的侧向稳定性越好。增加侧向稳定性的方法及其优缺点如表 2-10 所示。

表 2-10 增加轮椅侧向稳定性

方　法	优　点	缺　点
增加轮椅的宽度	提供更好的稳定性	加宽的轮椅不易通过狭窄的门
	座位舒适	由于用户不得不伸手去够手轮，所以推动效率降低，给上肢推动带来困难
	适合于超重的肥胖人员	
增加轮子的外倾（图 2-44）	外倾使轮子离用户更近，而且更加符合用户的推动轨迹，所以更容易推动；这种结构更适合于女性，通常她们相比男性而言，肩部更窄，而臀部更宽	加宽的轮椅不易通过狭窄的门
	穿越斜坡时的牵引动力更好	外倾加大了轮椅折叠后的宽度

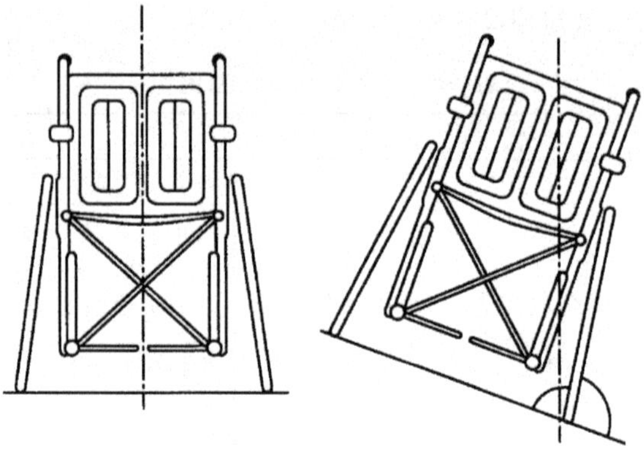

图 2-44　轮椅大轮的外倾

具备高级移动技能或身体控制能力良好的用户，可以通过保持后轮的平衡(采用前轮离地平衡技术)，以及向前、向后或向两侧移动他们的重心以防止倾翻，从而部分地补偿轮椅的不稳定性。

(2) 轮椅的操控性。手动轮椅的操控性分为避障的操控性和越障的操控性。

避障的操控性决定了用户在狭窄空间环境下的操控能力(见表 2-11)，如在门比较窄且空间比较小的洗手间。

① 通过狭窄的过道。轮椅所能通过的最窄的空间取决于它的宽度，即从轮椅两侧的最外端测量所得的距离。通过减少轮椅的宽度可以改善轮椅通过狭窄过道的能力。

② 接近平面或物体。对于轮椅不能越过的平面或者物体，如马桶、矮桌、柜台、中间立柱式桌子或浴缸等，用户所能靠近的最近距离取决于轮椅向椅座前方和两侧延伸的宽度。如果轮椅的高度变低，用户更容易接近这些平面或物体。

③ 在平面下移动。用户能否移动至桌子下方取决于用户膝盖的高度(用户小腿长度与脚蹬距离地面的最小安全高度之和)。安装的某些种类的扶手会妨碍用户移动至桌子或柜台的下方。

④ 狭窄空间中的转向。轮椅能够转向的最小范围取决于轮椅的最大对角线距离。

表 2-11　增强轮椅避障的操控性

方　法	优　点	缺　点
减少轮椅的长度和宽度	减轻重量	降低稳定性；轮椅的宽度最多只能缩减到用户后臀部两侧的宽度与轮子的宽度之和
	易于操控和运输	
将后轮向用户的前方移动	易于接近手轮。向前和向后均有更长的运动轨迹，用户可使用较少次数的动作完成在狭窄空间的转向	降低了后向稳定性
	后轮直接承受了更多的用户体重，轮椅相应的更容易转向	
配备易拆卸的脚蹬	增加接近平面或物体的能力	拆卸的部件可能丢失或损坏

越障的操控性决定了用户越过障碍的能力，如松软地面或凸起的障碍物。当越过障碍时用户处于向后或向前倾翻及跌出轮椅(造成伤害的一个常见原因)的危险之中，因此，在评估越障的操控性时，必须也要考虑轮椅的稳定性(见表 2-8 和表 2-9)。

⑤ 松软地面上的操控，如泥地、沙地、草地、砾石或雪地，取决于轮子与地面的接触面积及轮子上面的总承重。提高松软地面上操控性的方法及其优缺点见表 2-12。

表 2-12　提高轮椅在松软地面上的操控性

方　法	优　点	缺　点
加大脚轮的宽度和直径，降低轮子的硬度，以增加接触面积，防止轮椅陷入松软地面	在轮胎面中心有凸起点的宽轮，在硬质地面的摩擦力较低，在松软路面的浮力较大	增加脚轮同地面的接触面积，将使轮椅转动更加困难，特别是紧凑的、缓慢的转向
加大后轮的宽度和直径，降低轮子的硬度，以增加接触面积，防止轮椅陷入松软地面	大直径的后轮更容易越过崎岖的地形；在许多资源有限地区，28in（71cm）的自行车轮胎被广泛使用，26in（66cm）的则不太常见，24in（61cm）的就更加稀少	更宽和更软的后轮使轮椅转向难度增加，特别是紧凑的、缓慢的转向；大直径的后轮使运输更加困难
向前移动前脚轮，以减少加在小脚轮上的重量，降低轮椅陷入松软地面的可能性	后轮承重越大，牵引后轮通过松软地面就越容易	轮椅整体长度越长，在狭窄空间的操控性就越差向用户的前方移动后轮，以减少加在小脚轮上的重量，降低轮椅陷入松软地面的可能性
	后轮承担的用户体重越大，牵引后轮通过松软地面就越容易；下坡转向时用户所需的控制能量更少，减少向下倾翻的趋势；用户更接近手轮，有更长的推动轨迹，推动轮椅更加容易，对上肢来说有好处；容易使用“前轮离地平衡技术”进行越障	降低了后方稳定性
使用带有类似山地自行车轮胎纹路的后轮，增加松软地面上的牵引力和防止轮子打滑		轮胎上的钉子或纹路增加了轮胎挠曲度和更大的滚动摩擦力；有纹路的轮胎比平滑轮胎更容易粘上泥土

注：更换并未设计的大脚轮和（或）后轮，会改变轮椅重要的功能特性，包括椅座角度、脚轮套筒角度和椅座高度（用户的重心）。

⑥ 凸起障碍物上的操控，如隆起路面、路缘台阶或石块，取决于很多因素。脚轮的尺寸、脚轮与用户重心之间的距离以及前脚轮的弹性都对此有着明显的影响。提高在凸起障碍物上操控性的方法及其有关的优缺点见表 2-13。

表 2-13　提高轮椅在凸起障碍物上的操控性

方　法	优　点	缺　点
通过增加前脚轮与用户重心的距离	减轻前轮上的重量将减少前轮的滚动阻力，使轮椅的移动变得更加容易	轮椅的整体长度变长，在狭窄空间的可操控性变差
加大脚轮直径	越障功能好	轮椅转动较困难，特别是紧凑、缓慢的转向
增加后轮直径	大直径的后轮更容易越过崎岖的地形	大直径的后轮使得运输更加困难
增加脚轮的挠曲度/弹性量		轮子越软，轮椅转动越困难，特别是紧凑、缓慢的转动

(3) 轮椅的推进效率。推进效率与用户驱动轮椅前进给定距离所需的能量大小有关。越轻的轮椅越容易推进，但仍有许多因素和轮椅特性会影响推进轮椅的难易度，如驱动轮直径、手推圈直径和后轮轴水平位置。

大部分轮椅驱动轮的直径为 24in，手推圈稍微小一些，通常直径为 20～21in（51～53cm）。对许多用户而言，这样的轮子和手推圈尺寸在其推动手推圈时处于一个良好的位置。然而，如果用户在轮椅上坐得较高或较低，或者用户具有较长或较短的手臂，则会需要较小或较大的轮子。对那些手臂较长的人而言，较小的轮子十分有效，因为这样就不用在推动手推圈时过多地弯曲肘关节和肩关节了。对那些手臂较短的人或需要在轮椅上坐得较高的人（如为了在脚托下留出足够的空间）而言，较大直径的轮椅驱动轮（26in 或 28in）会使轮子更靠近他的手。此外，手推圈较靠近手臂还有助于那些手臂移动受到限制的人。

许多自己推动轮椅的用户发现直径较小的手推圈可增加推动行程的有效性。在推动行程的范围内他们能始终保持与手推圈接触，易达到最大速度。这样的操作在日常生活中可能并不实用，但用户可通过这样的操作（用较小的手推圈）来确定最适合自己的推动轮椅手推圈的直径。由于手推圈移动较小的量，而使轮椅移动较大的距离，因此用户在推动较小的手推圈时需要用出较大的力量，这就像在自行车上使用高速链轮一样。此外，较小的手推圈可能增加用户日常活动受伤的风险，并且用户为了触及较小的手推圈，用户必须坐得很低，而这对日常生活使用的轮椅而言是不合适的。

除了主动轮的尺寸外，其前后（水平）位置也影响用户触及手推圈，此位置即为轮子与乘坐者的相对位置。正值意味着后轮安装在靠背面与座位面交线的前面，负值意味着后轮安装在靠背面与座位面交线的后面。值的范围意味着轮子可在此范围内移动。调节后轮轴的位置通常需要用工具松开插入快卸轴的轴套。提高推进效率的方法及其有关的优缺点见表 2-14。

表 2-14　提高轮椅推进效率

<table>
<tr><th>方　法</th><th>优　点</th><th>缺　点</th></tr>
<tr><td>向用户前方移动后轮</td><td>下坡转向时用户所需的控制能量更少，减少向下倾翻的趋势；用户更接近手轮，有更长的推动轨迹，推动轮椅更加容易，对上肢来说有好处；容易使用前轮离地平衡技术进行越障；在狭窄空间内的操控更加容易</td><td>降低了后方稳定性</td></tr>
<tr><td>优化座椅宽度，使手轮和肩膀处于同一直线上</td><td>用户不必伸手去够手轮</td><td></td></tr>
<tr><td>设置后轮的倾斜度</td><td>使手轮的顶点距离身体更近，与用户自然的推动轨迹更加吻合；穿越斜坡时的牵引动力更好</td><td>加宽的轮椅不易通过狭窄的门；外倾加大了轮椅折叠后的宽度</td></tr>
<tr><td>校准轮椅</td><td>校准后的轮椅，轮椅的工作状态良好</td><td>破损的或未校准部件（诸如轮子不圆、车架扭曲、轴承破损导致摩擦、轮子不平行或车胎气压不足）的轮椅阻碍用户的前行，因而增加用户能耗</td></tr>
<tr><td>在平滑地面上使用硬质轮胎</td><td>摩擦力小；实心轮胎不会被刺穿而发生故障</td><td>减震能力较差；维修和更换比较困难（备用件例外）</td></tr>
<tr><td rowspan="2">用于复杂路况时，使用储能或“回弹”的轮胎</td><td>较非储能轮胎具有更低的摩擦力；充气轮胎较易维修</td><td>充气轮胎可能被刺穿</td></tr>
<tr><td colspan="2">用于复杂路况时，大直径轮子的轮椅比相同结构的使用小轮子的轮椅具有更小的摩擦力</td></tr>
</table>

(4) 轮椅的易于上下转移。上下轮椅转移的能力取决于用户最容易的转移方式，以及轮椅的结构是否妨碍用户的转移。使转移变得简单的方法及其优缺点见表 2-15。

表 2-15 提高轮椅上下转移的便利性

方 法	优 点	缺 点
使用可拆卸或可折叠的扶手	有更大的空间使用户容易从侧面上下轮椅	可拆卸的部件可能丢失；安装位置可能弯曲或损坏，安装或拆卸变得困难；锁紧装置可能会失效，在护理人员试图举起轮椅或用户撑着扶手想站起时发生危险
使用不延伸到椅座前方的固定扶手	更加舒适；有助于转移至更高的交通工具中；长时间乘坐，可利用它支撑起身体，预防压疮	转移时造成障碍
使用可拆卸的脚托	可以使用户在转移时能够更靠近目标平面；站立转移时，要有可拆卸的或可折叠的脚蹬来使用户双脚着地	可拆卸的部件可能丢失；锁紧装置可能会失效，在护理人员试图举起轮椅或用户踩着脚托想坐上去时发生危险
站立转移时，使用具有一定倾斜角度的椅座	取决于用户的转移能力	椅座(椅座角度)倾斜不足可能导致姿势不良，感知不完全的用户易在臀部形成压疮；倾斜角度越小，用户的重心越向前，前向稳定性就越差；发生碰撞时，如果轮椅并未向前倾翻，椅座角度和表面材料(指椅座和坐垫)将影响用户是否滑出轮椅

(5) 轮椅的运输性。对于长距离旅行来说，如通过汽车、出租车或火车，很重要的一点是考虑轮椅的设计和尺寸及使用的材料。重量是轮椅运输的决定性因素，它由所使用部件的类型(轮子/车架)和结构材料(如钢、钢/铝合金或其他金属)来决定。减轻重量对耐用性和成本有着直接的影响。设计和尺寸也同样重要，可折叠的和小型的轮椅更易于运输。使轮椅易于运输的方法及其优缺点见表 2-16。

表 2-16 提高轮椅的运输性

方 法	优 点	缺 点
减轻轮椅重量	对用户和家庭成员/护理人员来说更加方便；更好的移动性和生产能力	降低了耐用性
使用折叠装置构造车架使轮椅更加紧凑	轮椅易于携带和运输	使轮椅变得相对较重
使用可拆卸的部件(轮子、脚托、扶手)来减小总体重量和尺寸	减少重量和体积；轮椅易于携带和运输	可拆卸部件容易丢失、弯曲或损坏；部分地区无法采用标准按钮的快速拆卸轴，且价格较固定轴昂贵；恶劣环境(如沙、尘和湿气)中使用导致锁紧装置失效，标准按钮的快速拆卸轴的使用寿命较短，或导致轴滑出轴套，使轮子从轮椅上脱落
其他因素		轮椅的外倾增大了轮椅的宽度；车架长稳定性好，但运输困难；山地自行车式轮胎会粘上更多的泥土，可能阻碍出租车司机和公共汽车乘客对轮椅用户的配合

（6）轮椅的可靠性。轮椅的可靠性由它的耐用性和使用寿命决定。在发生故障的情况下，维修的频率和难度也决定了特定轮椅的可靠性。提高轮椅可靠性的方法包括在可接受的成本内使用更好的材料和技术；减少可拆卸部件；当折叠不是必需时，可以不使用折叠设计；使用可以在当地进行维修或更换的材料；定期服务、维修和保养；增加产品用户在使用、护理、保养方面的知识。

轮椅应足够结实、耐用，能经得住用户使用中的磨损，并能保证用户的安全。手动轮椅各个部件的使用方法以及相关的强度和耐用性要求见表 2-17。

表 2-17　轮椅使用及其对耐用性和强度的要求

部件	强度、耐用性和安全性要求
脚托	脚托在一定力的作用下会折叠
	在撑起用户和轮椅时，脚托不会断裂或弯曲
	在加载额外的乘客或包裹时，脚托不会断裂或弯曲
	当撞击诸如墙或路阶的物体时，脚托不会断裂或弯曲
刹车	刹车可以阻止轮椅从斜坡上下滑
	刹车在使用过程中不会突然松开
扶手	扶手在一定力的作用下可拆卸
	承受用户体重时，扶手不会断裂或弯曲
	在撑起用户和轮椅时，扶手不会断裂或弯曲
把手	在撑起用户和轮椅时，把手不会断裂或弯曲
	当帮助用户上台阶或路阶时，手柄不会滑出把手
车架	在不平坦路面使用时，车架不会断裂或弯曲
靠背和椅座	移动过程中或在不平坦路面使用时，靠背和椅座不会断裂或弯曲
后轮和轴	在翻越常规的路缘台阶时，车架、轮子或轴不会断裂或弯曲
	当轮椅以一定角度掉下路缘台阶时，轮子、轴或轮子装卡部件不会失效
	当承受典型的力时，轴或轮子装卡部件不会失效
脚轮装配	当撞击物体（如路阶）时，脚轮不会失效
整体	轮椅表面不得有锋利的边缘、突起点或毛刺
	轮椅不可燃烧，如不得使用易燃性材料
	轮椅应装备前后的反光标记，以增强道路上的安全性
杂项	当护理人员使用控制杆调节用户后背时，控制杆不会断裂
	当撞到物体时，手轮不会断裂或弯曲
	在公共汽车或私家车上进行人工装卸时，如果跌落，轮椅不会损坏
疲劳试验	轮椅在正常使用过程中不会断裂

（7）轮椅的质量。如果用户需要将轮椅放在汽车的后备箱内或照护者需要将轮椅抬起放进汽车的行李箱，则重量是至关重要的，如图 2-45。

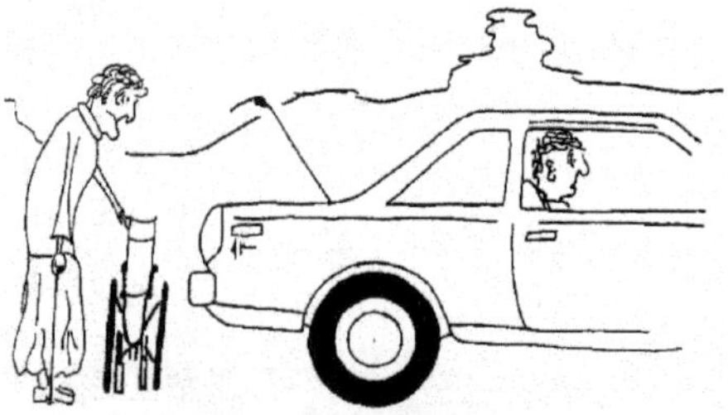

图 2-45　轮椅重量的影响

了解轮椅每一个可拆卸部件的重量也有助于用户选择轮椅。如果用户感到完全配置(配有标准扶手、腿托、大轮和小脚轮)的轮椅太重而难以抬起,则可选择一辆有一个最重的基本部件的轮椅(这最重部件通常是车架部件)。根据轮椅的重量和各个部件的重量,则可计算出自己所需要的轮椅的重量。能有效改变轮椅重量的部件是主动轮。对一辆轮椅而言,既可以装辐条式轮子,也可以装整体式的轮子。通常,装辐条的轮子重量较轻,但由于辐条会松动或断裂,因此需要较多的保养。而整体式的轮子相对较重,但基本上不需要保养。选用何种轮胎也会造成轮椅重量的变化。一条增强合成纤维外胎配一条薄壁内胎比一条橡胶外胎配一条厚壁内胎要轻得多。用户的体重占据了轮椅和本人总重量的很大部分。因此,在轮椅上减去几千克可能不会对轮椅的功能产生很大改变,但是如果需要将轮椅提起装入汽车,这就很有必要了。

4. 手动轮椅使用操作训练

用户在使用轮椅前,要先了解掌握以下安全检查及规范。

- 外观检查:手轮圈光滑无毛刺,车架对称稳固,扶手、脚踏板平整完好,座位和靠背绷布坚固。
- 稳定性检查:车轮同时着地,重心稳定,空车推进无跑偏。
- 安全性检查:车闸、手刹制动快捷有效,手与车架之间无碰撞、无挤压,身体靠在椅背上无后倾翻危险。
- 功能性检查:轮椅回转灵活,所有可折叠铰链操作轻便、到位,所有功能的调节位置有效、可靠,轮胎气压符合标准。
- 上下轮椅时,确保轮椅的控制器处于关闭状态。
- 上下轮椅时,不要蹬踏脚踏板。
- 在他人帮助下,体会轮椅重心的变化对轮椅行进产生的影响,如上下坡或翻越障碍。
- 轮椅在坡面行驶时,要确保正确操作制动。
- 正确使用轮椅。
- 特别小心远离明火及点燃的香烟,以免引燃靠背绷带及坐垫。
- 禁止使用水龙带或高压清洗装置清洗轮椅。
- 在调节及安装过程中,小心手指,以免受伤。

1) 坐姿摆位的维持

(1) 乘坐轮椅的姿势。要求用户坐姿端正,两眼平视,双肩放松,上肢悬垂于腋中线;臀部紧贴后靠背,两足平行,双足间距与骨盆同宽,驱车运动时,有利于骨盆稳定。

(2) 骨盆的良好支撑。要求坐垫的高度、宽度、深度适宜,对于严重畸形或肌张力异常者需定制特殊的座椅和坐垫来维持坐姿,如带有横档的轮椅泡沫坐垫。

(3) 良好的上下肢支撑。适宜的扶手和扶手垫可使上肢放置于舒适位置,既有助于保持坐姿和维持平衡,还可通过上肢负重减少对坐骨的压力;良好的下肢支撑可保护下肢,维持正确的体位和平衡,当有下肢水肿、外伤及膝关节僵硬时,需用可抬起的脚托支架。

(4) 良好的靠背、头部及胸部支撑训练。适宜的靠背高度能保证用户姿势良好、防止疲劳。低靠背对脊柱和头部无支撑作用,适用于无脊柱畸形、躯干控制正常和上肢肌力强壮者;对于躯干平衡和控制不良的残疾者或身体虚弱的老年人需使用高靠背,还可配合头托。

(5) 采用减压动作。乘坐手动轮椅,容易导致压力集中(图 2-46)。双臂在扶手上撑起、身体中重心向一侧偏离、躯干前屈等减压动作应两侧交替进行,每隔 20～30min 进行一次,能有效缓解身体界面的压力和改善接触界面的皮肤物理状况,有助于预防压疮的产生。

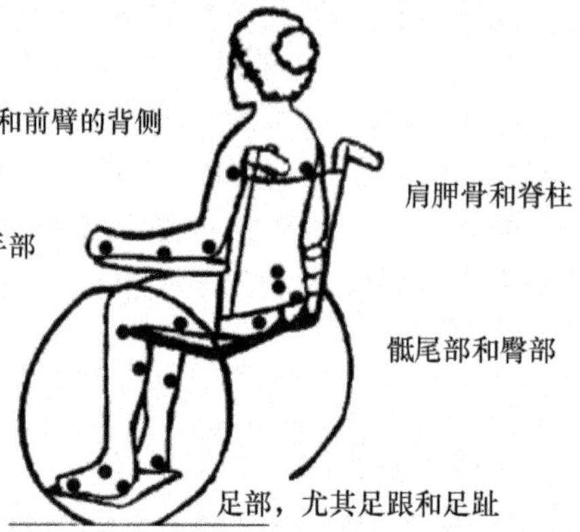

图 2-46 轮椅压力集中位置

2) 轮椅操作基本训练

使用轮椅前,用户要进行操纵刹车、拆卸扶手,从地上拾物,用双手翻动脚踏板及在轮椅上将臀部向前提的训练,并逐步学会在平地上推进轮椅,在斜坡上推进轮椅、转换方向等技术。对于折叠轮椅,打开轮椅时,双手放在轮椅两边的横杆上,向下用力即可;收起轮椅时,先将脚踏板翻起,然后双手握住椅座前后两端,同时向上提拉。

在平地上推进手动轮椅,用户应同时用力前屈头部和肩带,通过上身产生的前冲力使手臂力量增强;倒退时,倾身向后,双肩压低,使手臂能用足力气将车轮向后推动。每一推进周期可分为以下两部分(图 2-47)。

(1) 推动期:双上肢后伸,稍屈肘双手握紧手轮的后半部分,上身前倾的同时双上肢向前推动手轮并伸直肘关节。

(2) 放松期:当肘关节完全伸展后松开手轮,上肢自然放松下垂于大轮的轴心位置。

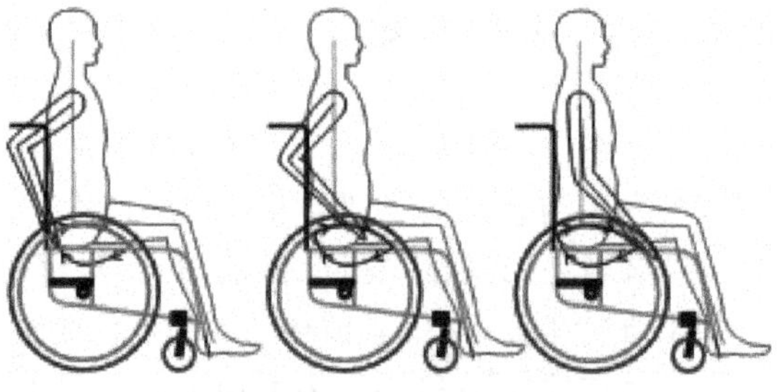

图 2-47 轮椅推进周期

用户在斜坡推进轮椅时,上坡应保持上身前倾,重心前移,双手置于手轮圈顶部之后,腕关节背伸、肩关节屈曲并内收,向前推动车轮;下坡应双手制动,将双手置于车轮前方或在维持腕关节于背伸位时,将一掌骨顶在手轮圈下方进行制动。

转换方向时,用户一只手固定一侧手轮,另一只手推动对侧手轮,便可以固定的车轮为轴使轮椅转向,两侧手轮分别向相反方向推动,便可使轮椅在固定位置快速转向 180°。

掌握大轮平衡技术对于用户跨越一些障碍和行进在不良的环境中具有重要的作用，大轮平衡技术实施要点如下。

(1) 准备动作：头稍向后仰，上身挺直两臂后伸，肘微曲，手抓紧手轮，拇指放在轮胎上。

(2) 启动：先将手轮轻轻向后拉，随后快速向前推，脚轮离地。

(3) 保持平衡：调整身体和手轮以维持平衡，即当轮椅前倾时，应后仰上身，向前推后轮；轮椅出现后仰时，应前倾上身，向后拉后轮。

上路沿时靠后轮支撑，使前轮翘起，向前推动轮椅，使前轮跨上路沿；下路沿时，轮椅背对路沿并将后轮靠近路沿，身体尽量前倾，慢慢向后倒退。

3) 轮椅转移动作训练

基本转移技术根据移动方式可分为站立移动(站定后身体回转移动)、坐姿移动(保持坐姿，身体前后或左右移动)、抬起移动(借助外力)。按照动作的独立程度可分为独立转移、部分帮助转移(辅助转移)和全部帮助转移(被动转移)，帮助量的多少要根据用户和帮助者的能力、体力、转移的距离和频率、认知能力及两者之间的配合程度来决定，并随着用户能力的改善而逐渐减少。

在进行轮椅转移前，要准备好必要的设施和空间，确保转移无障碍；使两个转移面尽可能高度相同、稳定，并靠近或使用转移板连接；确认轮椅已经制动，脚托抬起或旋开。

(1) 轮椅与床之间的转移。

① 独立转移法：偏瘫和一侧下肢截肢等有一侧健全肢体者常采用先站立再转动方向的转移方法，如斜角法、直角法；双下肢截瘫或肌力差者常采用滑动的转移，从轮椅的下面、侧面和后面完成转移。以下独立转移方法要求用户至少具备一定的伸肘功能以完成支撑动作。

- 利用滑板转移：轮椅靠在床边成 45°，关闸，卸下靠床侧扶手，将滑板架在轮椅与床中间，用户做一系列支撑挪动至床。
- 利用上方吊环转移：轮椅与床成 45°夹角，先将腿移到床上，再将右手伸入上方吊环，左手支撑床面。左手用力撑起，右手腕或前臂向下拉住吊环，臀部提起，向床上移动。
- 直角转移：轮椅与床成直角，距离 30cm 处，关闸。一侧前臂钩住轮椅把手，另一侧手将下肢抬起放在床上，打开轮椅车闸，向前推动轮椅紧贴床缘，再关闸。双手扶住扶手撑起，同时向前移动到床上。
- 侧方转移(左侧转移)：轮椅与床成 45°，关闸。左手支撑床面，右手支撑扶手，同时撑起躯干并向前向左侧移动到床上。
- 平行转移(左侧身体靠床)：轮椅与床平行放置，关闸，卸下扶手将双腿抬上床；躯干倾向床侧，将右腿交叉置于左腿上，应用侧方支撑移动的方法将躯干移动到床上。

② 部分帮助转移法：护理者用自己的膝和足固定用户的膝和足，双手握住用户的腰带或托住双髋，或一只手置于髋下，另一只手置于肩胛部向上提；用户用健手支撑在扶手上或护理者的肩部用力站起，以健侧为轴转身坐在床上。根据情况，帮助者也可扶持用户肩胛部或托住双肘。

③ 全部帮助转移法：

- 两人转移四肢瘫痪的用户：训练人员站在用户身后，双手从腋下伸出抓住用户交叉的前臂，另一训练人员站在用户的侧面，一只手于用户大腿下方，另一只手放在小腿的下方，同时抱起并移向轮椅。

➢ 一人转移四肢瘫的用户：护理人员身体向后倾倒，抵住双膝搬动用户，将其拉起呈站立位。然后向床边移动，护理人员一手扶住其臀部，另一手向后滑到用户的肩部以稳定躯干，把用户放到轮椅上。

➢ 机器转移：使用移位机等设备进行转移。

(2) 轮椅与地面间的转移。首先把轮椅摆好并刹车，可从侧面、前方或后方转移。

➢ 侧方转移法：开始位—臀部置于轮椅坐垫上—手在腿上移动—坐直。

➢ 前方转移法：开始位—从地上提起臀部—跪在轮椅前面—双手撑在扶手上，提起身体放松一只手，转身坐在轮椅上。

➢ 后方转移法：开始位—从地上提起臀部—向后移动臀部坐到轮椅上。

4) 推轮椅训练

推轮椅者应眼看前方，先看好路面情况再推动轮椅，推轮椅前应先告知用户，并确认用户的手未放在轮子上，肘部未伸出扶手外；脚放在脚托上；确认躯干不稳定者已经系好安全带，在推动轮椅中避免脚轮方向与大车轮垂直，以免翻倒。

推轮椅上坡时一定要朝前方直行，下坡时最好让用户面朝后，并控制好大车轮的速度。

推轮椅上台阶时，可面向台阶，用脚踩下倾倒杆使脚轮离地，将脚轮放在台阶上，再上抬大车轮即可；或者把轮椅背向台阶，推轮椅者抬起脚轮，将轮椅退到台阶处，双手同时用力上提即可。推轮椅下台阶时，可面朝前方，先使轮椅后倾，然后边向后拉动轮椅边使大车轮慢慢落到地面，再放下脚轮；或者面朝后，即推轮椅者自己先下台阶，使轮椅缓慢倾斜从台阶上落下，再抬起脚轮向后方移动，使脚轮落到地面。

推轮椅上下楼梯，最好两人完成。上楼梯时，先把轮椅推至楼梯口，背向楼梯，后倾轮椅，上方的帮助者紧握手推把，另一人双手握住两侧的扶手前部下方，同时用力使轮椅在楼梯上逐级滚动；下楼梯时，将轮椅正对楼梯，后倾轮椅至平衡点并向前推到楼梯边缘，与上楼梯同样控制轮椅，同时用力滑落。

5. 手动轮椅的维修保养

1) 使用轮椅外出时应考虑的问题

(1) 检查轮胎是否亏气、漏气。发现漏气，立即补漏；若外出，最好携带轻便气筒。胎压减弱，车闸制动效果变差，易因刹车失效发生事故。

(2) 检查各部位固定螺栓是否松动。有松动，立即上紧；若外出，最好携带简单工具。

(3) 不可快速推动轮椅进行戏耍。轮胎易磨损，快速转弯易使左右车轮产生误差，也易损坏辐条和车轴。

(4) 外出旅行应考虑日常易损件备用及相关的工具。

(5) 把轮椅装到汽车的行李箱时要水平放置。

2) 轮椅使用中常见问题及对策

(1) 载人轮椅跑偏：检查四轮的气压是否一致，若不一致检查是否亏气；轮子的安装部位是否松动变形，辐条是否松紧不一，甚至缺损。

(2) 行进中发出响声：检查各转动部位有无异物，若因不易被看到的杂质所致，可根据声音判断位置，对其进行清理，施加润滑剂；零件有无损坏，尽快更换，免得损伤与其配合的零部件。

(3) 两侧制动力不一致：检查两侧推动轮气压是否相同；两侧刹车位置是否一致，若制动系统松动、位移，必须双侧有效定位固定后再使用。

(4) 在平地上行驶有颠簸感：检查轮胎是否变形，尽早更换；对充气轮胎补气后，若颠簸现象更明显，则表明内胎已经严重变形，应立即更换。

(5) 轮椅行进吃力：检查各轮轴部位有无异物(发丝、纤维、灰尘)；是否需要添加润滑剂，若因污垢堆积导致轮轴阻滞，可将转动轴拆卸清洗后施加适当润滑剂加以解决。

(6) 轮椅座位塌陷、变形：检查坐垫是否损坏，绷布是否松懈，轮椅车架是否有断裂或开焊处。及时探查维修，更换部件乃至整车。

(7) 轮椅轮胎气压减弱：轮胎破裂、气门老化；日常使用轮椅，每日要检查轮胎内气压，针对气压不足的内胎充入空气。

3) 轮椅的保养

轮椅对行动不便的老人来说，就是他们的第二双脚。多数人使用后，只要轮椅不出故障，一般不会去检查和保养，对它们很放心，其实这是错误的做法。虽然生产厂家可以保证轮椅的质量没问题，但是不能保证在用过一段时间后没问题，所以为了确保轮椅的最佳状态，轮椅需定期保养。

(1) 保持车身清洁放于干燥通风处，防止配件锈蚀，有时候出门免不了沾上泥水，或者被雨淋湿，注意及时清洗擦拭泥土，并涂上防锈蜡，雨水是有酸性的，如果不及时清理泥水容易使轮椅生锈，最起码从视觉上影响其美观。

(2) 轮椅使用前及一个月内，应检查各螺栓是否松动，若有松动，要及时紧固。正常使用中，每3个月进行一次检查，确保所有部件均良好，检查轮椅上各种紧固螺母(特别是后轮轴的紧定螺母)，如发现松动，需及时调整、紧固。

(3) 轮胎保持气压充足，不能与油、酸性物质接触，以防变质；定期检查轮胎使用状况，及时维修转动部件，定期加注少量润滑油。

(4) 检查坐垫、靠背、脚托等有无异常，定期清洁。

(5) 确保车闸可靠。

(6) 坐垫受压后的恢复良好。

辐条、车轮及轮胎的维修与更换可找自行车维修人员修理，而轮椅架、扶手及车闸等发生问题必须找专业人员进行修理。

二、电动轮椅的选用

电动轮椅是采用动力推进，为行动不便的人提供轮式移动和身体支撑的装置。电动轮椅是在传统手动轮椅的基础上，叠加高性能动力驱动装置、智能操纵装置、电池等部件，改造升级而成，具备人工操纵智能控制器驱动轮椅完成前进、后退、转向、站立、平躺等多种动作，包括三轮电动代步车和四轮电动代步车。

在康复实践中一直都强调，如果用户能驱动手动轮椅，则应使用手动轮椅。这就是常说的“不用它，就失去它”。然而，许多有能力使用手动轮椅的人发现他们耗尽了所有的体力才到达想要去的地方，待到达目的地后，已没有多余的能量去做他们想做的事了。更有甚者，那些有20年或30年使用手动轮椅经历的人意识到由于多年“使用它”而不是“失去它”，结果是他们的双肩损坏了。身体健康的手动轮椅用户能够在某些时候使用电动轮椅吗？回答这一问题，用户应做自我评估哪一种移动方式能满足本人的需要。当出现下列情况时，则考虑选用电动轮椅。

➢ 用户没有足够的耐力或能力独立驱动手动轮椅。

➢ 用户需要保存体力长距离行驶去工作、购物等。

➢ 在日常生活、工作和娱乐活动中，电动轮椅令用户感到更独立、便捷。

➢ 用户在长途旅行时，自家或公共交通工具能容纳其电动轮椅或电动代步车。

许多驾驶电动轮椅的人会配一辆手动轮椅，以便在电动轮椅不方便时使用它。一些驾驶电动轮椅的人会在居家和工作时依赖手动轮椅而在上下班时使用电动轮椅。不过要考虑的一个重要因素是电动轮椅价格较高。无论用户主要使用电动轮椅还是手动轮椅，作为该轮椅的备用品通常是一辆手动轮椅。

（一）电动轮椅的分类

1. 按功能和用途分类

（1）室内型电动轮椅，适合在室内或室外近距离内使用，轻巧，前轮为小轮，回转半径小，主要供高位截瘫或偏瘫患者使用。

（2）室内外通用型电动轮椅，除在室内活动外，还可在学校、商场、人行道、公司等场所使用，通常是在平稳坚硬的地面上活动，电池容量不大，行动距离有限。

（3）户外活动型电动轮椅，可在不平稳的颠簸路面行进，电池容量大，连续行驶距离长，速度也较快（图 2-48）。

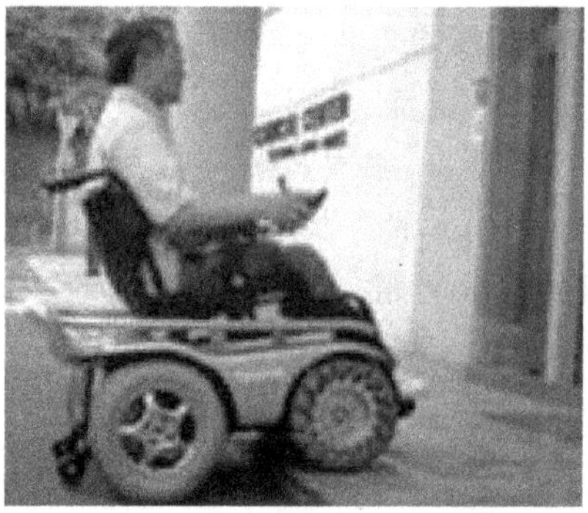

图 2-48　户外活动型电动轮椅

2. 按结构分类

（1）一般型电动轮椅（图 2-49A），外观类似手动轮椅，整部轮椅的骨架结构属于一体成形，无法独立拆解为“座椅系统”及“动力底座”二单元，调整重组功能较差。

（2）动力底座型电动轮椅（图 2-49B），可拆解为“动力底座”及“座椅系统”，在不同类型的动力底座上，可各自匹配不同的功能或尺寸的座椅系统。

（3）外挂动力型两用电动轮椅（图 2-49C），是可随时在手动轮椅上拆装的动力辅助系统。用户可视需求随时切换为手动推行或动力驱动，这种组合可兼顾手动轮椅的轻便性及电动轮椅的省力与续航性能。

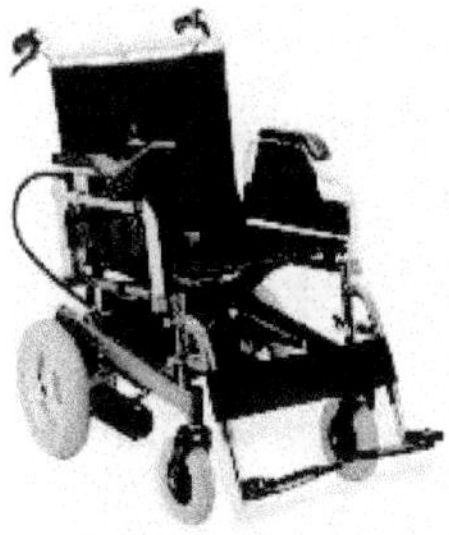
A. 一般型电动轮椅

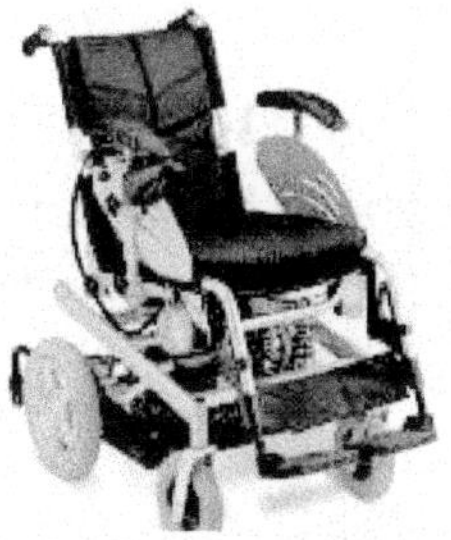
B. 动力底座型电动轮椅

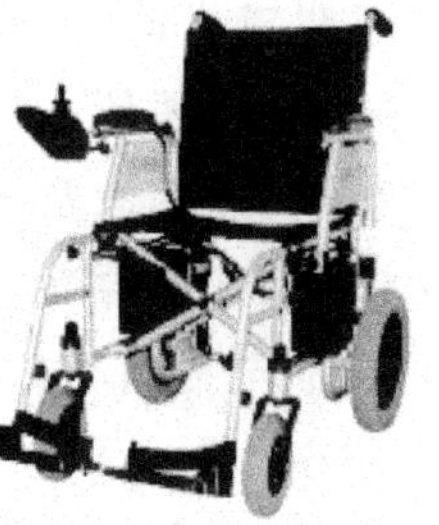
C. 外挂动力型电动轮椅

图 2-49　不同结构的电动轮椅

3. 按座椅系统分类

(1) 平面固定型电动轮椅(图 2-50A),座面与靠背为平面设计,座靠背夹角固定。

(2) 可斜躺型电动轮椅(图 2-50B),靠背与座面角度可改变,由接近 90°的坐姿,增加至接近仰卧姿势的 180°,适合休息、减压、执行照护工作使用,后躺时腿托一般有同步上抬功能,并配合低滑动的座椅系统以减少用户的下滑。

(3) 可整体倾倒型电动轮椅(图 2-50C),座椅各项角度及尺寸参数维持不变,但整个座椅系统可在空间中向后倾仰。其适合休息、减压、下坡时姿势维持,并具有稳定坐姿避免用户前滑的作用。

(4) 可站立型电动轮椅(图 2-50D),可使用户由坐姿撑起为站立姿势,具有增加下肢承重,减缓骨质疏松的发生;增加用户的自尊与人际互动关系;增加触及的高度,方便取物;减少与环境的距离等优点。但对于下肢关节挛缩、下肢人工关节置换术后、下肢关节不稳定、严重下肢骨质疏松症、严重异常反射、严重姿位性低血压者禁忌使用。

(5) 高度可变型电动轮椅(图 2-50E),座椅角度不变,可使用户升降到不同高度,不改变坐姿的情况下,满足对不同使用高度的要求。

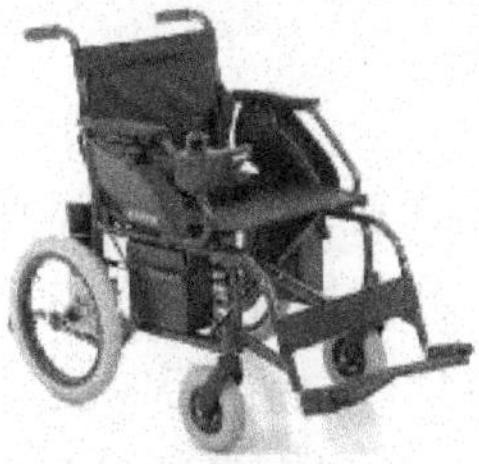
A. 平面固定型

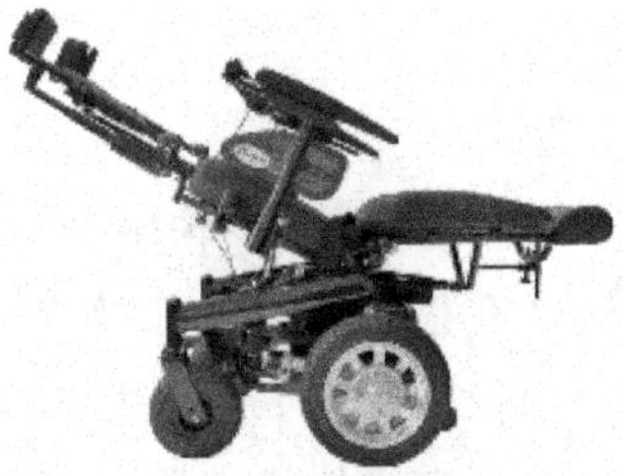
B. 可斜躺型

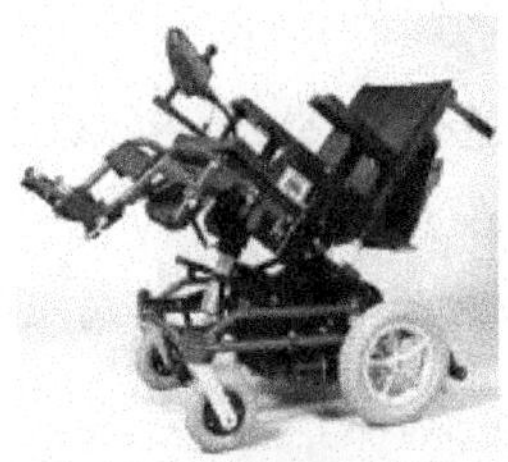
C. 可整体倾倒型

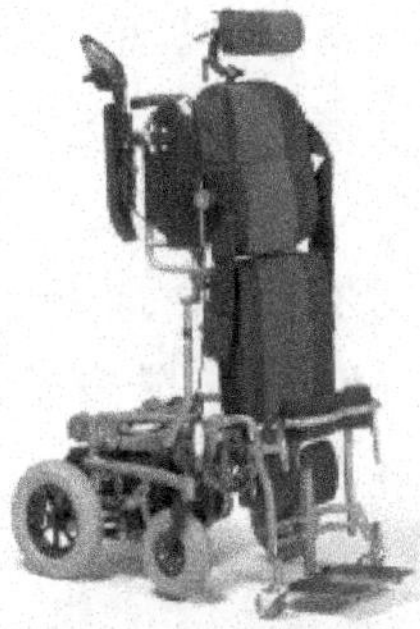
D. 可站立型

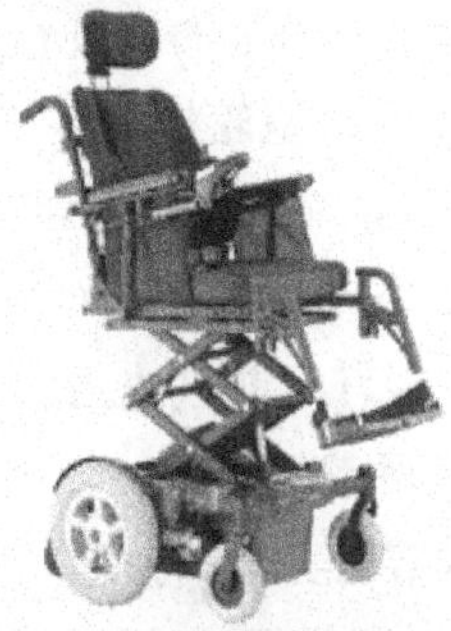
E. 高度可变型

图 2-50　不同座椅系统的电动轮椅

4. 按人机界面分类

人机界面是人与机器之间的沟通渠道，包括告诉机器用户意图的输入装置，如键盘、鼠标、摇杆、按键、开关等，以及让用户清楚机器目前的工作状况的输出装置，如显示器、指示信号灯。按照轮椅的人机界面可把电动轮椅分为手控、臂控、肩控、头控、舌控、颊控、颏控、眼控、气控、声控、肌电控制等类型电动轮椅。

5. 按驱动方式分类

电动轮椅按驱动方式可分为前轮驱动型轮椅、中轮驱动型轮椅和后轮驱动型轮椅，多为后轮驱动。前轮驱动型轮椅易于越过障碍物(图 2-51A)；中轮驱动型轮椅，拥有最小的回转半径(图 2-51B)；后轮驱动型轮椅采用带轮圈的大车轮(图 2-51C)，是一种电动、手动两用轮椅，地面接触性好，能在不平路面的道路上稳定行驶。

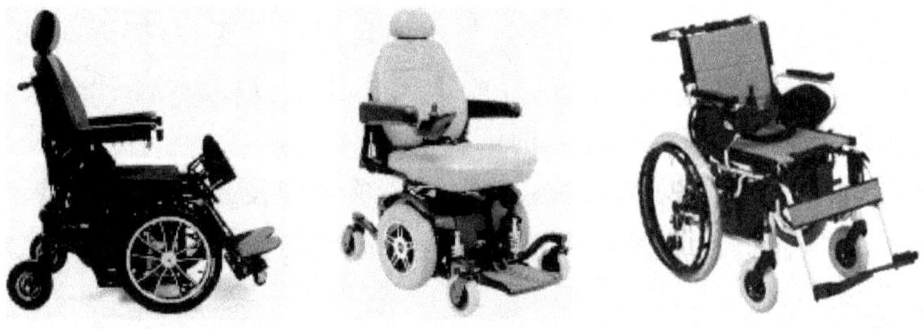

A. 前轮驱动型轮椅　　B. 中轮驱动型轮椅　　C. 后轮驱动型轮椅

图 2-51　不同驱动方式的电动轮椅

(二) 电动轮椅的基本结构

电动轮椅基本上可分为底座传动系统、电动控制系统、人机界面和座椅及姿势变换机构四大部分。

1. 底座传动系统

1) 主动轮位置

电动轮椅分前轮驱动型轮椅、中轮驱动型轮椅和后轮驱动型轮椅，不同位置的驱动方式对于回转半径和循迹性有很大影响。循迹性是形容车辆操控性的一个重要词汇，是指在转向过程中，因为车有自身长度的问题，在前轮转到正确角度之后，后轮还继续在前轮的带动下进行过弯动作。如果当车尾能迅速跟随车头转到同样角度完成过弯并且能够不产生任何摆动，我们就说这辆车的循迹性很好。驱动电机根据用途不同而选择不同的功率。

(1) 前轮驱动型轮椅：驾驶时四轮着地，驱动轮在前侧，回转半径较小，直线前进循迹性差，但转弯非常精确灵敏，适合室内狭小空间穿梭。

(2) 中轮驱动型轮椅：驾驶时通常有前、中、后排 5～6 轮着地，驱动轮在动力底座中间，回转半径最小，直线前进或后退的循迹性尚佳，转弯精确灵敏度尚可。

(3) 后轮驱动型轮椅：驾驶时四轮着地，驱动轮在后侧，回转半径较大，直线前进循迹性佳，但转弯不精确灵敏，特别适合户外行驶。

2) 传动方式

电动轮椅的传动方式可分为滚筒传动、皮带传动、链传动、齿轮传动、电传动等。

（1）滚筒传动。

优点：结构简单，制造容易；运转平稳、过载可以打滑（可防止设备中重要零部件的损坏）；能无级改变传动比。

缺点：运转中有滑动；传动效率低；结构尺寸较大；作用在轴和轴承上的载荷大，只宜用于传递动力较小的场合。

（2）皮带传动。用一条皮带使轮轴上的一个滑轮与电动机的转子连接在一起，通过选择滑轮的大小，可获得合适的转速和动力。

优点：结构简单；传动平稳无噪声；能缓冲、吸振；过载时带将会在带轮上打滑，可防止薄弱零部件损坏，起到安全保护作用；适用于两轴中心距较大的传动场合。

缺点：不能保证精确的传动比，如果滑轮变湿，皮带驱动器易打滑。可用有齿的皮带和形似齿轮的滑轮减少打滑。

（3）链传动。电动机与轮轴通过一条驱动链条来连接，在电动机和轮轴两端都有链轮，链轮齿数比的改变可调节动力与速度。

优点：能在中心相距较远的情况下传递运动和动力；能在不良环境中工作；较带传动能保证准确的平均传动比；传递功率较大，且作用在轴和轴承上的力较小；传递效率较高，一般可达0.95～0.97。

缺点：链条的铰链磨损后，使得节距变大造成脱落现象（掉链子）；安装和维修要求较高。

（4）齿轮传动。电动机直接安装在轮子上，驱动器不打滑，具有强动力和高速特性。

优点：能保证瞬时传动比恒定，平稳性较高，传递运动准确可靠；传递的功率和速度范围较大；结构紧凑、工作可靠，可实现较大的传动比；传动效率高；使用寿命长。

缺点：齿轮的制造、安装要求较高；不能远距离传动。

（5）电传动。电传动是将电动机直接安装在驱动轮上，把电能转换成机械能，去驱动轮椅前进。

优点：电机的效率高，运转比较经济；电能的传输和分配比较方便；电能容易控制；驱动器不打滑，具有强动力和高速特性。

如果电机安装在驱动轮上，或中间仅用齿轮箱连接，这样的系统称为直接驱动系统。而电机与驱动轮之间用皮带、链轮等连接，这样的系统称为带传动系统。与固定车架的手动轮椅一样，直接驱动系统没有柔性或缓冲，驱动轮直接反映电机的动作。而带传动在电机的动作和轮子的反应之间有一个微小的滞后。依靠用户的身体平衡，就会发现带传动轮椅乘坐更舒服。但是，如果带传动系统调节不好或传动带受潮，即会发生滑动，从而使驱动轮的反应不总是与用户的要求一致。用户必须对照直接驱动系统与传动带驱动系统的优缺点，然后按自己的需要和使用环境作出最佳选择，许多用户仍选择维修较少的直接驱动的电动轮椅，见表2-18。

表 2-18　直接驱动和带传动比较

项　目	优　点	缺　点
直接驱动	① 对保养要求较低 ② 无零件暴露在外，因此不会产生因灰尘引起的零件磨损	① 操作时噪声较大 ② 如无合适的润滑，齿轮箱会磨损
带传动	① 传动带能很容易地调换 ② 在行驶时一般噪声较小 ③ 行驶较平衡	① 如果一根传动带断了，轮椅会在原地打转 ② 传动带受潮时会打滑，从而降低控制效果 ③ 一般保养要求较高 ④ 如果温度有变化，可能需要调节 ⑤ 启动时传动带噪声较大

2. 电动控制系统

1) 电动控制系统的组成

电动控制系统包括输入装置、电流分配器及显示器。

(1) 输入装置：将用户的动作转换成电子信号，并传送至电流分配器，以作为其分配电量的依据。

(2) 电流分配器：根据输入装置传来的信号，直接进行不同电机、电动液压缸或者灯泡等电器间的电流分配。

(3) 显示器。

2) 控制方式

电动控制系统的控制方式分为比例式输入与非比例式输入两种。

(1) 比例式输入：依摇杆离中心点距离比例，决定速度大小；依摇杆推离中心点方位(X-Y)，决定行进方向。

(2) 非比例式输入：一旦启动，只能照着默认的速度与方向执行，无法进行微调。例如，对于缺乏精细运动控制力的用户，可采用有4个位置的开关和不产生连续速度改变的控制杆。

(3) 特殊情况：对于因颤抖而很难控制自己行动的用户，在带微处理器的控制器软件设计中，通过忽略小且快速的运动而提取幅度大且较缓慢的运动来有效地消除颤抖带来的影响。缺点是系统将会变得反应迟缓，对障碍物的快速反应能力降低。

3) 主要转弯方式

(1) 差速转向：用摇杆指挥控制器驱动并分别调节两个马达的转速，转弯时利用左右两轮的差速以转向，类似手动轮椅转向。

(2) 动力转向：在驾驶者的控制下，借助电动机驱动力来实现车轮转向。所以，动力转向系统又称为转向动力放大装置。

3. 人机界面

尽可能利用本人最有效率的身体部位控制。

(1) 指控电动轮椅：传统操纵杆式，使用手或者前臂，特殊情况下可以进行改装。

(2) 下颏或舌部控制的电动轮椅：操纵杆对着伤残人头部安装，用面颊、下颏部移动操纵杆；舌控开关由四肢麻痹的操纵者用舌、唇、牙齿操纵。

(3) 呼吸控制的电动轮椅：使用空气动力开关侦测轻吸气、重吸气、轻呼气、重呼气4种控制指令，来控制相应的继电器。继电器控制电机运动，两对气动开关分别对正负呼吸压力发生反应，从而推动轮椅前进或后退。

4. 座椅及姿势变换机构

参见座椅系统分类部分内容。

（三）电动轮椅的功能特性选择

面对市场上数百种电动轮椅，具有较多功能的电动轮椅不一定意味着是一辆适用的轮椅，电动轮椅的所有功能要求应考虑用户的实际需求。用户应按照自己的能力、生活方式和环境，综合考量电动轮椅的速度、越障能力、一次充电的最大行程、转向性能、耐用性/疲劳强度、制动距离、静态稳定性和动态稳定性等性能。

1. 电动轮椅的速度选择

当用户要决定什么速度最适合自己时，第一个重要的考虑因素是在什么环境中使用轮椅，即"什么环境，就应该用什么速度"。如果用户需要通过轮椅上、下班或往返于学校和家之间，那么花在路上的时间就很重要。在室内使用轮椅通常意味着行驶距离较短而速度较慢，如果用户的轮椅主要用于室内，则可能适合选择一辆最大速度不大于 4.5km/h 的轮椅。在室外使用的轮椅则可能需要以较大的速度行驶较长的距离。用户若要与他人结伴出行，则可参照表 2-19 了解普通人步行的平均速度，进而确定电动轮椅的速度。

表 2-19　各种行走方式的平均速度

行走方式	平均速度	
	m/s	km/h
正常行走	1.3	4.8
快步行走	2.0	7.2
慢跑	2.7	9.7
中速跑	3.6	12.9
快跑	4.9	17.7

此外，用户要考虑的第二个因素是用户自身承受速度的能力。有些人在不平坦的路面上快速驾驶着轮椅不能保持坐姿平衡。在轮椅加速、减速和转弯时保持身体平衡的能力也是需要考虑的因素。

轮椅的速度快并不意味着它具有强劲的功率能翻越障碍物或爬上一个斜坡。轮椅最大速度的调节让用户可以改变轮椅的最大速度，但是有些控制器不可编程的轮椅在减小最大速度的同时也减小了原有的翻越障碍物和爬上斜坡的功率。

用户为了在不同环境中使用，可能希望选择一辆能让自己方便地调节速度或具有其他特征的轮椅，这样，如果他的能力发生变化，就可以在任何时候调节轮椅以满足自己的要求。如果用户不是频繁地改变原有的设置，或者不希望其他人（如儿童）无意识地触碰调节装置，则可不必考虑这种方便的调节装置。一般来说，电动轮椅会有一个高/低速开关用来切换轮椅在室外或室内移动，目前许多电动轮椅配置了具有调速的可编程控制器。

2. 电动轮椅的越障能力选择

对大部分电动轮椅来说，翻越小的人行道缘石和障碍十分重要，也有一些用户就是偏爱越障能力强的轮椅。用户在选择最佳功能的轮椅前，最好先考虑一下自己的需求和自己轮椅的使用环境。如果计划主要在室内使用电动轮椅，就不需要其具有较大的越障能力，如果在室外使用，则可能需要其具有较大的越障能力。

轮子的尺寸和样式对轮椅的越障能力有很大影响。较大直径的小脚轮使轮椅容易越过较高的障碍物，较小直径的小脚轮会阻止轮椅越过障碍物或需要较大的动力才能使轮椅越过障碍物。虽然实心的小脚轮在硬质、平整的路面上行驶阻力较小，但它们的越障能力较差。充气或半充气的小脚轮更容易越过障碍物或行驶在室外的路面。一般来说，要花费大量时间在室外的用户宁愿使用较大的充气或半充气的小脚轮；而那些主要在室内硬质地面上行驶的用户则通常偏爱较小、较硬的小脚轮。具有较大轮子的电动轮椅一般能越过较高的障碍物，后轮驱动的电动代步车则有更好的越障能力。

防翻装置可能会限制轮椅在室外的行动，特别是在上、下人行道和其他类似的高度变化时尤为显著。防翻装置能防止轮椅向后倾翻超过某一设定的角度，但它也限制了轮椅的越障能力。当轮椅驶下一个台阶(如人行道)时防翻装置可能会触及此台阶。拆除防翻轮可增加轮椅的越障能力，同时也导致潜在的安全隐患。

离地净空间(地面到轮椅最低部位的距离)也会影响轮椅的越障能力。当轮椅的小脚轮越过一个障碍物后(如火车铁轨)，其他部位可能会碰到此障碍物。

用户在考虑轮椅越障能力的同时还应该考虑其静态稳定性和动态稳定性，以确保轮椅的操作安全。

3. 电动轮椅的一次充电最大行程能力

用户在夜晚或在小镇的某个陌生地方耗尽了电动轮椅的电能，会是一段可怕而难忘的经历，若这种现象发生在暴风雪天气或寒冷的夜晚，那就更不幸了。如果用户需要行驶很长距离穿越乡村、街区或城市，则应该知道所用的轮椅在充电前还能行驶多长的距离。

在电池需要充电前能行驶的距离很大程度取决于环境和用户的驾驶习惯，如果用户喜欢像赛车驾驶员一样启动和停车，那么电动轮椅的一次充电最大行程比他在仓库内工作使用时的一次充电最大行程要小得多。

电动轮椅电池的规格和寿命会影响轮椅在两次充电之间能行驶多长距离。目前，主要有两种轮椅电池：铅酸电池和胶体电池。一般来说，电池的尺寸越大，它可储存的电能就越多(但有时也会有例外)。尺寸相同时，胶体电池的容量比铅酸电池的容量略微小一些，因此用胶体电池的轮椅的一次充电最大行程比用铅酸电池的轮椅的一次充电最大行程要小一些。许多飞机限制铅酸电池的运输，因此，如果用户需要坐飞机旅行，则应选择胶体电池；如果用户携带轮椅乘坐汽车，也应使用胶体电池。事实上，由于胶体电池漏液的可能性较小，使用更安全。

4. 电动轮椅的转向性能

为实现更大程度的活动和社会参与，电动轮椅的用户应能够方便出入较小的住宅房间、紧凑的办公空间、狭窄的宿舍走廊、浴室或公共厕所。

如果用户家中或工作场所走廊特别狭小，则应测量此狭小走廊的宽度，然后寻找一辆在此宽度内(或更小的宽度)能三点转向而不触碰墙壁的轮椅。许多轮椅的脚托部件是可拆卸的，虽然拆除脚托部件后用户会感到不方便，但这能提高轮椅在狭小的空间的转向能力。前、后小脚轮的尺寸也会影响轮椅的转向性能，较大直径的小脚轮在转动时干涉脚托部件从而使轮椅在狭小的区域难以转向。

5. 电动轮椅的耐用性/疲劳强度

购买一辆电动轮椅是一件大事，用户想知道的是每天乘坐轮椅颠簸、上下人行道，以及从汽车上取上、取下和进行其他各种活动，这辆轮椅究竟能有多长的寿命？无论用户的活动能力是否很强，轮椅的耐用性十分重要。如果轮椅的某个零件断裂了，用户可能会受到伤害，或在路上陷入困境。

如果制造商公布其轮椅经过了很多次的双辊疲劳测试和跌落测试，这就意味着此轮椅比通过较少测试次数的轮椅更耐用。在测试过程中，整个轮椅（车架、座垫、轮子和所有其他部件）均承受了很大的测试力，这些部件的每一个零件都会影响轮椅能承受多少次这样的测试而不损坏。

6. 电动轮椅的静态稳定性和动态稳定性

大部分时间，用户都能很好地控制自己的轮椅，但有时由于帮助他的护理者或自己的疏忽或不经意的操作，会使轮椅处于破坏力之下或不安全的环境之中。电动轮椅不可能总是在水平的地面上行驶，如果用户需要驶上一个斜坡，则希望确认自己的轮椅不会向后倾翻。另外，用户还希望在下坡时能将轮椅停在斜坡上。厂家提供的轮椅静态稳定性和动态稳定性说明反映了轮椅在不同环境中的稳定程度。

倾翻角度越大意味着轮椅的稳定性越好。上坡的倾翻角度越小，则轮椅的向后静态稳定性越差；下坡的倾翻角度越小，则轮椅的向前静态稳定性越差；侧面向斜坡的倾翻角度越小，则轮椅的侧向静态稳定性越差。

显然，一辆在斜坡上向下行驶的过程中停车而不会倾翻或打滑的轮椅比不能做到这一点的轮椅更受到用户的欢迎。即使用户的家中没有斜坡，但只要到公共场所去，也会遇到斜坡并希望自己的轮椅能在斜面上安全地起动和停车。

7. 电动轮椅的制动距离

如果电动轮椅的用户驾驶轮椅在快速前进，突然前面出现一个人或物体，轮椅能及时停车吗？这时，用户需要快速停车以避免撞上人或物体，因此需要知道轮椅的停车能力和自己的反应能力。如果用户的上身平衡能力较差，则可能希望自己的轮椅停车不要太快。如果用户的身体失去平衡且手也从控制器上滑落，那么更希望知道轮椅在完全停止下来之前还要跑多远。在许多环境中，有一个停车灵敏度高的控制器是个好装置。

如果用户在两辆最大速度相同的轮椅之间进行比较，制动距离较小的轮椅的减速率（停车）较高。这样的轮椅可在较短的时间和较短的距离内停车，但用户需要有较好的平衡能力以保持坐姿稳定。如果用户的身体平衡能力较差，那么停车缓慢的轮椅比反应较快的轮椅更适合。

减速率的调节让用户能够改变轮椅的停车速度，如果自身能力发生变化，就可能希望随时调节轮椅以满足自己的要求。用户可将减速率设置得尽可能快，前提是能在操作中不失去身体的平衡。

8. 电动轮椅的安全保护

如果用户有孩子或要与其他人的孩子待在一起，就知道这些孩子会不断地触摸不应该碰的东西；如果用户坐在轮椅上，可能无法观察到周围的所有事情。没有合适的安全保护，电动轮椅上的许多移动部件就会对孩子造成危险；另外，用户也要确定如果自己的手臂垂落在扶手外时,衣服和手指是否会被轮椅的驱动系统夹住。此外,轮椅应具有阻燃性,燃烧的香烟不应导致座靠垫燃烧。

电动轮椅是一个复杂的电器系统,用户应对这个系统充满信心,带电部位与非带电部位间应有足够的绝缘强度,不用担心会触电,并且一旦轮椅失去电能,它会在撞上障碍物前自动停车。由于经常要给电池充电,所以充电器的安全操作是一件重要的事。使用合适的充电器为自己的轮椅充电是至关重要的,有些充电器既可为铅酸电池充电也可为胶体电池充电。当用户或帮助他的人不小心钩起电池导线时不应损坏充电器。基于安全原因,轮椅在充电时应不能开动。

9. 电动轮椅的强度

轮椅每天要承受各种不同的力,因此用户希望知道什么轮椅能承受这些力。不是每个人都能熟练地驾驶轮椅,有时用户会将小脚轮、搁腿部件或驱动轮撞在门框上;有时用户需要别人将他抬上楼梯,而这就需要抓住轮椅的扶手等部件。出于安全考虑,扶手应可被直接拔出或应能承受乘坐者和轮椅的重量,还必须能承受用户撑起自己身体时的力。诸如用户撑起自己身体后扶手仍能拆卸和调节;用户施加力后脚托能恢复原始状态,并仍能翻起、转开,拆卸和重新安装;当护理者踩着倾斜杆使轮椅向后倾斜时倾斜杆不变形;当护理者拉着轮椅上、下台阶时把手套不应滑出;如果抓着扶手抬起轮椅,在轮椅离开地面前扶手应从扶手座中脱开或扶手能承受轮椅和乘坐者的重量,使轮椅能安全地被抬起;如果抓着脚托抬起轮椅,在轮椅离开地面前脚托应从脚托座中脱开或脚托能承受轮椅和乘坐者的重量,使轮椅能安全地被抬起;把手应能承受乘坐者和轮椅的重量并能用来安全地将乘坐者和轮椅抬离地面;当用户跌坐在轮椅上时座垫应不撕裂;当用户向后猛靠在轮椅上时靠垫应支撑住;当轮椅(不加载)被从汽车后备箱中扔下后,应还能展开并滚动;当轮椅碰到人行道的缘石或凹坑时前轮或小脚轮应不变形;当撞击人行道的缘石时脚托应不弯曲;当跌落在地上后,扶手应仍牢固如初;如果轮椅从人行道上驶下,轮轴应不变形。

10. 电动轮椅的尺寸和重量

如果用户生活在浴室很小的套间里,或家中或办公室内有窄小的走廊,在选择轮椅时则需要考虑其外形尺寸。用户总是希望自己的轮椅适合自己的环境,至少不会阻碍他进入房间、办公室或汽车内。电动轮椅的用户可选择标准折叠式或底座式,如果用户将来有可能需要增加座位宽度,则应考虑选择底座式电动轮椅,此类轮椅能在不增加轮椅总宽度的情况下将座位增加到一定宽度,如果座位比底座还宽,这就增加了轮椅的总宽度。国家标准以及厂家给出的外形尺寸是轮椅的所有部件均不拆卸的尺寸。电动轮椅的外形尺寸、座位尺寸的选择参见手动轮椅部分。

如果用户要携带电动轮椅旅行,会遇到必须将轮椅拆卸开然后装在小的空间内运输,这时,每一个部件的重量可能就是重要的参考了。由此,可知道需要将轮椅拆卸成几个部件,护理者能否抬起每一个部件。对于要携带电动轮椅旅行的用户,另一个要考虑的重要问题是拆卸和装配轮椅的时间,包括拆卸和装配电池的时间和进行拆卸和装配时是否需要工具。

(四) 电动轮椅使用与养护技巧

1. 使用安全提示

(1) 用户先在平整宽阔的场地上进行练习。

(2) 在上下轮椅时，确保轮椅的控制器处于关闭状态。

(3) 在上下轮椅时，不要蹬踏脚踏板。

(4) 在他人帮助下，体会重心的变化对轮椅行进产生的影响。

(5) 轮椅在坡面行驶时，确保正确操作制动。

2. 使用及养护注意事项

(1) 远离明火，以免引燃靠背绷带及坐垫。

(2) 在不使用控制器时应关闭。

(3) 确保轮胎状态正常，检查轮胎气压。

(4) 温度使用范围为－25～＋50℃。

(5) 不适于在非常华滑及非常粗糙的路面上驾驶。

(6) 在使用升降台搬运轮椅时，必须避免防翻轮与他物缠绕。

(7) 在升降台或电梯内使用轮椅时，轮椅控制器必须处于关闭状态。

(8) 在充电过程中，控制器必须处于关闭状态。

(9) 为获得更高的安全性，可选用附件骨盆固定带。

(10) 在调节及安装过程中，小心手指，以免受伤。

(11) 时常要检查手动刹车是否调整正常，要注意当使用手动刹车时，轮子是否完全静止，并把所有的螺钉及螺丝紧固。

(12) 时常检查螺钉及螺丝是否牢靠。

(13) 要时常以润滑剂来保养轮椅。

(14) 在搬运电动轮椅时，对控制器严加保护。

(15) 要用温水及稀释的肥皂水清洗椅套、皮背靠。

(16) 禁止使用水龙带或高压清洗装置清洗轮椅。

(17) 平常请用清水擦拭车体，避免将电动轮椅放置于潮湿的地方及避免敲打控制器。

(18) 当控制器受到食物或饮料污染时，请立刻清理干净，使用稀释的清洁液蘸布擦拭，避免使用含磨粉或乙醇之类的清洁剂。

(19) 要养成用了即充的习惯，使电池电量保持饱满。禁止亏电存放，如长时间不使用电动轮椅，亏电存放会严重影响其使用寿命，而且闲置时间越长，电池损坏越严重。闲置的电动轮椅要养成定期充电的习惯，使电池长期处于“吃饱状态”。

三、电动轮椅选用评估报告

面对市场上成百上千种轮椅，功能越多、价格越贵的轮椅对用户也是越好吗？显然不是。应根据用户的个人身体状况、具备的能力、生活方式和环境等综合因素，为其选择最适合自己的。

(一) 用户功能及需求评估

1. 用户的功能障碍评估

障碍类别：

□视觉障碍　□听觉功(机)能障碍　□平衡功(机)能障碍　□智力障碍

□重要器官失去功能

□肢体障碍：□上肢(手)　□下肢(足)　□躯干　□四肢

与辅助器具相关的障碍程度：肢体障碍□无　□轻度　□中度　□重度　□完全

临床诊断(可多选)：□脑卒中　□脊髓损伤　□脑外伤　□脊髓灰质炎后遗症

□心肺功能疾病　□运动神经元疾病　□下肢骨折或截肢

□关节炎　□肌肉萎缩　□部分足　□其他________________

2. 用户的需求评估

使用目的(可多选)：□日常生活　□就医　□就业　□就养　□休闲与运动

使用环境(可多选)：□居家　□社区　□工作场所

轮椅操作方式：□用户操作　□他人操作　□用户和他人均可操作

使用性质：□暂时性　□永久性

现有轮椅种类：□无　□普通铁制量产轮椅　□轻型量产轮椅　□个性化适配轮椅

目前使用轮椅：□无　□有：______年____月____日

目前使用轮椅来源：□自购　□民政系统补助　□残联系统补助　□社保系统补助

□捐赠　□租赁　□其他

目前辅助器具使用情形：□已损坏不能修复，需更新

□规格或功能不符用户现在的需求，需更换

□适合继续使用，但需要另行购置一部在不同场所使用

□部分零件损坏或需要调整，可进行修复或调整

□符合用户现在的使用需求

(二) 用户的身体功能检查测量

对用户进行身体功能检查测量，请填写记录结果完成表 2-20。

表 2-20　适配用户的身体功能检查测量表

身体尺寸测量：身高______ cm，体重______ kg

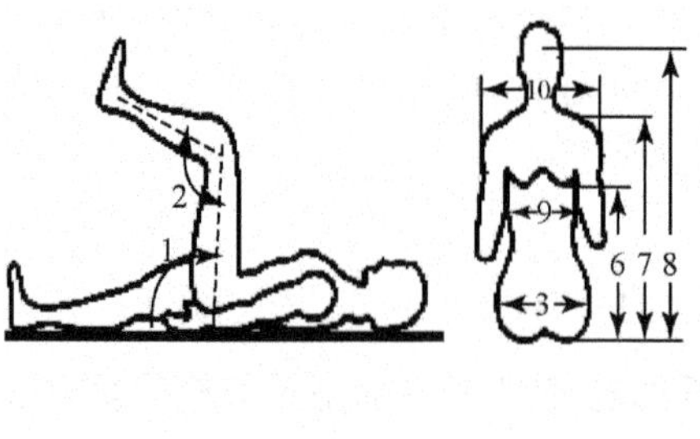

尺寸 1(髋关节屈曲角度)：______；尺寸 2(腘间角度)：______；尺寸 3(臀宽)：______；

尺寸 4(臀后至膝窝长)：______；尺寸 5(膝窝高)：______；尺寸 6(肩胛下角高)：______；

尺寸 7(肩高)：______；尺寸 8(头高)：______；尺寸 9(胸宽)：______；尺寸 10(肩宽)：______；

尺寸 11(上臂长)：______　长度单位：cm；角度单位：度

续表

<table>
<tr><td rowspan="9">身体各部位姿态</td><td>坐姿平衡</td><td colspan="3">□良好　□双手扶持可维持平衡　□双手扶持难以维持平衡
在未扶持情况下，身体特别明显会倒向：□左侧　□右侧　□前方　□后方</td></tr>
<tr><td>骨盆</td><td colspan="3">□正常　□前倾/后倾(可调整角度：______)
□右/左倾(可调整角度______)　□向右/左旋转
坐姿时骨盆经常：□向前滑动　□向后滑动　□向右滑动　□向左滑动</td></tr>
<tr><td>脊柱</td><td colspan="3">□正常或无明显变形
□脊柱侧弯(□可调整　□部分可调整　□完全固定变形)
□脊柱后凸(□可调整　□部分可调整　□完全固定变形)
□脊柱前凸(□可调整　□部分可调整　□完全固定变形)</td></tr>
<tr><td>肩部</td><td colspan="3">□正常　□后缩　□前凸</td></tr>
<tr><td>髋部</td><td colspan="3">□正常　□内收　□外展　□屈曲　□伸展　□风吹式变形　□其他</td></tr>
<tr><td>膝部</td><td colspan="3">□正常　□屈曲变形　□过伸变形</td></tr>
<tr><td>踝部</td><td colspan="3">□正常　□背屈变形　□跖屈变形　□外翻变形　□内翻变形</td></tr>
<tr><td>其他挛缩</td><td colspan="3">部位：__________对坐姿摆位之影响：____________________</td></tr>
<tr><td colspan="2">认知能力</td><td>□正常　□尚可　□差</td><td>视知觉能力</td><td>□正常　□尚可　□差</td></tr>
<tr><td colspan="2">判断能力</td><td>□正常　□错乱或迟钝</td><td>情绪控制</td><td>□正常　□尚可　□差</td></tr>
<tr><td colspan="2">皮肤感觉</td><td colspan="3">□正常　□异常　□丧失　部位：____________________</td></tr>
<tr><td colspan="2">压疮</td><td colspan="3">□未发生　□过去有　□目前有：部位：______大小：______ cm ×______ cm
分级：□I (皮肤完整没有破损，有持续不退的红斑印)
□II (皮肤有水疱或红疹且伤到真皮层)
□III (皮肤层全部受伤并深到皮下组织或脂肪)
□IV (深及肌膜、肌肉，甚至深及骨头)</td></tr>
<tr><td colspan="2">操作能力
□用户
□照顾者</td><td colspan="3">(1) 启动/解除煞车：□可　□否　□迟缓或困难
(2) 在平地及坡面上执行前进、后退、转向及停止：□可　□否　□迟缓或困难
(3) 以前进及后退方式在开门时限内进出电梯：□可　□否
(4) 自行开门并安全通过：□可　□否
(5) 于较窄的通道中稳定向前推行 5 米：□可　□否
(6) 进出自用车的转位：□可　□否　□迟缓或困难
(7) 与马桶、床铺间的转位：□可　□否　□迟缓或困难
(8) 能注意别人及自身的安全：□可　□否</td></tr>
</table>

(三) 轮椅选用建议

(1) 轮椅类型(表 2-21)。

表 2-21　轮椅类型

<table>
<tr><td colspan="2">□一般轮椅
□普通铁制量产型轮椅　□轻量化(铝合金)量产型轮椅
□特殊功能轮椅
□站立型　□可斜躺型　□空中倾倒型　□可空中倾倒及斜躺</td></tr>
<tr><td>骨架形式：□固定式　□折叠式</td><td>后轮轴心：□标准　□前置　□后置</td></tr>
<tr><td colspan="2">扶手：□固定式　□可拆卸式　□可掀起式　□高度可调式　□近桌式　□全长式</td></tr>
<tr><td colspan="2">手推圈：□金属推圈　□塑料推圈　□加装梅花轮　□被覆橡胶增加摩擦力</td></tr>
<tr><td colspan="2">踏板：□可拆卸　□可以旋开　□可掀起　□可升拔角度　□固定式</td></tr>
<tr><td colspan="2">配件(请说明品项，并注明长宽等尺寸)：
□小腿绑带　□H 带　□骨盆带　□其他</td></tr>
</table>

（2）轮椅坐靠系统（表 2-22）。

表 2-22　轮椅坐靠系统

<table>
<tr><td>座垫</td><td>材质：□一般帆布　□有硬式底板　□海绵　□气垫　□流体凝胶　□半固态凝胶
□组合材料　□其他（例如：坐垫有前高后低楔形坐垫需求需注明高度）
座垫总厚度：________ cm</td></tr>
<tr><td>背靠</td><td>材质：□一般帆布　□海绵　□气垫　□流体凝胶　□半固态凝胶　□组合材料
结构：□有硬式底板　□可附加躯干侧支撑　□有快速拆装结构　□可调整吊挂参数
造型：□人体工程学曲面适形　□平面型</td></tr>
<tr><td>坐姿摆位配件与规格：（可多选）</td><td>头靠系统：□大爪型　□小爪型　□大弧形　□小弧形　□U 形枕　□硬式侧挡块
胸带：□H 带　□一字带（宽度________ cm，□弹扣式　□二节式 PVC）
躯干侧支撑：□左　□右
骨盆带：□弹扣式织带　□两段式 PVC 粘扣带
□臀侧支撑垫　□外展鞍板　□内收鞍板
小腿靠杆：□垂直　□前置　□后置；角度：□固定　□可上抬　□可内外旋或拆卸
小腿支撑方式：□小腿靠垫　□小腿靠带
踏板形式：□单片式　□两片式
□脚踝带　□脚掌带
□防后倾杆
□其他配件：□桌板，形式：____________________</td></tr>
<tr><td colspan="2">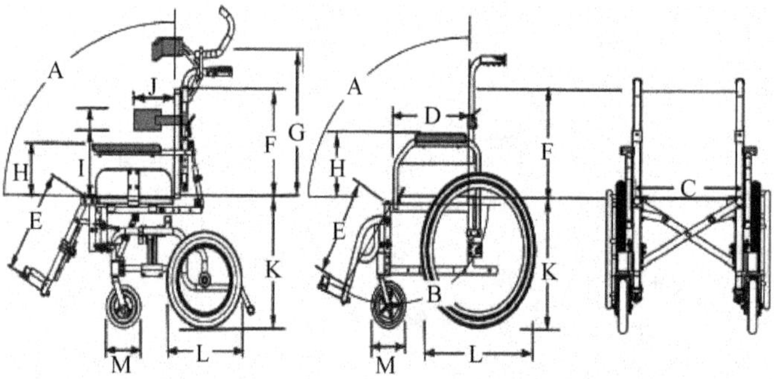

轮椅尺寸与角度相关参数（单位：cm，无需某配件时不填）：
座背靠夹角（A）：______度　　　　腿靠角度（B）：______度
座宽（C 座垫宽度或扶手间距）：______　　座深（D）：左______右______
腿靠长度（E）：左______右______　　　椅背高度（F）：______
头靠高度（G）：______　　　　　　扶手高度（H）：左______右______
躯干侧撑：高度（I）：左______～______，右______～______
　　　　　深度（J）：左______～______，右______～______
座面高度（K）：______后轮尺寸（L）：______前导轮尺寸（M）：______
☆测量基准面为座垫表面及背垫底部中间表面</td></tr>
</table>

（3）是否需要接受操作训练：□不需要　□需要

（4）是否需要安排跟踪回访时间：□不需要　□需要：______年____月____日

（5）其他建议事项：____

（四）轮椅后续跟踪回访记录

（1）轮椅采购结果是否符合原处方辅助器具：

□完全符合。

□功能、形式与原处方符合，部分规格及零配件略有出入，但大致符合。

□功能、形式或规格与原处方有显著差异，不符原处方精神。

□其他：______________________________

(2) 修改、调整与使用训练：

□无须修改及调整。

□经修改调整后以符合使用需求。

□建议配合使用训练以期能安全操作。

任务训练

1. 根据案例描述，为下列两名用户选择合适的轮椅及其附件。

(1) 邢某，男，出生于1948年10月9日，小脑萎缩导致平衡功能障碍。肢体残疾功能障碍情况：不能行走，无法站立，不能移位，坐起需他人协助。站立不能保持平衡，坐位需借助其他支撑，头部能控制，躯干能控制，手臂控制较好，双手抓握较好，双手手指较好。如厕完全依赖他人，饮食需要协助，穿脱衣物需要协助，洗浴完全依赖他人。

(2) 张某，男，出生于1951年6月。脑外伤右侧偏瘫后遗症，左上肢肘关节屈肌张力高，可被动伸直，腕关节屈曲，四肢屈曲，可被动伸直。肢体残疾功能障碍情况：行走需他人扶助或拄拐，站立需借助支撑，移位需他人协助，坐起需他人协助。站立平衡需借助其他支撑，坐位平衡需借助其他支撑，头部能控制，躯干需支撑方能控制，单侧手臂控制较好，单侧手抓握较好，单侧手手指较好。如厕完全依赖他人，饮食完全依赖他人，穿脱衣物完全依赖他人，洗浴完全依赖他人。

2. 模拟偏瘫、截瘫患者完成轮椅至地面、地面至轮椅，轮椅至床、床至轮椅转移，轮椅至马桶、马桶至轮椅的转移，轮椅至浴缸、浴缸至轮椅等不同界面间的转移。

延伸阅读

轮椅发展简史

简言之，轮椅就是带轮子的椅子，可以看作一件家具，已经具有很多年的历史了。

一、轮椅的古代史

在中国，考古学者在一处约公元前1600年石棺的刻画上，发现有轮椅的图案。不过这没有详细的史料，不能令人信服。也曾有描述春秋时期孔子坐轮椅的图画(图2-52)，但无法考证。

三国时期诸葛亮发明的木牛流马被认为是轮椅的雏形，《三国志》里记载有“木牛流马，皆出其意”的文字，据考，木牛流马也就是独轮车。宋代高承撰《事物纪原》也将造独轮车之功归于诸葛亮。独轮车俗称“手推车”，在近现代交通运输工具普及之前，是一种轻便的运物、载人工具，特别在北方，几乎与毛驴起同样的作用。独轮车的出现与后来轮椅的改进有很大关系。

世界公认最早的轮椅诞生于中国南北朝时期，在公元525年的石棺上雕刻有带轮子的椅子(图2-53)，也是现代轮椅的前身。那时候的轮椅已经与现代的手动轮椅没有太大区别了。

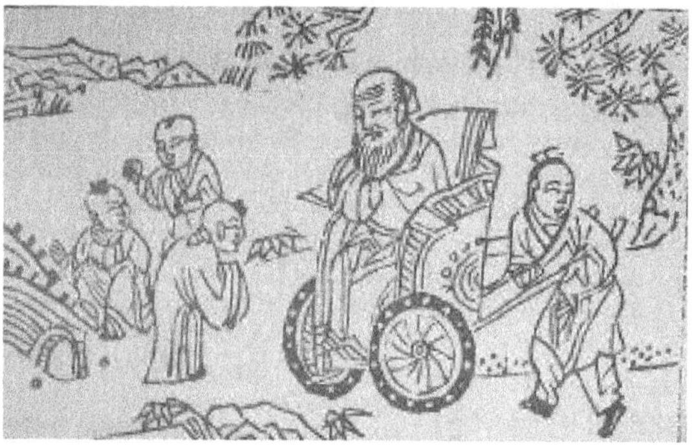

图 2-52　孔子坐轮椅

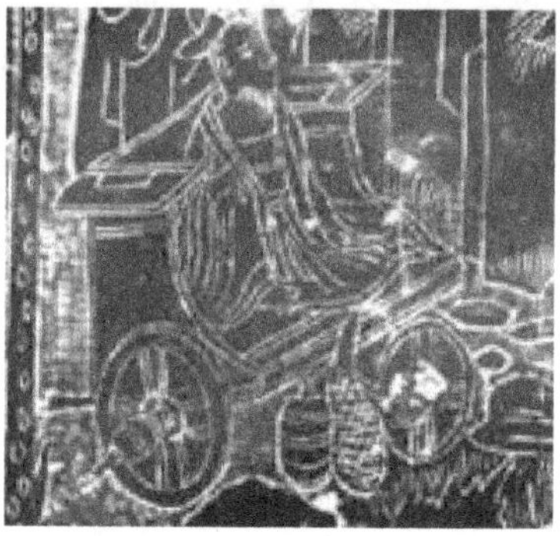

图 2-53　我国南北朝时期石棺上轮椅刻印

二、轮椅的中近代史

欧洲对轮椅最早的记载是在中世纪时期的独轮推车，需他人推进，比较接近当代护理型的轮椅。1595 年，西班牙国王菲利普二世因为患脑卒中而乘坐一部带轮子和脚托(蹬)的木质椅子(图 2-54)。1655 年，一名截瘫的钟表工匠制造了通过手柄摇动齿轮箱带动前轮旋转的轮椅，这是第一辆通过用户自身力量来行使的轮椅(图 2-55)。

到 18 世纪，出现了接近现代造型设计的轮椅，更为舒适。1783 年，约翰·奥森(John Awson)制作了有两个大轮和一个小轮的手推轮椅。它由两个大的木质前轮与后面单一小轮，中间配上一张带有扶手的椅子所组成(图 2-56)。

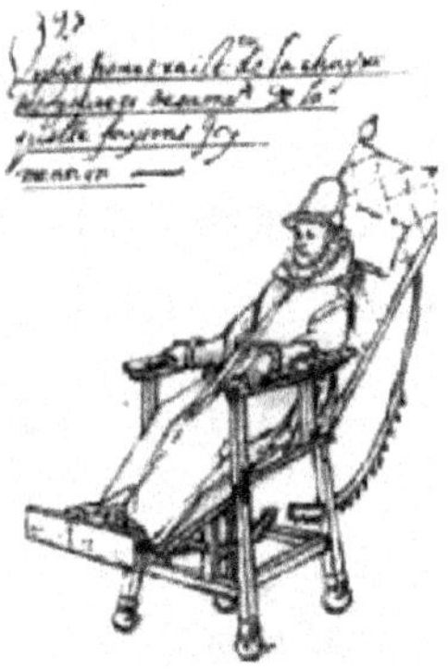

图 2-54　西班牙国王的轮椅

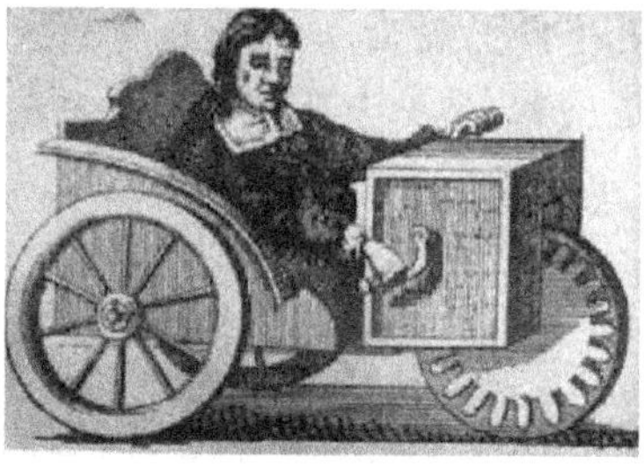

图 2-55　钟表匠的轮椅

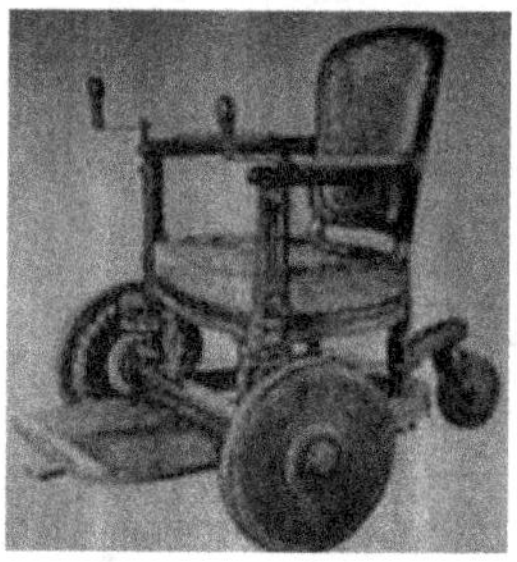

图 2-56　木质手推轮椅

明治维新后，日本的工业化发展迅速，当时的锦绘记载了双手摇杆式三轮车，有一人用、两人用，以及手推轮椅。

轮椅在战争时期得到很好的发展，美国南北战争时出现了藤制的轻型轮椅，配合金属轮子。第一次世界大战之后，美国提供伤患使用的轮椅重约 22.5kg。英国则发展出手摇式的三轮轮椅，不久之后在上面加上动力驱动装置。

三、轮椅的现代史

尽管轮椅的发展史可以追溯到数千年前，但目前所用轮椅的主要技术都是在近几十年中发展起来的。1933 年，美国一位名叫赫伯特·埃弗雷斯特(Hebert Everest)的截瘫患者与他的朋友哈瑞·詹宁斯(Harry Jennings)发明了第一部现代的能够折叠的轮椅，并且创立 E&J 公司。此时的 E&J 轮椅框架由航空金属管材构成，配上帆布座椅。

由于医疗保障技术的不断进步，第二次世界大战中许多脊柱损伤的军人得以存活，他们都用上了由E&J生产的标准的46cm宽铬合金轮椅。鉴于伤残者对回归社会及独立生活的渴望，第二次世界大战后社会对轮椅的需求量猛增，采用汽油发动机作轮椅的动力，当时可乘坐两人或三人的三轮轮椅曾风行一时。

1955年，E&J在联邦德国的附属机构，即现今的奥陶皮迪亚公司，在欧洲建立了第一个生产设施，之后这一企业获得了巨大成功，从而使E&J公司在残障人专用机动设备制造领域一跃成为国际性大企业。从那时起，公司便不断地在世界各地寻求发展，使其产品能更好地为全世界的残障人服务，这家公司已在美国、德国、英国、瑞士、法国、加拿大及墨西哥等国家设厂生产，还在日本东京开设了贸易机构，其产品遍布全球。如今，E&J公司在世界各地已拥有4 000多名工作人员。它仍然不懈地开发新技术，制造轮椅使用者所需的设备，并保持着轮椅生产的领先地位。值得一提的是，另一项重要轮椅技术革新——第一辆电动轮椅也是由E&J公司设计制造的。

带有手动转环的轮椅始于20世纪中期，从此其基本造型无原则上改变，所不同的在于装了充气轮胎并改成可折叠方式，以及装备电动机等作为动力。木质轮椅被以金属管料为主体的轮椅所取代，这不仅增加了轮椅静态和动态的承载能力，而且为轮椅远途运输提供了方便。

20世纪60年代，医疗保健的技术和设备得到了明显改进，由于疾病和事故造成的四肢瘫痪者存活率也有了很大的提高。与此同时，轮椅生产无论是在种类上还是在质量上都有了很大进步。

目前，技术先进国家的轮椅仅供一人使用，汽油机也被24V的直流电动机取代。每台轮椅一般装有两只直流电动机，以分别驱动一只主动轮。这些电动机由一组12V的充电电池提供能量，电池的容量一般为80Ah、60Ah或28Ah。这类手动轮椅不但操作灵活，而且噪声极小，最大限度地减少了对环境的污染和对使用者健康的损害。

1986年出现了世界上第一台智能电动轮椅。其操作系统是多功能的，不仅适应残障人的生理和认知能力，也适应环境的结构和形态。

现代轮椅技术

一、现代轮椅的一般特点

(1) 功能性强：

① 材质上多采用铝合金结构，配置不锈钢辐条。

② 驱动轮可卸，脚托可调。

③ 运动轮椅采用高强度合金结构，驱动轮配有角度可调装置，运动时更稳定、灵活。

④ 护理型轮椅有可折叠座椅、高靠背、靠背角度可调等。

(2) 安全性好：多带有防后翻制动器。

(3) 轻巧方便。

(4) 适用范围广：适用于一般脑卒中、肢体残缺、关节损伤、肌肉萎缩、平衡性障碍者及心功能不全者。

二、现代轮椅研究进展

(一) 轮椅自动导航系统

置于脚托前端或头顶上的激光测距仪判断距离，预先将建物的结构图输入电脑，使用时先标示现有位置，启动后自动寻找路径，并自动闪避障碍物。

（二）电动轮椅防撞系统

利用类似倒车雷达的超声波侦测器侦测障碍物，遇到障碍物时自动将马达动力切断或逆转，以防止撞击事件的发生。

日本 Veda Center 公司推向市场的 RODEM（图 2-57）。这是一种代替普通轮椅功能的轮椅车，它能够提供比普通轮椅更丰富的功能，装有全球定位系统、自动障碍躲避系统、自动斜度纠正系统、自动导航，最高速度为 6km/h。

（三）轮椅附加机械手臂

对于上肢运动功能不佳的电动轮椅使用者，利用按键或特殊开关驱动机械手臂代为执行手的功能。2012 年 2 月 7 日，德国不来梅大学自动化研究所，研究人员展示如何使用一个将机械手臂和轮椅结合起来的助残设备（图 2-58）。

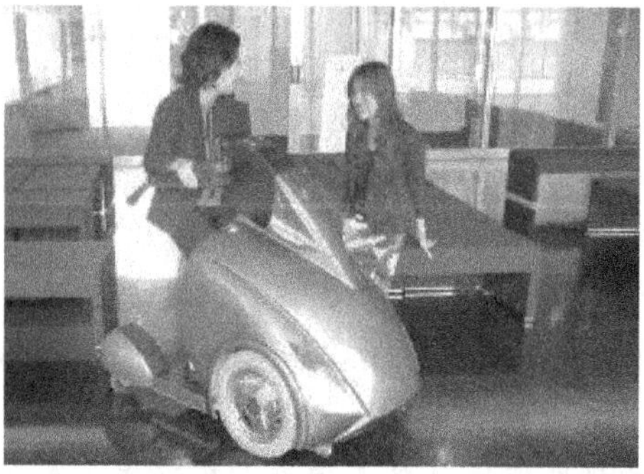

图 2-57　RODEM

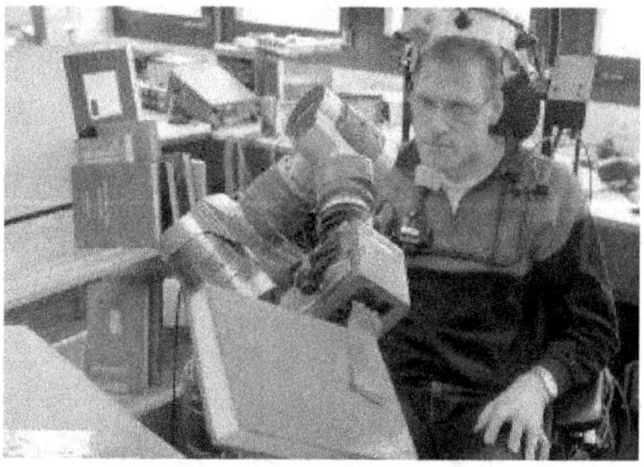

图 2-58　附加机械手臂轮椅

（四）脑电波控制

对于全身瘫痪的老年人、残疾人来说，更为先进的控制轮椅的方式是利用脑电波控制。

1. 脑机接口发展历程

1924 年 7 月，德国医生汉斯·贝格尔（Hans Berger）第一次从颅骨受损的病人头部测到了极为微弱的电流，发明了脑部电流测量方法——脑电图（electroencephalogram，EEG），并确认了人们清醒并闭眼时的脑电波定义为阿尔法（α），而将睁开眼睛时的脑电波定义为贝塔（β）。

20 世纪 70 年代，在美国国防部的国防先进技术研究署（Defense Advanced Research Projects Agency，DARPA）资助下，加利福尼亚大学洛杉矶分校（University of California Los Angeles，UCLA）开始尝试利用脑电图，将人类思考的结果不借助肌肉和神经组织，而直接通过计算机来输出。

2004 年 6 月，马萨诸塞州福克斯堡的赛博动力学公司（Cyberkinetics）为一位 24 岁的四肢瘫痪者马特·内格尔（Matt Nagle）脑中植入了一枚芯片。这样，内格尔可以仅凭思考来收发电子邮件、控制一个机械手臂，甚至可以玩电脑游戏。

2008 年，匹兹堡大学将微电极阵列植入恒河猴大脑的运动区（图 2-59），采集多个神经元的放电信号，并且通过计算机转换成电动假肢的控制命令。经过一段时间的训练，猴子学会了直接用大脑控制假肢运动，对抓取力度和假肢运动轨迹的控制达到了很高的准确度，几乎把机械假肢当成了自己的另一条手臂。

2009 年，澳大利亚和美国的几家公司已经开发出基于脑电图的脑机接口头盔，往往安装了 16 个以上的接收电极。使用者在经过短暂的训练后，可以用它来控制轮椅或者玩一些简单的游戏。如图2-60所示,在网上写博客,每分钟只能写大概10个字母。

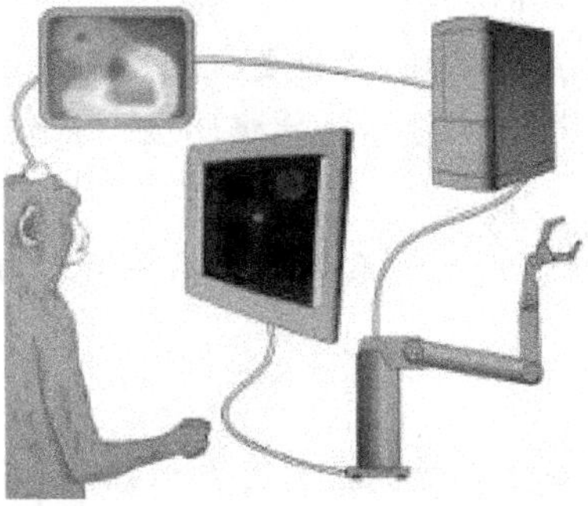

图2-59 恒河猴大脑植入芯片实验

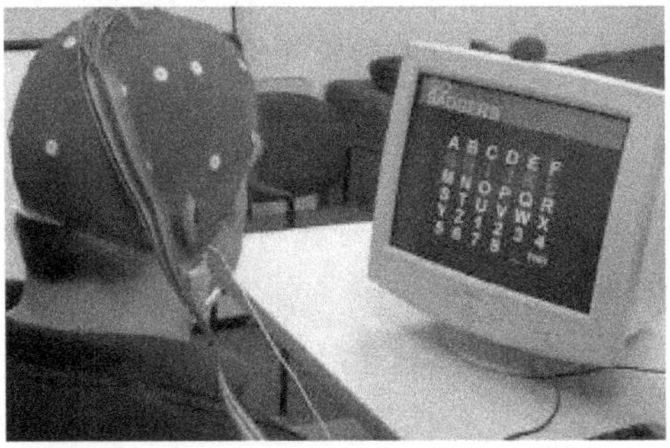

图2-60 脑电波控制脑机接口头盔

波士顿大学主导的一项研究成功地让一位闭锁综合征(locked-in syndrome)患者恢复了发音能力。他们在病人大脑的中央前回植入电极(图2-61),将截获的脑电信号通过无线方式传递出来,然后再用计算机翻译成人类语言。

2. 脑控轮椅

美国南佛罗里达大学的研究人员已经开发出了一种可安装在轮椅上的机械臂(图2-62),这种机械臂通过捕获用户的脑电波进行操作,利用该装置,用户可以用思想操作虚拟键盘,或是操作由机械臂组成的"手指"。

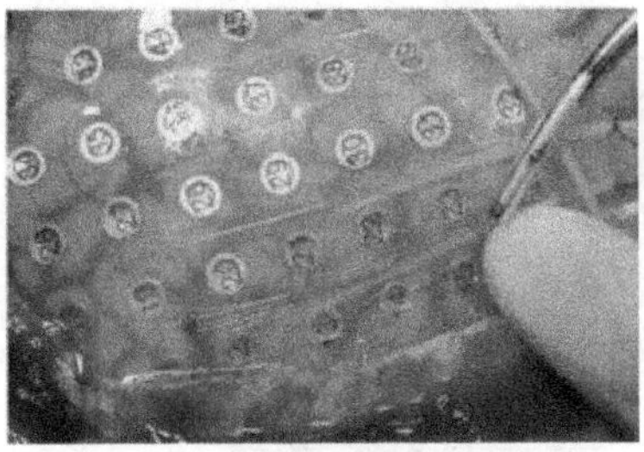

图2-61 人脑植入电极

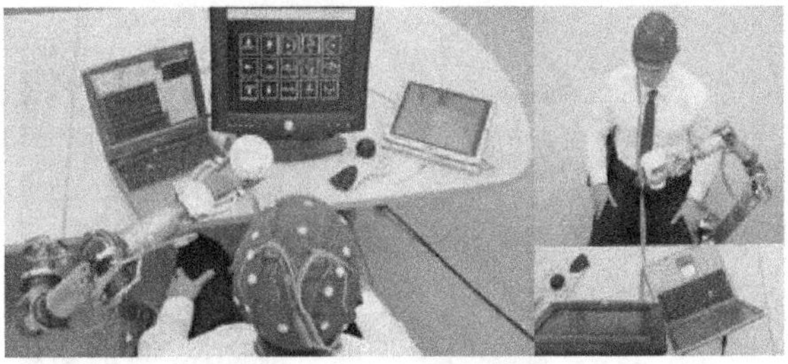

图2-62 脑控轮椅

(五)多向升降式电动轮椅

可正逆向驾驶模式,在狭小的通道中可以正面驶入,逆向驶出,无须倒车,可电动升高、旋转方便探取高处物品

(六)全塑料康复轮椅

方便清洗和消毒,采用硬质塑胶材料制成,质轻。

(七)可横行电动轮椅

日本京都大学工学研究科小森雅晴则发明名为"Permoveh"的可横行轮椅,它的两对车轮是采用了"轮中轮"的结构,车轮的圆环由数十个横向的小车轮组成。横行的时候由小车轮推动,如果要斜行,则会由所有大小车轮分工合作。

三、爬楼梯轮椅

(一)爬楼梯轮椅的典型结构

1. 爬楼梯轮椅分类

(1)按爬楼梯的动作方式分为连续爬行式爬楼梯轮椅和间歇爬行式爬楼梯轮椅。

① 连续爬行式爬楼梯轮椅应用较广，其主要特点是在爬楼梯过程中只有一套支撑装置，依靠这套支撑装置的连续运动，从而实现轮椅上下楼梯的功能。

② 间歇爬行式爬楼梯轮椅的主要特点是具有两套支撑装置，两套支撑装置交替支撑以实现上下楼梯的功能。这种机构的爬楼梯过程类似于人上下楼梯的过程，也有人称之为步行式爬楼梯轮椅。

(2) 按爬楼梯执行机构类型分为步行式爬楼梯轮椅、行星轮系式爬楼梯轮椅和履带爬行式爬楼梯轮椅。

2. 爬楼梯轮椅介绍

(1) 步行式爬楼梯轮椅。步行式爬楼梯轮椅的主要特点是具有两套支承装置，两套支承装置交替支承，以实现上下楼梯的功能。

1892 年，世界上第一台爬楼梯轮椅就采用了这种方式。在爬楼梯时，先由其中一套支承装置支承，抬高轮椅及另一套支承系统，再水平向前移动，上一级台阶。然后，由另一套支承装置支承，将前面那套支承装置收回，如此循环，直到爬完整段楼梯为止，其爬楼梯过程不连续。

(2) 行星轮系式爬楼梯轮椅。行星轮系式爬楼梯轮椅的爬楼梯机构由均匀分布在 Y 形或十字形系杆上的若干个小轮构成(图 2-63)。各个小轮既可以绕各自的轴线自转，又可以随着系杆一起绕中心轴公转。在平地行走时，各小轮自转，而爬楼梯时，各小轮一起公转，从而实现爬楼梯的功能。

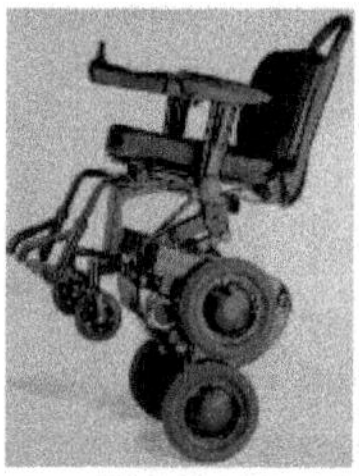

A

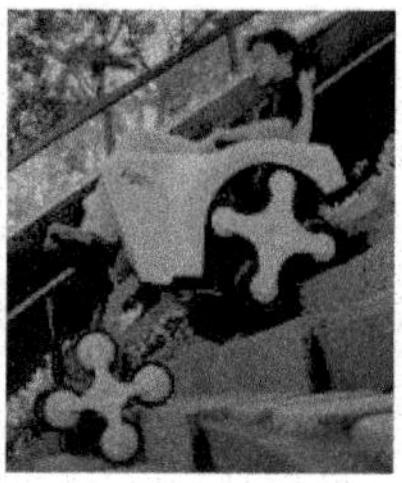

B

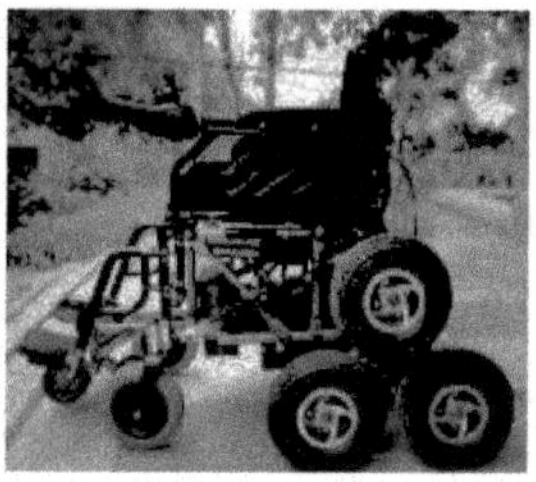

C

图 2-63　行星轮系式爬楼梯轮椅

行星轮系式爬楼梯轮椅结构非常紧凑、运动灵活、操作方便。国内外发明了多种星型轮式爬楼梯轮椅，除了 iBOT3000(图 2-63A)外，大多数都采用 3 个或者 3 个以上星型轮(图 2-63B、C)。

iBOT3000 轮椅有 6 个轮子，前面一对为直径 10cm 的实心脚轮，后面两对为直径 30cm 的充气轮胎。iBOT3000 轮椅通过复杂的陀螺仪系统来保持平衡，当轮椅上分布的传感器感受到重心变化时，它们马上把这些信息传输到位于座椅下面的控制盒中。控制盒里有几个计算机处理器和预先设计好的程序，这些程序会“命令”轮椅的机械系统进行自我调整，保持平衡。iBOT3000 轮椅使用模式包括以下 3 种。

① 正常模式，像普通轮椅一样在平地上前进，6 只轮子同时着地；如果遇到崎岖的路面、沙土地或斜坡，它就进入四轮驱动状态，靠 4 个后轮行走。

② 直立模式，只靠一对后轮接触地面，“直立行走”。

③ 爬梯模式，两对后轮交替“爬”到上一级(或下一级)台阶上。

iBOT3000 轮椅主要性能指标：充一次电需要 4 小时，充电后可以走 15～24km，它在平地上的最大速度为每小时 9.6km。iBOT3000 轮椅可以轻松地在高度为 21cm 以下的楼梯上爬上爬下，还能跨过最高不超过 15cm 的“马路牙子”。此外，它还可以在沙滩、斜坡和崎岖的路面上前进，并能爬上不那么陡的小山坡。

iBOT3000 轮椅上下楼操作过程如下：上楼梯过程中，乘坐者背朝楼上，手扶楼梯把手，当身体重量落在两个后轮上时，前面两个轮子就会抬起，从后轮上面翻转过去，落至更高一级的楼梯上。乘坐者通过这种调整重心的办法，可以操作轮椅两对轮子不断翻转，沿楼梯一级一级地向上移动。下楼时原理类似。

(3) 履带爬行式爬楼梯轮椅。履带爬行式爬楼梯轮椅应用较多，它上下楼时采用比行星轮系更为连续的行走方式，传动效率比较高(图 2-64)。在上下楼梯过程中，轮椅的重心总是沿着与楼梯台阶沿的连线相平行的直线运动的，其重心的波动很小，运动平稳。

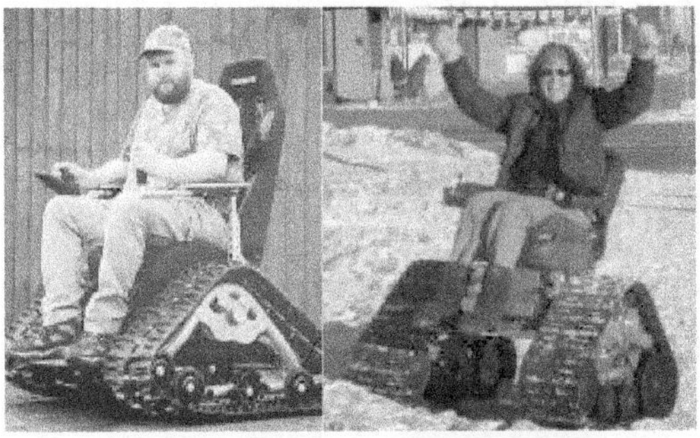

图 2-64　履带爬行式爬楼梯轮椅

履带爬行式爬楼梯轮椅最大不足是平地行走时阻力较大，运动不灵活，在爬楼梯时履带容易损坏楼梯沿。为克服这一缺点，国内外提出过各种各样的改进机构，一种改进的轮-履混合机构的爬楼梯轮椅，它在平地行走时利用轮式机构，爬楼梯时放下履带机构进行工作(图 2-65)。

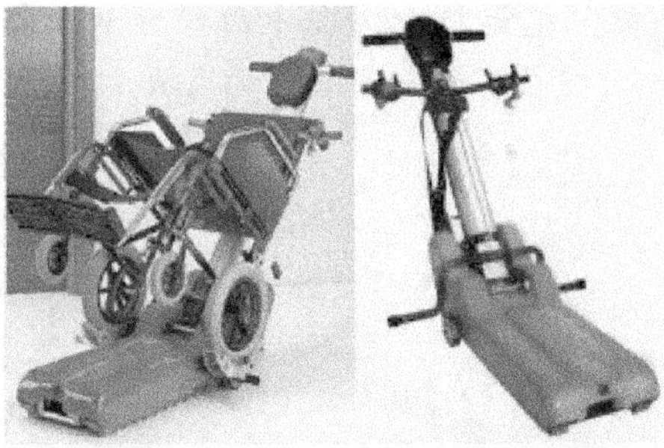

图 2-65　改进型履带爬行式爬楼梯轮椅

(4) 轮-履混合式。轮-履带混合机构的爬楼梯轮椅，它在平地行走时利用轮式机构，爬楼梯时放下履带机构进行工作(图 2-66)。可以兼顾平地行走和爬楼梯的需求，但是其结构较为复杂。

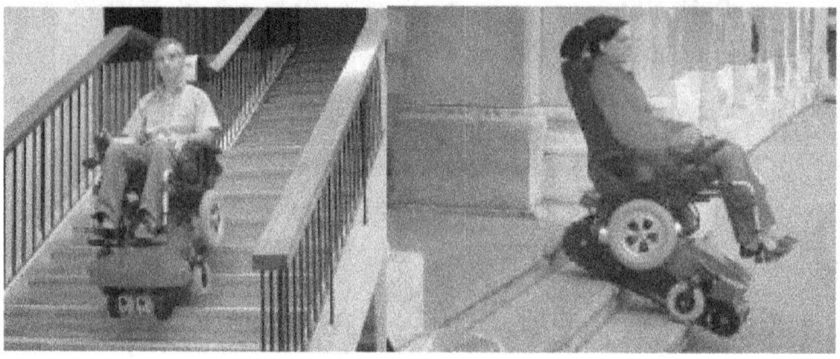

图 2-66　轮-履混合式爬楼梯轮椅

（二）爬楼梯轮椅应满足的基本要求

（1）在爬楼梯过程中稳定性好，安全可靠。

（2）适用性广，应能攀登多种尺寸的楼梯。

（3）使用者能独立操作，无须他人帮助，轮椅可方便出门，到户外活动。

（4）具有一定的灵活性，轮椅外形尺寸不能过大。

（5）操作过程简单，平地行驶与上下楼梯转换简单易行，配备回转仪和感应器，能在不平的地势上维持平衡。

（6）乘坐平稳舒适，爬楼梯时座位应基本保持水平。

（7）轮椅结构尽量简单，造价低廉。

四、轮椅用升降机

无障碍轮椅升降设备主要包括斜挂式轮椅升降平台、座椅式电梯、垂直式轮椅升降平台和无障碍电梯。其主要用于载送乘坐轮椅车的老年人、残疾人上下楼梯使用，适合于地铁出入口、地下人行通道、体育馆、展览馆、医院、老年康复中心、民政办事处、酒店、飞机场、图书馆等众多公共场所使用。

（一）斜挂式轮椅升降平台

1. 组成

斜挂式轮椅升降平台主要由升降平台、导轨和驱动部分三大主体组成（图 2-67）。升降平台是承载轮椅的主体部件，它分支撑体和平台体两大块。

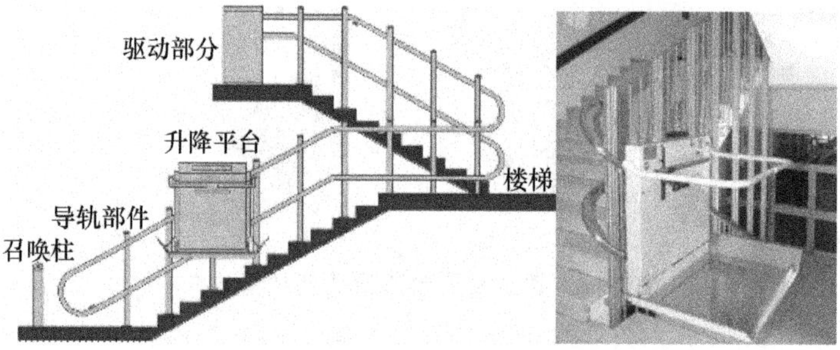

图 2-67　斜挂式轮椅升降平台

支撑体依附于不锈钢导轨上，可沿导轨做上下、转弯及螺旋形运转。平台体表面采用防滑材料制成，外围三侧装有安全防护板，在其不用时可以向上折叠，减小整体平台在楼道上占用空间。

2. 运行方式

(1) 直线运行式(图 2-68A)。座椅或轮椅平台不能转弯，只能沿着楼梯作上升或下降的直线运动，运行倾角不大于 35°。这种楼梯升降机的导轨是 1 条直线，适用于楼层较低、中间不需要有水平段的直线型楼梯。

(2) 曲线运行式(图 2-68B)。轮椅平台能沿着楼梯，在运行倾角不大于 35°的情况下作上升、下降、水平、转弯和螺旋形运动。适用于楼层高度大，楼梯中间有水平段和转弯的场所。例如，层间高度一般都在 5m 以上的地铁车站。

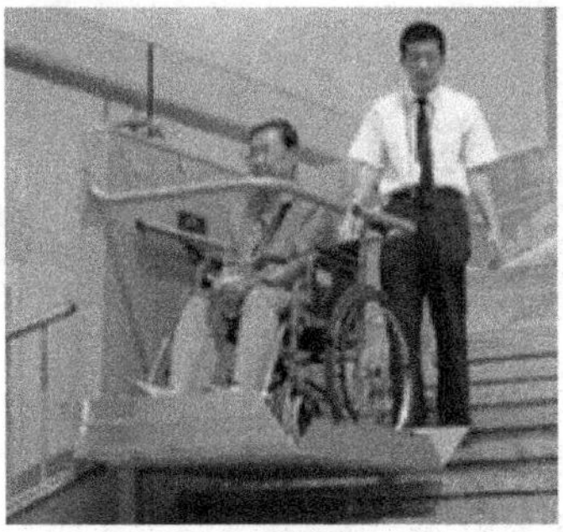

A. 直线运行式

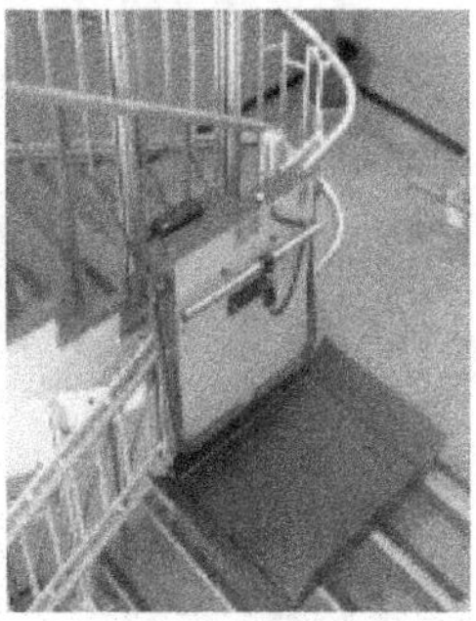

B. 曲线运行式

图 2-68　斜挂式轮椅升降平台运行方式

3. 传动方式

传动方式包括绳球链牵引、滚轮式传动和齿轮齿条传动。

(1) 绳球链牵引。这种牵引方式一般采用交流电机驱动。驱动装置安装在楼梯的上端部，220V 交流电源直接为驱动装置的电机供电。绳球链是一种在钢丝绳上穿入用工程塑料制造的圆球制成的传动机构，穿在空心的导轨中，牵引升降平台运动。

这种升降机的优点是导轨外形美观，缺点是运动时绳球在钢管内滑动产生的摩擦对动力的损耗大，特别是在导轨转弯的地方，导轨的总长度一般不能太长，因此适合提升高度不高、转弯少的楼梯。

(2) 滚轮式传动(图 2-69A)。这种传动方式采用一种特殊设计的曲线导轨与特殊设计的滚轮机构相啮合，滚轮机构由安装在平台支架内的驱动主机驱动，滚轮在导轨上的爬行带动升降平台作上升或下降的运动。这种升降机导轨结构较复杂，但在使用中传动件的摩擦损耗小，能适应多转弯、高度高的楼梯。

(3) 齿轮齿条传动(图 2-69B)。这种楼梯升降机的驱动机安装在升降平台(或座椅)支承架内，导轨上装有齿条。通过齿轮在齿条上的滚动，使升降平台上升或下降。

优点是导轨和驱动系统结构简单，外形美观，能适应长行程、多转弯的楼梯。缺点是由于齿轮齿条传动齿条受力大，易磨损，因此一般只用在座椅式楼梯升降机上。

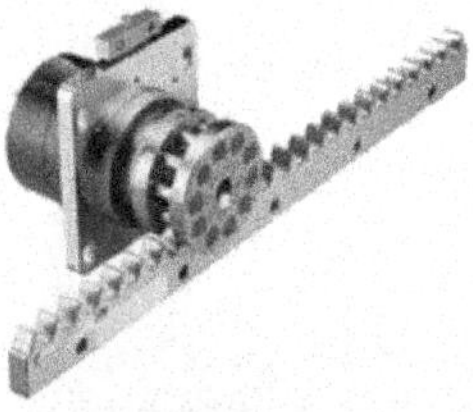

A. 滚轮式传动

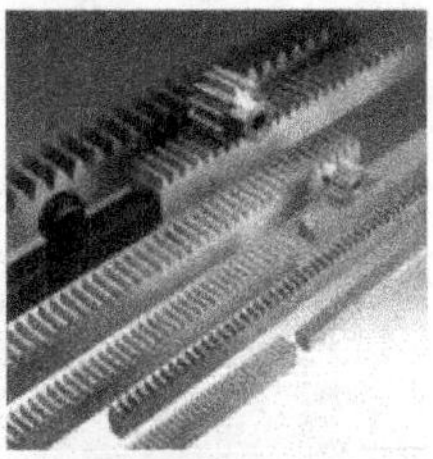

B. 齿轮齿条传动

图 2-69　斜挂式轮椅升降平台传动方式

（二）座椅式电梯

座椅式电梯一般由座椅、托架和导轨等组成(图 2-70)。座椅设有座位、扶手、靠背和脚托。为了方便乘坐,座椅一般设计成能转动的。在不使用时,座椅和脚托能够折叠起来,以减少对空间的占用。托架除用以支承座椅外,将驱动装置也安装在其内,通过传动装置,使座椅沿着导轨面运动。

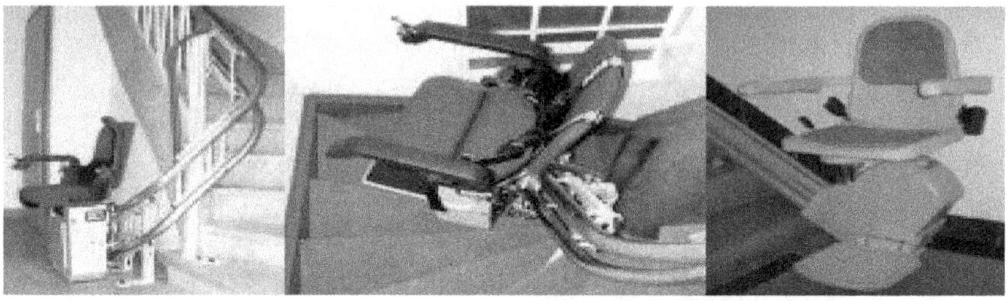

图 2-70　座椅式电梯

座椅式电梯的导轨一般直接装在楼梯面上,座椅直接支承在导轨面上,结构和安装都比较简单。拥有自锁功能,停电时还可保证设备运行若干次。

座椅式电梯有将轨道通过壁挂板固定在楼梯一边的墙上的壁挂式,以及将轨道通过立柱固定在楼梯扶手一侧的立柱式。

（三）垂直式轮椅升降平台

垂直式轮椅升降平台适用于室内(外)有垂直提升空间的场所,直接安装于地面,无须土建配套地坑,但提升高度有限(图 2-71)。

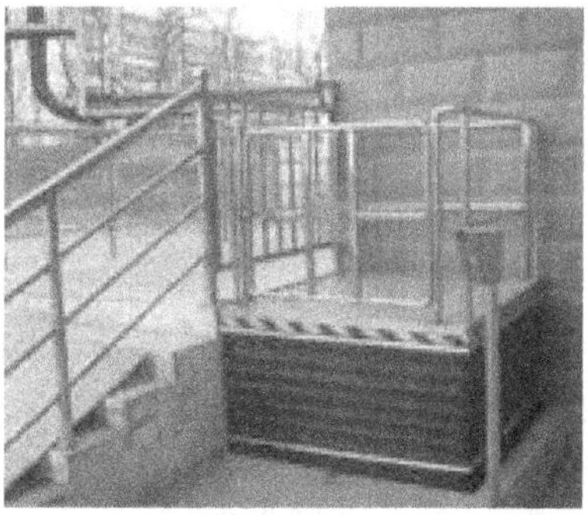

图 2-71　垂直式轮椅升降平台

（四）无障碍电梯

控制系统采用复合无线按钮,使电梯控制灵活自由,可实现任意位置暂停,配有底座防撞装置和底座平台失速弹簧及扶手。

项目三　老年人自我照护(料)辅助器具选配

学习目标

√ 能够说出各类饮用、进食、如厕、洗浴、着装取物和修饰辅助器具的名称、功能特点以及适用人群。

√ 能够为各种功能障碍的老年人选配合适的饮用、进食、如厕、洗浴、着装取物和修饰辅助器具。

自我照护(料),又称自我维护、生活自理或基本的日常生活活动(basic activities of daily living,BADL),是指维持一个人达到某种程度的独立所必需的能力,包括喝水、进食、更衣、梳洗修饰、洗澡及如厕等。老年人的日常生活活动能力的高低是决定其回归家庭和社会的重要因素,具有运动功能障碍的老年人往往也是从获得最简单的生活能力开始重树生活信心的。

任务一　饮用辅助器具的选配

情境引入

李奶奶，86岁，患关节炎多年，因上肢关节活动受限致饮水困难，上肢肌力和肌张力尚可，抓握能力尚可，饮水动作不协调。那么，怎样为其选配合适的饮水辅助器具？

知识要点

一、杯具

（一）带手指抓握的杯子

举例一：方便抓握杯（图3-1A）。

适用人群：抓握受限者、关节炎患者等。

结构功能：带有手指抓握，绝缘手指凹槽设计既可以减少热饮的热量传递，又能提供手摸时抓握的舒适性和安全感；杯身轻，可盛340ml液体。

举例二：暖暖茶杯（图3-1B）。

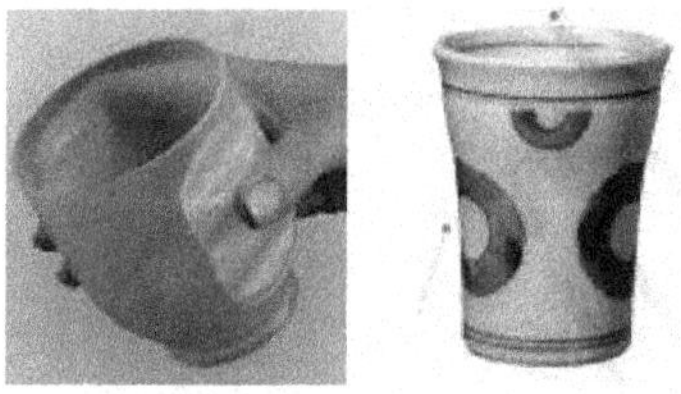

A. 方便抓握杯　　B. 暖暖茶杯

图3-1　带手指抓握的杯子

适用人群：喝水时，仰头和仰脖子有困难的人；由于老龄化，有吞咽障碍，使用普通茶杯喝水时，容易呛咽的人；肩关节、胳膊肘等疼痛、运动障碍造成手臂及手腕运动困难的人；普通家庭等。

结构功能：杯身从底部到口缘呈牵牛花形，不容易从手上滑落。手小的人也可以轻松自如地拿稳杯子。采用里层和外层双重结构，杯身内部和握柄都是中空的，不仅实现了轻量化，还具有保温、保冷的效果。由于杯中的水温不会直接传导到手上，所以可以稳稳拿住杯子，但注意避免烫伤口唇。杯子内侧面为倾斜设计，可以有效防止喝水时头部向后仰的姿势，从而防止“哽噎”和“误咽”，也没有必要将肘部抬太高。高96mm，直径77mm，重量170g，容量110ml，瓷质。

（二）带杯托的杯子

举例一：带支持器和盖子的杯子（图3-2A）。

适用人群：脊髓损伤患者、严重肢体障碍者、上肢运动障碍者等。

结构功能：聚碳酸酯材料，手柄为聚丙烯材料呈D形，聚丙烯材料盖子带有壶嘴，杯子为隔热设计，冷热液体均适合盛装。

举例二：饮用助手（图3-2B）。

适用人群：轮椅使用者、上肢运动障碍者等。

结构功能：此杯子可以不用手独立完成饮用，包含了一个隔热水杯，一个柔软、防震的饮用长管，一个通用夹子，可以将杯子夹在床、轮椅之上。

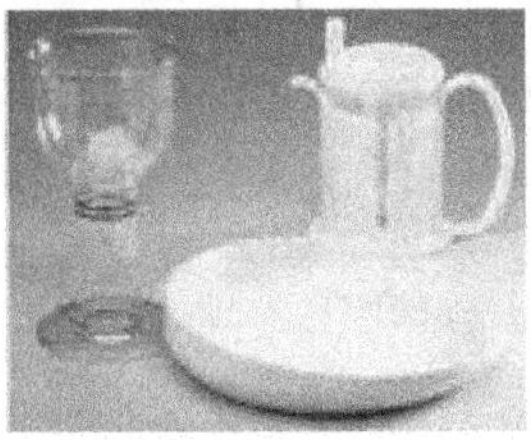
A. 带支持器和盖子的杯子

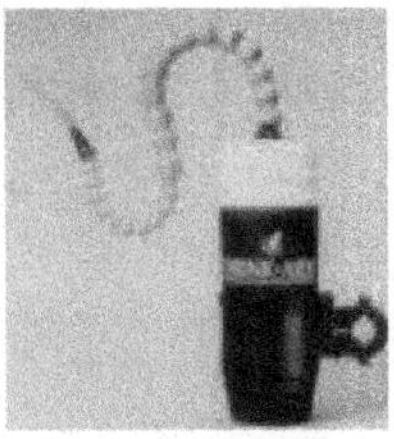
B. 饮用助手

图 3-2 带杯托的杯子

（三）大手柄杯子

举例一：单手柄透明杯（图 3-3A）。

适用人群：抓握障碍者等。

结构功能：由透明聚丙烯材料制成，可以看到热饮或冷饮的盛入量，杯子不易被摔破，有防溅盖和壶嘴，可以安全耐受微波炉和洗碗机 110℃的高温。

举例二：双手柄杯子（图 3-3B）。

适用人群：上肢颤抖或障碍者、吞咽障碍者等。

结构功能：大的双手柄足够容纳成人手指，杯盖带有壶嘴防溅设计，杯子可以在洗碗机、微波炉和高压灭菌器中安全使用。

举例三：吞咽困难用杯（图 3-3C）。

适用人群：上肢运动障碍者、吞咽障碍者等。

结构功能：轻质材料，有一个加长手柄，适合整手抓握或者只用拇指抓握，杯子的设计促进了下颌颏部向胸部收拢，提供了正常吞咽机制工作的时间，同时液体被导向嘴中央不易溢出。

举例四：暖暖马克杯（图 3-3D）。

适用人群：握力弱的人；喝水时，仰头和仰脖子有困难的人；由于老龄化，有吞咽障碍、使用普通茶杯喝水时，容易呛咽的人；肩关节、肘关节等疼痛、运动障碍造成手臂及手腕运动困难的人等。

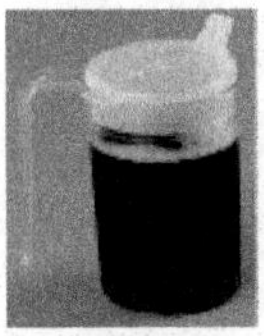
A.单手柄透明杯

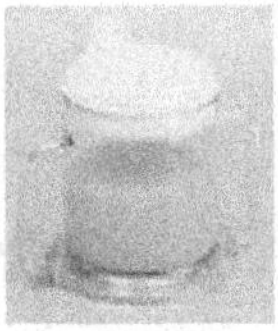
B. 双手柄杯子

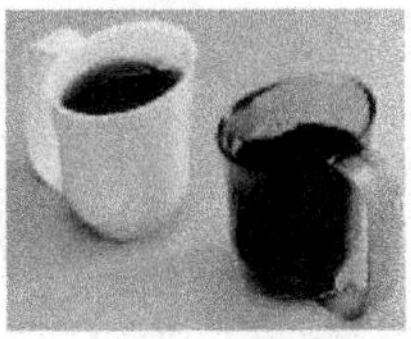
C. 吞咽困难用杯

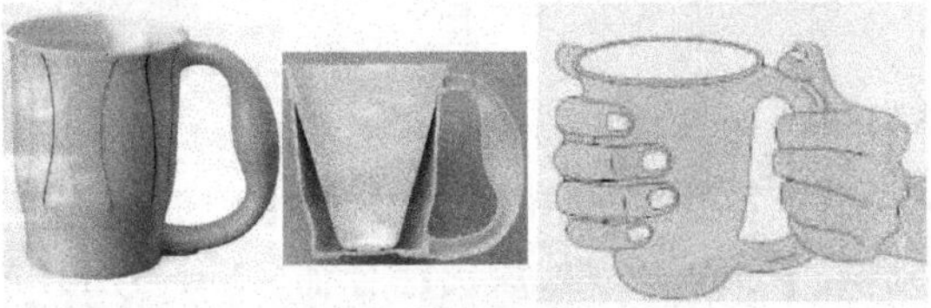
D. 暖暖马克杯

图 3-3 大手柄杯子

结构功能：尺寸较大，胖胖鼓鼓的把手，实现了“用4根手指牢牢握住”的目标。杯子下方直径比上方稍小一些，如此一来，另一只手也可以牢牢握住杯身，更增添了安全性。采用里层和外层双重结构，瓷器材质，杯身内部和握柄都是中空的，不仅实现了轻量化，还具有保温、保冷的效果。由于杯中的水温不会直接传导到手上，所以可以稳稳地拿住杯子，但注意避免烫伤口唇。杯子内侧面为倾斜设计，可以有效防止喝水时头部向后仰的姿势，从而防止“哽噎”和“误咽”，也没有必要将肘部抬太高。

（四）带防滑基底的杯子

举例：带防滑基底的杯（图3-4）。

适用人群：上肢运动障碍者、抓握障碍者、神经障碍者等。

结构功能：防溅设计，弹性密封材料保证杯子打翻时也不泄漏或溅出，冷、热饮均可盛，双层壁结构提供了保温功能，人体工学设计橡胶手柄，适合左、右手抓握，饮用口的双曲线设计与嘴型相符，橡胶带齿基底防止打滑。

（五）带盖的透明杯

举例：防溅杯（图3-5）。

适用人群：持握标准玻璃杯有困难者等。

结构功能：轻质塑胶材质，大的倒L外型手柄适合左手或右手使用者，可转动的杯盖上面有一个小孔方便放置任何标准吸管，可以安全放于洗碗机和高压灭菌器中洗涤，在倾斜状态不溢出。

（六）重心辅助杯子

举例：重力给水杯（图3-6）。

适用人群：饮水困难者等。

结构功能：调整杯子的位置可以控制液体的流出，使用者通过吮吸与杯子底端连接器相连的L形吸管喝到饮料，护理者可以通过改变杯子位置控制饮用量，吸管可更换并可以在超市中购买到，杯子可手洗。

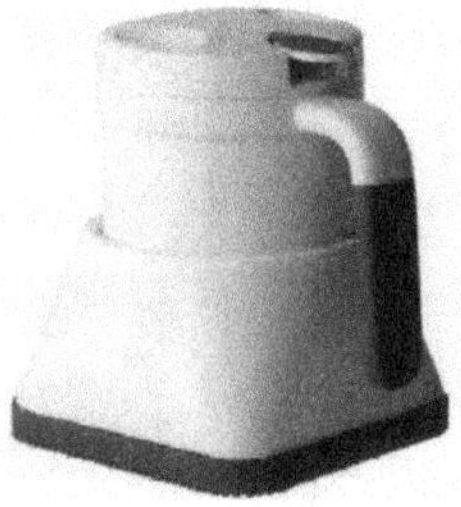

图3-4　带防滑基底的杯子

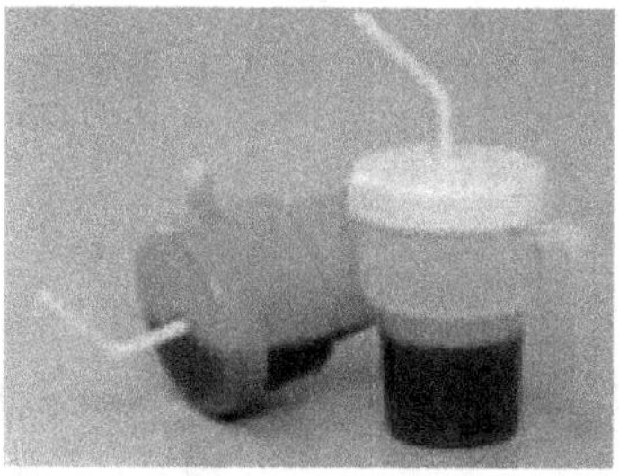

图3-5　防溅杯

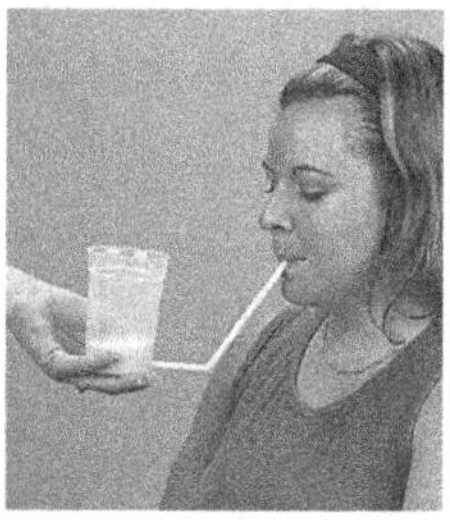

图3-6　重力给水杯

（七）药丸固定器透明杯

举例一：药丸吞咽杯（图3-7A）。

适用人群：孤独症、脑卒中、吞咽困难、唐氏综合征（Dow Syndrome，先天愚型）、阿尔茨海默病（Alzheimer's disease，老年性痴呆病）、关节炎、视觉障碍或吞药障碍的成人或儿童（4岁及以上者）等。

结构功能：此款杯子允许了吞药时正常的吞咽反射，杯盖采用摁扣连接，设计有一个特殊的带肋的壶嘴，使用者只需简单地将药片放入壶嘴，将水杯倾斜，像往常一样饮用，倾斜的角度和流动的液体将药片推至喉咙，轻松地冲下，壶嘴可以适配市售所有药丸大小，避免了将药丸切开或捣碎的必要，适合缓释药丸和糖衣药丸。使用时，在杯子中加入果汁或水，将药片放入壶嘴口，正常的饮用即可，结合了吃与喝的动作，创造一种自然的吞咽药丸的方式。

举例二：药丸吞咽壶（图 3-7B）。

适用人群：吸食力减弱的人士等。

结构功能：帮助吸食力弱的病人吃药、喝水时使用。壶口经过特殊设计，水不易洒出。可直接吸饮，也可配合特质的吸口使用。附件包括采用柔软、安全的硅胶制成的吸口；专门用于清洗壶嘴的刷子。容量为 150mL。

（八）大鼻子开口杯

举例一：柔性切口杯（图 3-8A）。

适用人群：喝水时头后仰困难者等。

结构功能：透明杯子可以清楚地看见液体，1oz（约为 28g）和 2oz 型号较柔软可以挤压改变杯口形状来辅助饮用；7oz 型号更硬些，使用者可以独立饮用。所有型号杯子可以安全放入洗碗机洗涤，1oz 型号为粉色，2oz 型号为蓝色，7oz 型号为绿色。

举例二：大鼻子杯（图 3-8B）。

适用人群：头后仰困难者等。

结构功能：减小了喝水时脖子的后伸，同时促进下颌颏部合适的收拢。容量约为 226g，可以安全放入洗碗机洗涤，有多种颜色可选。

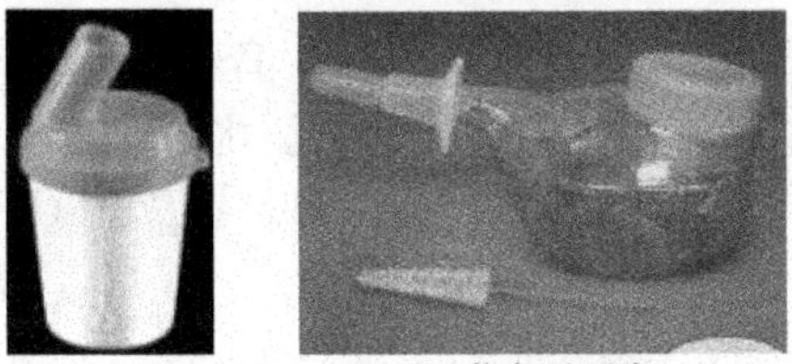

A. 药丸吞咽杯　　B. 药丸吞咽壶

图 3-7　药丸固定器透明杯

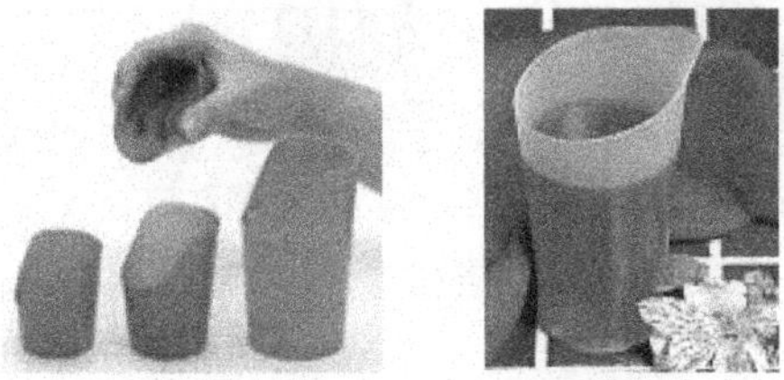

A. 柔性切口杯　　B. 大鼻子杯

图 3-8　大鼻子开口杯

二、吸管

（一）饮用吸管

举例一：柔韧吸管（图 3-9A）。

适用人群：吞咽困难者、上肢运动障碍者等。

结构功能：可重复使用，用肥皂和清水洗涤。

举例二：单向饮用吸管（图 3-9B）。

适用人群：吞咽困难者等。

结构功能：吸管有一个单向阀，即使用户嘴部离开时也能保持液体充满吸管，减少了饮用需要的力气和摄入的空气量。吸管有一个可调节的夹子来保证紧固在杯子里。

举例三：加长饮用吸管(图 3-9C)。

适用人群：上肢运动障碍者、吞咽困难者等。

结构功能：此吸管有 4 个柔性部分，两个在中间部位，两端各有一个，以便使用者调整到合适的饮用位置，也可以用剪刀剪至需要的长度。28in 长(约 71cm)，内径为 0.35in(约 1cm)。

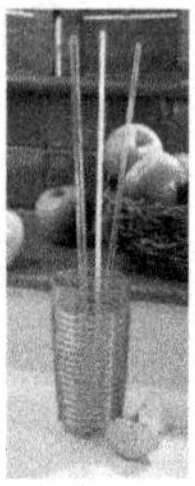
A. 柔韧吸管

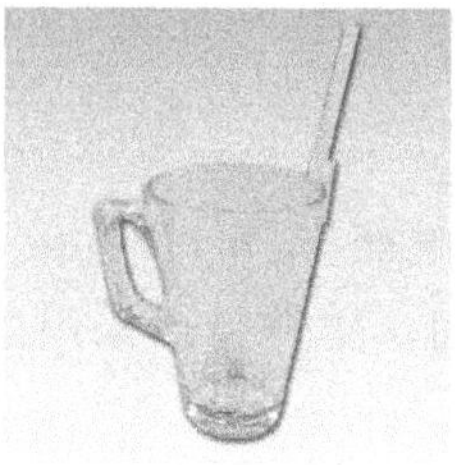
B. 单向饮用吸管

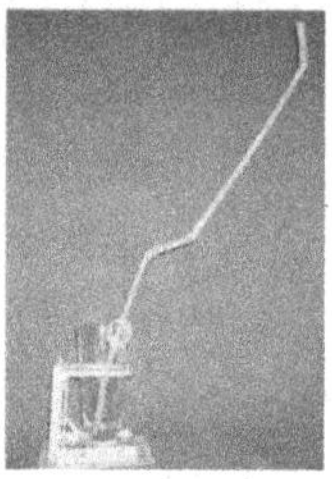
C. 加长饮用吸管

图 3-9　饮用吸管

(二)吸管固定器

举例一：吸管固定器(图 3-10A)。

适用人群：上肢运动障碍者、饮水困难者等。

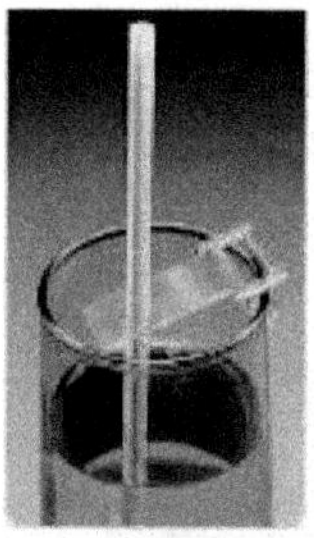
A. 吸管固定器

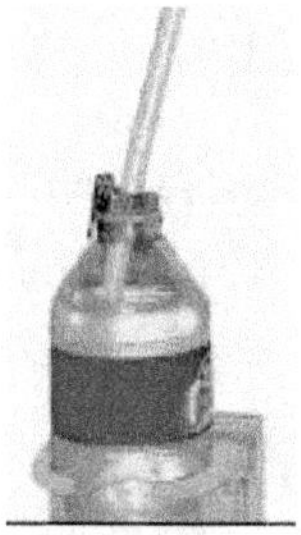
B. 自动调节吸管固定器

图 3-10　吸管固定器

结构功能：夹式固定器可以安置在任何种类杯子的边缘，保证吸管到位，适合任何直径小于 0.35in(约 1cm)的吸管。

举例二：自动调节吸管固定器(图 3-10B)。

适用人群：上肢运动障碍者、吞咽困难者等。

结构功能：铝制固定器有一个自动调节环和夹子，夹子可以夹在任意塑料饮料瓶、水瓶、杯子的边缘。此固定器可以固定直径在 0.25～0.75in(0.6～2cm)的吸管。

三、持握辅助器具

(一) 杯具持握辅助器具

1. 罐头固定器

举例一：标准杯子固定器(图 3-11A)。

适用人群：上肢运动障碍者、神经障碍者、运动受限者等。

结构功能：可折叠、加重固定器，一体化基底带有一个软木垫吸收水分。固定器可以调整放置 6～16oz(170～450g)的玻璃杯、马克杯、易拉罐、瓶子。此固定器在撞击或碰撞的情况也不会移动或翻倒，适合在轮椅托盘、床上桌或桌子顶部使用。吸力垫采用真空系统，当置于水平表面并轻轻加压时，产生的吸力足够使固定器不再移动；释放压力时，只需将垫子一角抬起。存放时将固定器折叠平放。

举例二：固定器(图 3-11B)。

适用人群：运动障碍者等。

结构功能：此固定器可以安装在轮椅、助行器、踏板车的管状结构上，携带饮料及其他物品，不需要使用工具即可以拆卸和紧固。

举例三：持握器(图 3-11C)。

适用人群：严重身体障碍者、神经障碍者、上肢运动障碍者、抓握障碍者、脊髓损伤患者等。

结构功能：此持握器为罐头、杯子、瓶子握器，结构为一个防滑皮带衬垫的容器支持器和一个带橡胶覆层的不锈钢手柄，皮带衬垫保证了使用者安全地持握形状不规则的物体和容器，手柄有缝，方便调节，适应使用者手的大小。

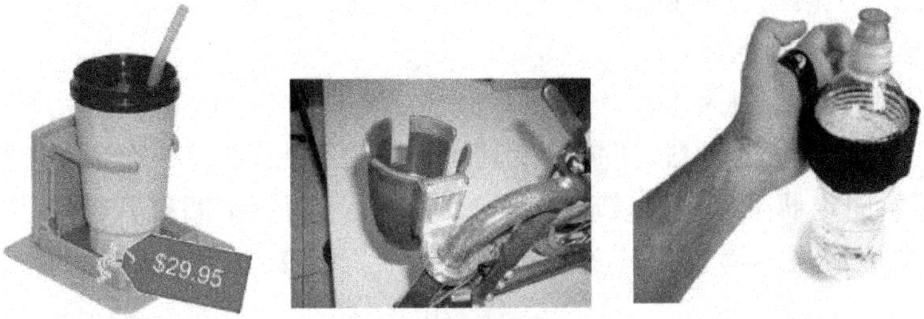

A. 标准杯子固定器　　B. 固定器　　C. 持握器

图 3-11　罐头固定器

2. 杯子固定器

举例一：普通杯子固定器(图 3-12A)。

适用人群：抓握障碍者、上肢运动障碍者、关节炎患者等。

结构功能：两个大的手柄辅助使用者喝水时控制杯子，使之处于正确的位置。

举例二：防滑杯子固定器(图 3-12B)。

适用人群：上肢运动障碍者、严重运动障碍者等。

结构功能：防滑材料制成，浅底适合多数杯子，当杯子放上后，固定器可以防止其移动和杯中饮料溢出。可放在温肥皂水中清洗。直径×高为 9cm×2cm，蓝色。

举例三：转移盘和杯子固定器(图 3-12C)。

适用人群：使用助行器的人士等。

结构功能：结构特点为一个大的隔间和一个小的浅层，顶部搭盘凹进去可以固定物品(如餐盘)，杯子固定器可防止杯中饮料溅出。托盘采用耐用塑料制成，重约 1kg，可以支持 2kg 重物品，可手洗或洗碗机清洗，高×长×宽为 20cm×31cm×46cm。

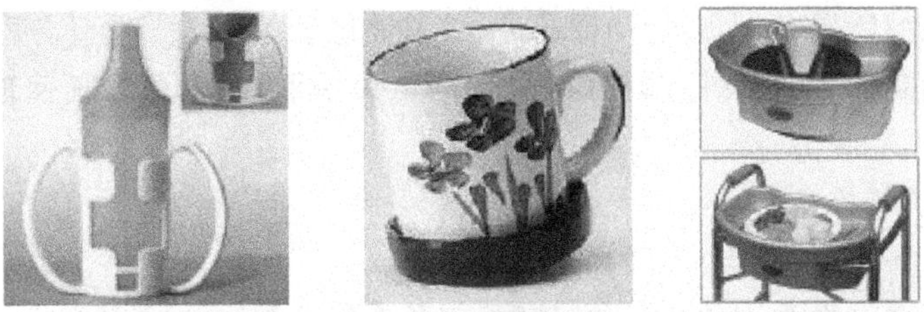

A. 普通杯子固定器　　B. 防滑杯子固定器　　C. 转移盘和杯子固定器

图 3-12　杯子固定器

3. 轮椅用饮料固定器

举例一：轮椅用杯子固定器(带杯子)(图 3-13A)。

适用人群：使用轮椅的人士等。

结构功能：夹住式杯子固定器，有 2 个弹簧夹子；杯子有开环手柄，杯盖可以防溅，有饮用孔。

举例二：夹住式饮料固定器(图 3-13B)。

适用人群：使用轮椅的人士等。

结构功能：聚氯乙烯覆层的金属夹子固定在轮椅桌臂上，固定器的材质为轻质塑料，可调节魔术贴以适应不同尺寸的容器。

举例三：握柄杯子固定器(图 3-13C)。

适用人群：使用轮椅的人士等。

结构功能：可以夹在助行器、床护栏及其他管状框架上，通过一个大的杠杆旋钮保证自身安全夹紧；塑料固定器可以固定玻璃杯、易拉罐、瓶子，两侧中间有开槽可以适应带握柄的杯子，左、右手均可使用。固定器高为 9cm，内径约 7cm，夹子适合直径为 2.2～2.5cm 的管子。

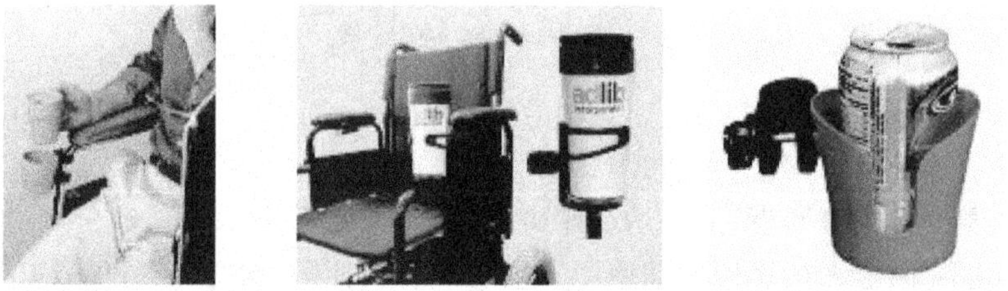

A. 轮椅用杯子固定器(带杯子)　B. 夹住式饮料固定器　C. 握柄杯子固定器

图 3-13　轮椅用饮料固定器

4. 可调节玻璃杯托

举例：玻璃杯托(图 3-14)。

适用人群：抓握障碍者、上肢运动障碍者、关节炎患者等。

结构功能：有大小可调节的圆环，可适合任何玻璃杯；可调节手柄为不锈钢内芯，聚氯乙酸覆层。

5. 双柄玻璃杯托

举例：双柄玻璃杯托(图 3-15)。

适用人群：抓握障碍者、上肢运动障碍者、关节炎患者等。

结构功能：钢制内芯、聚氯乙烯覆层杯托；两个大手柄；一个适合任何玻璃杯的可调节夹钳。

6. 可夹式玻璃杯托

举例：床边饮料固定器(图 3-16)。

适用人群：抓握障碍者、上肢运动障碍者、关节炎患者等。

结构功能：可固定杯子、罐头、瓶子等，可以夹紧在床护栏上，并有一个灵活的支持手臂及可调节的夹钳。支持手臂长约 28cm，夹钳适合直径为 2～2.5cm 的栏杆。

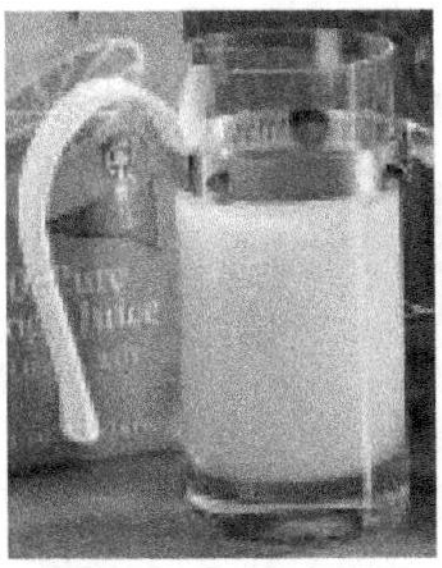

图 3-14 玻璃杯托

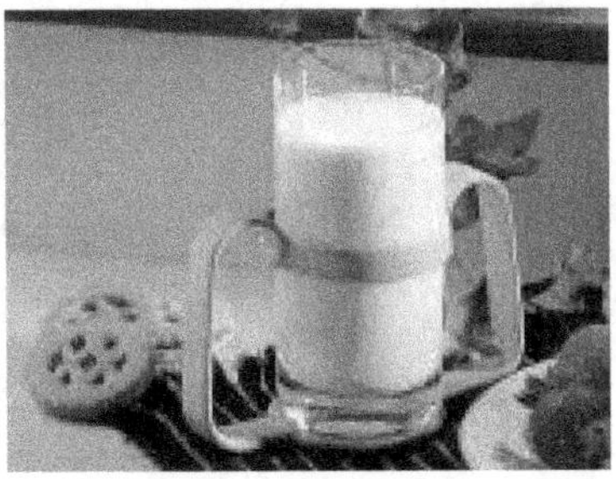

图 3-15 双柄玻璃杯托

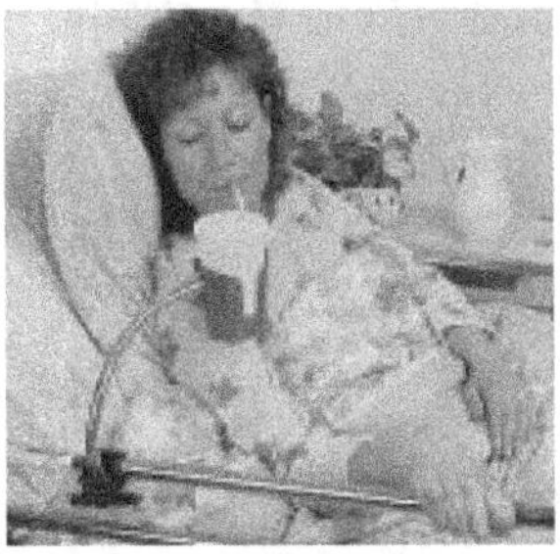

图 3-16 床边饮料固定器

（二）餐具持握辅助器具

1. 手掌 C 形夹

举例：带口袋的手掌夹(图 3-17)。

适用人群：四肢瘫患者、抓握障碍者、手腕活动受限者等。

结构功能：硬性塑料制成的 C 形口袋夹可紧紧地固定餐具手柄；设有紧固皮带，适合左手和右手使用不适合组合手柄餐具。

2. 用具固定器

举例：通用握器(图 3-18)。

适用人群：手部力量弱、手麻痹但手腕控制完好者等。

结构功能：设有弹性皮带，可以帮助使用者持握各种用具，如牙刷、餐具等。

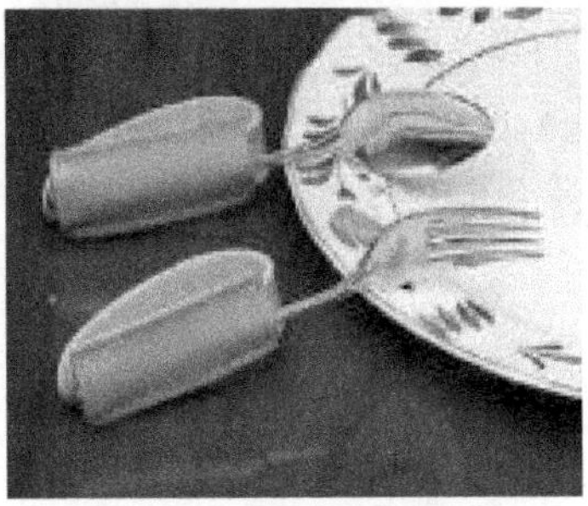

图 3-17 带口袋的手掌夹

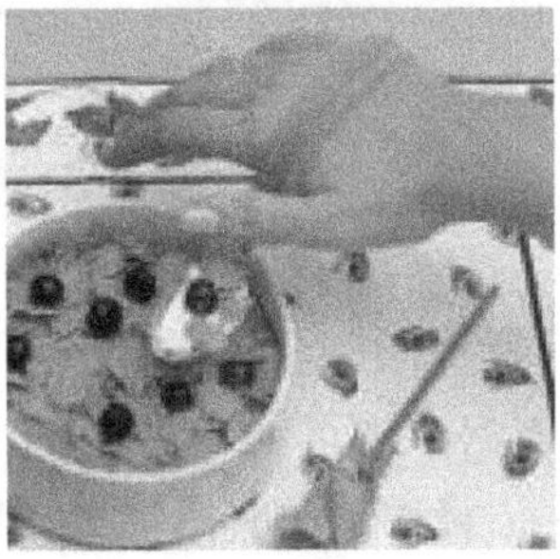

图 3-18 通用握器

3. 组合手柄适配器

举例一：泡沫橡胶适配手柄(图 3-19A)。

适用人群：抓握障碍者、上肢运动障碍者、关节炎患者等。

结构功能：手柄可以套在餐具(餐勺、餐叉、餐刀)和牙刷等上，创造更大的抓握表面。表面为光滑、可洗的聚氯乙烯材料。直径为 1.25in(约 3cm)。

举例二：模塑泡沫(图 3-19B)。

适用人群：抓握受限者等。

结构功能：类似于油灰的定制模塑橡胶可以用来制作餐具、门把手、抽屉拉手、插销、锁具、钥匙、取物器、手杖、助行器、拐杖、吊架等的传统把套和手柄，无须混合，从罐子中取出便能立即使用，24h 内可以干燥，有良好的皮肤触感。无毒，可以安全放入洗碗机洗涤和在高压消毒机中消毒。干燥时可以进行切边、抛光等操作,但会暴露疏松的表面。

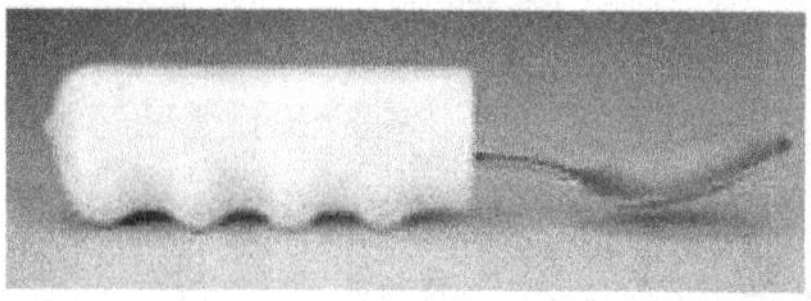

A. 泡沫橡胶适配手柄

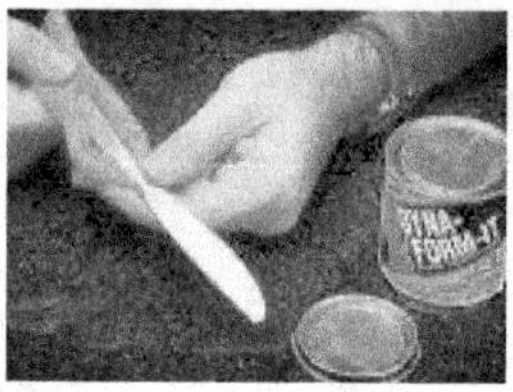

B. 模塑泡沫

图 3-19 组合手柄适配器

4. 卷绕握柄

举例:卷绕握柄(海绵制、硅胶树脂制)(图 3-20)。

适用人群:抓握障碍者、上肢运动障碍者、关节炎患者等。

结构功能:可轻松自如地卷成合适形状,卷在餐具、牙刷及圆珠笔等日用品上,方便携带,可以按照自己的手形来调节,使用起来既顺手又贴心。

海绵制:无论多粗的握柄都可以简单地卷住,取下也很容易。可以用剪刀剪成合适长度,轻松安装拆卸。有蓝色和粉红色,长 120mm,直径 24mm,重量 16g。

硅胶树脂制:可以用洗碗机进行煮沸消毒,使用起来方便卫生。有蓝色和粉红色,长 120mm,直径 20mm,重量 26g。

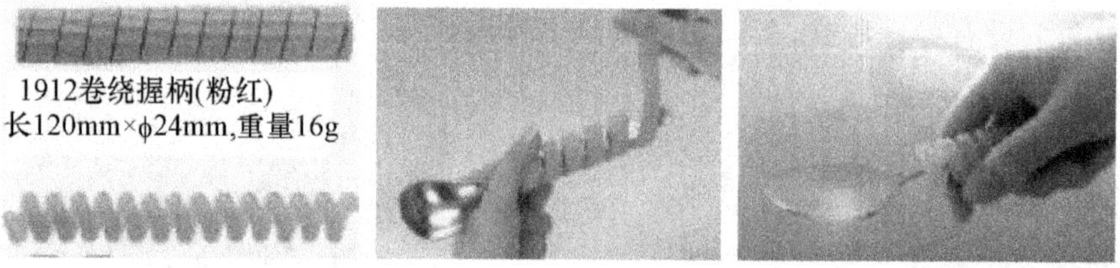

图 3-20 卷绕握柄

5. 三角形手指握把

举例一:棒球泡沫握把(图 3-21A)。

适用人群:上肢运动障碍的成人和儿童等。

结构功能:软的握把形似棒球棒,一端逐渐扩大,为手指定位提供触觉和视觉提示,长度为 2.5in(约 6.5cm)。

举例二:笔和铅笔握把(图 3-21B)。

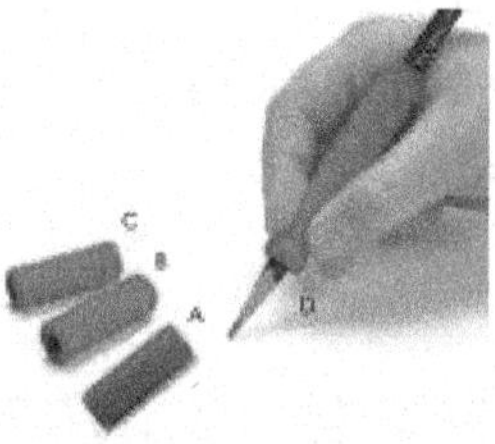

A. 棒球泡沫握把

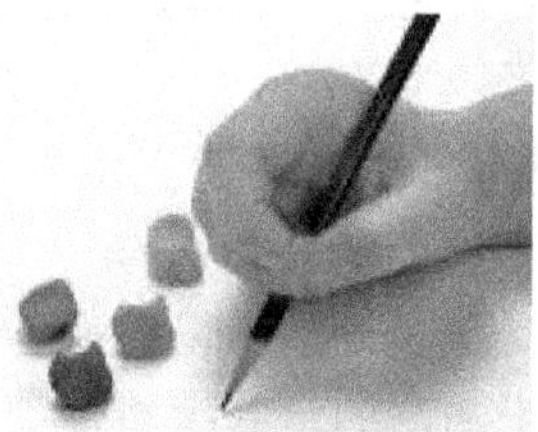

B. 笔和铅笔握把

图 3-21 三角形手指握把

适用人群：抓握或持握铅笔有困难人士等。

结构功能：软的握把可套入任何标准尺寸的铅笔上，左、右手使用均可，颜色多样。

（三）防滑辅助器具

1. 防滑垫

举例一：防滑垫（图 3-22A）。

结构功能：保持玻璃杯、盘子在适当位置，防止轮椅坐垫滑动，可手洗，用剪刀剪成合适大小和形状，能抑制细菌和真菌滋生，用肥皂水洗涤即可。

举例二：托盘垫（图 3-22B）。

结构功能：防止托盘倾斜时物体滑动或杯中液体溢出，衬垫可以剪成任意尺寸。

举例三：乌龟游戏垫（图 3-22C）。

适用人群：严重运动障碍者或有平衡障碍的儿童等。

结构功能：乌龟形状的衬垫可以用来作为游戏垫、写字板或娱乐、治疗过程中防止肘、手、膝、足部滑动，35cm×25cm，有蓝色、黄色、红色、深绿色。

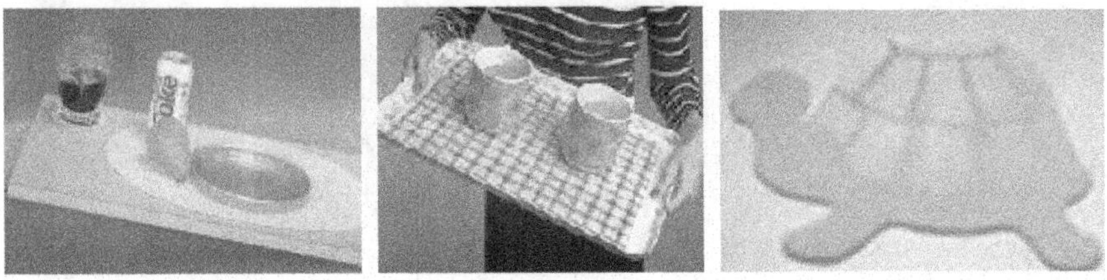

A. 防滑垫　B. 托盘垫　C. 乌龟游戏垫

图 3-22　防滑垫

2. 防滑衬垫

举例一：防滑垫（图 3-23A）。

适用人群：运动障碍者、平衡障碍者等。

结构功能：轻型橡胶泡沫垫，可以防止使用者从床或椅子上滑落，或置于使用者脚下防止转移时滑动。长×宽×厚为 43cm×43cm×0.6cm，重约 450g。

举例二：托盘垫（图 3-23B）。

适用人群：运动障碍者、平衡障碍者等。

结构功能：防滑橡胶泡沫垫，可放置在臀部下防止使用者从床上滑落，同时减轻背部压力，将枕头放在膝关节下同样可以减轻腿部压力使其更舒适。长×宽为 40cm×50cm。

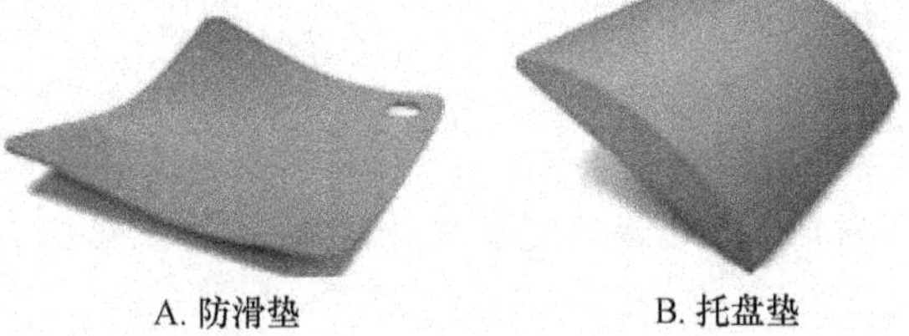

A. 防滑垫　B. 托盘垫

图 3-23　防滑衬垫

3. 吸力垫

举例一：防滑垫(图 3-24A)。

适用人群：沟通障碍者、上肢运动障碍者、神经障碍者、脊髓损伤患者等。

结构功能：微型吸力垫可固定需要垂直安装的交换器、轻型设备，可适配 15cm×15cm 大小重 900g 及以内物体。衬垫系统包含一个带有魔术挂钩的滑板，滑板将设备固定到位，可以进行前后 180°范围任意角度的调节。

举例二：黏性杯具固定器(图 3-24B)。

适用人群：精细运动障碍者、抓握障碍者等。

结构功能：带吸力的杯底可以紧紧吸在任何平滑、无孔表面，防止溅出，可随心所欲地移除，用来固定罐头、瓶子、杯子及各种尺寸的容器。

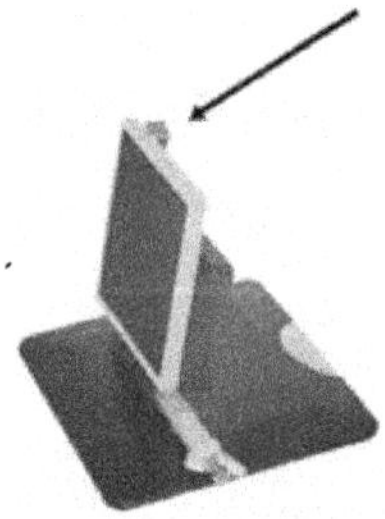

A. 防滑垫

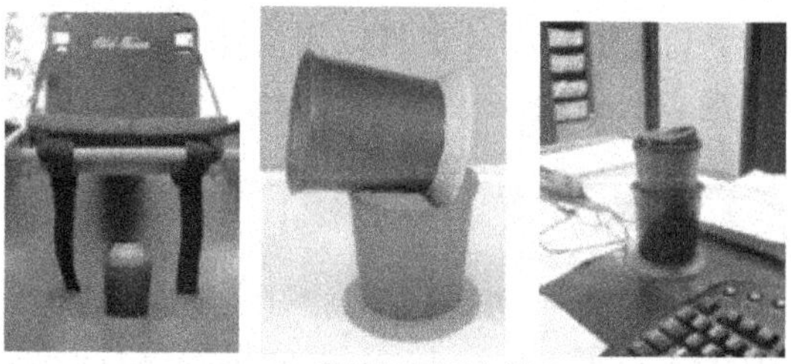

B. 黏性杯具固定器

图 3-24　吸力垫

任务训练

1. 王爷爷，56 岁，10 年前因车祸致胸 2 完全性脊髓损伤，手部抓握物体障碍，上肢不自主震颤，无法拿握杯具独立饮水。试为他选配合适的杯具或持握辅助器具，帮助其独立完成饮水动作。

2. 冯奶奶，86 岁，多年前患有颈椎病致头后仰有困难，造成饮水艰难痛苦。试为她选配一款合适的饮水辅助器具使其轻松饮水。

任务二　进食辅助器具的选配

情境引入

张爷爷，78 岁，因吞咽困难经常误吸，双上肢因抓握餐具困难常常需要别人喂食。怎样针对张爷爷的情况，为其选配合适的进食辅助器具，使其能够独立完成进食活动？

知识要点

一、围兜

（一）口围

举例：衣物保护背心（图 3-25）。

适用人群：上肢运动障碍者、脊髓损伤患者等。

结构功能：纯棉材质，衬里为防水材料，魔术贴搭接。颜色有紫色、蓝色、酒红色、浅棕色、深绿色、石灰绿和灰色。

（二）罩衫

举例一：易擦型氯丁橡胶围兜（图 3-26A）。

适用人群：吞咽障碍者、上肢运动障碍者等。

结构功能：轻便、柔韧，底部口袋可以捕获面包屑和液体溅出物。可机洗，通过颈部纽扣搭接，可以卷起来便于存放。

举例二：进餐保护罩（图 3-26B）。

适用人群：吞咽障碍者、上肢运动障碍者、脊髓损伤患者等。

结构功能：纯棉材质，衬里为聚氯乙烯。女士款式有什锦碎花印花，男士款式有涡纹图案蓝款、什锦印花和格子布。

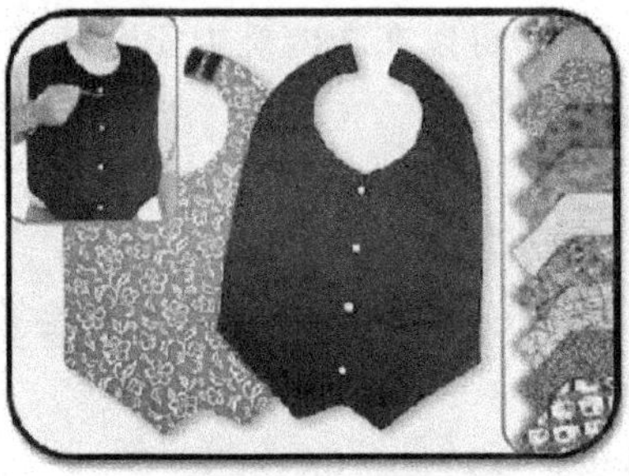

图 3-25　衣物保护背心

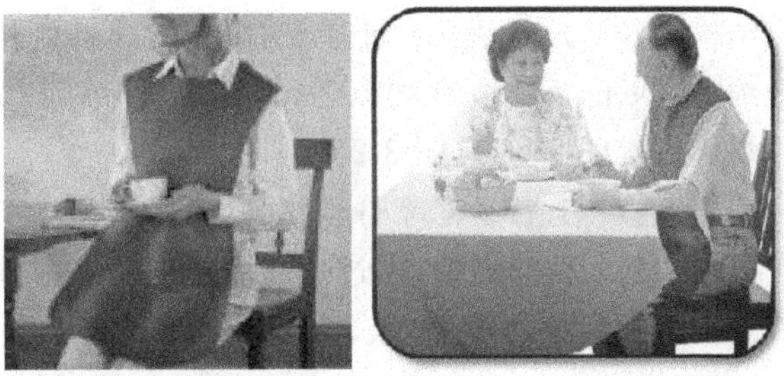

A. 易擦型氯丁橡胶围兜　　B. 进餐保护罩

图 3-26　罩衫

二、餐碟和餐碗

（一）带吸盘的餐具

举例一：鸡蛋杯（图 3-27A）。

适用人群：脑卒中者、上肢截肢或运动障碍者、只能用单手的人士等。

结构功能：此鸡蛋杯有一个吸盘来保证杯子在合适位置。外部直径为 47mm，重量为 55g。

举例二：自由舀取盘（图 3-27B）。

适用人群：上肢或严重身体运动障碍者等。

结构功能：盘子有一个高的后壁来辅助使用者舀盛餐具中的食物。带有一个真空垫，盘子通过螺丝固定在真空垫上，真空垫可以紧实地放置在任何光滑桌面或工作台上。盘子则牢牢地与垫子连接，几乎无法提起或移动。移除真空垫的方法也很简单，只需将一角提起释放真空，垫子便能被拆下或重新定位。盘子可以安全放入微波炉加热（真空垫不能微波加热），也可以在洗碗机中洗涤（上层架），垫子可以手洗和手动擦干。盘子直径为 20.5cm。

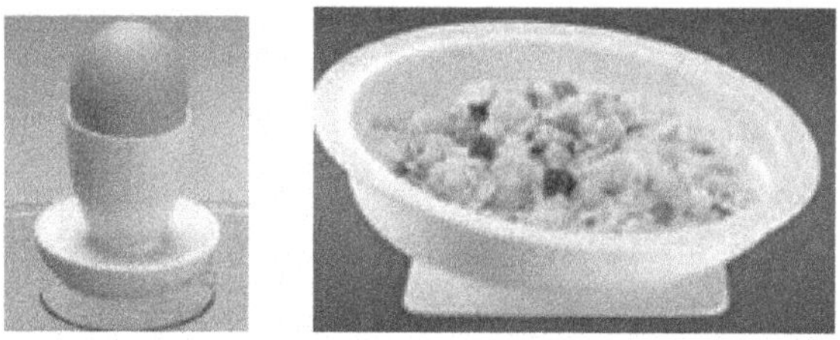

A. 鸡蛋杯　　B. 自由舀取盘

图 3-27　带吸盘的餐具

（二）高沿碟子

举例一：高沿分格餐具（图 3-28A）。

适用人群：上肢运动障碍者等。

结构功能：特点为高的边沿便于舀取，含有盖子和分格板，可以安全放入微波炉中加热，在洗碗机上层架中洗涤。

举例二：高低碟（图 3-28B）。

适用人群：上肢运动障碍者等。

结构功能：此款餐具设计了，三聚氰胺塑料材料，防滑基底，可以在洗碗机中安全洗涤。直径约为 20cm，入口高度约 1.3cm，另一半为约 4.5cm 的垂直盘沿。

举例三：自由汤碗（图 3-28C）。

适用人群：上肢运动障碍者、饮食障碍者等。

结构功能：高的碗沿，通过螺丝固定在自由防滑垫上，因此使用者大可不必担心碗会移动或打翻。真空垫防滑、防溅、可拆卸。高×直径为 4.5cm×15cm，白色。

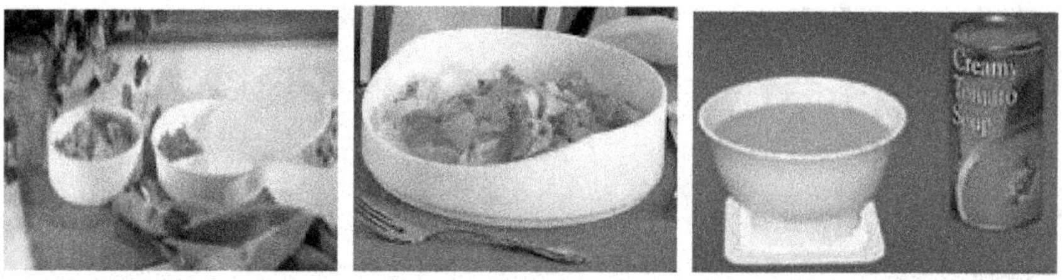

A. 高沿分格餐具　　B. 高低碟　　C. 自由汤碗

图 3-28　高沿餐具

（三）防滑舀取碗

举例一：舀取碗（图 3-29A）。

适用人群：上肢运动障碍者、只能使用单手者等。

结构功能：半球形状，一侧碗沿为高的回转曲线设计，帮助使用者舀取碗内食物。可拆卸橡胶环底可防止使用时碗滑动。隔热塑料材质，当所盛食物过热时颜色会发生变化。可以安全放入洗碗机中洗涤。碗的直径约为 11.5cm，蓝色。

举例二：贝壳形餐具(图 3-29B)。

适用人群：上肢运动障碍者、只能使用单手者等。

结构功能：餐盘为美耐皿树脂材质，强化瓷器产品经久耐用，干净卫生，即使掉在地上也不容易打碎；餐盘拥有较宽的弧面，方便把食物吃得干干净净；餐盘的边缘便于手持，底部经过防滑的加工处理；还有盖子可以防尘，防止食物干燥。

举例三：暖暖餐具(图 3-29C)。

适用人群：使用传统餐具无法舀净食物的吃饭困难人士，以及家庭用餐、福利院和医院等集体用餐使用等。

结构功能：手感舒适，重量恰到好处，拥有卓越的强度，以公认的优异特性和安全性的美耐皿树脂作为材料，形状设计便于舀取、使用舒适，造型可爱新颖，且易于保管。

餐具内壁几乎与地面垂直，用汤匙舀食物时，不用担心食物会“溜走”，为了方便手指控制餐具，边缘特别做成了波浪状。为了防止器皿拿在手上时打滑，在外侧设计有很细的沟槽，11cm 的小钵底部开有缺口便于排水，因此无须担心小钵由于真空状态被吸附在餐桌上。

举例四：带手柄的餐碗(图 3-29D)。

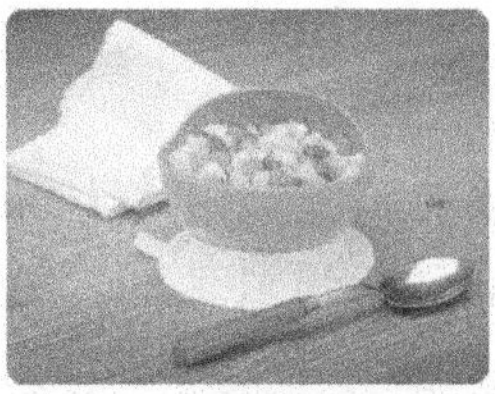

A.舀取碗

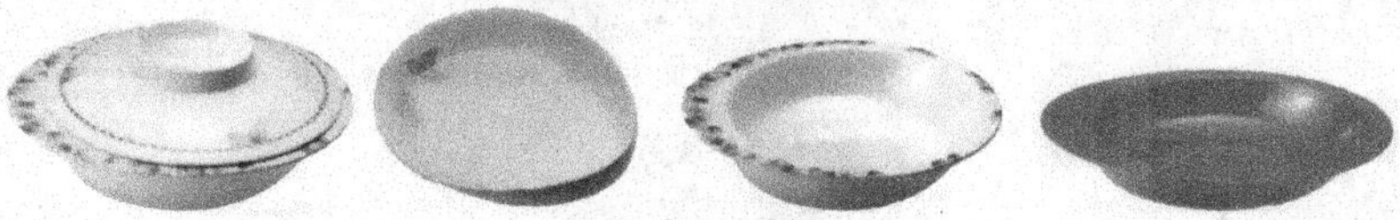

B.贝壳形餐具

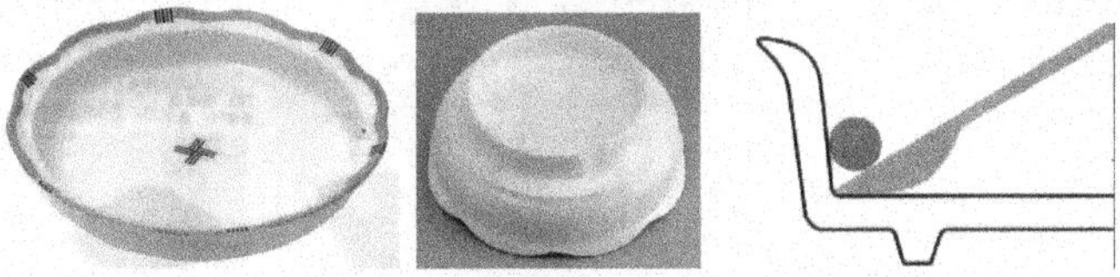

C.暖暖餐具

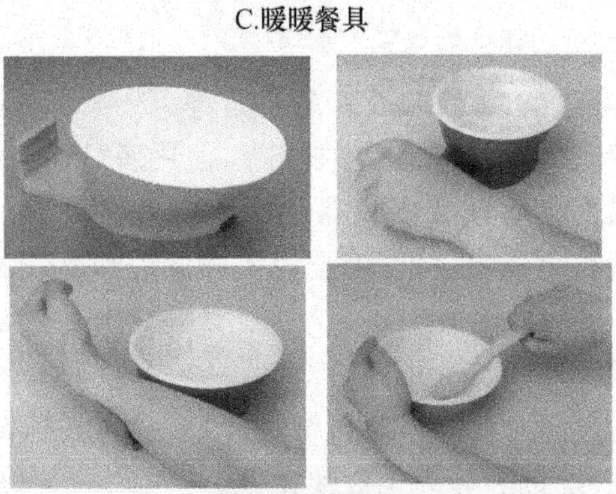

D.带手柄的餐碗

图 3-29　防滑舀取碗

适用人群：上肢运动障碍者。

结构功能：底盘有防滑垫保持餐碗不滑动；倾斜的底面方便舀取，一侧碗沿较低方便勺子伸入，另一侧碗沿较高提供了便捷的舀取；手柄可有多种握法，保证餐碗不滑动。

（四）舀取碟

举例一：旋转分格舀取碟（图 3-30A）。

适用人群：关节活动受限者、视觉障碍者、协调能力弱或无的人士等。

结构功能：盘子可以进行顺时针或逆时针 360°旋转调节，高的分格沿保证了食物独立放置不溅出。一款为平底，另一款为楔形底，专为前臂旋转和手部旋转受限人士设计，两款都有防滑垫，楔形底最高尺寸为 2in（约 5cm）。

举例二：圆形大舀取碟（图 3-30B）。

适用人群：舀取食物时上肢活动障碍者等。

结构功能：盘子采用前侧低、后侧高的设计，一可以盛放食物，二可以辅助舀取食物。由加厚的三聚氰胺塑料制成，耐用，加固边沿以及防滑底面。前侧口的凹槽可以放置餐具或者作为盲人、低视力患者的定位标志。可以安全放入洗碗机中洗涤（125℃以下）。盘子直径约为 23cm，中间深度为 4cm。

举例三：普通舀取碟（图 3-30C）。

适用人群：脑卒中者、上肢运动障碍者、只能使用单手者等。

结构功能：有一个高的后沿，有助于舀取食物。防滑吸盘垫保证使用过程中碟子不打滑。高×直径为 6.5cm×30.3cm，重量为 177g。

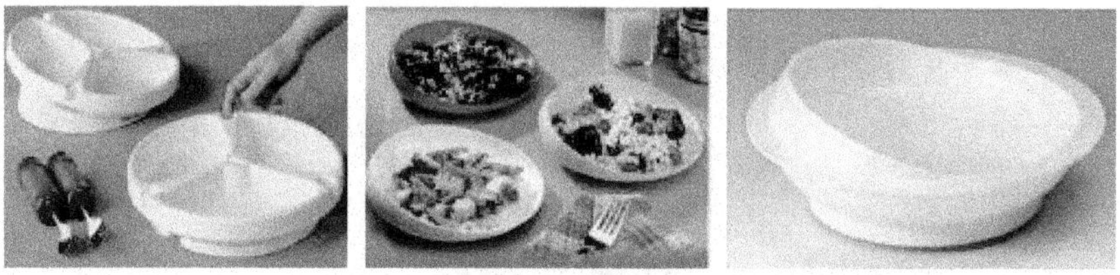

A. 旋转分格舀取碟　　B. 圆形大舀取碟　　C. 普通舀取碟

图 3-30　舀取碟

（五）内唇盘

举例一：带内沿的内唇盘（图 3-31A）。

适用人群：低视力、上肢活动障碍的成人或儿童等。

结构功能：盘子内沿有效防止食物从盘内滑出，使用者可以自我喂食。4 种颜色帮助饮食受限的人识别食物，如黑色食物放在白色盘子中可以刺激视觉。盘子直径约为 23cm，盘沿宽度为 2.5cm，内沿高度约 1.3cm，可以安全放入微波炉和 180℃以下洗碗机中。

举例二：带吸盘底的内唇盘（图 3-31B）。

适用人群：上肢活动障碍者等。

结构功能：带有 3 个镶嵌的吸盘腿，将塑料制盘子微微抬高，防止其在桌面或其他光滑平面滑动。直径约为 23cm，颜色为砂岩色或淡蓝色。

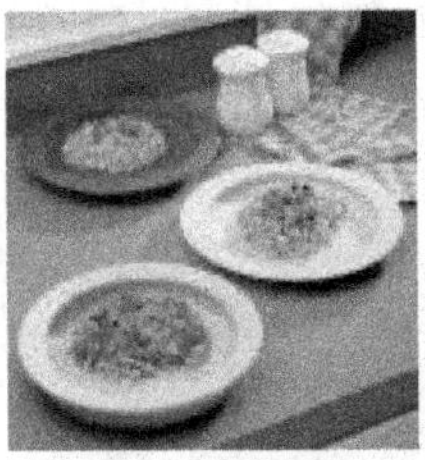

A. 带内沿的内唇盘

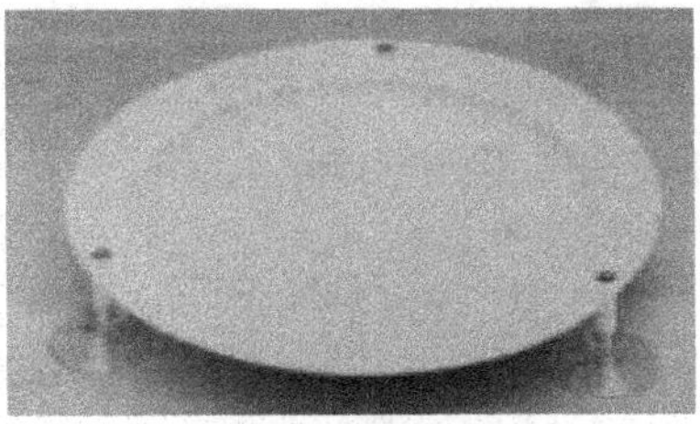

B. 带吸盘底的内唇盘

图 3-31　内唇盘

（六）食物加热碟子

举例：保温餐具(图 3-32)。

适用人群：用餐时间长的人士等。

结构功能：餐具包含了一个碗形隔层、高沿盘盖。隔层围绕着整个容器，充满热水后保持用餐过程中食物温热，容器有一个隔层观察口用来加水和排水，两侧各有一个手柄。餐具可以盛下约 625g 食物，高×直径为 5cm×20cm，重约 900g。

（七）防滑盘

举例：防滑切盘(图 3-33)。

适用人群：只能使用一只手的人士、关节炎患者、神经障碍者、脊髓损伤患者等。

结构功能：结合了切菜板和防滑餐盘的功能。防滑底防止盘子在工作台上滑动；盘子的边沿阻止了食物洒落并辅助舀取至餐具上；6 个钢针尖头可将需要切的肉、水果、蔬菜固定到位。盘子还有一个支点手柄，提供了额外的杠杆和向下的压力，切菜时更省力。可以安全放入洗碗机中。高×宽尺寸为 30cm×21cm。

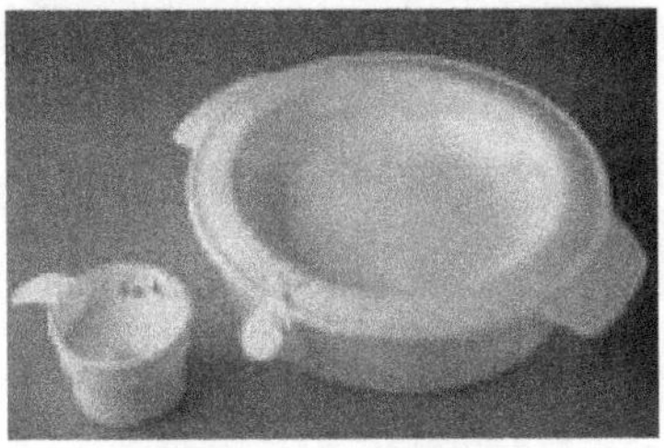

图 3-32　保温餐具

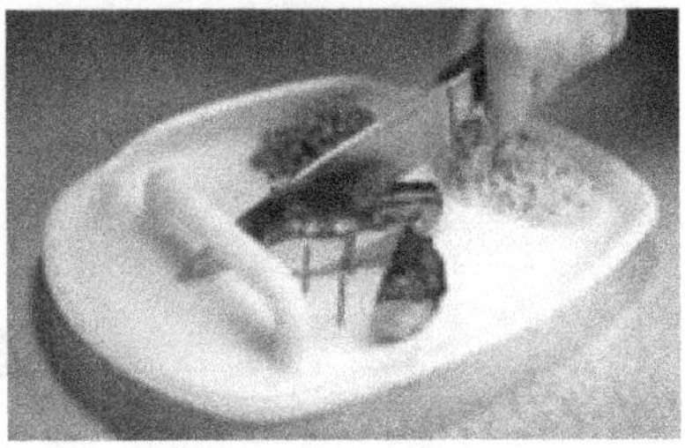

图 3-33　防滑切盘

（八）食物防护装置

举例一：食物保险围(图 3-34A)。

适用人群：上肢活动障碍者等。

结构功能：塑料或不锈钢材质，通过夹子固定在环形盘子上，辅助将食物保持在盘子内以及舀取食物。各型号不同的保险杆适合直径为 23～28cm 的盘子，高 3cm，有透明、白色、蓝色和黄色。

举例二：不锈钢餐盘护围(图 3-34B)。

适用人群：上肢活动障碍者、饮食障碍者等。

结构功能：不锈钢餐盘护围通过3个夹子固定在多数环形盘子上，制造一个圆形边缘，辅助将食物保持在盘子内及方便舀取食物。高度为3cm，小号护栏适合直径为15～20cm的盘子，大号护栏适合直径为23～28cm的盘子。

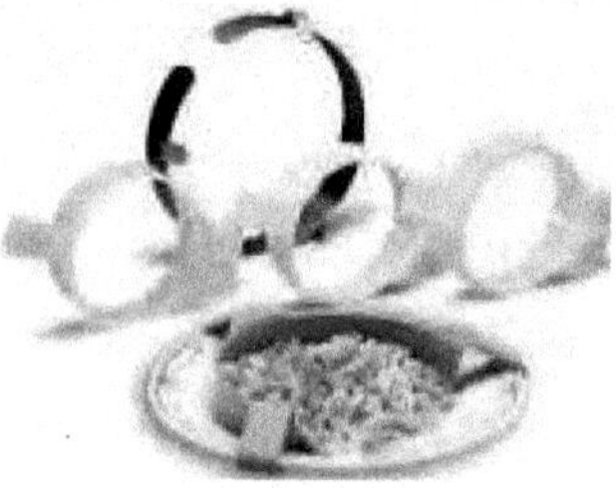

A. 食物保护围

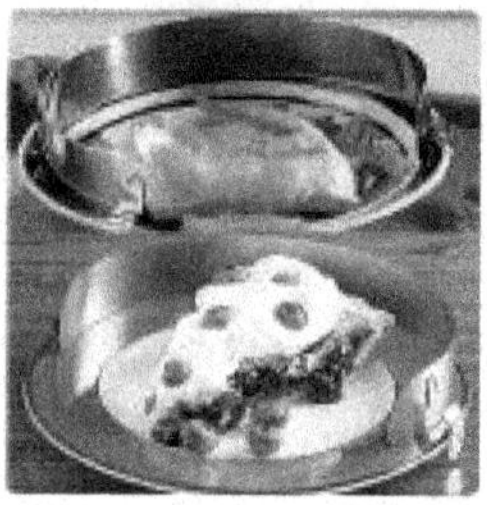

B. 不锈钢餐盘护围

图 3-34　食物防护装置

三、其他餐具

(一) 餐匙和餐叉

1. 弯曲餐勺/叉

举例一：可弯柄餐匙/叉(图3-35A)。

适用人群：抓握障碍者、上肢运动障碍者、关节炎患者等。

结构功能：勺/叉头部分具有柔性，可弯曲成任意角度；配有组合软垫抓握手柄，使把持更加舒适和轻松。长21cm，重80g。

举例二：易握可弯柄餐匙/叉(图3-35B)。

适用人群：握力弱的人士，手和手指、手臂肌肉力量弱的人士，肘、肩关节有轻度运动障碍的人士，感到使用中的汤匙和叉子不便于抓握的人士等。

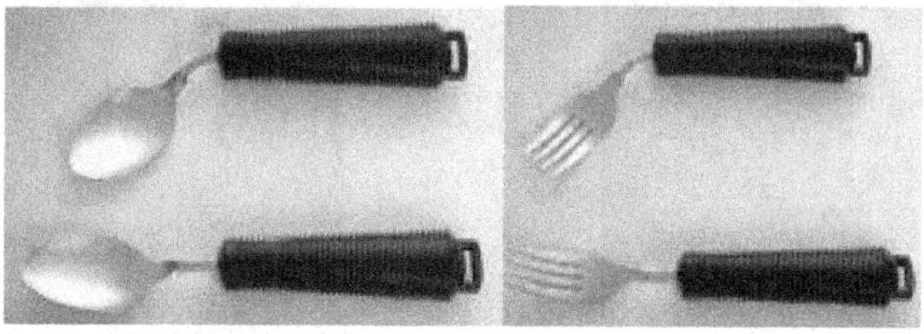

A.可弯柄餐匙/叉

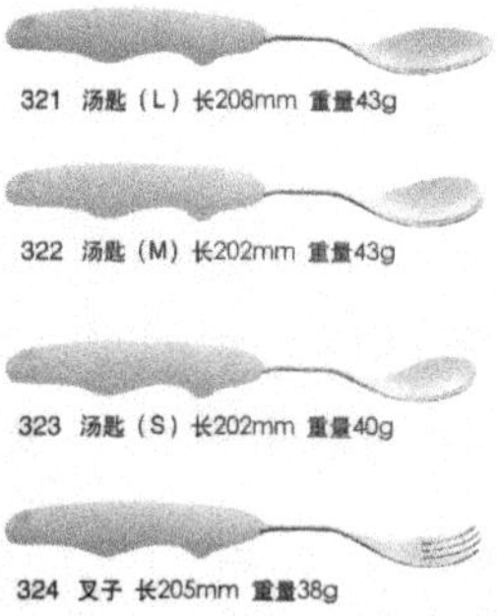

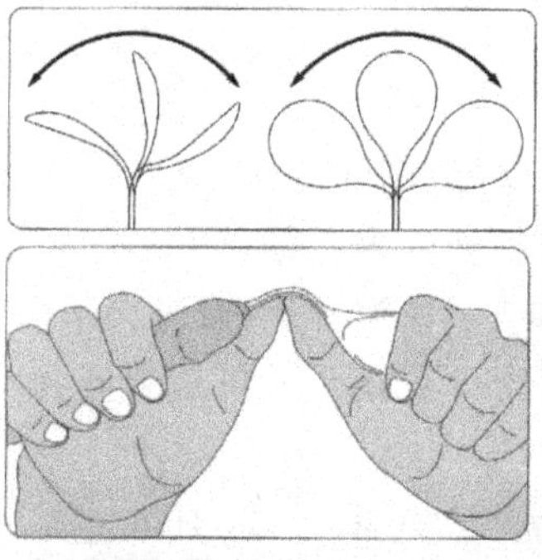

B.易握可弯柄餐匙/叉

图 3-35　弯曲餐具

结构功能：握柄表面光滑、轻巧、手感舒适，采用密度为0.9g/cm^3的聚丙烯材料，在树脂中是最轻量级的，有漂亮的光泽，优异的耐热性、刚度及耐冲击性，经过发泡化处理，质量得到进一步提高。

握柄内侧设计的两个突起的缓缓的弧线，一个作用是握在手掌上手感舒适，另一个作用是防止手指打滑；穿过握柄上的孔的绳子套在手腕上，还可以防止汤匙掉在地上。

汤匙和叉子的颈部都可以用手弯曲，可以前后左右自由改变角度，因此，无论是左利手还是右利手，都可以把头部的位置调整在最方便进食的角度。细微的角度也可以随意调整，更加舒适。弯曲时，请用两手的拇指按住握柄的颈部，慢慢弯曲，调整角度时也一样。颈部经过10次以上、90°的弯曲展平时，将造成金属疲劳，容易折断。

具有树叶形状的汤匙，头部端较细，容易进入口中，张嘴小的人使用起来很方便，使用者可以从汤匙的3种头部中选择最方便进食的形状，然后再把颈部弯曲到最适宜的角度，就可以进一步提高使用的便利性。

2. 加重餐具

举例：加重餐具(图3-36)。

适用人群：抓握障碍者、上肢运动障碍者、震颤者等。

结构功能：加重餐具辅助稳定震颤的手。餐具套装包含一个叉子、茶匙、汤匙和青年匙，手柄覆层为聚氯乙烯，可以放入洗碗机中洗涤。手柄直径约2.2cm，长约8.2cm，重约115g。

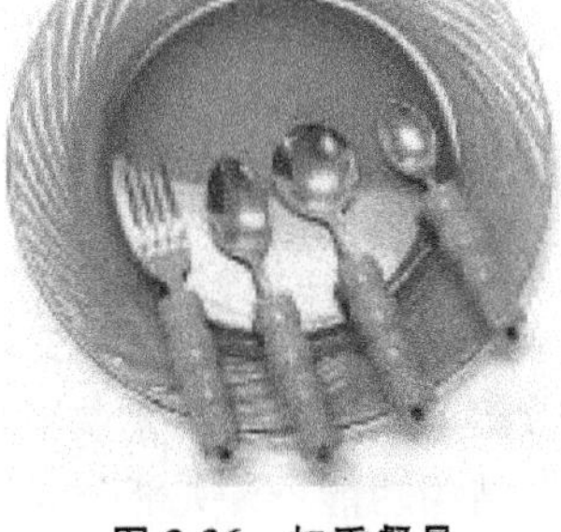

图3-36　加重餐具

3. 加长手柄餐勺/叉

举例一：大手柄餐具(图3-37A)。

适用人群：抓握障碍者等。

结构功能：塑料涂层管状手柄，餐具套装包含加长手柄的餐刀、餐叉和两把勺子。加长手柄约12.7cm。

举例二：聚氯乙烯加长手柄茶匙(图3-37B)。

适用人群：抓握障碍者等。

结构功能：长的铝制加长手柄，可调节弯曲角度并通过蝶形螺母锁定。聚氯乙烯组合手柄长约25.4cm，与标准茶匙连接。

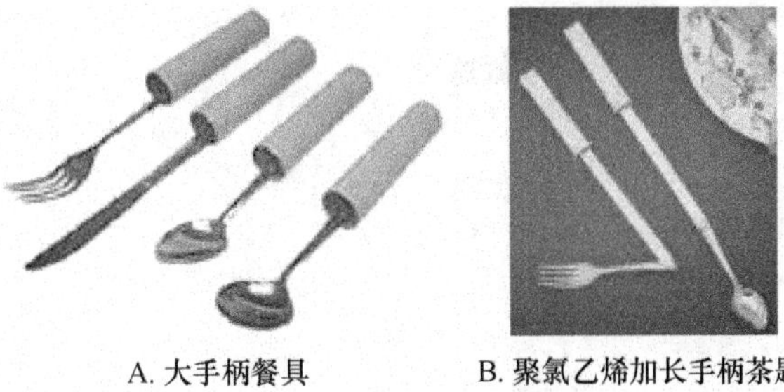

A. 大手柄餐具　　B. 聚氯乙烯加长手柄茶匙

图3-37　加长手柄餐具

4. 带组合手柄的餐具

举例一：带手柄抓握的餐具(图3-38A)。

适用人群：手指不能完全屈曲或其他抓握障碍者等。

结构功能：此套餐具包含了一个带手柄抓握的餐刀、餐叉、茶匙和汤匙，也可以单独销售。泡沫软垫手柄辅助抓握，手柄直径约 3.5cm。

举例二：弯曲餐匙(图 3-38B)。

适用人群：上肢运动障碍者、抓握障碍者、脊髓损伤患者、关节炎患者等。

结构功能：两种款式可选，一种为固定弯曲角度的不锈钢勺头连接大的塑料手柄，适合多数成人手形；另一种为可调节弯曲角度的塑料勺头和手柄，适合手小的成人和儿童。两种款式都有左、右手型号。固定弯曲角度餐匙长约 20cm，重约 35g；可调节弯曲角度餐匙长约 16cm，重约 42.5g。

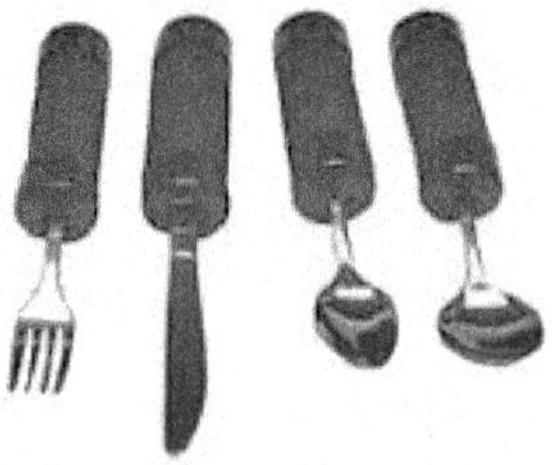

A. 带手柄抓握的餐具

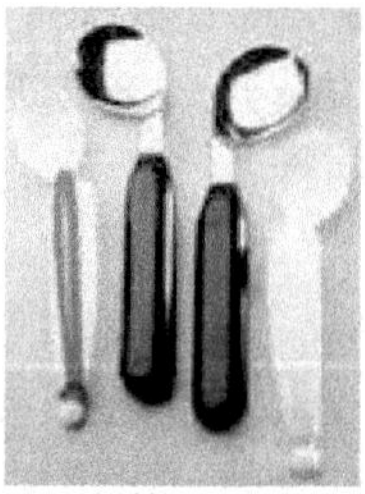

B. 弯曲餐具

图 3-38　带组合手柄的餐具

5. 形状记忆握柄餐叉

举例一：乐餐叉/勺(图 3-39A)。

适用人群：手和手指变形、疼痛、肌力下降等导致的握力低下、没有握力的人士，肘、肩关节运动障碍导致拿重物有困难的人，老年人等。

结构功能：叉头部分为不锈钢，握柄部分为形状记忆聚合物。握柄部分浸泡在 70℃热水中 3～5min 可自由确定形状，随后在 20℃水中放置 3～5min 便可固定形状，握柄部分可重复变形使用。一种握法是把 U 字形握柄长的一端向内侧收圆，在手掌心形成一个环，这种形状即使握力弱的人也可以稳稳握住。

为了能够克服因为高龄或疾病后遗症伴随的嘴唇肌肉力量下降，放入口中的餐具头部设计得浅且小，还带有圆弧；材料采用钛合金，重量轻，使进食变得更加轻松。

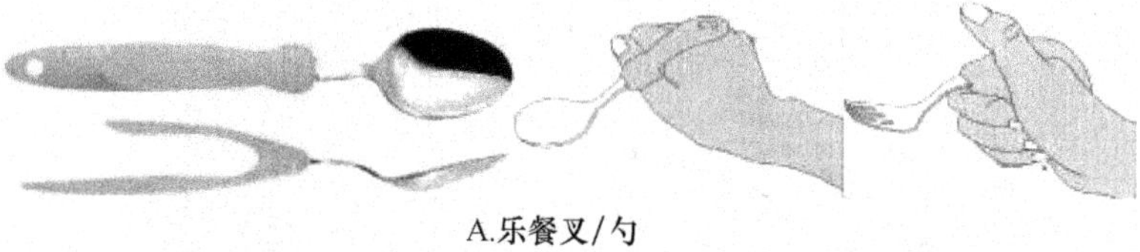

A.乐餐叉/勺

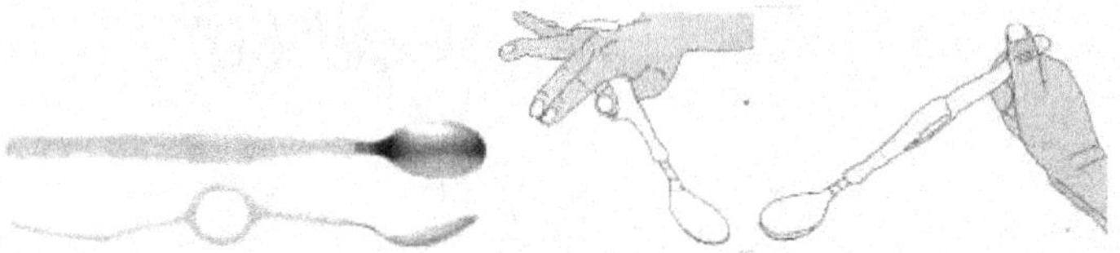

B.握套乐餐勺

图 3-39　形状记忆握柄餐叉

举例二：握套乐餐勺(图 3-39B)。

适用人群：手部变形、握力低下者，肩肘部或腕部伤病者，老年人等。

结构功能：勺头部分为不锈钢，握柄部分为形状记忆聚合物。握柄部分浸泡在 70℃热水中 3～5min 可自由确定形状，随后在 20℃水中放置 3～5min 便可固定形状，握柄部分可重复变形使用。使用时，将拇指套入环中，后部可固定在手上，增加抓握力；可根据不同人的手形及大小佩戴使用，可上下左右根据使用方便进行角度调节，方便进餐。

6. 塑料覆层餐勺

举例：加重/覆层餐勺(图 3-40)。

适用人群：震颤患者、吞咬反射受限者、抓握障碍者、上肢运动障碍者等。

结构功能：塑料溶胶覆层增加了勺头的厚度，帮助保护牙齿和嘴唇；聚氯乙烯手柄塑造成适合手指的形状。勺头部分为不锈钢材质，可以放入洗碗机中洗涤。长约 8cm，勺头直径约 2.2cm，重约 115g，手柄为灰色。

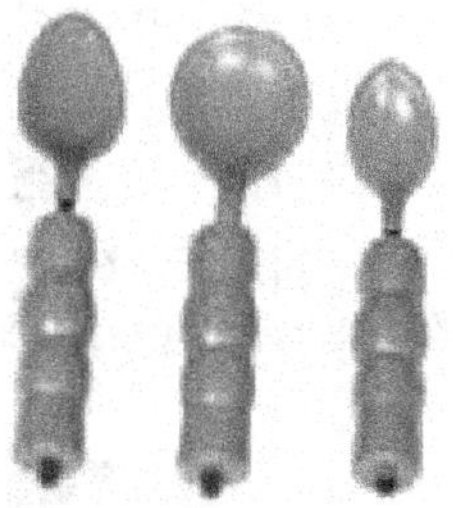

图 3-40 加重/覆层餐勺

7. 橡胶餐勺

举例一：柔性汤匙(图 3-41A)。

适用人群：精细运动障碍者、进食障碍者等。

结构功能：此款万能餐具可以随意弯折成任意角度，塑造多种便于抓握的形状。泡沫手柄可以根据使用者抓握手形进行定制，勺子可以使用温肥皂水洗涤。重约 115g，长约 35cm，手柄直径约 2.5cm。

举例二：橡胶餐勺(图 3-41B)。

适用人群：精细运动障碍者、进食障碍者等。

结构功能：全勺采用硅胶材料，不含乳胶，在使用时可以保护牙齿和嘴唇。

举例三：粉彩硅胶勺(图 3-41C)。

适用人群：难以控制咀嚼的人士、金属过敏的人士、口腔容易受伤的人士、普通人等。

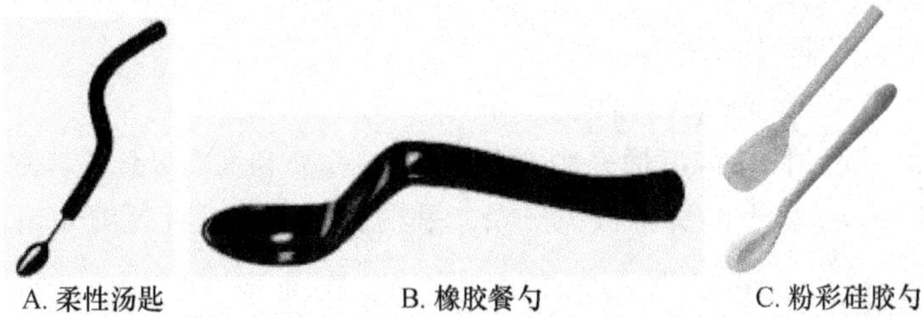

A. 柔性汤匙 B. 橡胶餐勺 C. 粉彩硅胶勺

图 3-41 橡胶餐勺

结构功能：硅胶里加进了有弹性的尼龙芯，使用者可以稳当地舀取食物，即使和碗盘相碰，也不会发出叮叮当当的声音，口感舒适，既没有金属特有的令人不快的味道，也可以煮沸消毒，专为担心牙齿及牙龈接触到金属的人开发。圆形勺头的粉彩，易于进食，可以畅享酸奶和粥品。即使咬住了，由于汤匙的前端是平的，也很容易从嘴里抽出。颜色有蓝色、黄色、红色 3 种，圆头粉彩尺寸为 18.5cm×3.3cm，重 19g；方形粉彩 L 型号尺寸为 18.2cm×3.7cm，重 17g；M 型号尺寸为 16cm×2.7cm，重 14g；S 型号尺寸为 15.9cm×1.9cm，重 13g。

8. 喂食小勺

举例：护理餐勺(图 3-42)。

适用人群：饮食或吞咽障碍者等。

结构功能：塑料勺，勺头小，边缘圆整光滑，可以安全放入洗碗机中洗涤。勺柄长约15cm，直径约为1.3cm；大勺勺头直径约为3cm，小勺勺头直径约为2.5cm。

9. 单手用餐具

举例：单手用餐具(图 3-43)。

适用人群：只能使用单手的人士等。

结构功能：刀叉组合，可以任意左、右手使用。当接近食物并用力向下推时，四齿的叉子缩向三面刀内，餐刀将食物切成小块。当压力释放时，弹簧将叉子从刀内推出叉住食物，叉子部分有凸起的唇护栏保护嘴巴不碰着刀沿。每部分都可以拆卸清洗。

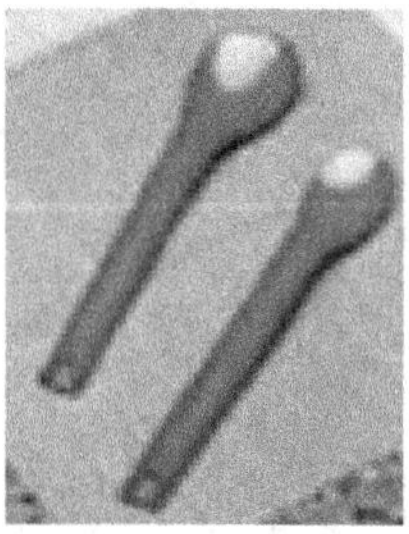

图 3-42　护理餐勺

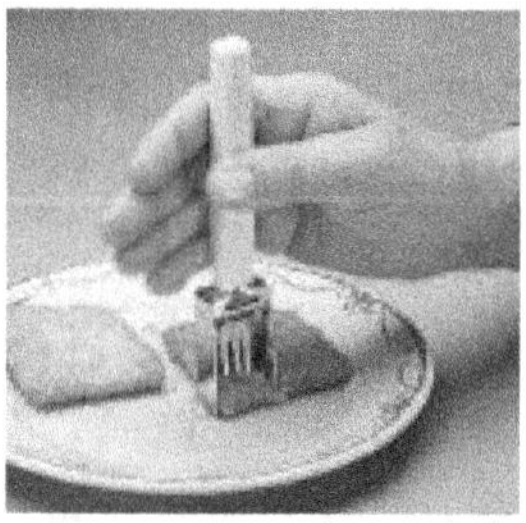

图 3-43　单手用餐具

(二) 叉勺

1. 叉勺

举例：叉勺(图 3-44)。

适用人群：上肢运动障碍者等。

结构功能：不锈钢手柄，结合了餐叉和餐勺功能，中号长约15cm，大号长约18cm。

2. 组合手柄叉勺

举例：牢固抓握餐具(图 3-45)。

适用人群：关节炎、抓握障碍者等。

结构功能：锥形形状手柄，包括一个餐刀、茶匙、餐叉和叉勺(也可单独出售)。不含乳胶，可以安全放入180℃以下的洗碗机中洗涤。手柄长约11cm，直径约4cm。

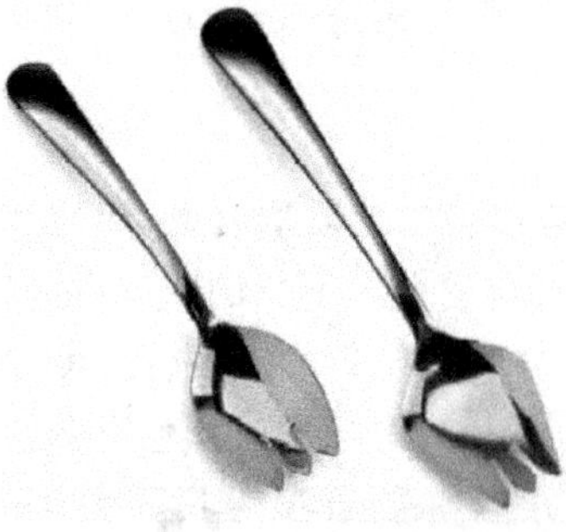

图 3-44　叉勺

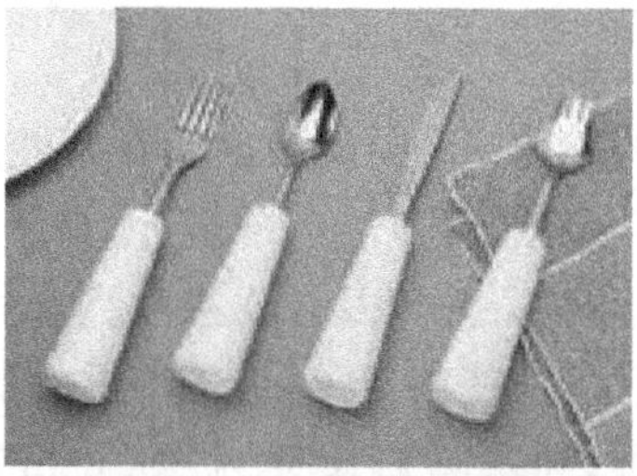

图 3-45　牢固抓握餐具

（三）餐筷

1. 防滑筷

举例：温馨木筷（图 3-46）。

适用人群：手灵活受限者等。

结构功能：用耐用强化木材制成，筷尖刻有防滑槽，适合面条类及豆类食品的进食。4 种款式可选，长度/重量分别为 22.5cm/22g，21cm/20g，19.5cm/18g，16.5cm/12g。

2. 带辅助夹的筷子

举例一：乐餐筷（夹子型和别针型）（图 3-47A）。

适用人群：手指变形、握力不足或颤抖等原因进餐困难者，伤病等原因常用手一时不便使用者，尚不习惯使用筷子的外国人等。

结构功能：夹子型乐餐筷为金属辅助夹，弹簧片为不锈钢制；别针型乐餐筷为树脂辅助夹，筷子可取出。桐木制的筷子表面涂漆，具有手感舒适、轻便易握的特点，还有经过防滑加工的型号。不管用左手或右手，无论怎样握，筷子的尖端总可以自然对齐，所以，即使不是惯用的手也可以使用。5 种款式可选，长度/重量分别为22.5cm/29g，22.5cm/26g，19.5cm/23g，19.5cm/20g，17cm/16g。

举例二：助餐筷（图 3-47B）。

适用人群：手指变形、握力不足或颤抖等原因进餐困难者，伤病等原因常用手一时不便使用者，尚不习惯使用筷子的外国人等。

结构功能：使用轻便的设计，外形紧凑，使用时感觉自然。辅助夹为防滑设计，使用时不易脱落，分左手用和右手用两种。

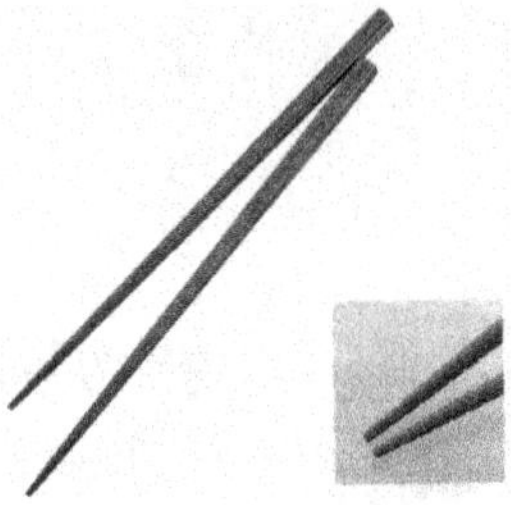

图 3-46 防滑筷

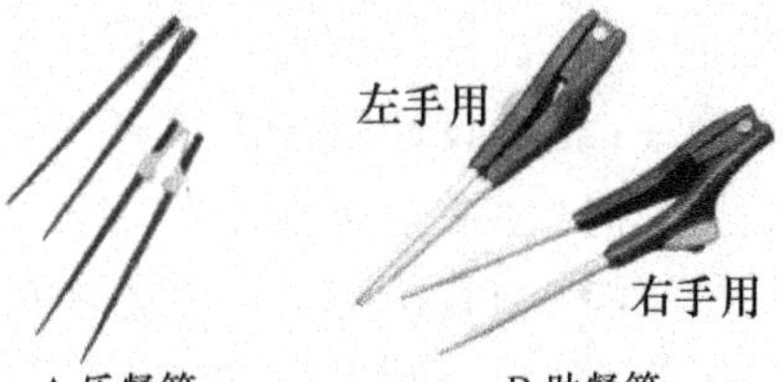

图 3-47 带辅助夹的筷子

（四）餐刀

1. 菜刀

举例一：厨师刀（图 3-48A）。

适用人群：关节炎、抓握障碍者等。

结构功能：多功能菜刀，大的直角组合式把手，与光滑、坚硬、重型尖刀相连。刀身长度约为 23cm。

举例二：叉刀（图 3-48B）。

适用人群：关节炎、抓握障碍者等。

结构功能：食物准备用或进餐用，大的直角组合式把手，刀刃有一半设计为锯齿形，刀尖两个叉子状的尖端可以辅助拾起食物或定位用。刀身长度约为 11.5cm。

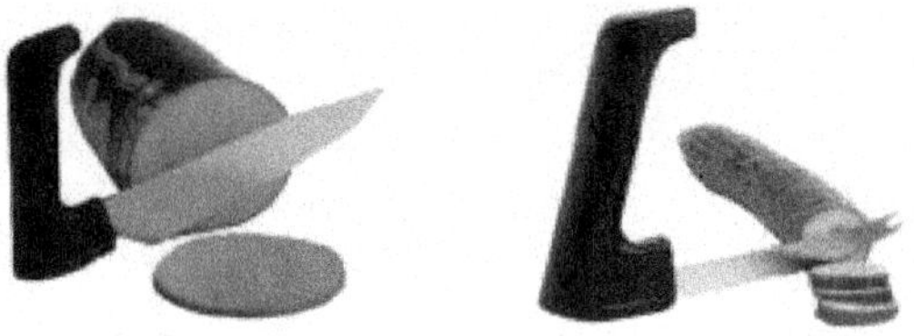

A. 厨师刀　　　　B. 叉刀

图 3-48　菜刀

2. 环形手柄餐刀

举例：环形手柄餐具(图 3-49)。

适用人群：手关节炎患者、抓握障碍者等。

结构功能：符合人体工程学设计的手柄，带有手指轮廓便于抓握和定位，使手腕的运动最小化。每套餐具包括一把圆齿刀刃的准备餐刀(刀身长约 12.5cm)、一把光滑刀刃的厨师刀(刀身长约 20cm)、一把圆齿刀刃的切肉餐刀(刀身长约 20cm)、一把窄的光滑刀刃的切片刀(刀身长约 25cm)和一把双叉切肉餐叉(刀身长约 15cm)。

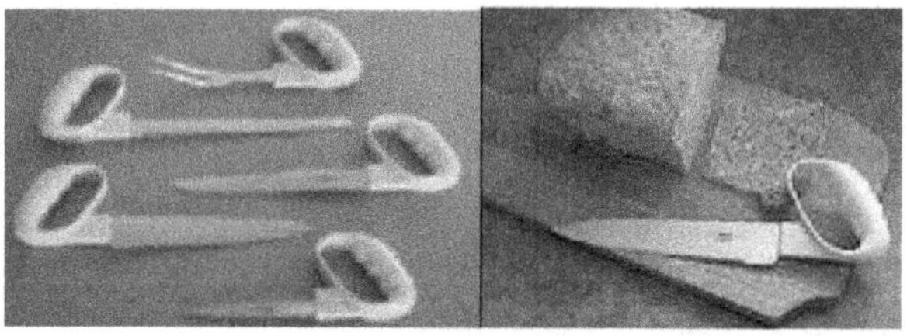

图 3-49　环形手柄餐刀

3. 摇杆餐刀

举例一：法国设计摇杆餐刀(图 3-50A)。

适用人群：上肢运动障碍者、只能单手使用者等。

结构功能：力直接施加在食物的正上方，对力量和灵巧要求低，不锈钢刀刃，垂直、易握的塑料手柄，可以安全放入洗碗机中洗涤，刀刃长约 15cm，刀身宽约 1cm，重约 28g。

举例二：单手用切肉排刀(图 3-50B)。

适用人群：上肢运动障碍者、关节炎患者、只能单手使用者等。

结构功能：垂直手柄，不锈钢刀刃，采用摇摆动作切断肉排、鸡胸等厚的食物。长约 16cm。

举例三：T 形摇杆餐刀(图 3-50C)。

适用人群：关节炎患者或其他上肢运动障碍者等。

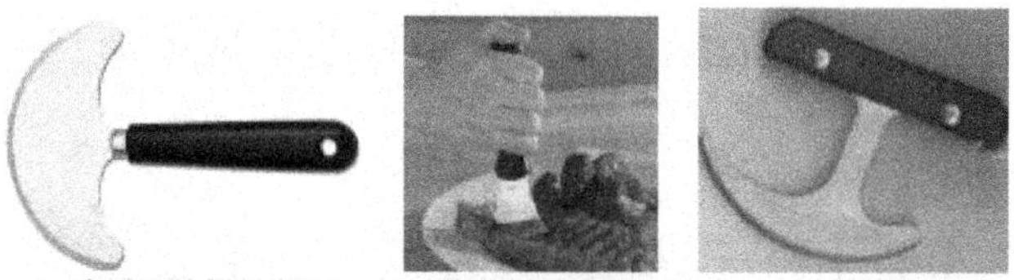

A. 法国设计摇杆餐刀　　B. 单手用切肉排刀　　C. T形摇杆餐刀

图 3-50　摇杆餐刀

结构功能：木制手柄与有弧度弯曲的、单刃不锈钢刀片垂直，通过来回摇摆轻轻施力切断食物。刀刃长约 9cm。

4. 大柄餐刀

举例：摇杆餐刀（图 3-51）。

适用人群：上肢运动障碍者、手腕活动受限者等。

结构功能：大的手柄位于刀的正中，因此能够用最小的力量在中心控制。坚硬、弯曲的不锈钢刀刃保证了切在食物上的力量最大化。餐刀可以任意左、右手使用，手柄为红木材料。尺寸为 9cm×15cm，厚度为 0.3cm，重约 280g。

5. 滚动餐刀

举例：易握摇杆餐刀（图 3-52）。

适用人群：关节炎患者或其他上肢运动障碍者等。

结构功能：超大手柄、圆形刀刃设计，通过旋转刀刃切开食物。

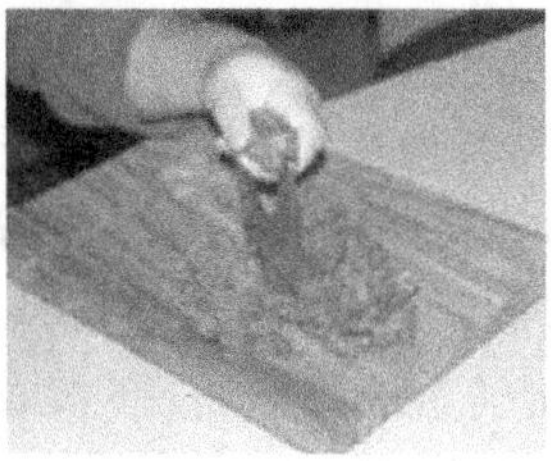

图 3-51　摇杆餐刀

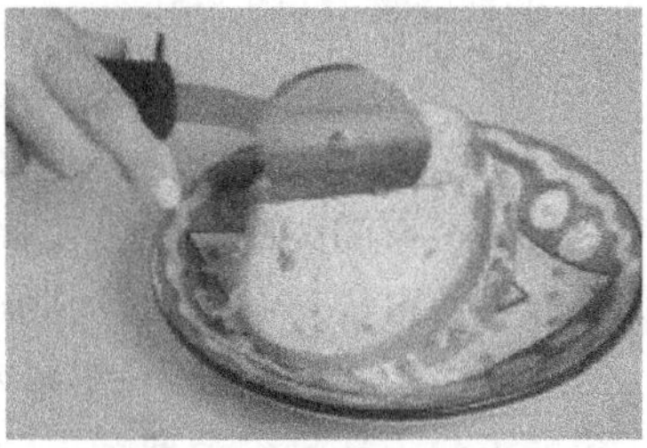

图 3-52　易握摇杆餐刀

四、喂食辅助器具

（一）喂食手臂支撑

举例一：稳定手臂（图 3-53A）。

适用人群：手臂或手臂震颤的儿童或成人等。

结构功能：此装置可以安装在任何桌面（除了玻璃）或轮椅上，通过支撑垂直、水平和划弧运动，可以消除或显著控制手部震颤。使用者手臂固定在手臂支持器上并用皮带保证安全，设置有 3 条张力调节器来对抗震颤。使用者可以进食、饮水、写字、梳头发等，可以任意左手或右手使用，不受手臂大小、震颤类型限制。还可以用在手受伤、肩外伤（如肩关节脱位）时康复用。轻便，带有手提箱，便于携带。可以安全放入洗碗机中洗涤。

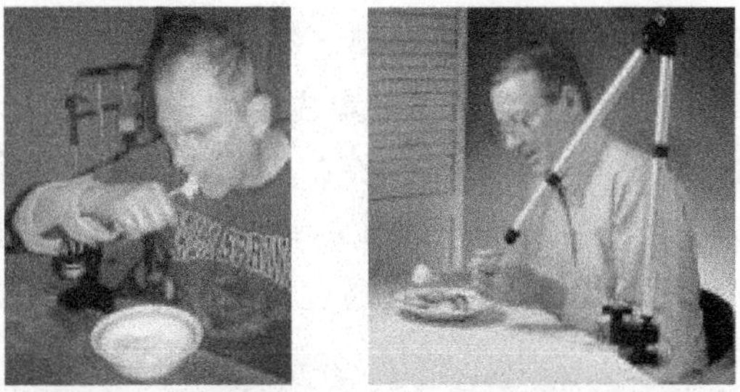

A. 稳定手臂　　B. 行动手臂

图 3-53　喂食手臂支撑

举例二：行动手臂(图 3-53B)。

适用人群：上肢运动障碍者、神经障碍者、脊髓损伤患者等。

结构功能：专为喂食设计的手臂支撑设备，多重连接装置刺激人体手臂活动，提供变量的重复和动态反馈，阻力和活动范围可调节。定位笔可以调节以适应书写或饮食器具的固定。带有防震衬垫系统。

(二) 喂食管固定器

举例：喂食管固定器(图 3-54)。

适用人群：吞咽困难、饮食有障碍的儿童或婴儿等。

结构功能：此装置包含一个胶合板基底和一个垂直附着于基底的夹板，注射器管筒附着于垂直的夹板上，方便使用者使用两只手挤出流体食物。旅行和存放时可拆卸。

(三) 机械喂食器

举例：手动喂食器(图 3-55)。

适用人群：独立进食困难者、严重运动障碍者等。

结构功能：装置有一个可调节的弹簧来辅助使用者顺利地将勺子放入盘子及送入嘴中，可调节的制动器能防止勺子错过盘子或距离使用者过近，使勺子停在使用者嘴巴合适的高度，盘子的旋转由使用者控制。此款有改进版本，可调节的手柄使勺子的移动相对手部运动更小，使用者无须将手抬起，只需转动盘子转动轮便能旋转盘子，转动盘底部有高的柔性连接臂，减少了勺子从盘移动到嘴边的距离。左、右手款式均有。

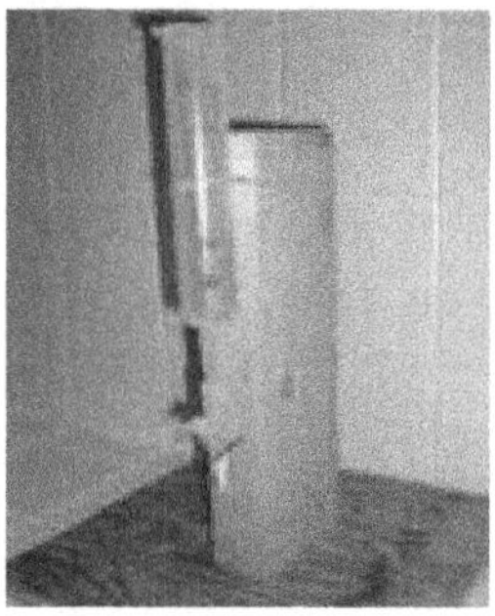

图 3-54　喂食管固定器

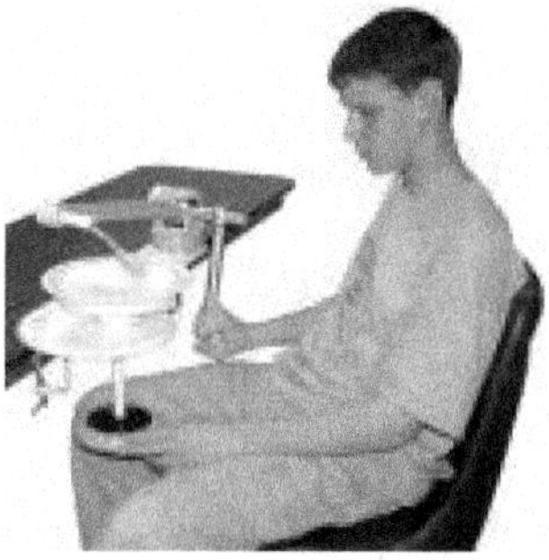

图 3-55　手动喂食器

(四) 动力喂食器

举例一：电动喂食器(图 3-56A)。

适用人群：独立进食困难者、严重运动障碍者等。

结构功能：喂食手臂由程序控制勺子舀取盘内食物送到嘴里。此喂食器可以为 5 位不同用餐者做准备，勺子的自动循环有 4 种不同控制方式：简单的喂食模式，即勺子只运行一次；按下才运行模式，即只有当开关被按下时才移动；不停止模式，即勺子一直不停地运行；简单循环模式，即当旋转开关时启动。使用者通过用手或膝按下一或两个按钮来控制勺子/盘子循环。使用 12V 直流电。

举例二：普通动力喂食器(图 3-56B)。

适用人群：上肢运动障碍者、独立进食有困难的人士等。

结构功能：用下巴触碰开关，激活机械给食，填满勺子，自动送至嘴里，控制盘子旋转来选择每口食物。喂食器包括了一个装载盒、勺子、盘子、碗、下巴开关、玻璃把手、转盘、搁板、滴水平锅、电池充电器/适配器、可拆卸的手/脚控制器（为不能使用下巴开关的人士准备）。

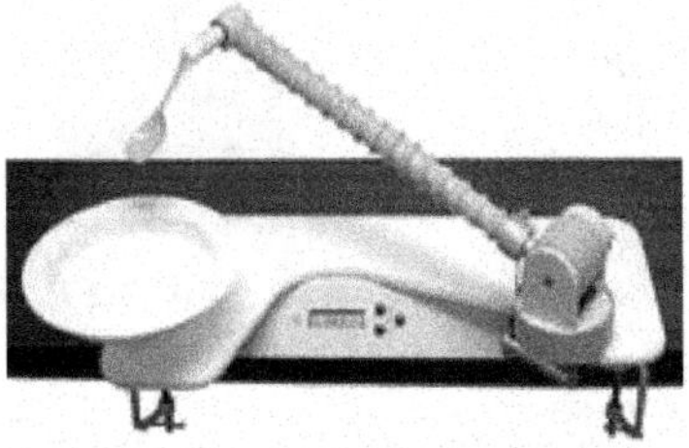

A. 电动喂食器

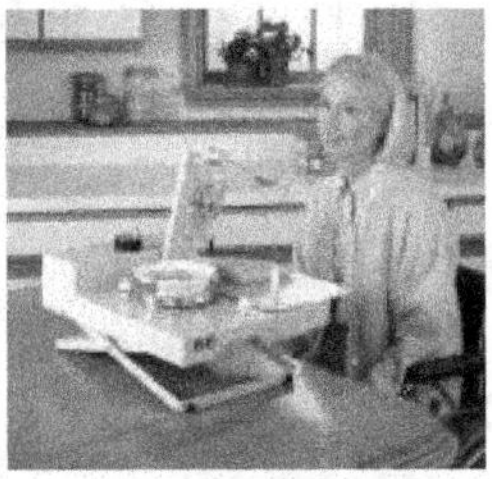

B. 动力喂食器

图 3-56 动力喂食器

任务训练

1. 王奶奶，68 岁，胸 3 完全性脊髓损伤，因双上肢抓握障碍无法独立进食。试为她选配合适的餐碗、餐具、围兜等进食辅助器具，使其能够独立完成进食活动。

2. 胡爷爷，75 岁，因白内障致视觉模糊。那么，可选择哪些特征的餐碟帮助其更易于辨别菜肴呢？

任务三 如厕辅助器具的选配

情境引入

王爷爷，66 岁，2010 年因交通事故致胸 12 不完全性脊髓损伤，能够感知和控制大小便，双上肢肌力正常，但因双下肢瘫痪，大小便时只能卧床或需要他人辅助。有哪些如厕辅助器具可以帮助王爷爷在家独立完成如厕活动及帮助王爷爷解决乘轮椅外出时如厕困难的问题？

知识要点

如厕辅助器具包括大小便控制辅助器具和坐便椅。

一、排尿辅助器具

（一）导尿收集袋

1. 穿戴式闭口贮尿袋

举例：附腿闭口尿袋（图 3-57）。

适用人群：肢体障碍者。

功能结构：为尿失禁男士和女士使用而设计的一件式附腿尿收集袋，可穿戴。不含 PVC，不含引流管，自粘型。

用途：用于排尿障碍者，用来收集尿液，贮尿袋和导尿管可固定在身体上，安全隐蔽，方便外出。用于收集尿液的穿戴式柔软容器，不带排出内容物的开口。袋子和导尿管一起使用。

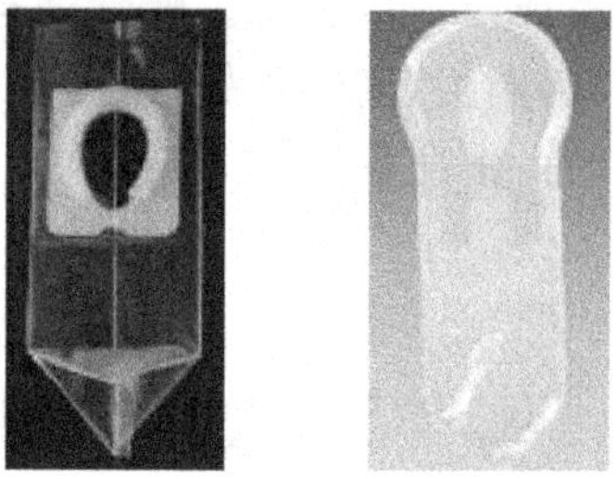

图 3-57　附腿闭口尿袋

2. 穿戴式开口贮尿袋

举例：附腿开口尿袋（图 3-58）。

适用人群：肢体障碍者。

功能结构：为轮椅车乘坐者、步行者使用而设计的附在腿上的一端开口尿袋。由可固定在腿部的 PVC 透明方形尿袋、导尿管、阴茎尿套、引流阀和固定带组成。

用途：用于男性排尿障碍者，用来收集尿液，下端随时可打开放出尿液，贮尿袋和导尿管可固定在身体上，安全隐蔽，方便外出。

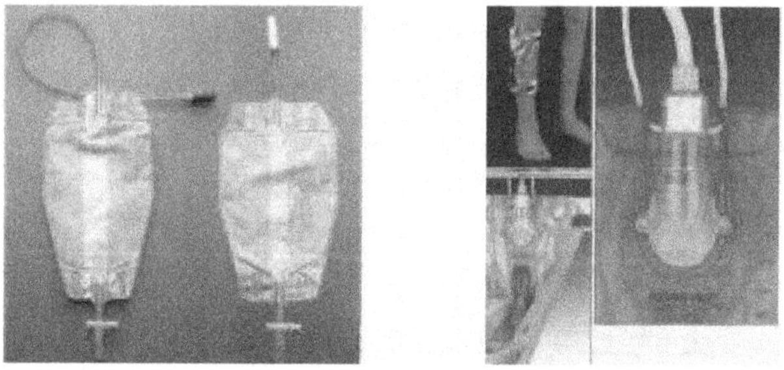

图 3-58　附腿开口尿袋

3. 非穿戴式闭口贮尿袋

举例：非穿戴式尿袋（图 3-59）。

适用人群：肢体障碍者、其他人士。

功能结构：为尿失禁或重症卧床人士在床上使用而设计。非穿戴型，无引流管，带有刻度。

用途：用于排尿障碍者，用来收集尿液，贮尿袋可固定在床旁等家具上。不带排出内容物的开口。袋子和导尿管一起使用。

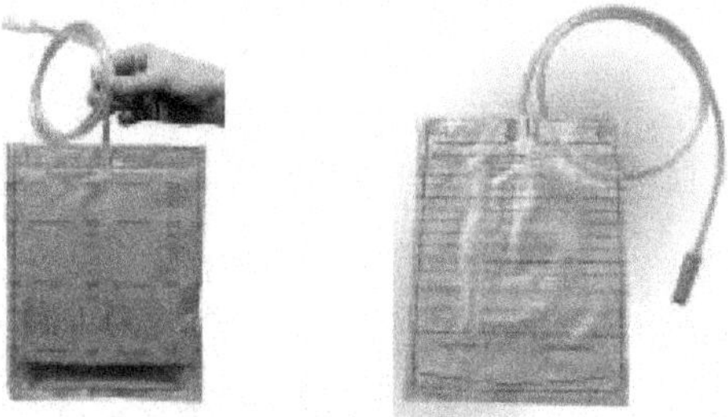

图 3-59　非穿戴式尿袋

4. 非穿戴式开口贮尿袋

举例:尿液引流袋(图 3-60)。

适用人群:肢体障碍者、其他人士。

功能结构:为尿失禁人士设计的可收集和排出尿液的袋子。可防止逆流感染。尿袋有防反流阀、单向引流阀和导管。袋子表面有刻度。

用途:用于排尿障碍者,用来收集尿液,将贮尿袋固定在床旁等家具上,下端开口可方便地放出尿液。

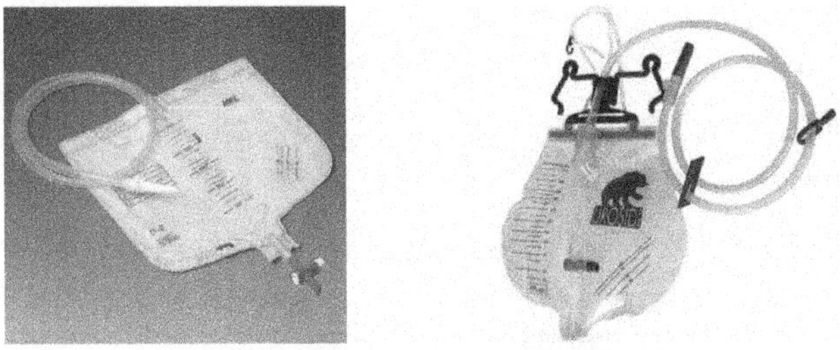

图 3-60 尿液引流袋

5. 非穿戴式集尿器和贮尿瓶

举例一:贮尿瓶(图 3-61A)。

适用人群:肢体障碍者、其他人士。

功能结构:为使用轮椅的男士或女士收集尿液而设计。安全密封,可重复使用。由可折叠的收集袋、延长接管和盖子组成。收集袋是橡胶材料,延长接管和盖子是塑料材料。

举例二:男士贮尿瓶(图 3-61B)。

适用人群:肢体障碍者、轮椅使用者、其他人士。

功能结构:聚乙烯合成材料,圆口,带有儿童安全漏斗防漏锁和清洗刷,可站立或卧位使用。

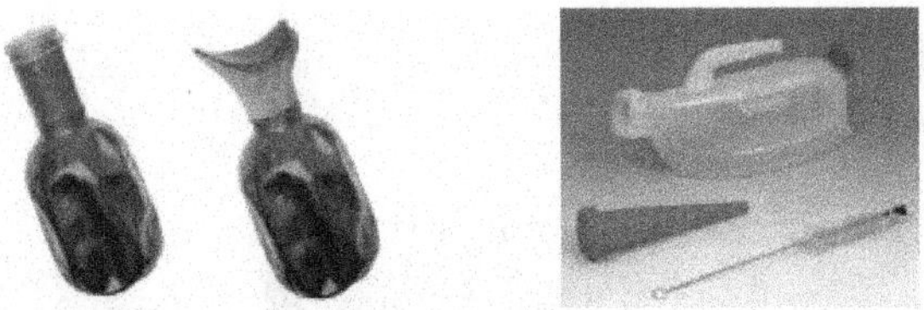

A. 贮尿瓶　　B. 男士贮尿瓶

图 3-61 贮尿瓶

6. 集尿器吊带和紧固器具

举例:集尿器固定架(图 3-62)。

适用人群:肢体障碍者、其他人士。

功能结构:为尿失禁或重症卧床人士在床上使用尿袋而设计的固定和悬挂尿袋的架子。塑料制品。

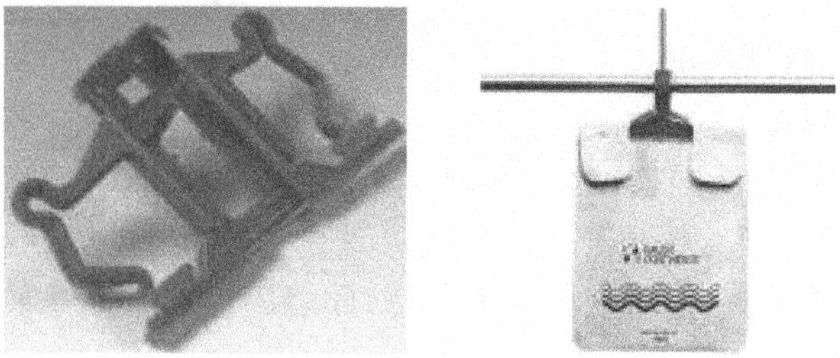

图 3-62　集尿器固定架

7. 尿收集系统

举例：贮尿瓶固定器(图 3-63)。

适用人群：肢体障碍者、其他人士。

功能结构：失禁辅助附件，用于固定贮尿瓶于床边，钢丝内芯塑料覆层。

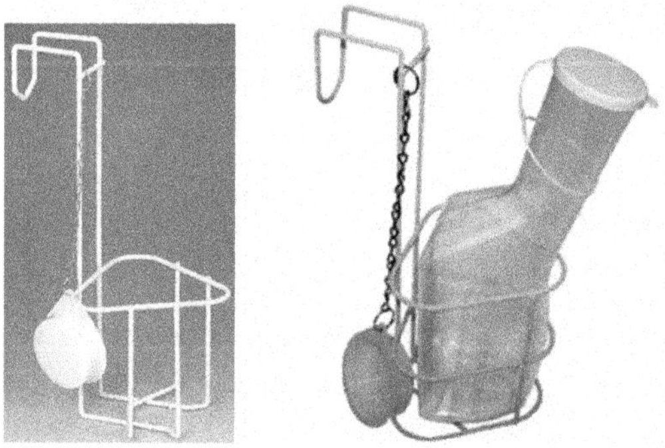

图 3-63　贮尿瓶固定器

（二）导尿用品

1. 排尿装置

举例：双腔气囊导尿管(图 3-64)。

适用人群：肢体障碍者、其他人士。

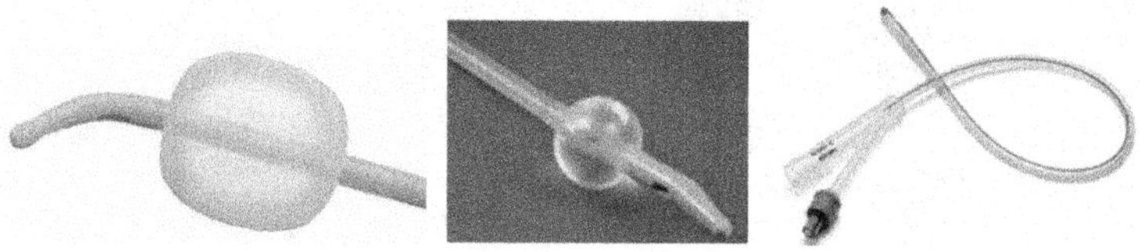

图 3-64　气囊导尿管

功能结构：为需要留置导尿的人士使用而设计的带有两个腔的导尿管。具有引流、导尿、冲洗、止血等功能。纯硅胶材料，由导管、两个气囊和接头组成。通常，一腔为引流尿液，另一腔注入生理盐水。

用途：用于排尿障碍者，用来引流尿液，向气囊内注入盐水防止导尿管脱落，多在留置导尿时使用。

2. 导尿管

举例：一次性使用导尿管(图 3-65)。

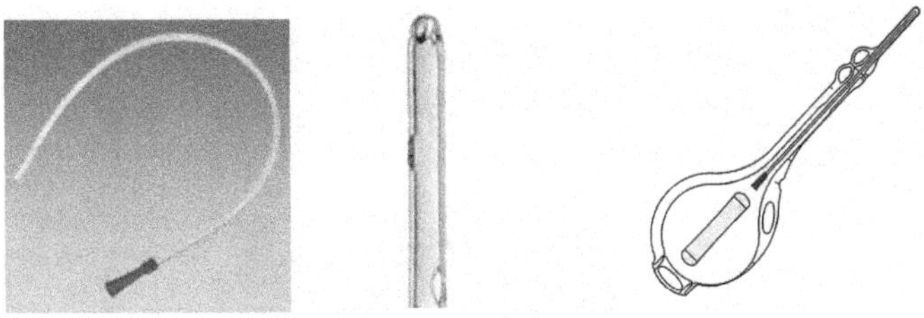

图 3-65　一次性使用导尿管

适用人群：肢体障碍者、其他人士。

功能结构：为尿潴留人士，尤其是脊髓休克期或需要一次性导尿的人士设计。多用于临时性导尿，可与尿袋连接。由连接阀和管子组成。管子为 PVC 材料，表面涂有一层高分子材料 PVP，遇水后极其润滑，插拔管容易。

3. 导尿管冲洗和定位的镜子

举例：定位镜子(图 3-66)。

适用人群：肢体障碍者、其他人士。

功能结构：用于反射导尿管定位的镜子。借助镜子能更好地看到尿道情况。镜子可自由摆动和转动。由吸盘、支架和镜子组成。吸盘可固定在墙上或地上。双面镜分别为平面镜和放大镜。

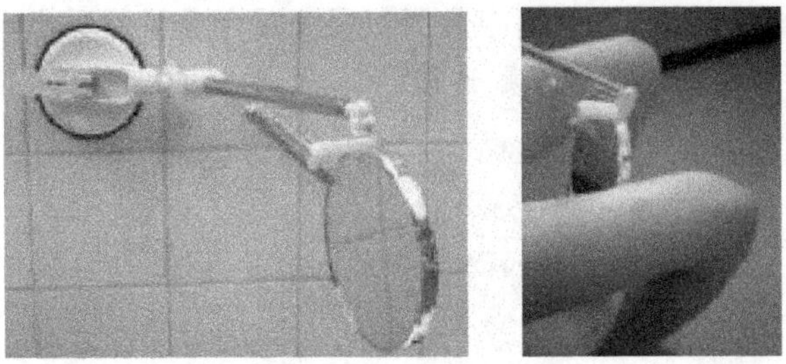

图 3-66　定位镜子

4. 男用尿套

举例：阴茎尿套(图 3-67)。

适用人群：肢体障碍者、其他人士。

功能结构：为截瘫、前列腺疾病、脑卒中后偏瘫、体弱夜间遗尿等原因引起尿失禁的男士使用而设计的防止尿液渗透的尿套。有弹性，可随阴茎的大小变化而伸缩。含有乳胶，有黏性。

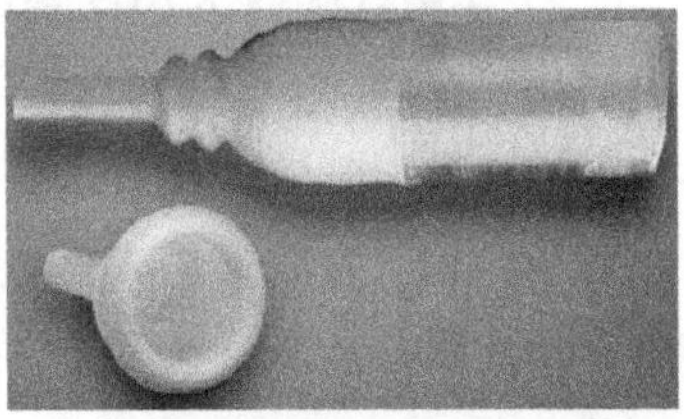

图 3-67　阴茎尿套

用途：用于男性尿失禁者，套在阴茎上收集漏出的尿液，避免污染衣物，方便卫生。

5. 女用穿戴式导尿器

举例：女用导尿器(图 3-68)。

适用人群：肢体障碍者。

功能结构：为行动障碍或严重肢体障碍的女士而设计。使用者无须移到普通坐便器上，可从床上起来排尿。由尿导管、长短伸缩管和集尿袋组成。伸缩管一端接导尿管出口，拉直后锁住，另一端接集尿袋。

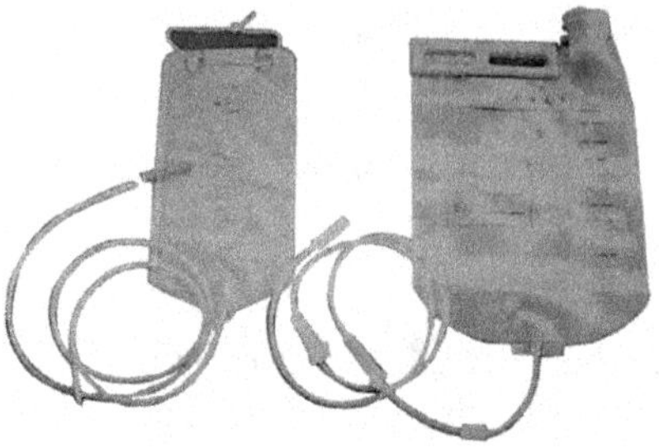

图 3-68　女用导尿器

二、失禁者辅助器具

(一) 穿戴式吸收大小便辅助器具

举例：尿垫(图 3-69)。

适用人群：肢体障碍者、其他人士。

功能结构：为尿频、尿失禁的男士或女士使用而设计的吸水垫，多用于白天或行走时使用，防侧漏立体护围、棉质表层，无须担心粪便与尿液混合成稀液溢出，具有抗菌和抑制气味作用。银丝缝线，4 层吸水垫。用魔术贴连接。

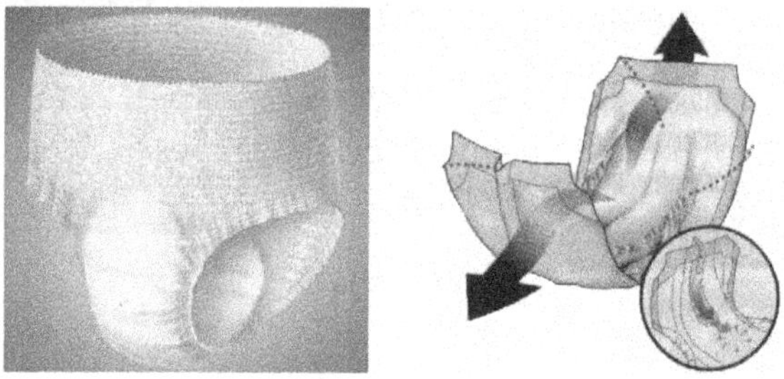

图 3-69　尿垫

(二) 穿戴式吸收大小便辅助器具的吊带和紧固件

举例：尿裤(图 3-70)。

适用人群：肢体障碍者、其他人士。

功能结构：为尿失禁人士设计，可将失禁垫插入裤内前方的口袋内。材质为 PVC，前开口用摁扣连接。

(三) 尿塞

举例一：阴道塞(图 3-71)。

适用人群：肢体障碍者、其他人士。

功能结构：用于压力性尿失禁和盆底肌肉训练的女性，将阴道塞插入阴道后，撑起前隔膜，使膀胱颈回到初始位置以便括约肌能照常运作，阴道塞不吸收任何尿液。材质为聚乙烯醇泡沫塑料。

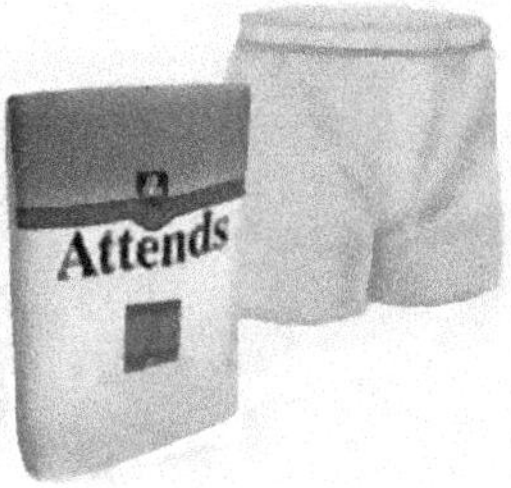

图 3-70　尿裤

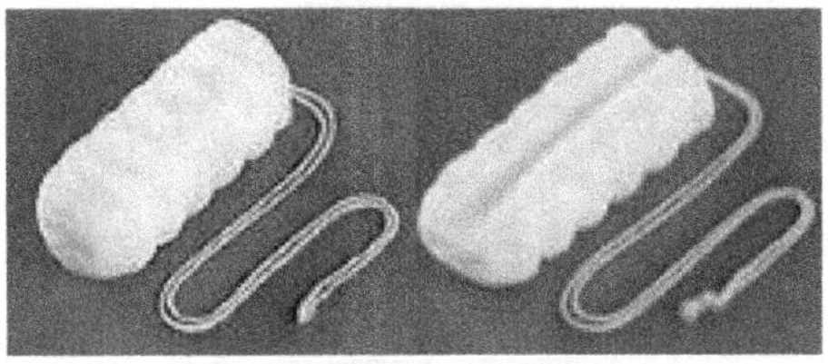

图 3-71　阴道塞

举例二：阴茎夹（图 3-72）。

适用人群：肢体障碍者、其他人士。

功能结构：用于尿失禁患者，将阴茎夹套于阴茎上，采用体外压迫尿道的方法，由使用者控制排尿时间，防止尿失禁。由模塑成型的套夹和带松紧的尼龙搭扣组成。套夹内的凸台放于阴茎下方，用于压迫尿道。

（四）大便塞

举例：肛塞（图 3-73）。

适用人群：肢体障碍者、其他人士。

功能结构：为大便失禁人士设计的控制排便的塞子。从肛门插入，可防止臭味及肛周感染。由聚乙烯醇泡沫塑料材料制成。通过缝在肛塞里的线可将肛塞从肛门中移除。

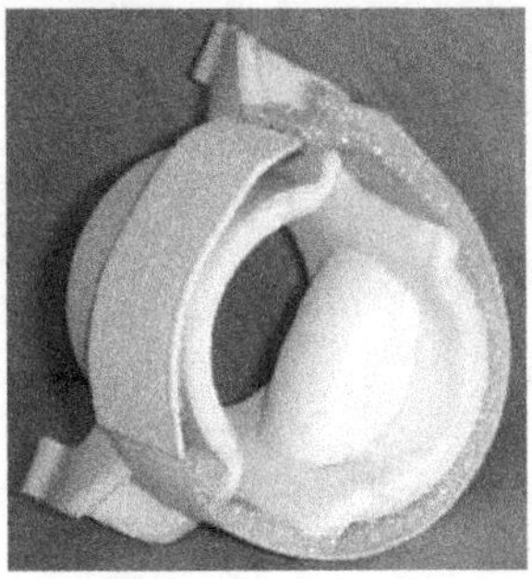

图 3-72　阴茎夹

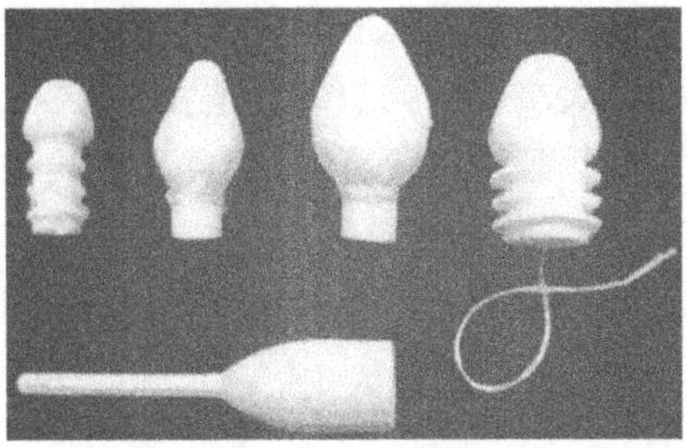

图 3-73　大便塞

三、排便辅助器具

1. 一件式闭口袋

举例：一件式结肠造口袋（图 3-74）。

适用人群：肢体障碍者。

功能结构：为肠造口手术后肛门改道者而设计的放置排泄物的袋子。可避免因造口袋内污物溢出引起的皮肤红肿、糜烂和切口感染，可减轻病人的痛苦及减少护理工作。双面天然软羊毛，带肉色衬垫和保护皮肤的气垫。

2. 多件式系统闭口袋

举例：两件式闭口造口袋(图 3-75)。

适用人群：肢体障碍者。

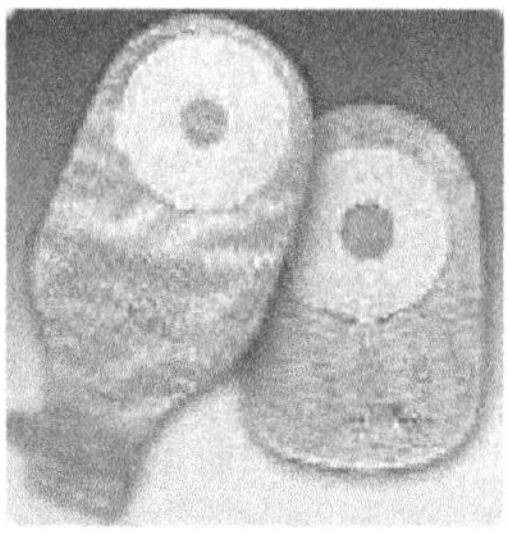

图 3-74　一件式结肠造口袋

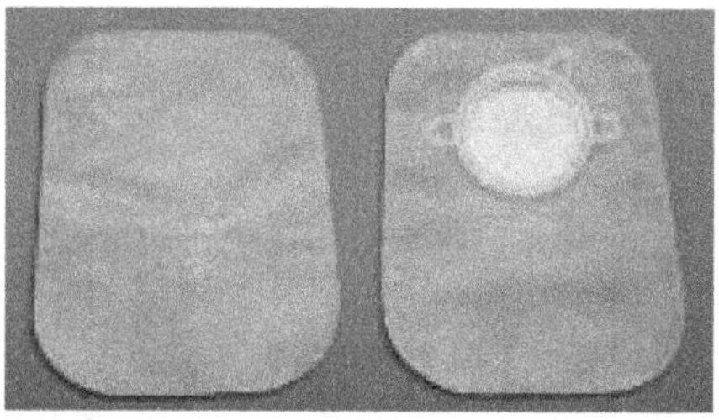

图 3-75　两件式闭口造口袋

用途：用于肠道造瘘者，用来收集粪便，可避免异味外泄和污染衣服。此系统分底盘和造口袋两部分，底盘粘贴在瘘口周围，倾倒粪便时底盘不必取下，可连续使用；造口袋可随时更换。

功能结构：为结肠或回肠造口人士收集排泄物而设计。特别适合粪便成形的结肠造口人士。阻隔性薄膜密闭袋，防止异味，佩戴、更换简便，具有较好的柔韧性及密闭性。由底盘和闭口袋组成，一次性使用。底盘自带腰带扣凸耳设计。

3. 带防回流阀的一件式开口袋

举例：一件式尿路造口袋(图 3-76)。

适用人群：肢体障碍者。

用途：用于膀胱造瘘者，用来收集尿液，防回流阀防止排出的尿液反流。

功能结构：为尿路造口人士使用而设计的收集尿液的带有开口的抗反流设计的袋子。可以同绝大多数的排尿装置连接，不易出现渗漏，可防止逆行感染，具有柔软、透气、吸水性佳等功能。带有折式排尿阀，进口护肤佳粘胶，无纺布里衬。

4. 带防回流阀的多件式系统开口袋

举例：两件式开口尿路造口袋(图 3-77)。

适用人群：其他人士。

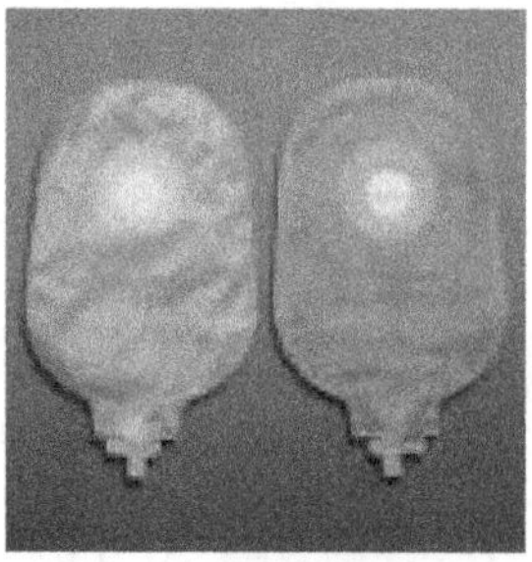

图 3-76　一件式尿路造口袋

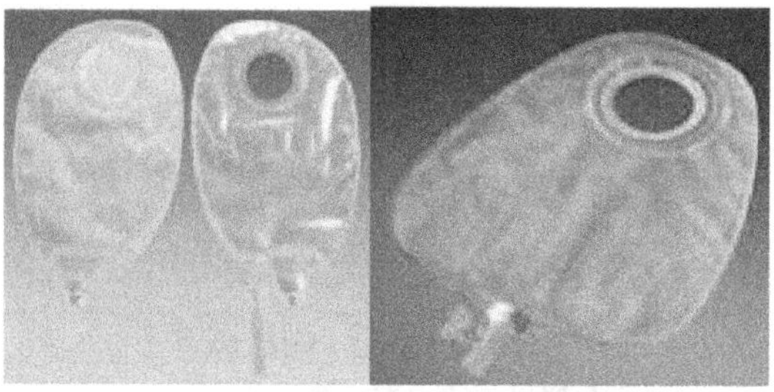

图 3-77　两件式开口尿路造口袋

功能结构：为尿道造口人士使用而设计的收集尿液的可清洗的袋子。抗反流结构可有效防止尿液反流及逆行感染，不易出现渗漏，放开、闭合操作简单，全面保护皮肤和造口。由底盘和开口透明袋子组成。带有软塑料制大旋钮排放阀。底盘锁环连接口带腰带扣凸耳设计，薄膜袋子超柔软防臭。

用途：用于膀胱造瘘者，用来收集尿液，防回流阀防止排出的尿液反流。此系统分底盘和造口袋两部分，底盘粘贴在瘘口周围，倾倒尿液时底盘不必取下，可连续使用，造口袋可随时更换。

5. 造瘘术护理辅助器具的压力绷带

举例：压力绷带(图 3-78)。

适用人群：肢体障碍者。

用途：用于肠道造瘘者，固定在瘘口周围，防止收集袋移位。

功能结构：用于帮助造瘘护理的压力绷带，且可作为造口区域放置各种黏性袋子的支架。采用硅胶隔离板凹槽，避免绷带滑掉且与身体密封。

6. 带子和压板

举例一：腰带(图 3-79)。

适用人群：肢体障碍者。

用途：用于肠道造瘘者，固定在瘘口周围，防止收集袋移位，避免损伤瘘口。

功能结构：用于帮助固定底盘，减少身体活动对底盘粘贴带来的影响，延长底盘使用寿命。可调节长度，反复使用。由棉与人造纤维制成，腰带扣由纯聚丙烯材料做成，可浸入高温的水中清洗。

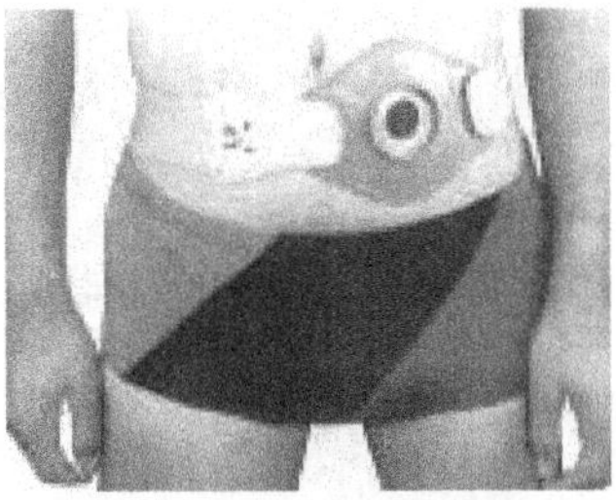

图 3-78 压力绷带

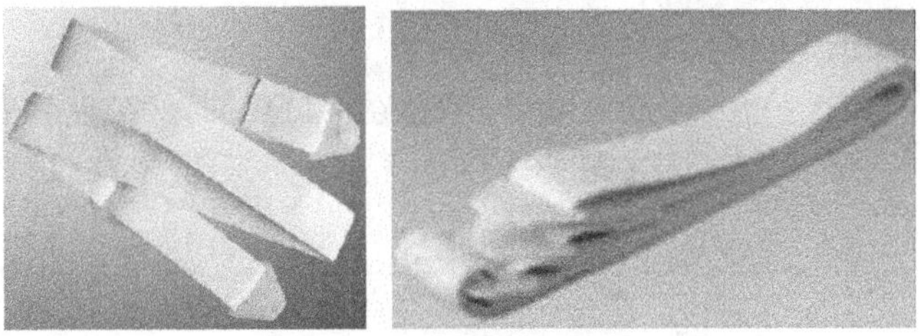

图 3-79 腰带

举例二：压板(图 3-80)。

适用人群：肢体障碍者。

用途：用于肠道造瘘者，可防止收集袋移位，支撑造口袋放于正确位置。

功能结构：材料不含 PVC 及乳胶。

7. 胶粘板

举例：底盘(图 3-81)。

适用人群：肢体障碍者。

用途：用于肠道造瘘者，固定在瘘口周围，防止收集袋移位和排泄物玷污身体。

功能结构：用于连接皮肤和造口袋的器具。具有较强的柔韧性、黏性及皮肤顺应性，安全、不易出现渗漏。全面保护皮肤和造口。不需腰带底盘，可以直接与腰带配合使用。

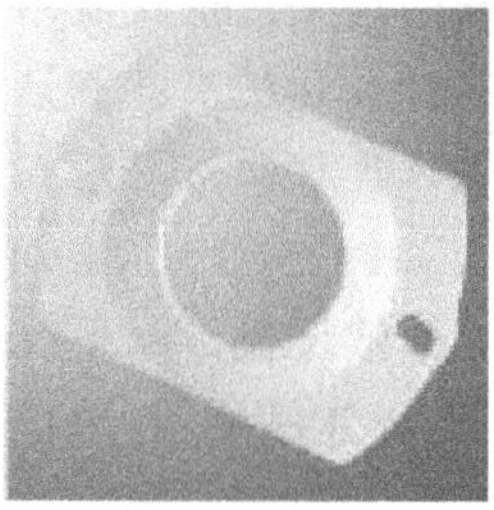

图 3-80 压板

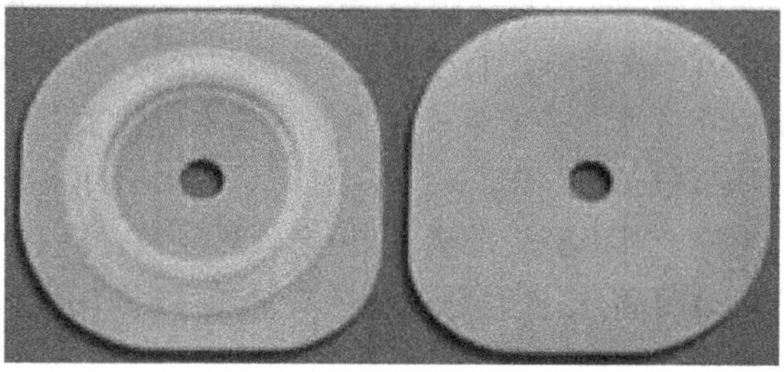

图 3-81 底盘

8. 袋子密封件

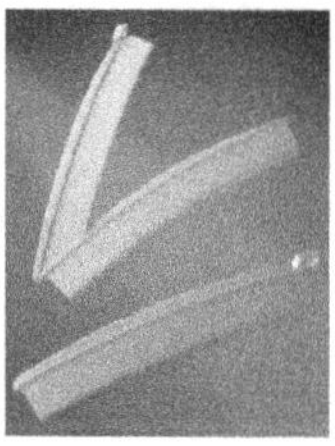

图 3-82 造口袋密封夹

举例：造口袋密封夹(图 3-82)。

适用人群：肢体障碍者。

用途：用于肠道造瘘者，用来密封造口袋，防止污染。

功能结构：用于安全密封结肠或回肠造口袋的夹子。乳白色，不含 PVC 及乳胶。

9. 气味吸收剂和除臭剂

举例：通气除臭贴(图 3-83)。

适用人群：肢体障碍者。

用途：用于肠道造瘘者，吸收排泄物异味，确保舒适。

功能结构：黏性碳过滤贴，可插在闭口袋上，通气除臭。

10. 造瘘口防护罩

举例：造口保护罩(图 3-84)。

适用人群：肢体障碍者。

用途：用于肠道造瘘者，粘贴在瘘口周围，保护皮肤避免外部有害感染。

功能结构：用于保护造口免受外部感染的护罩。护罩中心环内含有药物、木炭过滤器。

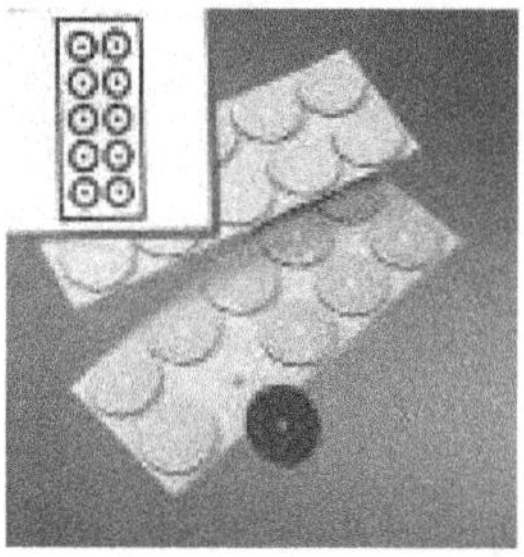

图 3-83 通气除臭贴

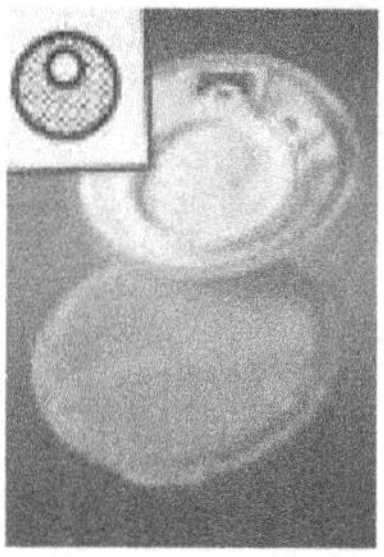

图 3-84 造口保护罩

11. 冲洗器

举例：冲洗器(图 3-85)。

用途：用于肠道造瘘者，用来冲洗肠道，软化粪便从而使堵塞的粪便排出体外。

适用人群：肢体障碍者。

功能结构：冲洗造口。由外套、芯杆、胶塞组成，产品经环氧乙烷灭菌、无毒、无菌、无热源。冲洗器采用聚丙烯材料。

12. 冲洗装置

举例：灌洗系统(图 3-86)。

适用人群：肢体障碍者。

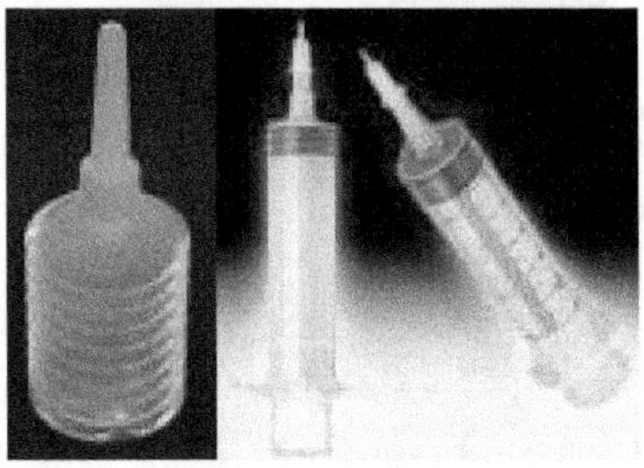

图 3-85 冲洗器

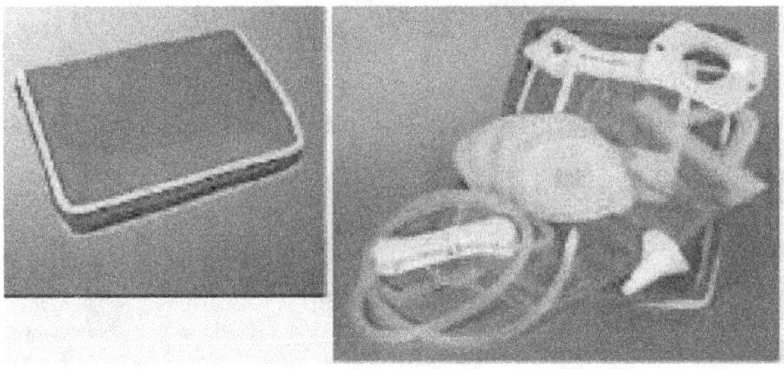

图 3-86 灌洗系统

用途：用于肠道造瘘者，用来清洗肠道，排出肠内容物。

功能结构：为肠造口人士使用而设计的定期灌洗并排空肠腔的灌洗装置。由储水袋、灌洗栓、灌洗袖、腰带底盘、腰带和迷你袋组成。储水袋带有水量调节器及刻度并内置温度计，灌洗期间只需佩戴迷你袋。

四、坐便椅

如厕活动对老年人躯体运动技能要求较高，老年人应具备坐位和站位平衡、握持扶手、身体转移等能力。如厕活动是老年人最希望解决但也是最难处理的问题之一。老年人如厕最好采用坐式，辅助器具可以辅助其独立完成如厕。

(一) 坐便椅(带脚轮或不带脚轮)

举例一：坐便椅(图 3-87)。

适用人群：肢体障碍者、其他人士。

功能结构：可放在蹲便器上使用，或直接使用便桶，对于房间离厕所较远，腿部力量下降的人士，为防止夜间上厕所摔倒并保证安全，可在床边防置坐便器。椅子腿有可以升降的，扶手可翻折、拆卸。

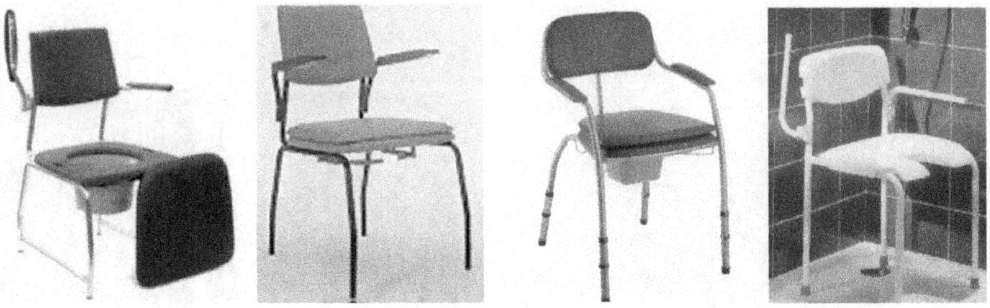

图 3-87 坐便椅

举例二：带脚轮坐便椅(图 3-88)。

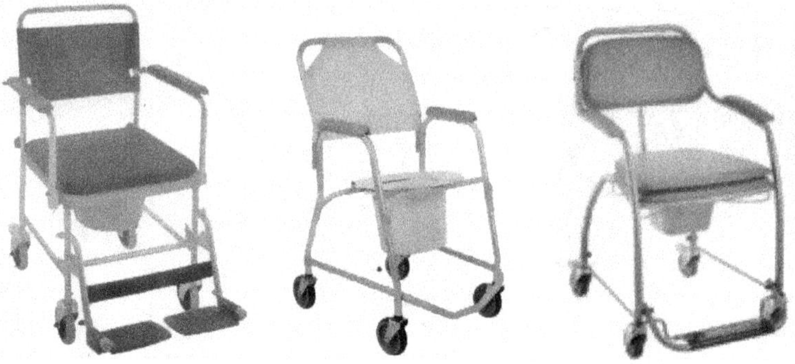

图 3-88　坐便轮椅

适用人群：肢体障碍者、其他人士。

功能结构：为移动不便人士如厕而设计的可推移带座厕桶的椅子。由脚轮和脚踏板的椅子及座垫下方的座厕桶组成。座厕桶为塑料制品，方便清洗。座垫可移开，以便如厕。柔软的尼龙质地靠背、电镀防锈铝合金管，脚轮可制动，取下椅载坐便桶后，还可适用于绝大多数规格的坐便器。

(二) 坐便器

举例：智能全自动坐便器(图 3-89)。

适用人群：肢体障碍者、其他人士。

功能结构：具有自动开闭、自动冲洗功能。在便座和便盖一起打开状态下使用时，产品自动切换为小冲洗；仅在便盖打开状态下使用时系统自动识别大小便，自动切换大小冲水状态。加长型陶瓷产品，一体型无水箱式，下排水，超漩式冲水。

(三) 坐便器座

举例：坐便器垫(图 3-90)。

适用人群：肢体障碍者。

用途：用于肢体障碍者，放在坐便盆或坐便椅上，使人感觉舒适和稳定，辅助坐位大小便。

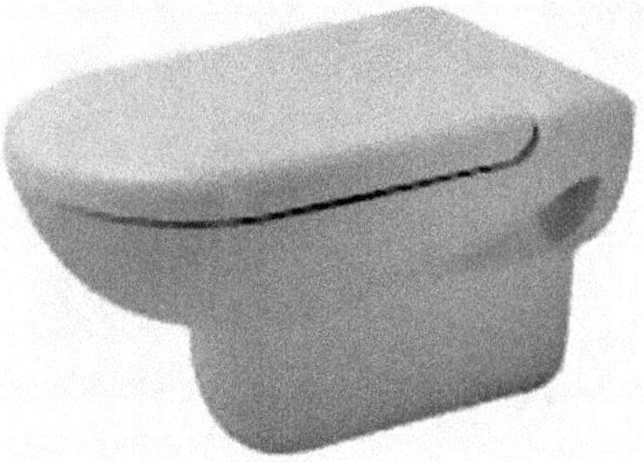

图 3-89　智能全自动坐便器

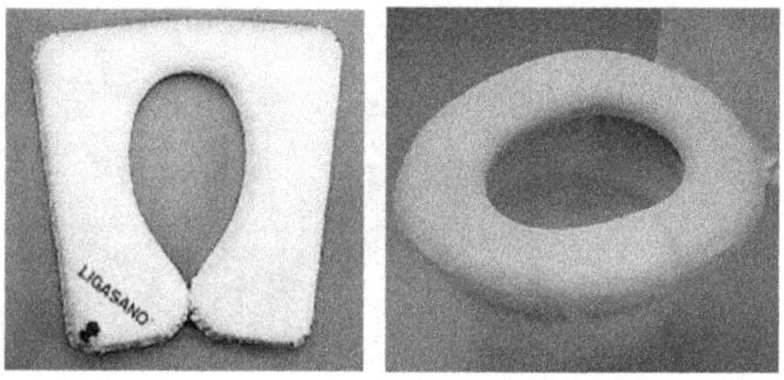

图 3-90　坐便器垫

（四）增高坐便器座（分离型）

举例一：可调节坐便架（图 3-91）。

适用对象：肢体障碍者。

功能结构：为方便关节炎等肢体障碍者如厕而设计。根据需要调整坐便器座的高度，方便起坐，带扶手的钢管框架，坐便器座有盖，高度可调节，可拆卸。

举例二：增高坐便椅（图 3-92）。

适用对象：肢体障碍者。

功能结构：用于蹲起困难者能用坐姿使用蹲便池。由金属可折叠支架与模塑成型端面连接而成。

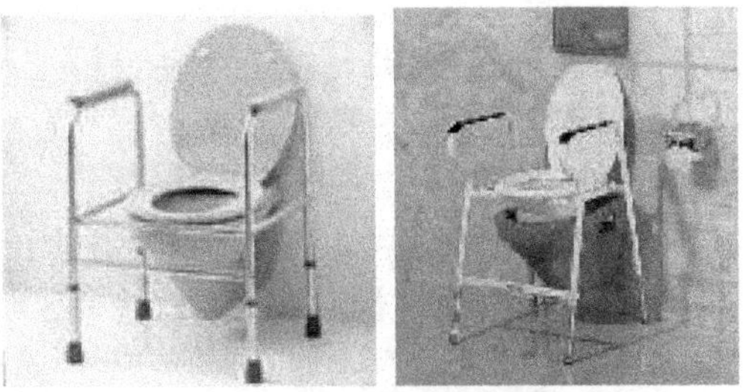

图 3-91 可调节坐便架

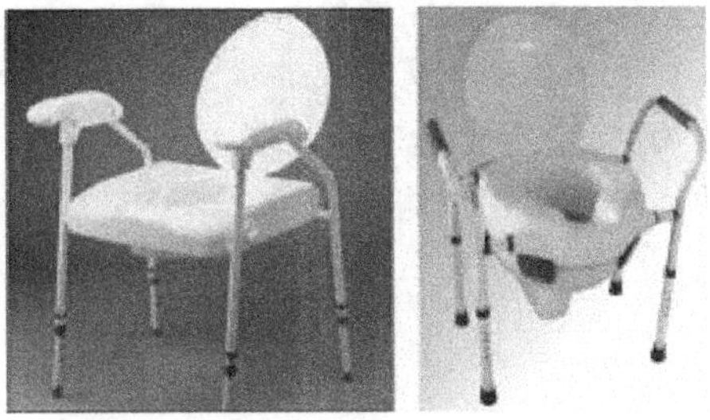

图 3-92 增高坐便椅

（五）内置升降装置的坐便器座

举例：电动坐便升降器（图 3-93）。

适用人群：肢体障碍者、其他人士。

功能结构：为那些没有力量从坐便器上起身的人士而设计的安装在坐便器上的电动坐便升降器。由电机、升降机构、坐便器座、扶手和触摸控制手持机组成。

（六）作为坐便器附件的冲洗器和吹干器

举例：洁身器（图 3-94）。

适用人群：肢体障碍者、其他人士。

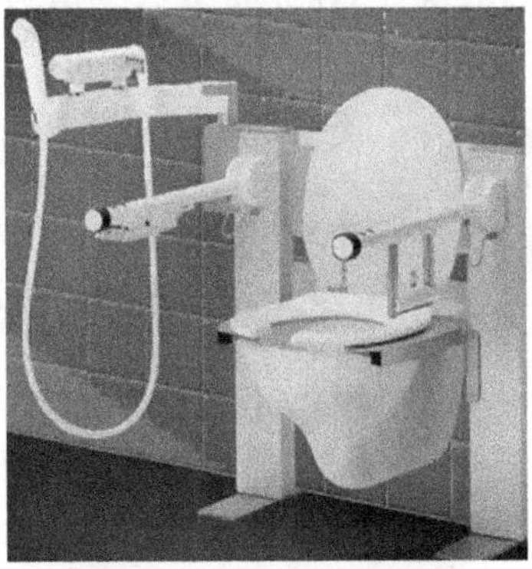

图 3-93 电动坐便升降器

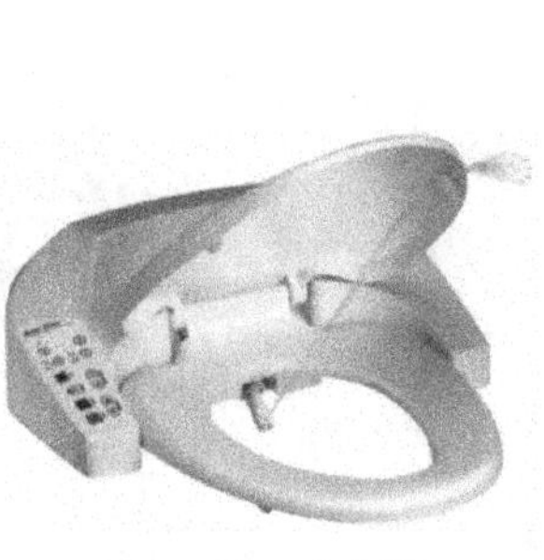

图 3-94 洁身器

功能结构：上盖打开后自动接通电源，通过侧面蓝色功能键可以加热、冲洗、烘干；红色温度键可调水温(低、中、高)；侧面手轮可调喷水高度。内置水管和加热装置的坐便器附件，可放于坐便器上接通电源和水管后使用。

(七) 安装在坐便器上的扶手和(或)靠背

举例一：坐便器扶手(图 3-95)。

适用人群：肢体障碍者。

功能结构：用于上下厕所时支撑身体。由表面喷塑的可折叠钢管扶手连接而成，且扶手带铰链，并可安装在现有的坐便器后方。

举例二：可折叠扶手(图 3-96)。

适用人群：肢体障碍者。

功能结构：可安装在抽水马桶或睡床旁边，以提供额外的支撑，包括一个卷纸支架。当不使用时，可折叠起来靠在墙上。钢结构制造，抗腐蚀处理，聚酯环氧树脂粉末涂层。专门为狭小型或多用户浴室设计。

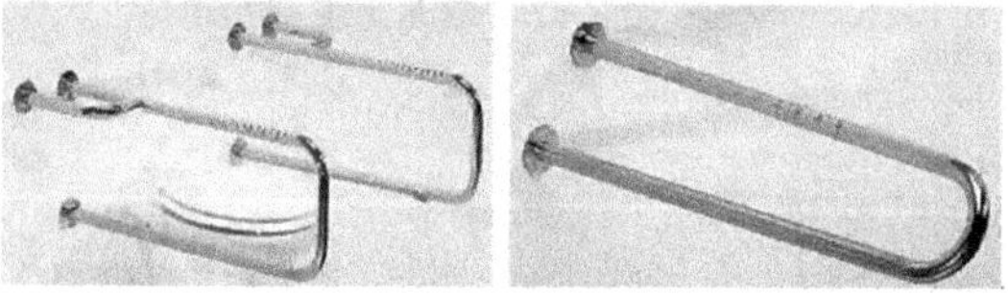

图 3-95　坐便器扶手

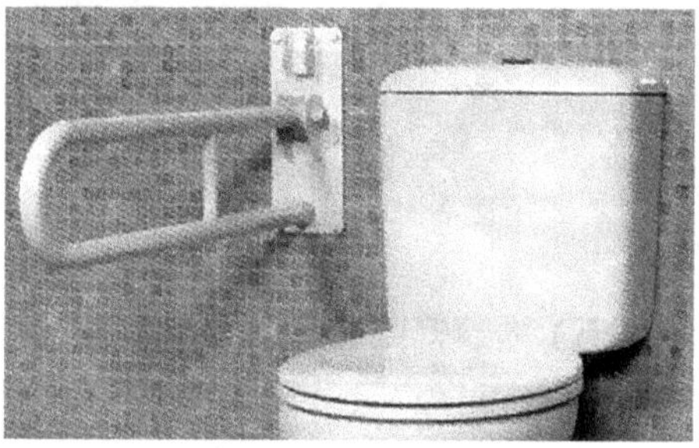

图 3-96　可折叠扶手

(八) 手纸夹

举例：手纸夹(图 3-97)。

适用人群：肢体障碍者。

功能结构：为手臂损伤、手损伤或风湿病患者清洁肛门区域而设计。由固定手柄、活动手柄和夹子组成，材料为聚酰胺塑料。按动活动手柄，打开夹子，将手纸放入。清洁肛门区域后，再次按动活动手柄，打开夹子，手纸掉落到便池中。

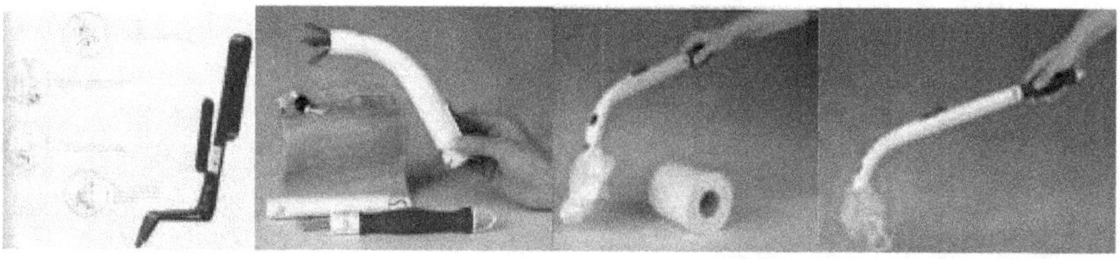

图 3-97　手纸夹

(九) 移动卫生间

举例：移动卫生间(图 3-98)。

适用人群：肢体障碍者、其他人士。

功能结构：该卫生间有专为轮椅用户的单间、外置坡道，内有适合老年人、残疾人用的坐便器、洗手盆和热风器。包括男士间、女士间和无障碍间。

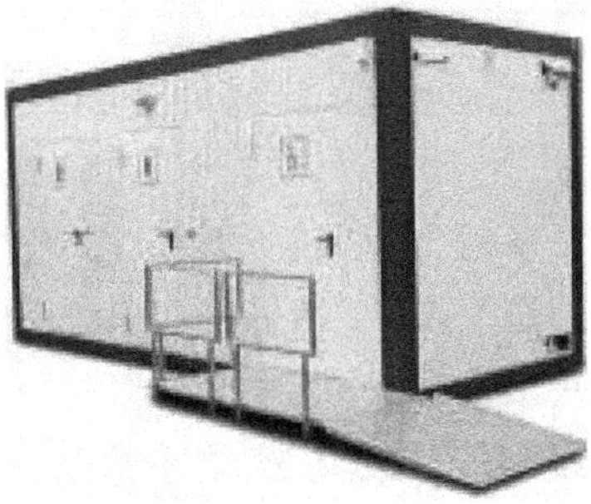

图 3-98　移动卫生间

（十）转移板

举例：转移板（图 3-99）。

适用人群：轮椅使用者。

功能结构：实现轮椅和便座之间的转移。高密度聚乙烯塑料材质，方便清洗，底面有防滑垫，防止滑动或移动。

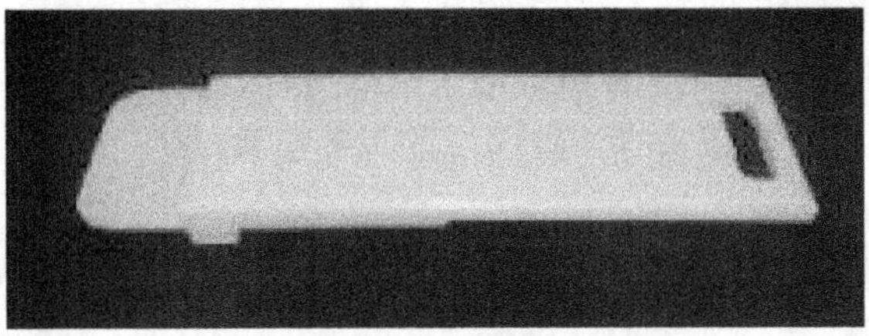

图 3-99　转移板

任务训练

1. 万爷爷，64 岁，大小便失禁多年。哪些辅助器具可以帮助万爷爷在家和外出的排尿、排便护理？

2. 熊爷爷，69 岁，双下肢大腿截肢，依靠双拐和轮椅行走多年，试针对他的功能障碍选配合适的如厕辅助器具。

任务四　洗浴辅助器具的选配

情境引入

刘奶奶，76 岁，脑卒中多年，右侧上下肢严重运动障碍，洗浴时通常需要他人帮助。试针对刘奶奶的情况，为其选配合适的洗浴辅助器具，帮助她独立完成洗浴活动。

知识要点

一、洗浴凳/椅/床

（一）浴缸凳

1. 洗浴板

举例一：普通洗浴板（图 3-100A）。

适用人群：脊髓损伤患者，平衡、运动障碍者等。

结构功能：此塑料镀层钢板可放置在浴缸两侧之间，板面打孔便于排水，适合各种浴缸。

举例二：洗浴板系统(图 3-100B)。

适用人群：脊髓损伤患者，平衡、运动障碍者等。

结构功能：此系统带有一个软垫洗浴板连接在带软垫洗浴凳的上方，洗浴凳放在浴缸地面上。座椅、后背、洗浴板都采用阻燃泡沫软材料，座椅框架为环氧树脂涂料，可调节的紧固螺丝能适应不同的浴缸深度，座椅开孔结构方便使用者个人清洗。

举例三：平顶浴缸用洗浴板(图 3-100C)。

适用人群：平衡障碍者、老年人、易摔倒人士等。

结构功能：此款洗浴板适配平顶浴缸的中部或后部，前侧有排水插槽和防滑钉，可以深入放置在浴缸里，并且曲度可以适合浴缸末端的各种形状。

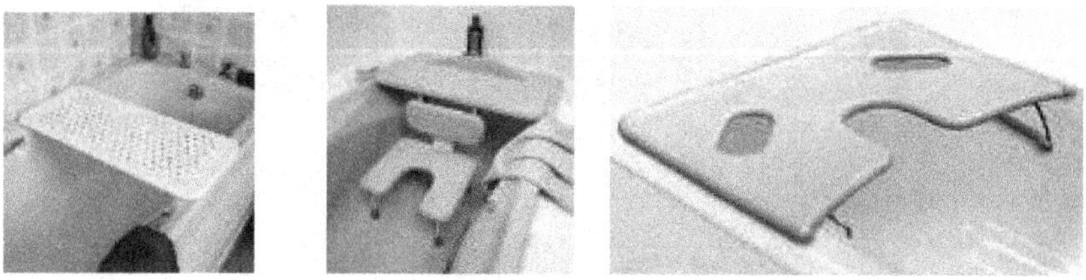

A. 普通洗浴板　　B. 洗浴板系统　　C. 平顶浴缸适配洗浴板

图 3-100　洗浴板

2. 洗浴座椅

举例一：可调节洗浴长凳(图 3-101A)。

适用人群：平衡、运动障碍者，对站立在浴缸或浴室有认知障碍者等。

结构功能：此款洗浴长凳可以将靠背拆下或装上使用，座位和后背为塑料材料，上面有多个排水孔和防滑橡胶条。

举例二：板条洗浴凳(图 3-101B)。

适用人群：下肢、平衡、运动障碍者等。

结构功能：由光滑的增强塑料板材制成，凳子的 4 条腿都有吸盘，可将其固定在浴缸安全的位置。

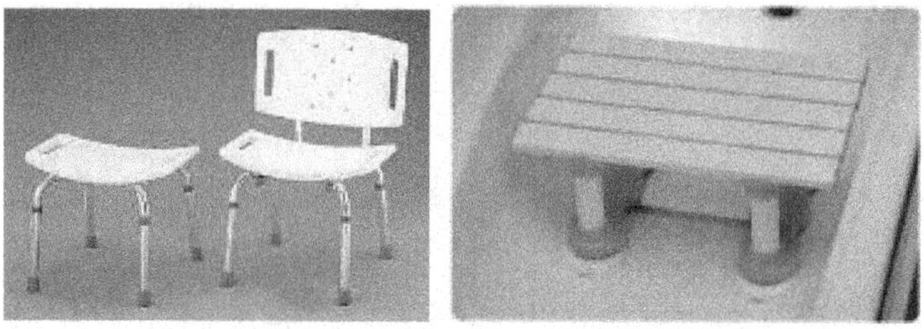

A. 可调节洗浴长凳　　B. 板条洗浴凳

图 3-101　洗浴座椅

3. 可折叠淋浴座

举例一：可折叠淋浴凳(图 3-102A)。

适用人群：平衡、运动、神经或下肢障碍者，关节炎患者等。

结构功能：两种款式都是采用可折叠电镀铝框架和模塑塑料座椅，带有排水孔。

举例二：ABS 可折叠淋浴椅(图 3-102B)。

适用人群：平衡、运动、神经或下肢障碍者，关节炎患者等。

结构功能：材料为 ABS 塑料，座椅有排水槽，不用时可以靠墙折叠。

举例三：坐椅(图 3-102C)。

适用人群：平衡、运动、神经或下肢障碍者，关节炎患者等。

结构功能：此座椅有一个巴西胡桃木椅座、靠背和磨毛的铝制框架。巴西胡桃木具有天然的防潮、防霉和防腐烂作用，靠背通过 3 个隐藏的螺丝固定在固定架上，可拆卸。椅座不用时可以靠墙折叠。

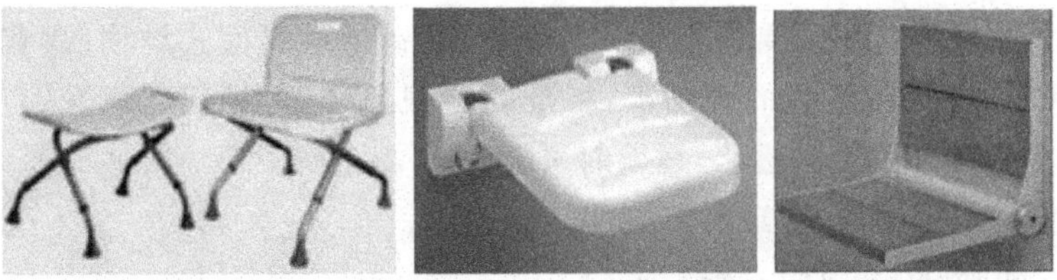

A. 可折叠淋浴凳 B. ABS可折叠沐浴椅 C. 坐椅

图 3-102 可折叠淋浴椅

4. 淋浴凳

举例一：柚木淋浴凳(图 3-103A)。

适用人群：平衡、运动、下肢障碍者，关节炎患者等。

结构功能：加宽楔形的柚木椅，有排口，4 条凳子腿为镀铝，凳子脚为 ABS 塑料。

举例二：全柚木淋浴凳(图 3-103B)。

适用人群：平衡、运动、神经或下肢障碍者，关节炎患者等。

结构功能：采用哥斯达黎加高品质生态柚木手工制作，方形凳子有条形排水设计，凳子下面设计有条形储物架。

5. 转移凳

举例一：可调转移长凳(图 3-104A)。

适用人群：下肢、平衡、运动障碍者等。

结构功能：这款模塑塑料长凳适合左边或右边浴缸或浴室入口，凳子腿高度可调节且底端有吸盘固定；后背有一个握手孔，且可以拆卸；可拆卸的扶手，配有手持淋浴持握器。

举例二：洗浴转移长凳(图 3-104B)。

适用人群：脊髓损伤患者，下肢、运动障碍者等。

结构功能：此款重型长凳采用 PVC 塑料制作，双重加固框架，长凳有一个高密度的聚乙烯泡沫垫，不打滑橡胶柄保证了安全。最大可承受 900 磅(约 410kg)重量，凳腿特殊设计以增加稳定性。

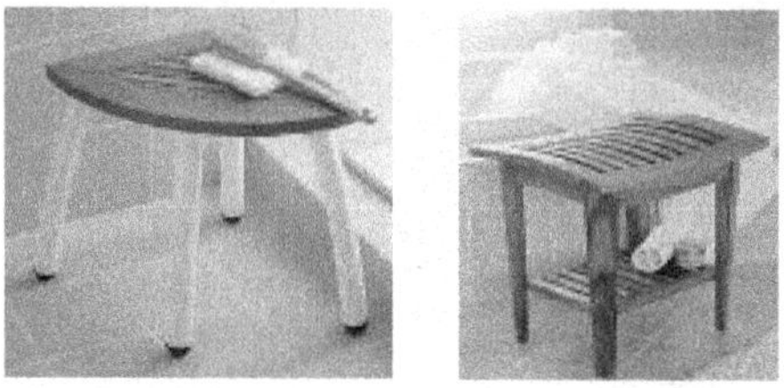

A. 柚木淋浴凳　　B. 全柚木淋浴凳

图 3-103　淋浴凳

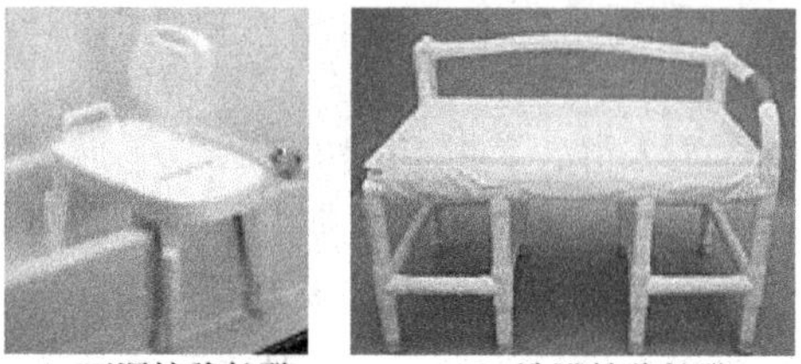

A. 可调转移长凳　　B. 洗浴转移长凳

图 3-104　转移凳

（二）洗浴坐便椅

模塑淋浴座椅

举例一：淋浴坐厕椅（图 3-105A）。

适用人群：运动或严重身体障碍者、脊髓损伤患者等。

结构功能：此款为高度可调节的淋浴坐厕椅，不锈钢材料框式结构；靠背为 10°倾斜设计，垫衬物可调节；可旋转调节的脚踏板，标准的足跟包环；可锁定式脚轮；可上翻式扶手。此座椅可以在多数标准卫生间进出，运输时可拆卸。

举例二：便携式坐便椅/浴缸淋浴椅（图 3-105B）。

适用人群：下肢、运动障碍者等。

结构功能：此款坐便椅适合运动障碍者旅行或居家使用，它包括两部分，可以用于从床到卫生间和淋浴室的转移，其旋转部分可以连接到椅子的固定部分，椅子可以安装在浴缸中。航空铝材制成，座椅可调节，椅子腿可伸缩，有脚踏板，还可以调成倾斜的位置，如伸长前侧椅腿同时降低后侧椅腿。

举例三：可折叠坐便椅/淋浴椅（图 3-105C）。

适用人群：平衡、运动、神经障碍者等。

结构功能：PVC 塑料框架，运输或储藏时可折叠，前侧封闭式坐便椅，靠背为防水的尼龙网织覆盖物，4 个脚踏脚轮。

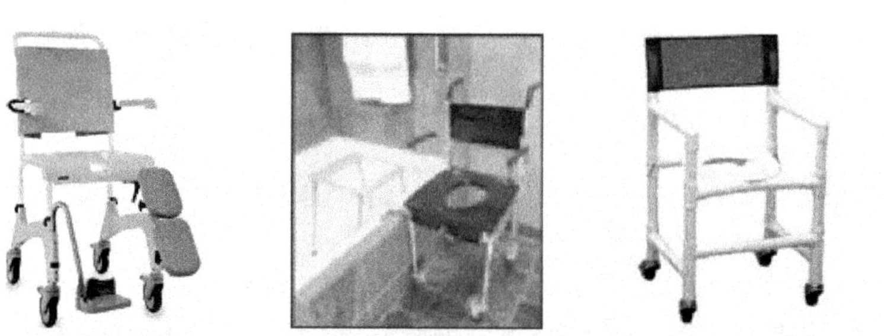

A. 淋浴坐厕椅　　B. 便携式坐便椅/浴缸淋浴椅　　C. 可折叠坐便椅/淋浴椅

图 3-105　模塑淋浴坐便椅

（三）洗浴床

1. 淋浴担架床

举例一：淋浴椅轮床（图 3-106A）。

适用人群：严重肢体障碍者、脊髓损伤患者等。

结构功能：此款淋浴椅轮床有一个升降靠枕和防水泡沫垫，带有全长排水盘，侧边安全栏有锁定销以保证安全，侧边栏放下时可以进行转移。有 6 个耐用脚踏脚轮，中间一对，两端各一对。

举例二：淋浴床（如图 3-106B）。

适用人群：严重肢体障碍者、脊髓损伤患者等。

结构功能：此淋浴床为使用者提供辅助洗浴，4 个上置式刹车轮，一个可调节靠背，两个安全带，折叠式护栏，快干式垫子和枕头便于水穿过，尼龙排水盘位于垫子下，水收集系统和排水管保证了护理者脚不被弄湿。

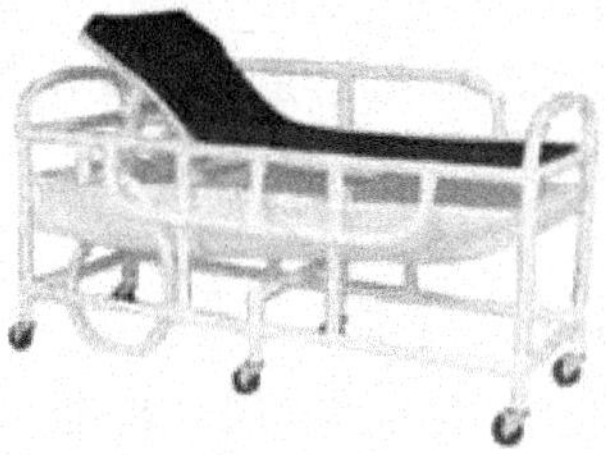

A. 淋浴椅轮床

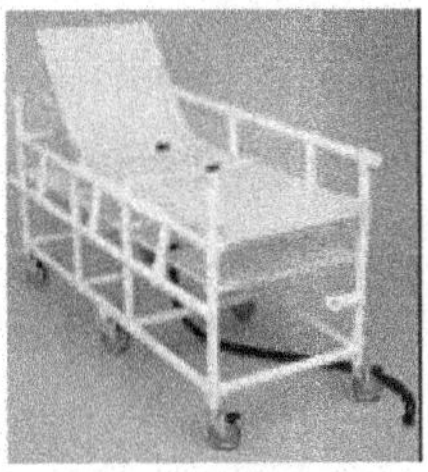

B. 淋浴床

图 3-106　淋浴担架床

2. 洗浴床

举例：洗浴床（图 3-107）。

适用人群：运动障碍者或严重残疾者。

结构功能：可折叠洗浴床，一侧固定在墙上，另一侧用支架支撑在浴缸上，不用时可靠墙折叠。聚酯纤维网状防水材料，方便清洗。

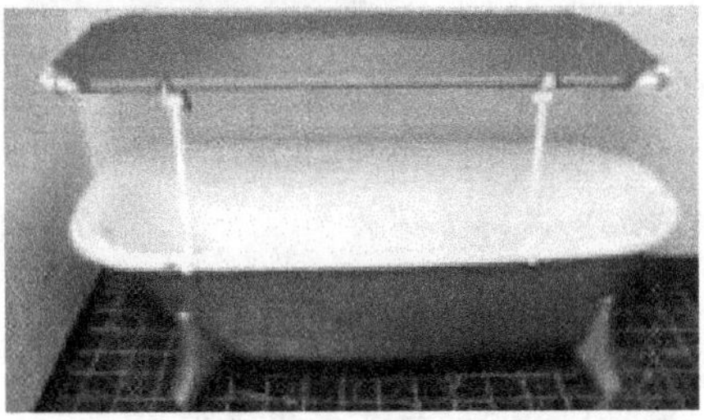

图 3-107　洗浴床

二、洗浴工具

（一）洗浴刷

1. 搓背刷

举例：搓背刷（图 3-108）。

适用人群：上肢运动障碍、移动障碍者等。

功能结构：塑料制搓澡刷，鱼形手柄有利于搓背时的拿握，一面可以用来按摩，另一面具有刺激作用。此搓背刷可以用温水洗涤，在空气中自然干燥。

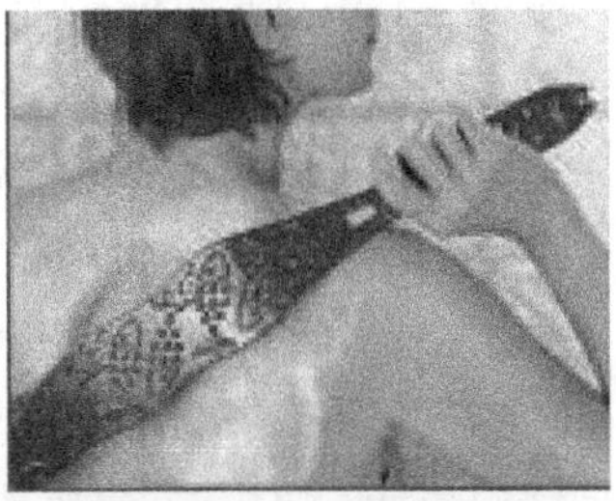

图 3-108　搓背刷

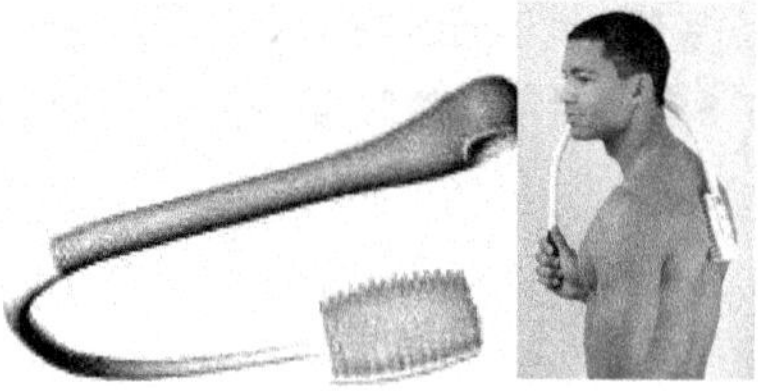

图 3-109　长弯柄浴刷

2. 长柄刷

举例：长弯柄浴刷(图 3-109)。

适用人群：上肢运动受限者等。

功能结构：长柄弯曲，使手臂运动受限者更容易够到后背及其他需要洗浴的位置，手柄末端有一个圆环便于抓握。

3. 长柄海绵

举例一：成角旋转后背清洗器(图 3-110A)。

适用人群：肩关节活动受限者、躯干弯曲困难者等。

功能结构：此款清洗器对于肩关节活动受限者和躯干弯曲困难者清洗背部和下肢提供辅助，球形海绵可以在长柄末端旋转，可更换。

举例二：洗浴套装(图 3-110B)。

适用人群：糖尿病患者、运动障碍者和关节炎患者等。

功能结构：全套设备包括了一个脚刷、检查镜、穿衣钩、腿升降器和鞋拔，提供了对腿、关节和足的卫生学和观察学的保健。这些组件如果需要可以分别组装单独使用，可组装的辅助器具有通用长柄刷、通用脚刷和手柄、3 个脚趾海绵套装、可调节的检查镜、身体清洗海绵、糖尿病足感觉测试、穿衣钩、腿升降器及鞋拔。

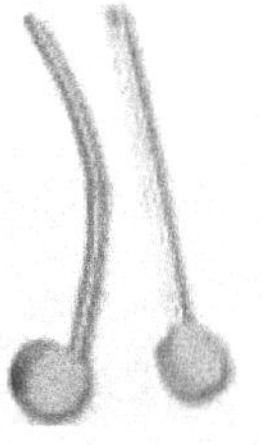

A. 成角旋转后背清洗器

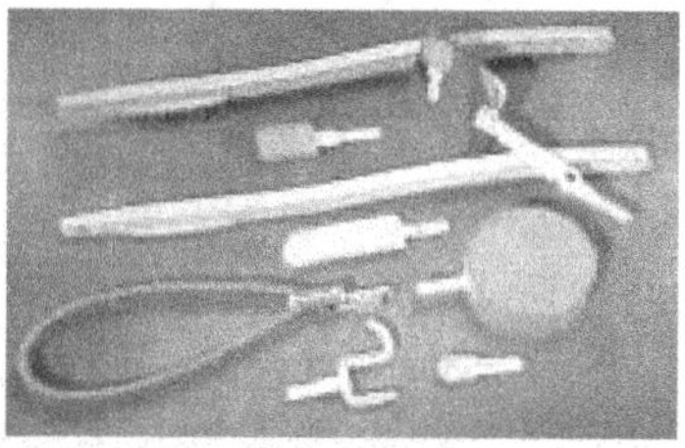

B. 洗浴套装

图 3-110　长柄海绵

4. 脚刷

举例一：糖尿病足套件(图 3-111A)。

适用人群：糖尿病患者、运动障碍者、关节炎患者等。

结构功能：全套设备包括了一个脚刷、检查镜、穿衣钩、腿升降器和鞋拔，提供了对腿、关节和足的卫生学和观察学的保健。海绵、刷子、镜子可以与塑料长柄组合使用。

举例二：肥皂垫(图 3-111B)。

适用人群：关节炎患者、平衡或运动障碍者等。

结构功能：PVC 塑料足部外形的刷子底部有 31 个吸盘保证了淋浴和洗浴脚时的安全，刷子上的肥皂水或沐浴露保证了 1500 个指突给足部按摩和清洗。

举例三：欢乐足浴刷(图 3-111C)。

适用人群：下肢运动障碍者、身体弯曲或伸展困难者等。

结构功能：使用时，足浴刷置于地板上，双足在刷子上磨搓清洗及按摩双脚，中间放置可以产生肥皂泡的草药肥皂。刷子背面有粘钩，在刷子不用时可以挂在墙上。

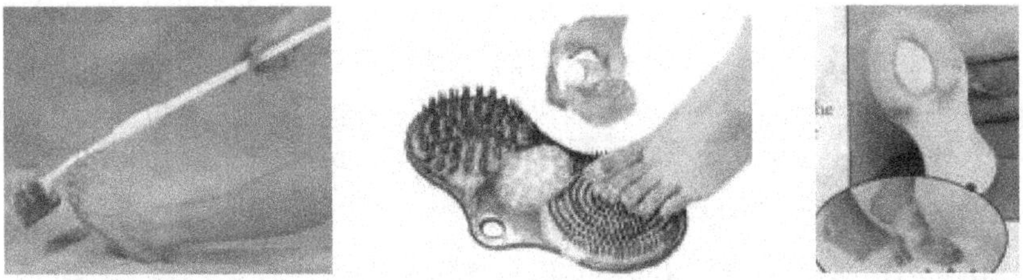

A. 糖尿病足套件　　B. 肥皂垫　　C. 欢乐足浴刷

图 3-111　脚刷

5. 洗液敷料器

举例一：身体伙伴洗液敷料器（图 3-112A）。

适用人群：上肢运动障碍者、脊髓损伤患者等。

结构功能：采用柔软、非吸收性材料，两端各有一个环形握手，便于清洗身体难以够到的部位，洗液不会剩在带子上。带子可以够着后背、腿或足底，可以用来应用洗液、药膏或防晒霜。可以机洗。

举例二：长手柄洗液敷料器（图 3-112B）。

适用人群：上肢或下肢运动障碍者、关节炎患者等。

结构功能：此敷料器手柄长、小弧度弯曲、末端有一圆头。使用时，将洗液或沐浴液抹在敷料器刷头上，在需要够到的位置轻轻磨搓 19 个浮动的按摩球。此敷料器也可以不用长柄单独使用。

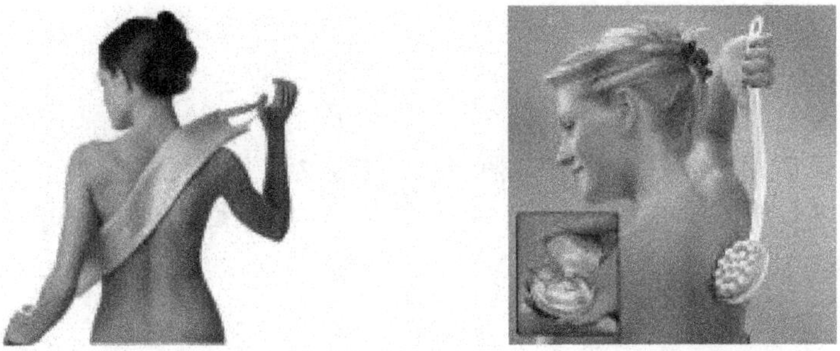

A. 身体伙伴洗液敷料器　　B. 长手柄洗液敷料器

图 3-112　洗液敷料器

（二）洗浴巾

1. 一次性毛巾

举例：舒适洗浴巾（图 3-113）。

适用人群：脊髓损伤患者、严重运动障碍者等需要在床上洗澡的人士。

结构功能：每块一次性毛巾都是免冲洗的，富含水分、维生素 E 和芦荟，pH 为 3.5～4.5，与正常皮肤 4.5～5.5 的 pH 接近。使用前可以在微波炉里稍稍加热。材料柔软、耐用、无味，由天然纤维制成，用后可丢弃。

2. 洗澡布绞干器

举例：毛巾绞干器（图 3-114）。

适用人群：手部力量缺失或受限的人士。

结构功能：绞干机可以不需要手指或拳头抓握的力量便把毛巾里的大部分水分挤出。

图 3-114A 显示的绞干器一端为弯曲 90°的金属板用螺栓连接在厨房或浴室水池边缘，另一端的金属板带有排水孔并与第一片金属板通过铰链连接在底端边缘，第二块金属板上有一个手柄。使用时，将湿毛巾放置在两片金属板之间，将手柄向第一片金属板靠近挤压，毛巾里的水分顺着排水孔被挤出来。

图 3-114B 显示的绞干器，带有排水孔的金属板被螺栓连接在水池边缘，带有手柄的可活动金属板则位于上侧，向下可活动挤压将湿毛巾中的水分排出。

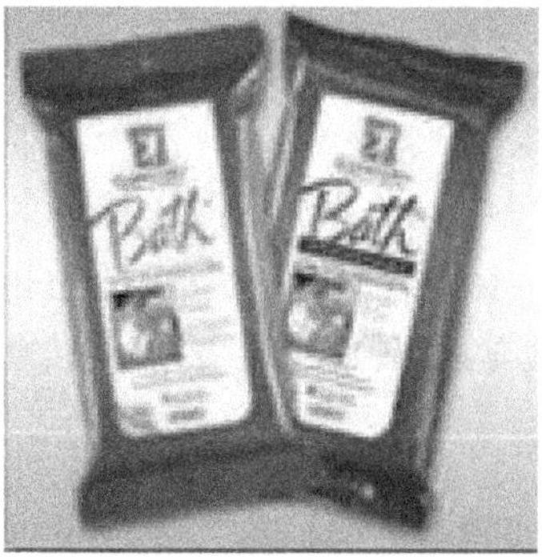

图 3-113　舒适洗浴巾

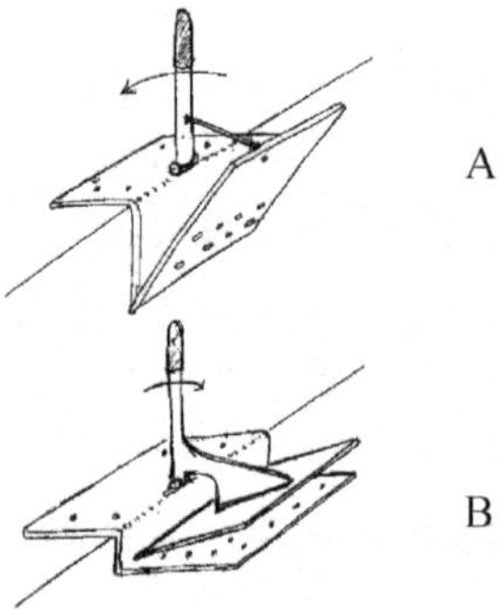

图 3-114　毛巾绞干器

三、浴室配件

（一）模型保护套

举例一：手臂套(图 3-115A)。

结构功能：此款手套是一个模型或假体保护套，在淋浴时用来保护上肢、假肢、伤口、手术刀口及皮肤问题，使其不暴露在水中。这种长形、一次性聚乙烯手套可以延伸到肘关节，顶端用两条可调节的勾环固定到位。

举例二：模型保护套(图 3-115B)。

结构功能：使淋浴或洗澡时手臂和腿模型保持干燥。

举例三：模型和绷带保护套(图 3-115C)。

结构功能：此保护套材料为耐用的、可重复使用的柔软塑料，用来保持淋浴或洗澡时模型、伤口和绷带的干燥。9 种不同的型号可以分别供手臂、腿、肘/膝关节和足/踝关节选择。

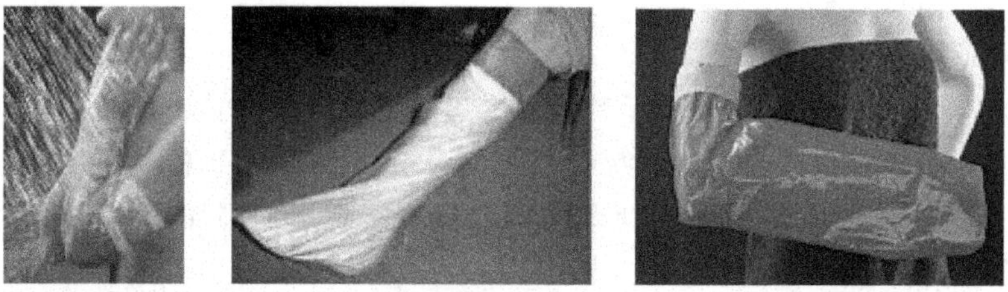

A. 手臂套　　B. 模型保护套　　C. 模型和绷带保护套

图 3-115　模型保护套

（二）液体肥皂分发器

举例一：液体肥皂自动分发器(图 3-116A)。

适用人群：上肢运动障碍者等。

结构功能：当使用者手接近塑料制海豚时，感应器侦探到后分发预定量的液体肥皂。海豚红眼灯亮时为正在分发肥皂液体。

举例二：非触摸液体肥皂分发器(图 3-116B)。

适用人群：上肢运动障碍者等。

结构功能：此款液体肥皂分发器采用移动激活进行开关控制，移动感应器设在设备的前端，不滴漏设计，可以盛 14oz 肥皂液。材料为耐用的 ABS 塑料。

举例三：感应肥皂液泵(图 3-116C)。

适用人群：上肢运动障碍者、严重身体残疾者、脊髓损伤患者等。

结构功能：当使用者将手置于感应器前时自动分发肥皂液，LED 显示灯闪烁 20s 以确保给予足够肥皂液，4 档容积设置允许泵出预定量的肥皂液或洗液。

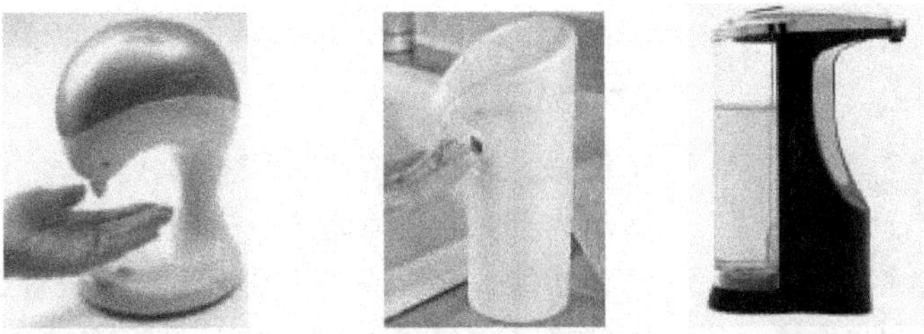

A. 液体肥皂自动分发器　B. 非触摸液体肥皂分发器　C. 感应肥皂液泵

图 3-116　液体肥皂分发器

（三）带肥皂固定器的墙扶手杠

举例：肥皂碟(图 3-117)。

适用人群：运动障碍者、下肢功能障碍、平衡障碍者等。

结构功能：此设备外圈是一个环形不锈钢抓握杠，中间包含一个可拆卸的肥皂碟。此设备有 3 处隐藏的安装螺丝固定于墙面上。

（四）浴室带墙扶手杠的转角架

举例：转角架(图 3-118)。

适用人群：平衡障碍者、下肢障碍者、运动障碍者等。

结构功能：此款浴室用带扶手杠的转角架由一个三角形大理石架和前侧的不锈钢弯曲抓握杠组成，通过两处隐蔽螺丝与墙面连接。

（五）带扶手杠的毛巾挂

举例：毛巾挂(图 3-119)。

适用人群：平衡障碍者、下肢障碍者、运动障碍者等。

结构功能：此毛巾挂由一个毛巾架悬挂在一个弯曲的抓握杠下，不锈钢材料制成。为求最大支撑，毛巾挂由三点与墙面连接。

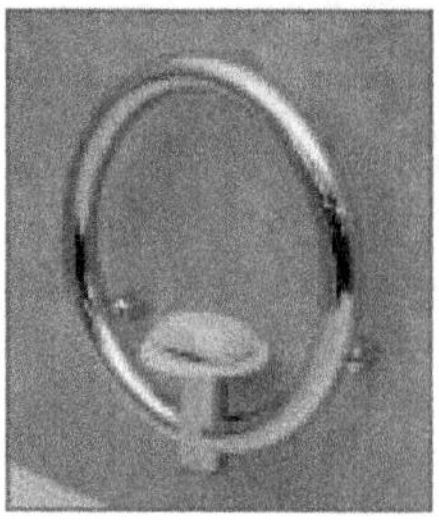

图 3-117 肥皂碟

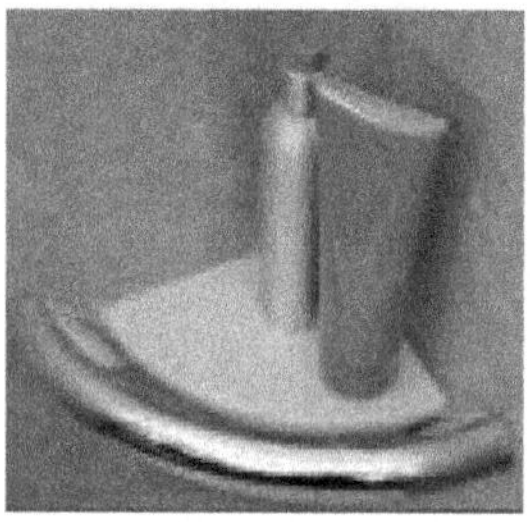

图 3-118 转角架

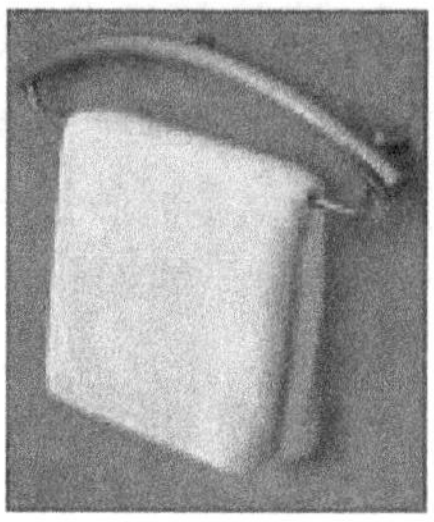

图 3-119 毛巾挂

（六）淋浴用小孔防护罩

举例：遮盖用淋浴衣领(图 3-120)。

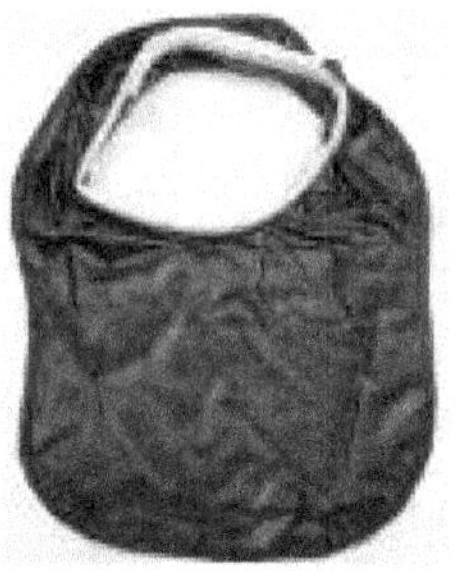

图 3-120 遮盖用淋浴衣领

适用人群：气管造口术患者等。

结构功能：用来在淋浴时保护气管造口术或细孔，同样可以用来在洗头或刮胡子时用。波状外形衣领采用尼龙粘扣闭合，适合脖子直径为 9～19in 的人。

（七）洗浴枕

举例一：普通洗浴枕(图 3-121A)。

适用人群：上肢障碍者或运动障碍者等。

结构功能：此款洗浴枕专为上肢障碍者或运动障碍者在洗澡时头部或颈部提供支撑。枕头外形有直的和弯曲的，材料方便清洗。

举例二：充气式洗浴枕(图 3-121B)。

适用人群：上肢或运动障碍者等。

结构功能：此枕提供了使用者在浴缸洗浴时头部和颈部的支撑。材质为耐用的聚氯乙烯材料，双气门系统，不使用时可以放气压缩存放。

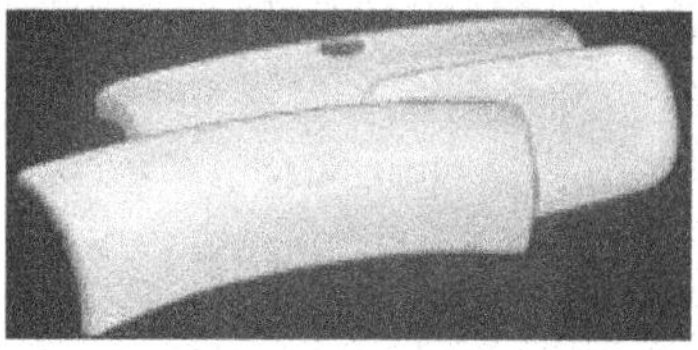

A. 普通洗浴枕

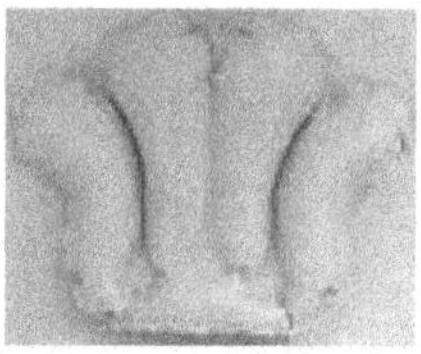

B. 充气式洗浴枕

图 3-121 洗浴枕

（八）淋浴架

举例：淋浴架(图 3-122)。

适用人群：上肢障碍者、运动障碍者等。

结构功能：此款淋浴架采用腈纶材料，外形为弓形，带有两层架子和三个钩子可以放置洗澡巾、海绵球、洗澡布等。淋浴喷头可以安装在墙上，或通过后背的巨大吸盘调整淋浴高度，以适应站着或坐着淋浴的不同高度人士。

(九) 身体烘干机

举例：身体烘干机(图 3-123)。

适用人群：平衡障碍者、运动障碍者、上肢障碍者，烧伤患者、关节炎患者、上肢截肢者等人士。

结构功能：此款身体烘干机用来烘干淋浴者或洗浴者，不使用毛巾而是采用旋涡式暖风将身体从头到脚烘干。有两档风速可供选择：低档保证了淋浴或洗浴区域的温暖，高档则是烘干。由于采用旋涡式暖风，运动受限的使用者可以不需要转动身体便能将每个部位都烘干，此款设备可免费维修。

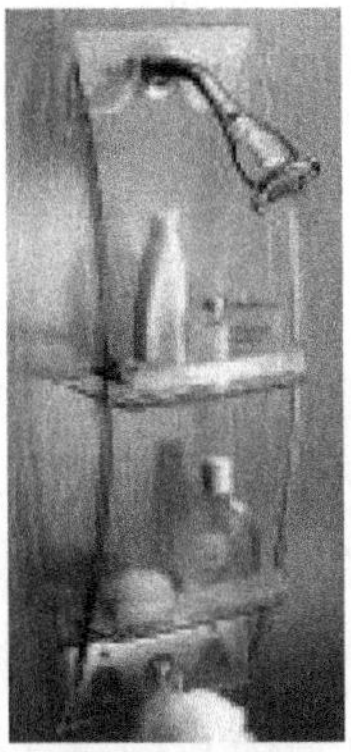

图 3-122 淋浴架

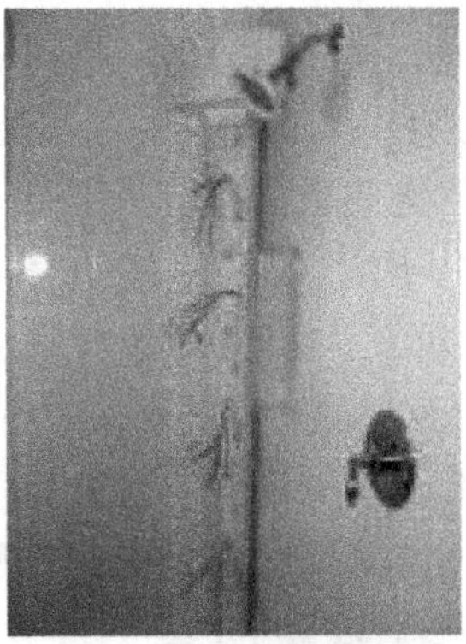

图 3-123 身体烘干机

(十) 安全踏板

1. 浴缸防滑垫

举例一：踏板垫(图 3-124A)。

适用人群：平衡障碍者或运动障碍者等。

结构功能：压敏安全行走乙烯基材料，此踏板垫用在浴盆门槛处以增加安全性。

举例二：浴盆垫(图 3-124B)。

适用人群：平衡障碍者或运动障碍者等。

结构功能：此浴盆垫适合所有的浴盆和淋浴类型，包括金属、瓷器、玻璃纤维、防滑表面等，加厚、超软、防霉、黏性技术的设计，不需要刻意移动到干净的地方。三维立体的表面提供了水流走的通道。材料为防霉、防菌的 EVA 聚合泡沫。当需要移除更换时，只需将垫子慢慢拉起，高科技聚合黏性材料便自动释放离开粘贴表面而不留下其他残留物。

举例三：竹制洗浴垫(图 3-124C)。

适用人群：平衡或运动障碍者等。

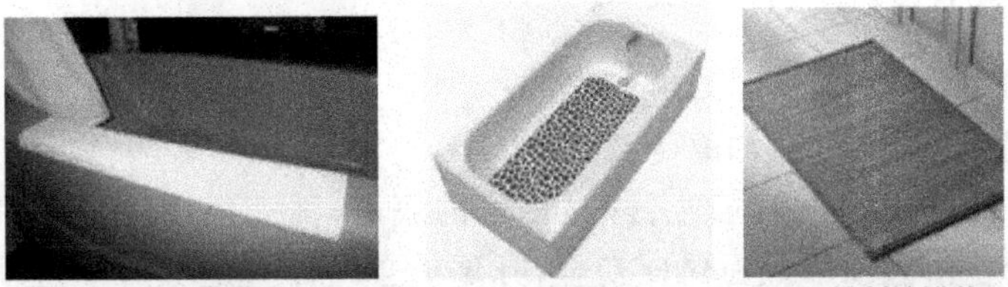

A. 踏板垫　B. 浴盘垫　C. 竹制洗浴垫

图 3-124 浴缸防滑垫

结构功能：制作材料为竹条，供淋浴后或洗浴后走出时用，背面采用防滑设施，保证固定在原位，避免使用者步出浴室或浴盆时滑倒。此材料同样防水，边缘用高品质聚乙烯缝纫。

2. 防滑板

举例：安全条(图 3-125)。

适用人群：平衡障碍者或运动障碍者等。

结构功能：这些片装带有自粘性的安全条可以放在任意需要的地方，提供浴缸或浴室的防滑牵引力。

3. 淋浴垫

举例一：全长洗浴垫(图 3-126A)。

适用人群：运动障碍者、平衡障碍者、关节炎患者等。

结构功能：此款洗浴垫可以覆盖多数浴缸的尺寸，可机洗，背面有 200 个吸盘紧紧吸住浴缸底，表层还提供软垫。

举例二：防滑淋浴垫(图 3-126B)。

适用人群：平衡障碍者、其他有摔倒风险的人士等。

结构功能：乙烯基材料软垫保证使用者在淋浴时安全地站立和行走。其圆形袖珍尺寸，几乎适合所有的浴室入口。其背面有 150 个吸盘紧紧吸住地面；63 个排水孔，9 条排水道，避免积水。垫子采用微生物阻断技术，防霉、防菌、防异味。

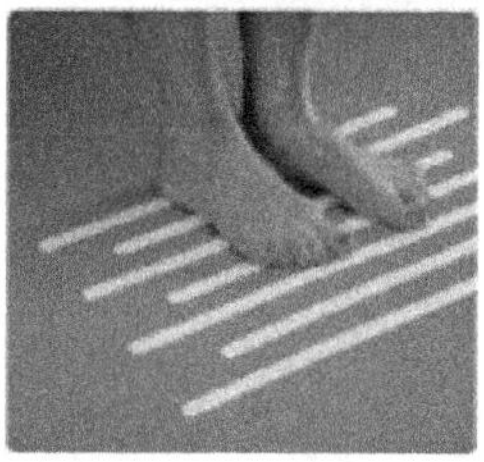

图 3-125　防滑条

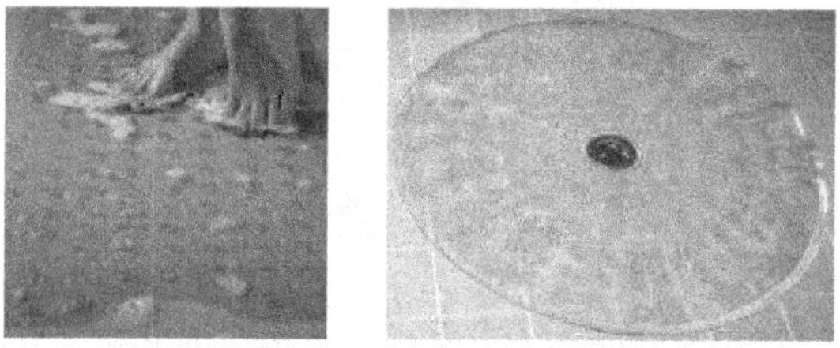

A. 全长洗浴垫　B. 防滑淋浴垫

图 3-126　淋浴垫

四、洗浴升降梯

(一) 液压洗浴升降机

举例：便携洗浴升降机(图 3-127)。

适用人群：平衡障碍者、运动障碍者、下肢障碍者等。

结构功能：液压缸使用标准自来水压驱动。一件式整体座椅，带吸盘底座，抗腐蚀手臂，坐位高度可调节，可 360°旋转。

(二) 气动洗浴升降机

举例：气动洗浴升降机(图 3-128)。

适用人群：平衡障碍者、运动障碍者等。

结构功能：气垫放气后，将洗浴者降至浴缸的底部；洗完后，垫子可以利用压缩机重新充气，将洗浴者升至浴缸顶部。为保证安全，升降机会确保有足够的电能后，才会将洗浴者放至浴缸底部。

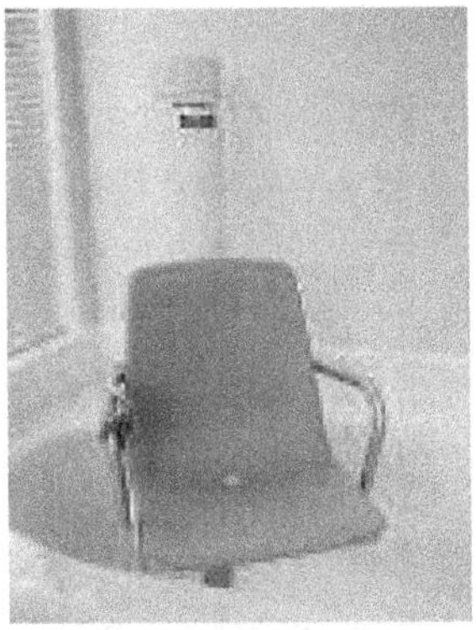

图 3-127　便携洗浴升降机

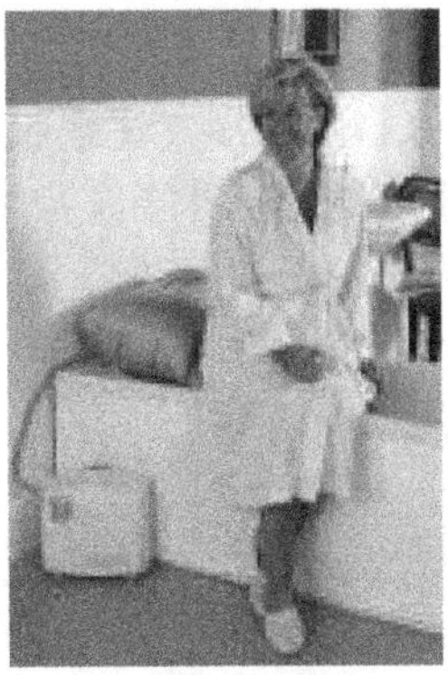

图 3-128　气动洗浴升降机

（三）动力洗浴升降机

举例：可躺式洗浴升降机（图 3-129）。

适用人群：下肢运动障碍者、移动障碍者、脊髓损伤患者等。

结构功能：升降机通过吸盘与浴缸牢固连接，移除吸盘时可采用快速释放手柄。带有舒适坐垫的倾斜座椅，可折叠侧板，打开时可落在浴缸两侧上缘，创造了宽阔的转移区域，座椅下方由不锈钢框架支撑。

按压“向下”键，座椅可被降至浴缸底部，同时靠背变倾斜，倾斜量可以通过按键调节；按压“向上”键，回到座位状态。此升降机可以折叠，便于收纳和转移。

装有充电提示灯，并配有智能安全系统，可检查电量水平。升降机在确保电量足够后，才会将洗浴者放至浴缸底部。

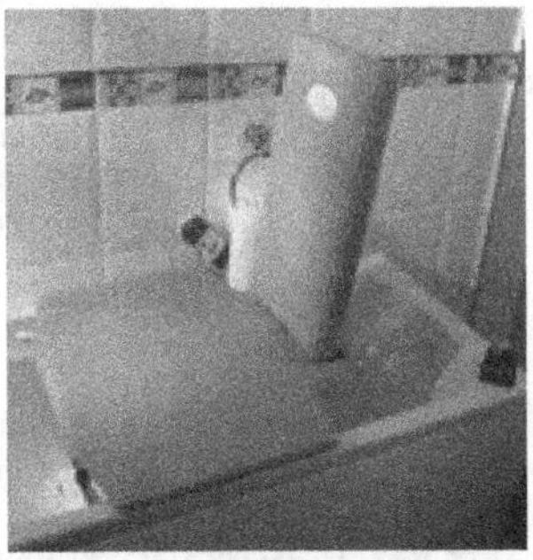

图 3-129　可躺式洗浴升降机

任务训练

史爷爷，58 岁，胸 10 完全性脊髓损伤，双下肢感觉和运动功能丧失，双上肢除手部抓握力量弱外其他肌力尚可。试针对史爷爷的功能障碍，为其选择合适的洗浴椅/床和洗浴工具，便于他独立完成洗浴活动。

任务五　衣物及穿衣取物辅助器具的选配

情境引入

李奶奶，68 岁，脑卒中多年，一侧肢体偏瘫，常年乘坐轮椅，喜爱打扮。那么，她的上衣、裤子、鞋子和袜子在材料、款式和功能选择上有什么特殊要求？又有哪些辅助器具可以帮助她更独立及顺利地穿脱衣物？

知识要点

老年人衣物应选择方便穿脱的，上衣以宽松、前开身的为宜，衣扣可改为摁扣或尼龙搭扣，裤子可选用松紧带裤腰或背带挂钩式，鞋应选择软底、不系带的，鞋后帮最好稍硬些，有利于穿脱。

一、老年人衣物选择

(一) 内衣

1. 带保护垫内裤

举例：带保护垫内裤(图 3-130)。

适用人群：平衡障碍者、运动障碍者等。

功能结构：大腿两侧带有安全护垫，摔倒时可重新分配冲击力以保护髋部，有男款和女款。

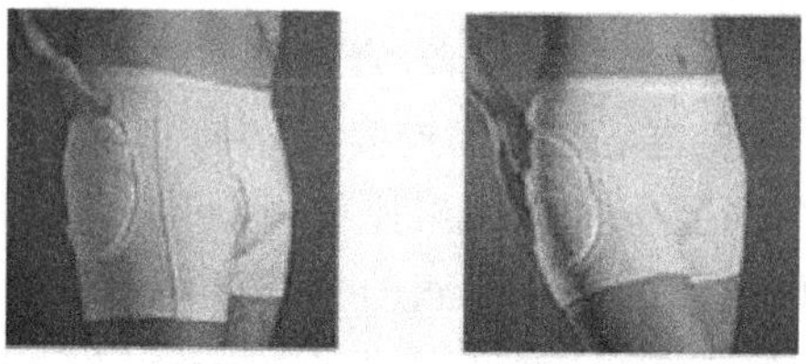

男款　　女款

图 3-130　带保护垫内裤

2. 男士洗浴短裤

举例：洗浴服(图 3-131)。

适用人群：老年期痴呆患者、认知障碍者等。

功能结构：为那些不愿意脱光衣服洗澡的人设计，专门用于洗澡时或从浴室出去替代干外衣的洗浴服，掀起衣服可以清洗身体，但遮住了穿戴者的视线，保护其尊严。男士系列为上下两件套；女士系列为上下两件套，内外两层结构。

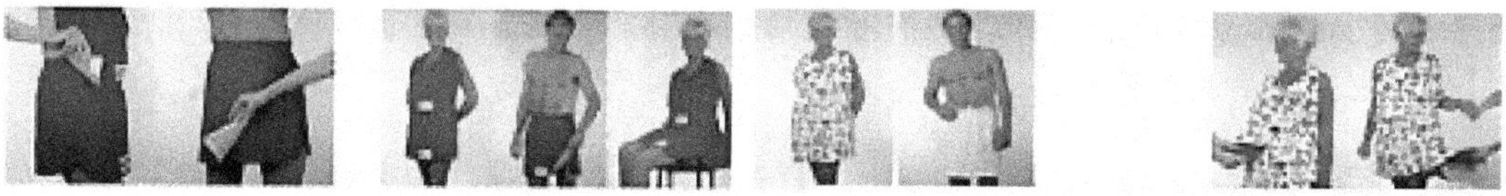

图 3-131　洗浴服

3. 胸罩

举例：舒适型前侧开口休闲胸罩(图 3-132)。

适用人群：手部受限，上肢关节炎、多发性硬化、纤维肌痛等导致的手灵巧度受限的女士等。

功能结构：此产品是为有手部障碍的女士设计的便于穿戴的内衣，前侧采用魔术贴开合，棉和弹力纤维材质。

4. 女背心

举例：口袋支撑的背心(图 3-133)。

适用人群：乳房切除术后的女士等。

功能结构：轻质针织材料，长至髋部，可以不穿胸罩单独穿。背心上部分为弹力纤维材质，内置口袋用来支撑乳房填充物，就像真乳房一般。

5. 滑衣

举例：坐位开孔滑衣(图 3-134)。

适用人群：抬胳膊有困难、使用轮椅的女士等。

功能结构：棉-聚酯纤维混织材料，后侧摁扣开合，便于穿戴，宽的肩带可防止滑落。

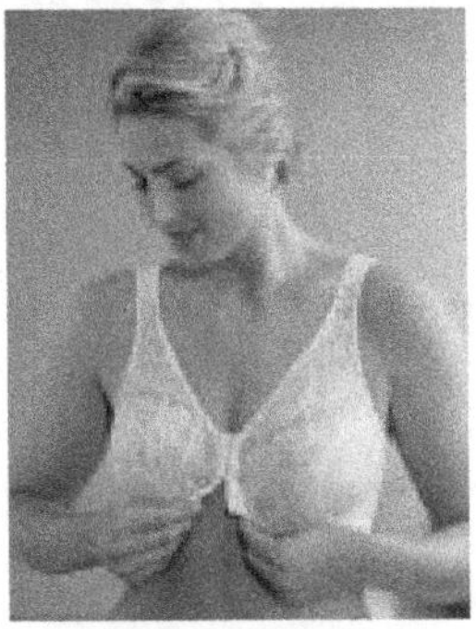

图 3-132　舒适型前侧开口休闲胸罩

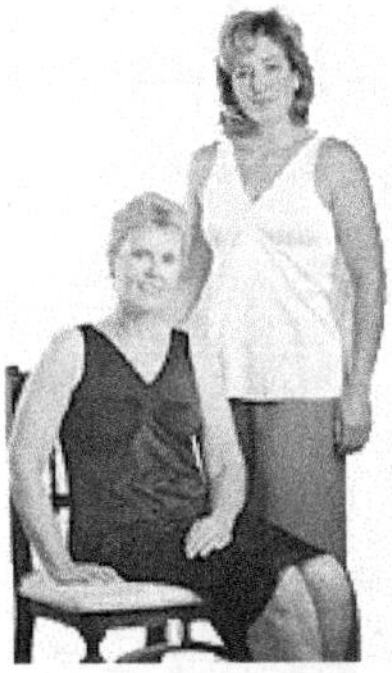

图 3-133　口袋支撑的背心

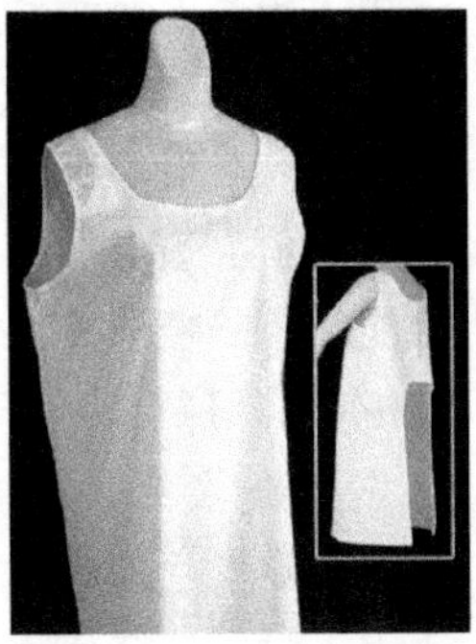

图 3-134　坐位开孔滑衣

(二) 上衣

1. 衬衫

举例一：经典长袖衬衫(图 3-135A)。

适用人群：精细运动障碍者、精神障碍者、脊髓损伤患者等。

功能结构：使用者不用抬手即可穿上衬衫。为涤纶或棉制品，魔术贴开襟，可设或不设摆襟开口，前面有胸袋和假纽扣。

举例二：男士休闲衬衫(图 3-135B)。

适用人群：暂时性或永久性的上肢运动障碍者、上肢截肢者等。

功能结构：衬衣袖子为定制修改的，可以容纳支具、石膏绷带、假肢等。材质为 60%棉+40%聚酯纤维。袖子为加长款，袖口有两颗扣子可调节，左胸口前设计有口袋。

2. 男士连衣裤

举例：针织连衣裤(图 3-136)。

适用人群：失禁患者、穿衣困难的人士等。

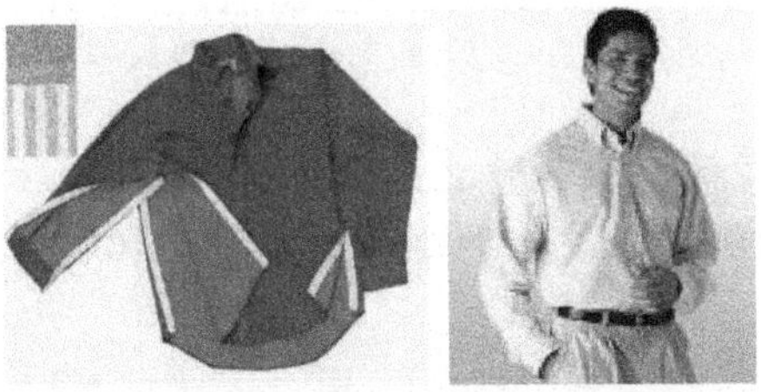

A　　B

图 3-135　经典长袖衬衫

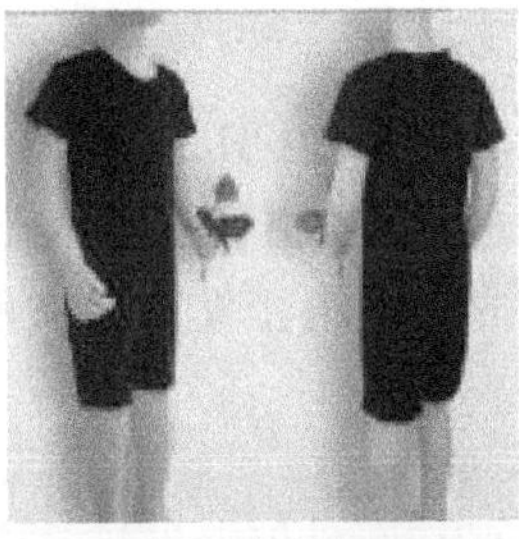

图 3-136　针织连衣裤

功能结构：两种款式。一款为裤腿有摁扣的套头款式，另一款为无裤腿摁扣后背整体拉链式的。65%棉+35%聚酯纤维混织，宽度可以拉伸 4in(约 10cm)，长度可以拉伸 1.5in(约 4cm)，能较好地保持形状不变形。短袖短裤，也可作为睡衣。裤腿有摁扣的套头款，设计为不用脱外衣便能方便更换尿布；后背拉链款式在拉链上方设有襻扣，防止有脱衣倾向的人自我脱衣。

3. 肩部保暖衣

举例一：披肩(图 3-137A)。

适用人群：上肢运动障碍者、抬手臂有困难者等。

功能结构：此轻质披肩搭在肩上提供了覆盖保暖作用。

举例二：羊毛肩部保暖衣(图 3-137B)。

适用人群：颈肩关节炎患者等。

功能结构：轻质羊毛肩部保暖衣，搭在肩上并长至腰部，轮椅使用者可以穿戴，保暖、质轻、不占空间，可机洗，快干。

4. 轮椅连衣裙

举例：爱尔兰连衣裙(图 3-138)。

适用人群：轮椅使用者、穿衣有困难的人士等。

功能结构：平纹针织面料，包裹式设计便于穿脱，宽大的弹力布料提供了最大的舒适度。带有摁扣的 V 形领口，右肩有褶饰肩带搭至胸前，通过摁扣连接至左肩，没有纽扣或魔术贴设计。

5. 轮椅裙

举例：轮椅裙(图 3-139)。

适用人群：轮椅使用者、穿衣有困难的人士等。

功能结构：柔性平纹针织面料，弹力腰带。可以与 T 恤搭配穿。

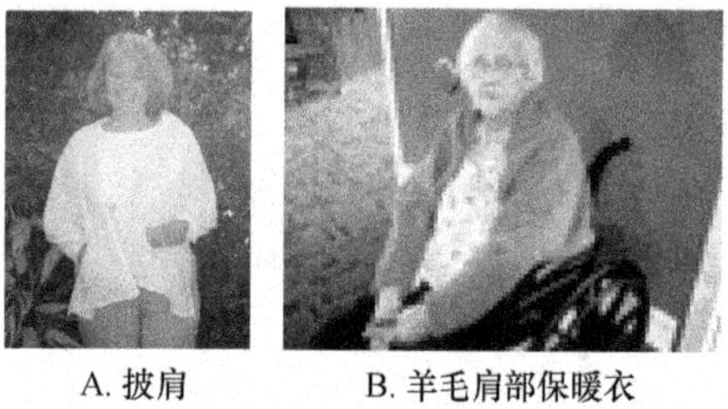

A. 披肩　B. 羊毛肩部保暖衣

图 3-137　肩部保暖衣

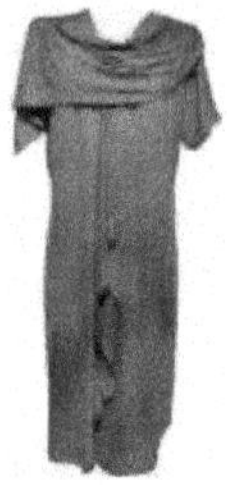

图 3-138　轮椅连衣裙

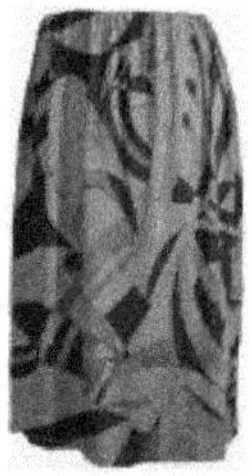

图 3-139　轮椅裙

6. 女士 T 恤

举例：女士 T 恤(图 3-140)。

适用人群：穿衣有困难的人士、手臂活动受限者等。

功能结构：不用套头穿脱衣服，采用前侧或后侧包绕式设计，袖长至肘部。100%针织棉，可机洗。

7. 女士背心

举例：女士背心(图 3-141)。

适用人群：轮椅使用者、穿衣有困难的人士等。

功能结构：无袖开襟毛背心，袖孔大，便于穿脱，前侧揿扣可以开襟或拉合上。当合上穿时，前侧为V形领口，令使用者看上去更加苗条。

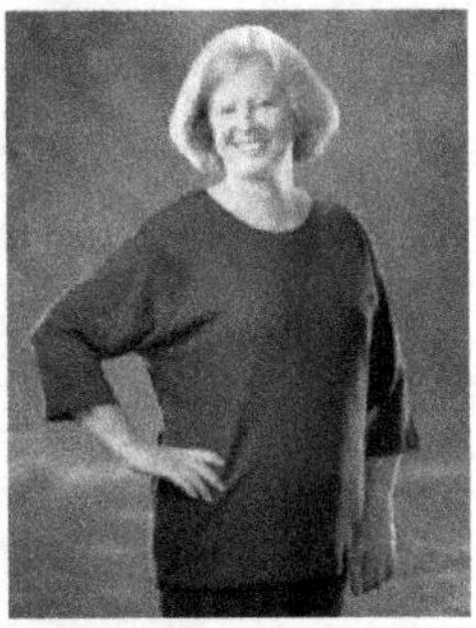

图 3-140 女士T恤

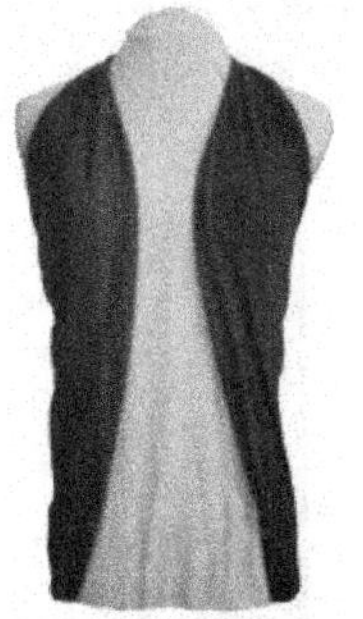

图 3-141 女士背心

（三）下衣

1. 男士牛仔裤

举例一：休闲牛仔裤(图 3-142A)。

适用人群：运动障碍者、精神障碍者、脊髓损伤的儿童等。

功能结构：开口式休闲牛仔裤，有可调松紧的弹性腰带，裤腰带有腕环，便于提裤和穿裤。可洗的纯棉牛仔布制成，开口处内缝用揿扣或魔术贴粘接，外缝用拉链开口。

举例二：轮椅专用牛仔裤(图 3-142B)。

适用人群：运动障碍者、精神障碍者、脊髓损伤的儿童等。

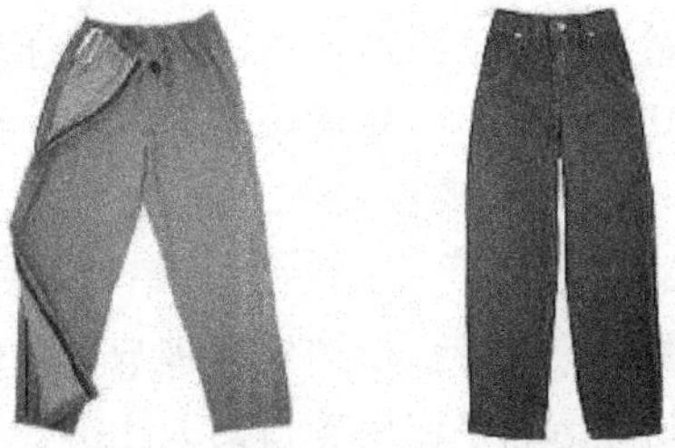

A. 休闲牛仔裤　B. 轮椅专用牛仔裤

图 3-142 男士牛仔裤

功能结构：双侧开口式高腰牛仔裤，裤腰部分有指环便于提裤和穿裤。由可机洗的纯棉牛仔布制成，开口处采用魔术贴粘接。外缝打开时可将裤子平摊在床上或轮椅上，内缝打开时可以不用脱鞋穿上裤子。

2. 裤子

举例：裤子(图 3-143)。

适用人群：精细运动障碍者、抓握障碍者、关节炎患者等。

功能结构：松紧带裤子，扣子和后侧口袋都用魔术贴开合。

3. 轮椅专用裤

举例：工作裤(图 3-144)。

适用人群：运动障碍者、脊髓损伤患者、穿衣需要辅助的人士等。

功能结构：开口式裤子，聚酯纤维/棉质纤维材料，可调松紧的弹性加强腰带便于提裤和穿裤。外侧开口采用魔术贴粘接，魔术贴开口处有指环辅助打开，外侧缝打开时可将裤子平摊在床上或轮椅上便于穿脱。

4. 女士牛仔裤

举例：女士牛仔裤(图 3-145)。

适用人群：轮椅使用者、穿衣有困难的女士等。

功能结构：秉承不限制和舒适的设计理念。轻质的可延展牛仔纤维材质，前侧有两个拉链可调节松紧度，腿部尺寸很宽便于穿支具、石膏绷带的人士，无纽扣和魔术贴设计。

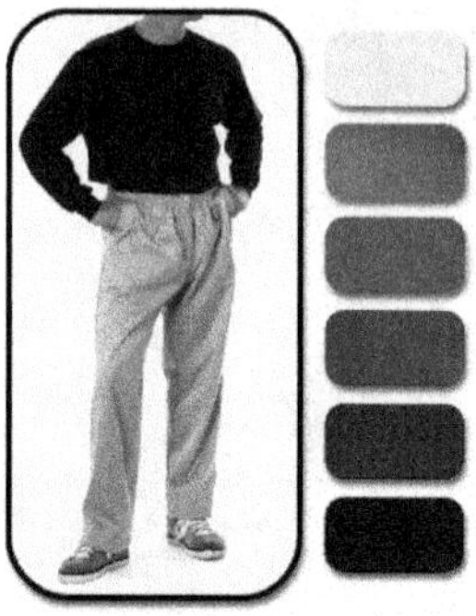

图 3-143　裤子

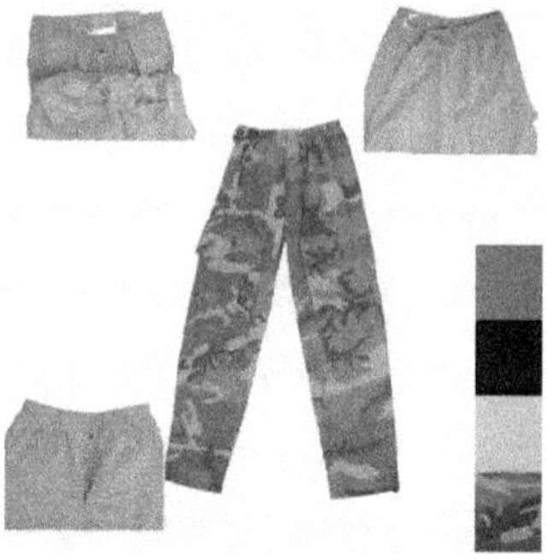

图 3-144　工作裤

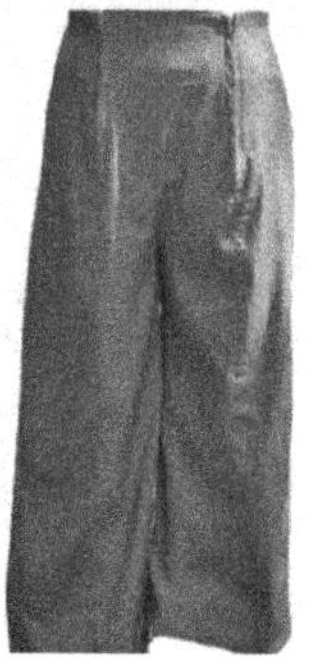

图 3-145　女士牛仔裤

(四) 户外衣物

1. 男式夹克

举例：普通男士夹克(图 3-146)。

适用人群：暂时性或永久性的上肢运动障碍者、上肢截肢者等。

功能结构：夹克袖子为定制的，可以容纳支具、石膏绷带、假肢等。耐用的防水尼龙外层，羊绒内里，腰带和袖口处编织收口，双侧有开口袋，内层也设计有口袋，口袋均设有拉链。

2. 披肩

举例一：带头巾的排汗披肩(图 3-147A)。

适用人群：使用轮椅的人士等。

功能结构：披肩后侧较短以防压着过长的披肩，袖孔有襻扣防止手臂暴露过多，向前倾斜身子而不用站起即可穿上，100%聚酯纤维羊绒制成，快干材质，两侧的空气袋制造隔热层防止身体热量流失，同时身体湿气较易排出。

举例二：冬日披肩(图 3-147B)。

适用人群：运动障碍、脊髓损伤的儿童或成人等。

功能结构：可遮住头部、身体、双臂和双腿，防水尼龙材质，带有衬里和风帽，前面有耐用拉链。

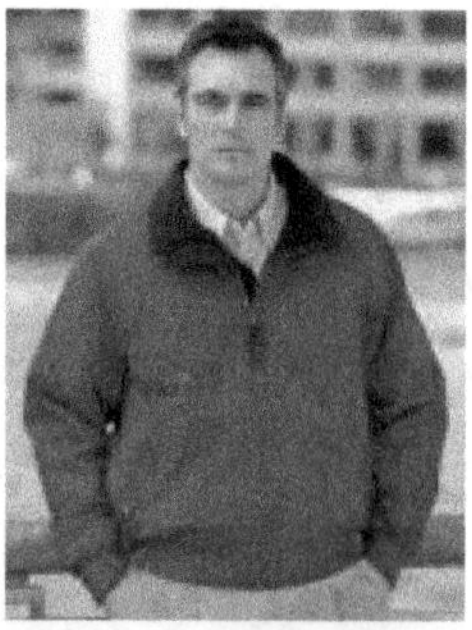

图 3-146　普通男式夹克

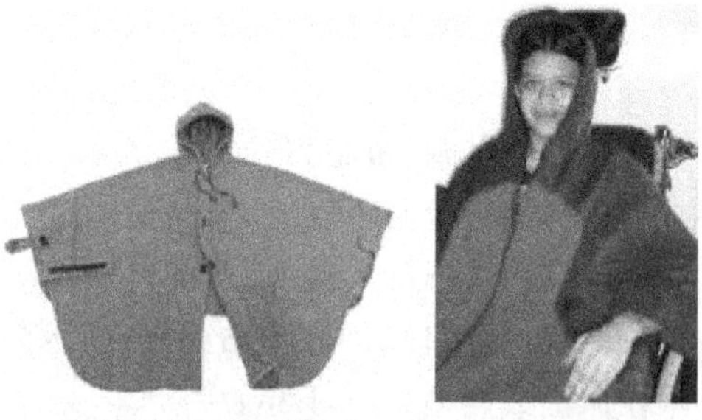

A. 带头巾的排汗披肩　　B. 冬日披肩

图 3-147　披肩

3. 外套

举例：舒适冬衣(图 3-148)。

适用人群：使用轮椅的人士等。

功能结构：双层羊绒设计，前侧长后侧短，提供了全覆盖而不会造成背部起褶不舒适，侧边较短防止绞进轮子。落肩、大的袖孔使穿戴者活动不受限制，配有摁扣、腰带、纽扣、挂钩，中间有大口袋方便从左侧或右侧够着，匹配有头巾。

4. 雨衣

举例：舒适雨衣(图 3-149)。

适用人群：轮椅使用者等。

功能结构：适合多个季节穿用，既可以防寒保暖用，又可以在下雨天防水用。前侧长后侧短，防止坐下后背部起褶，侧边较短防止衣服绞进轮椅轮子中，中间有大口袋方便从左侧或右侧够着，配有防风帽衣领。外层为防水材料，内层为羊绒材料。

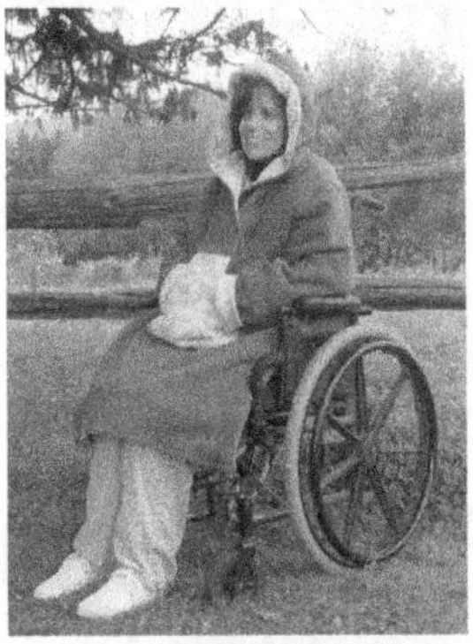

图 3-148 舒适冬衣

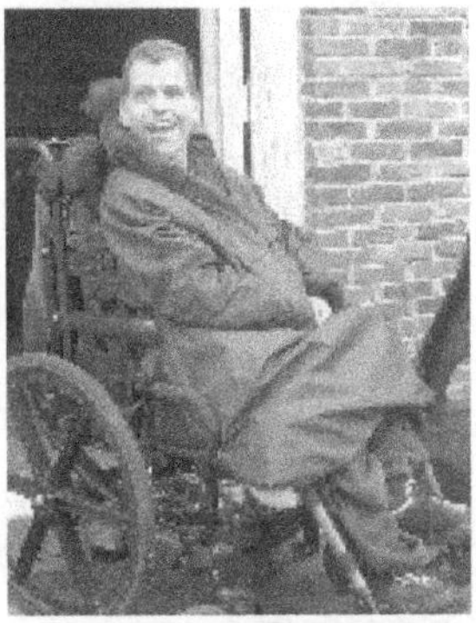

图 3-149 舒适雨衣

(五) 睡衣

1. 易穿脱睡衣

举例：绒布睡衣系列(图 3-150)。

适用人群：严重运动障碍者、脊髓损伤患者等。

功能结构：绒布制成，上衣在双侧及肩部三面开口，圆领及宽松的袖口；下装为侧开门襟。采用摁扣或魔术贴闭合，代替纽扣或拉链。

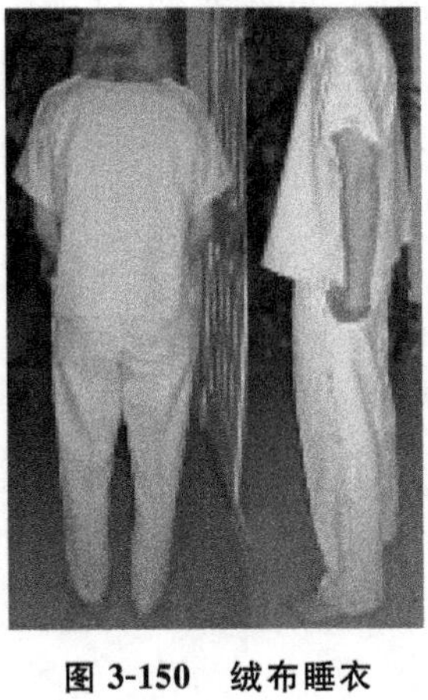

图 3-150 绒布睡衣

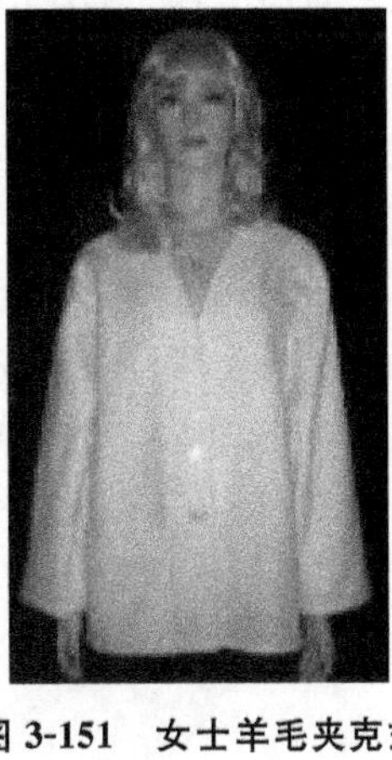

图 3-151 女士羊毛夹克式床上用衣

2. 夹克式床上用衣

举例：女士羊毛夹克式床上用衣(图 3-151)。

适用人群：长时间坐在或躺在床上的女士等。

功能结构：100%抗药聚酯纤维材质，宽松的袖子，右前方有口袋，V 形领，前侧为魔术贴连接，外侧有两个纽扣。

3. 女士睡衣

举例：睡袍(图 3-152)。

适用人群：精细运动障碍者、上肢运动障碍者等穿衣有困难的女士等。

功能结构：包绕式设计，肩上有摁扣开合，袖口和前胸处有蕾丝花边。短袖为涤纶材质，长袖为100%棉羊绒材质。

4. 女士长袍

举例：洗浴披肩(图 3-153)。

适用人群：运动障碍者、其他身体障碍的女士等。

功能结构：小立领，前侧魔术贴开合，两个前侧口袋，超大开口。

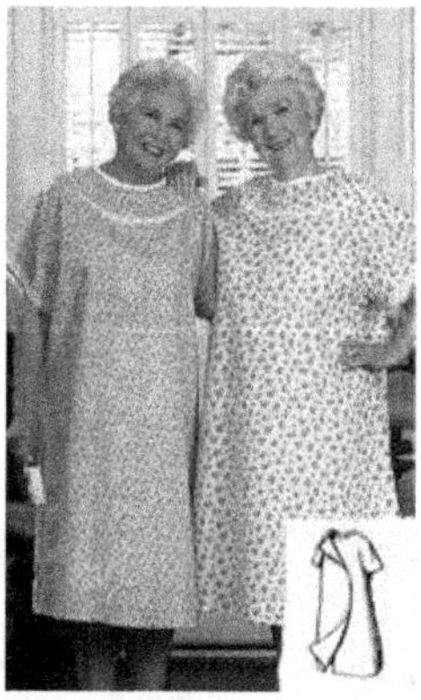

图 3-152　睡袍

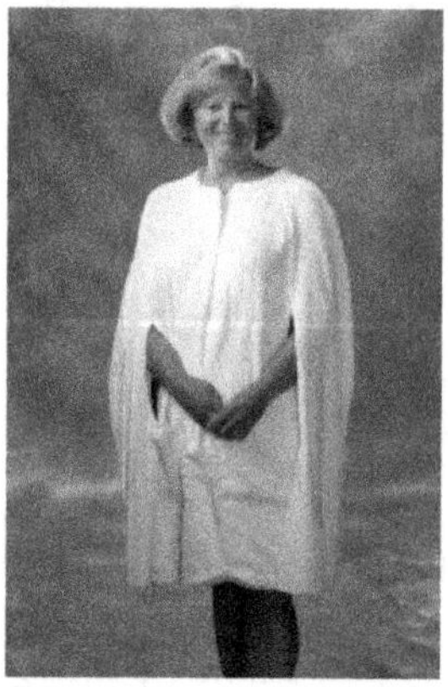

图 3-153　洗浴披肩

(六) 袜子

1. 无缝袜

举例：无缝袜(图 3-154)。

适用人群：循环障碍者、糖尿病患者等。

功能结构：无缝袜提供了光滑舒适的接触，没有压力点，形状适应脚、踝和腿的生理形状。软性丙烯酸纤维材料。

2. 加大袜子

举例：加大袜子(图 3-155)。

适用人群：水肿或糖尿病的人士等。

功能结构：无缝棉袜，加宽的袜口。

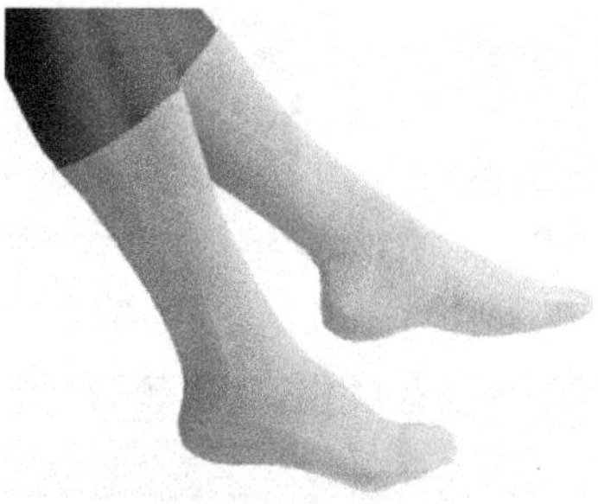

图 3-154　无缝袜

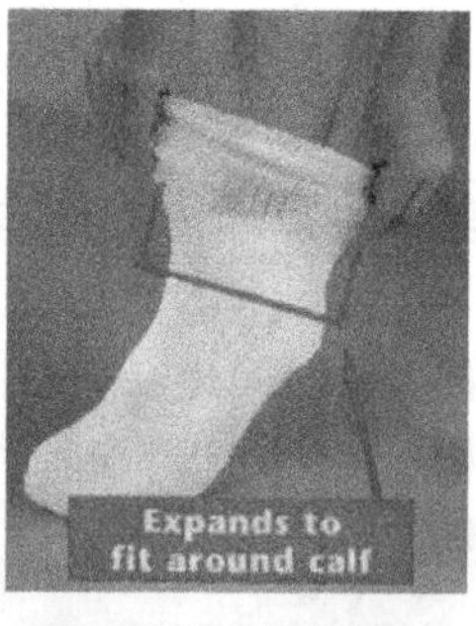

图 3-155　加大袜子

3. 马镫支撑延展袜

举例：马镫支撑延展袜(图 3-156)。

适用人群：循环障碍者等。

功能结构：为有循环障碍的男士或女士提供治疗性支撑作用，对步行、练习或静脉曲张有帮助，通过马镫固定到位，可穿在最内层不影响外观。

4. 压力袜

举例：压力袜(图 3-157)。

适用人群：有循环障碍的人士等。

功能结构：有Ⅰ类和Ⅱ类款式可选，提供不同压力，高度至膝下，踝部压力值最大，至腿部压力递减。

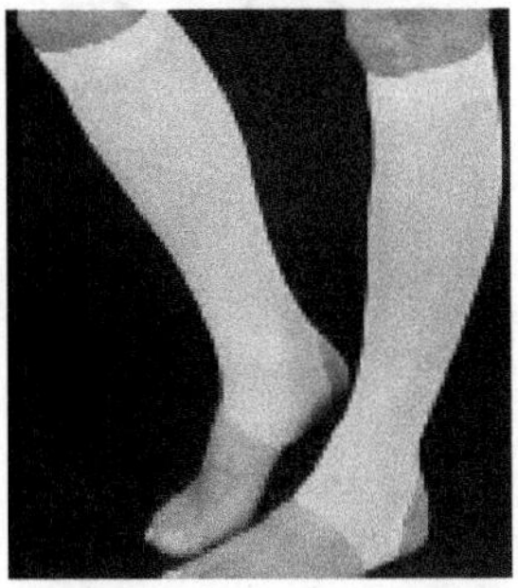

图 3-156　马镫支撑延展袜

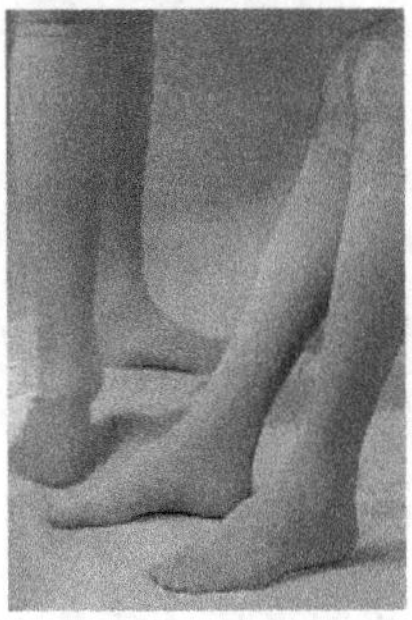

图 3-157　压力袜

（七）常用衣物附件

1. 男士领带

举例：拉链领带(图 3-158)。

适用人群：上肢运动障碍者等。

功能结构：拉链开合设计，穿脱领带更加轻松，消除了常规打领带时造成的颈部突出。棉/聚酯纤维混纺材料。

2. 带假发的帽子

举例：带头巾和围巾的帽子(图 3-159)。

适用人群：头发稀薄者或对发型不自信者等。

功能结构：辅助那些因癌症治疗头发掉落者或想要形象更美者建立自信。带头巾和围巾的帽子有各种颜色和款式可选，包括天鹅绒头巾、饰品附件等。

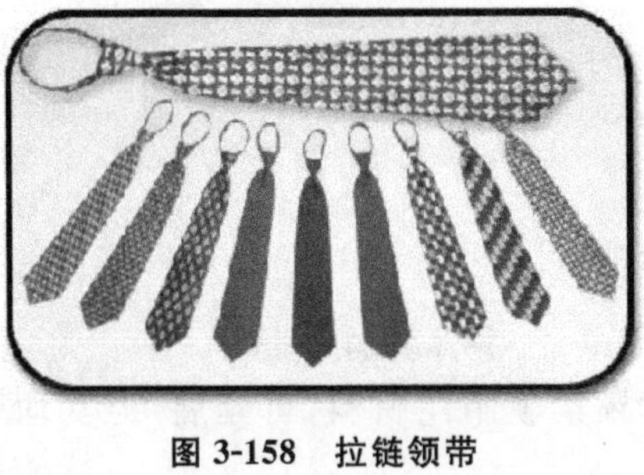

图 3-158　拉链领带

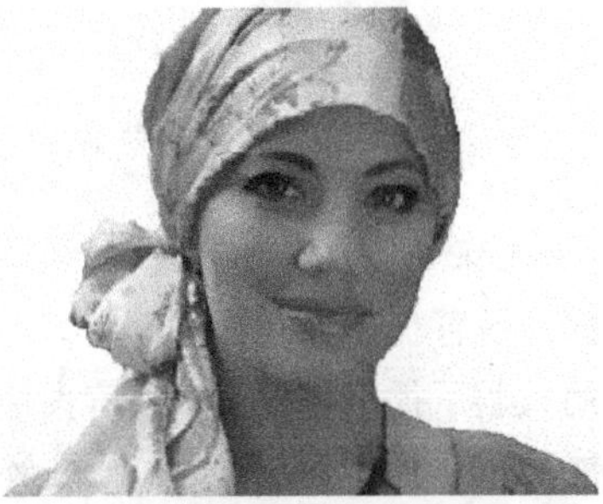

图 3-159　带头巾和围巾的帽子

3. 手套

举例一：露指手套(图 3-160)。

适用人群：关节炎、肌腱炎或腕管综合征患者、精神障碍者等。

功能结构：患有关节炎、肌腱炎或腕管综合征(CTS)的人士使用该种手套可有效缓解手部所承受的振动和冲击，且可清洗和防污垢。由多块皮革缝合而成，衬层采用防震材料，背面为合成弹力纤维，以保持良好的透气性。

举例二：连指手套(图 3-161)。

适用人群：严重运动障碍者、精神障碍者、上肢运动障碍者等。

功能结构：排汗羊绒材料，侧边拉链和腕部弹性松紧带，可机洗和甩干。

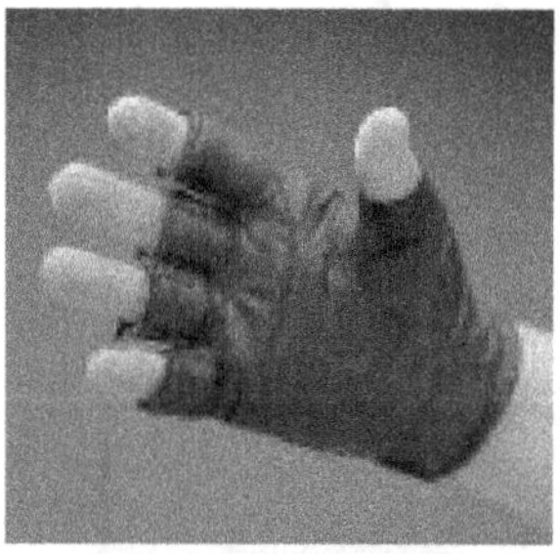

图 3-160 露指手套

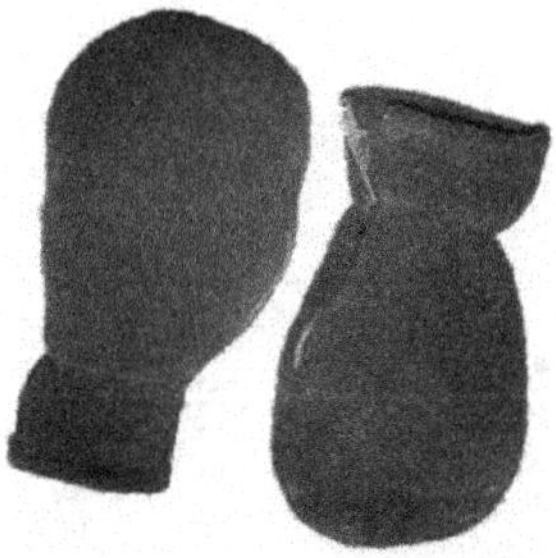

图 3-161 连指手套

举例三：关节炎压力手套(图 3-162)。

适用人群：关节炎患者等。

功能结构：莱卡棉材料制成，用来提供温和的压力以保持温暖和增强循环，手指露在外面允许随意地触摸和抓握。

举例四：手掌保护手套(图 3-163)。

适用人群：轮椅使用者等。

功能结构：为划轮椅者提供手部保护，弹性手掌保护垫，可以吸收振动和冲击力。无指手套，开放的编织网材料，手背有可调节的尼龙搭扣。

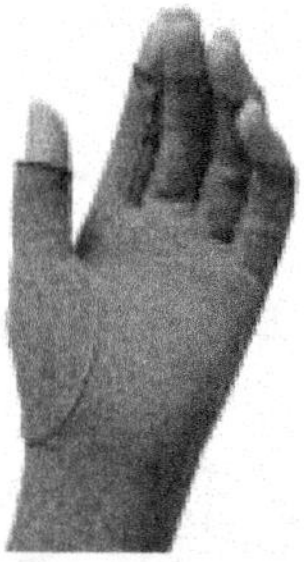

图 3-162 关节炎压力手套

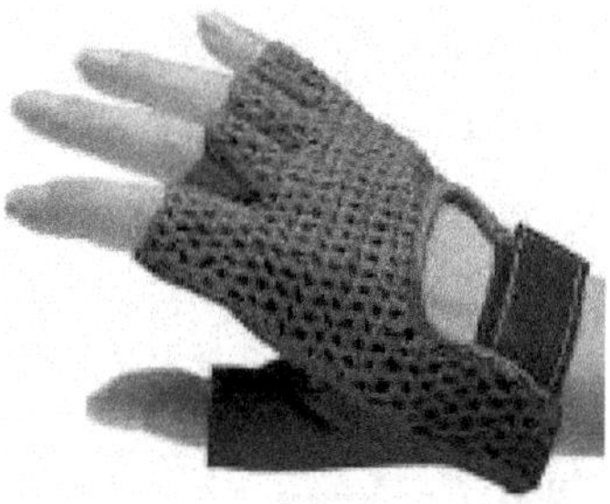

图 3-163 手掌保护手套

4. 手臂保护装置

举例：手臂保暖器(图 3-164)。

适用人群：循环障碍者、关节炎患者、腕管综合征患者、手臂脆弱人士等。

功能结构：用于保持肘关节和腕关节温暖，100%柔软腈纶材料，可延展，男女均可使用，使用者手部可以自由活动。

5．膝部保暖装置

举例：安哥拉山羊毛膝支持器(图3-165)。

适用人群：循环障碍者、下肢障碍者、关节炎患者等。

功能结构：由安哥拉羊毛和尼龙纤维制成弹性膝部保暖装置，为膝部提供隔热和保暖作用，同时不会束缚膝关节。

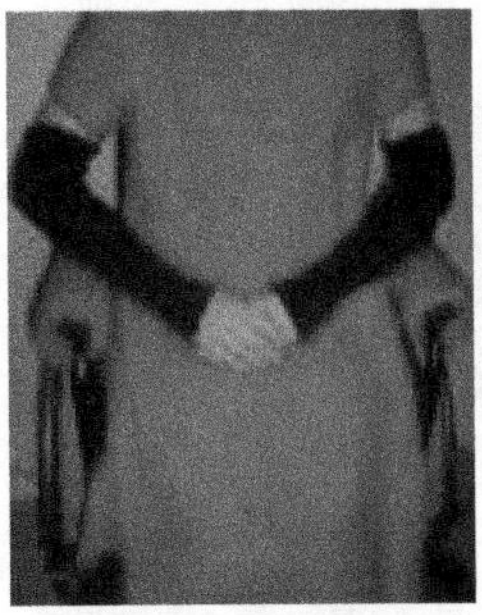

图3-164　手臂保暖器

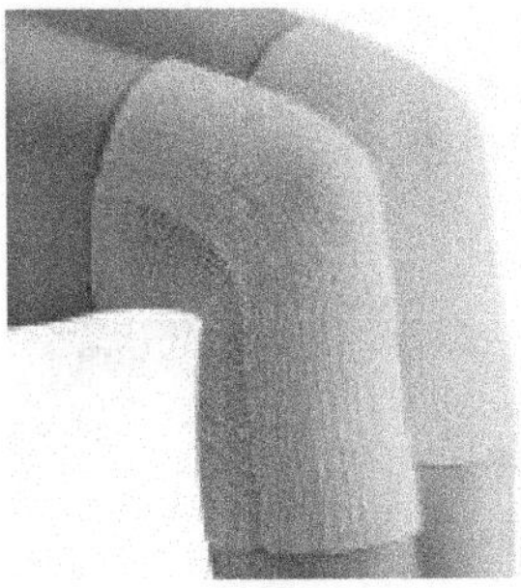

图3-165　安哥拉山羊毛膝支持器

6．安全行走袜

举例：连袜便鞋(图3-166)。

适用人群：行走障碍者等。

功能结构：袜子底面有橡胶，防滑，可作为室内拖鞋使用，厚度合适也能穿在鞋子里，可机洗。

7．脚趾盖

举例：舒适脚趾盖(图3-167)。

适用人群：穿腿部模型或步行模型的人士等。

功能结构：摇粒绒材料制成，保护脚趾减轻外力的冲击，同时保持温暖，可以舒适地穿在模型、石膏型、靴子中。

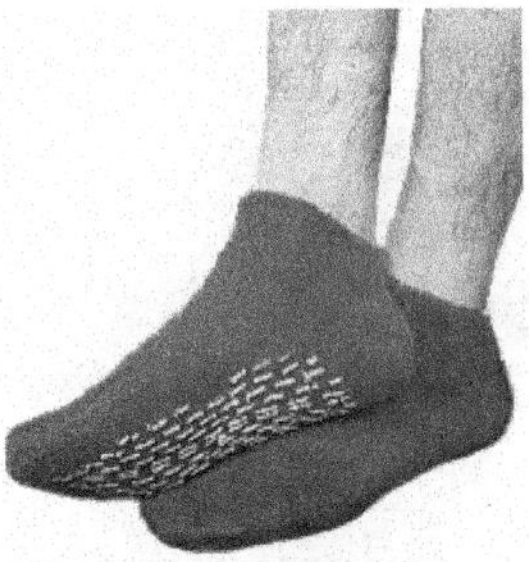

图3-166　连袜便鞋

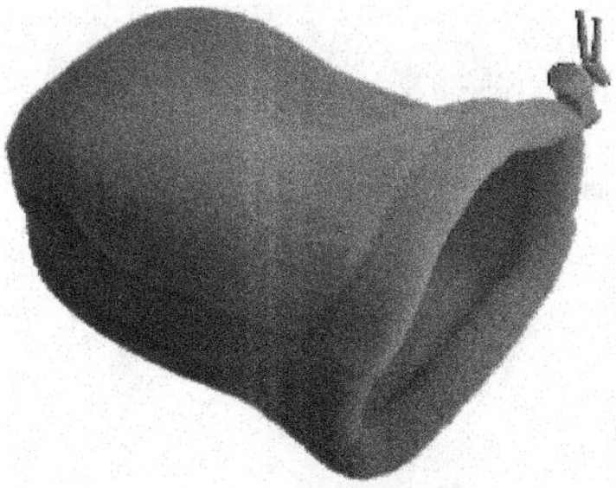

图3-167　舒适脚趾盖

8．防护头盔

举例一：环状头盔(图3-168A)。

适用人群：平衡障碍者、颅脑损伤人士、不需要全封闭头盔的癫痫患者等。

功能结构：由泡沫、十字带和下颌带组成，泡沫带沿着头部两侧向下延伸至颞叶区和脑后部枕叶区。顶部有一根可调的“十”字形带，用于固定头盔。下颌带长度可调。

举例二：防护头盔(图 3-168B)。

适用人群：有严重癫痫活动的患者等。

功能结构：保护面部和头部，由硬塑料外壳、泡沫塑料内衬、聚碳酸酯面罩和针织下颌带组成。

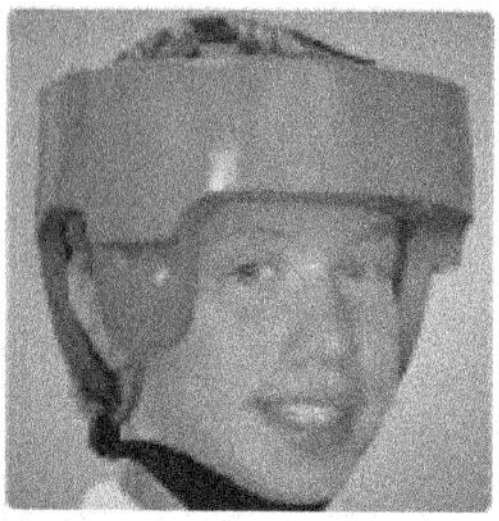

A. 环状头盔

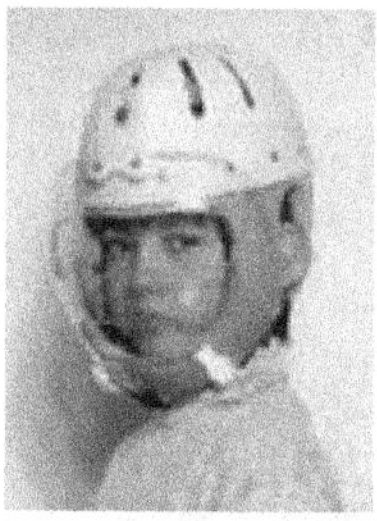

B. 防护头盔

图 3-168　防护头盔

(八) 鞋与拖鞋

1. 可调节鞋子

举例：巨人鞋(图 3-169)。

适用人群：糖尿病患者或由其他足部疾病导致的足部肿胀等。

功能结构：可调节、可洗，有男款和女款。轻质材料无缝制作，加深深度可放入糖尿病鞋垫，前侧为大空间、透气、加强的头套，滚动鞋底，有中号、宽号和加宽号，通过一个宽的魔术贴调节松紧。

2. 男士鞋

举例：城市鞋(图 3-170)。

适用人群：患有关节炎、槌状趾、鸡眼、胼胝、水肿及其他足部障碍的人士等。

功能结构：根据足部生理学结构设计，能够平均分布身体重量，鞋子采用杜邦莱卡弹性鞋面，全支撑防滑鞋垫辅助保持合适的足部角度。

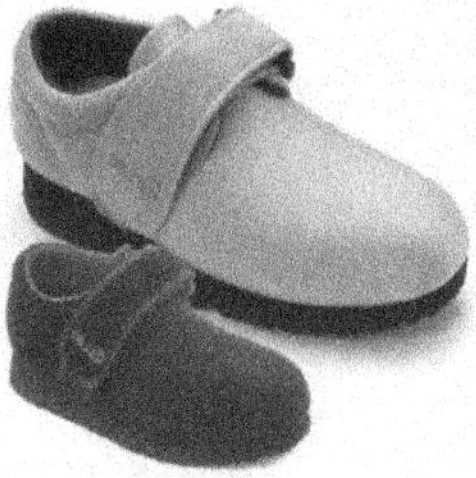

图 3-169　巨人鞋

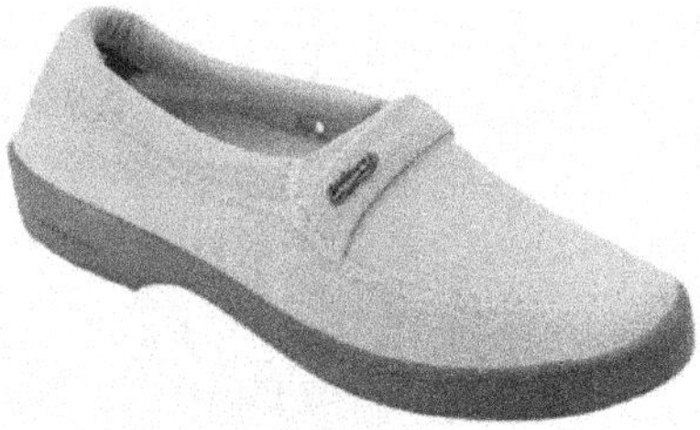

图 3-170　城市鞋

3. 羊皮靴

举例一：医用羊皮压力护理靴(图 3-171A)。

适用人群：足部手术后、循环障碍者、足部肿胀者或压疮/溃疡高危人士等。

功能结构：厚底靴，适合室内外穿用。鞋子可以完全打开，侧边可以放平，允许使用者或护理者将鞋子放置在地面，然后根据需要调整缠绕压力，褶叶也可以通过魔术贴适当调整压力。

举例二：带硬鞋垫的羊皮医用护理靴(图 3-171B)。

适用人群：糖尿病患者、足部肿胀者、下肢运动障碍者等。

功能结构：鞋子前侧开口至前端 1in(约 2.5cm)，便于脚轻松穿入，通过魔术贴调节压力。鞋子包踝，尽可能保暖，还可以根据需要翻下。

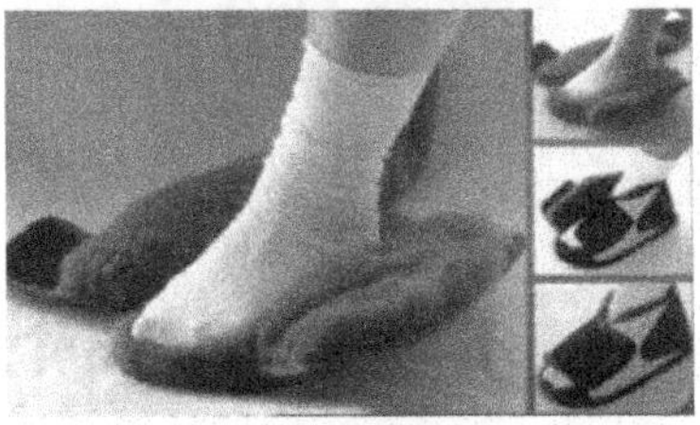

A. 医用羊皮压力护理靴

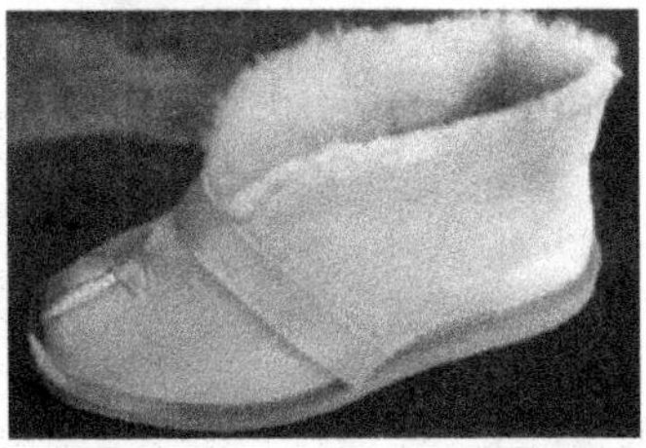

B. 带硬鞋垫的羊皮医用护理靴

图 3-171　羊皮靴

4. 拖鞋

举例一：防滑拖鞋(图 3-172A)。

适用人群：无法穿全支撑鞋子的人士等。

功能结构：采用毛巾布鞋面，带肋的橡胶底，防滑，可机洗。

举例二：羊皮莫卡辛鞋(图 3-172B)。

适用人群：下肢运动障碍者、循环障碍者等。

功能结构：采用厚质、绒毛料澳大利亚美利奴羊毛材质，加宽拖鞋，两侧鞋面可以完全打开，并通过魔术贴调节松紧，鞋底中层为软泡沫，底层为轻质橡胶底。

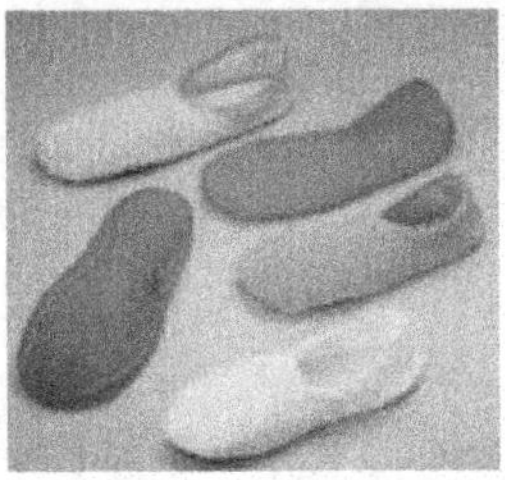

A. 防滑拖鞋

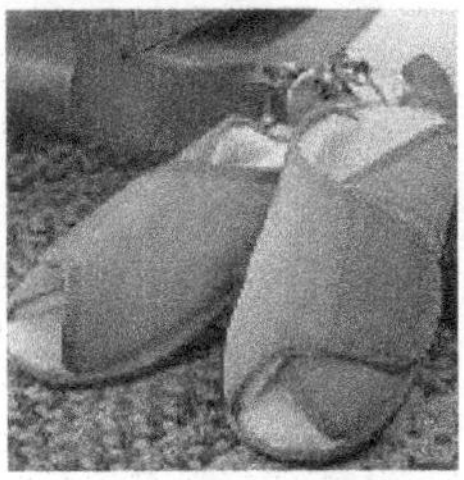

B. 羊皮莫卡辛鞋

图 3-172　拖鞋

5. 冰面鞋

举例一：轻松冰面鞋套(图 3-173A)。

适用人群：行走障碍者、平衡障碍者等。

功能结构：此冰面抓握套有 6 个钢钉提供抓地力，辅助在有冰面的车道、人行道、停车场等地稳定行走，弹性材质可以适配大部分的鞋。

举例二：普通冰面鞋(图 3-173B)。

适用人群：行走障碍者、平衡障碍者等。

功能结构：此鞋能够帮助使用者在打滑的阶梯、覆盖冰雪的人行道、冰面停车场等地安全步行，采用不锈钢线圈而非防滑钉，每踩下一步，防滑锁线圈系统向下嵌入到冰面中，提供各方向的稳定性。

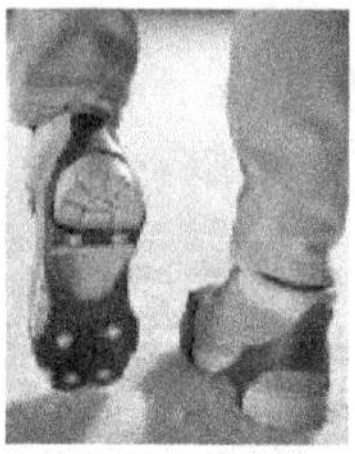
A. 轻松冰面鞋套

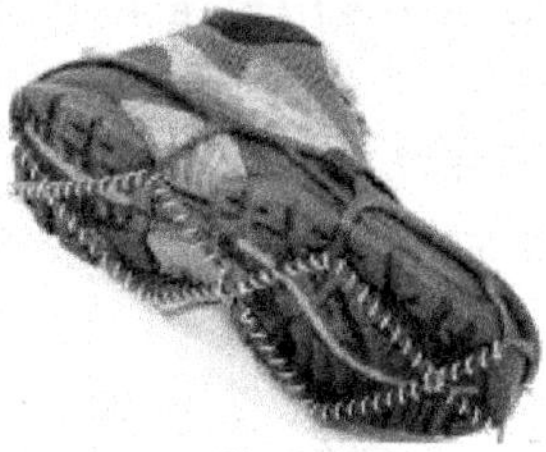
B. 普通冰面鞋

图 3-173 冰面鞋

二、穿衣辅助器具

(一) 可折叠穿袜辅助器具

举例一：柔性穿袜器(图 3-174A)。

适用人群：不能弯腰或在穿袜时有其他运动障碍的人士等。

功能结构：此穿袜器为柔韧、透明的塑料板，下面有泡沫橡胶垫以固定袜子到位。使用时，先将塑料杯卷成管状，将袜子套在穿袜器外侧，穿入脚，然后上拽绳索手柄将袜子穿到位。

举例二：可折叠穿袜辅助(图 3-174B)。

适用人群：腰部弯曲有困难者、关节炎患者等。

功能结构：纤维织布材质，质轻，可折叠。使用时，将袜子(长袜、短袜)套在织布外侧，穿入脚的同时用双手拉动绳子以提升袜子。

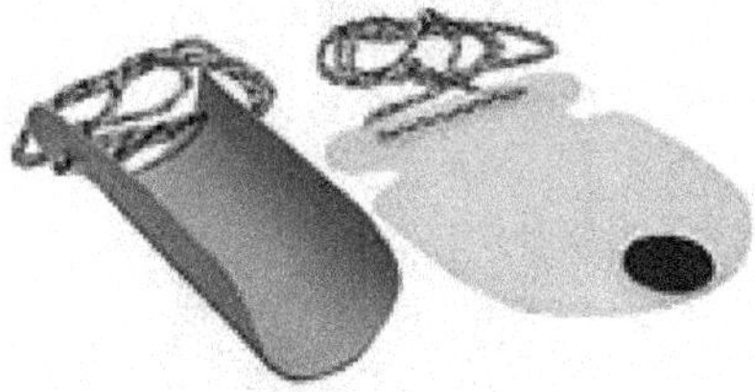
A. 柔性穿袜器

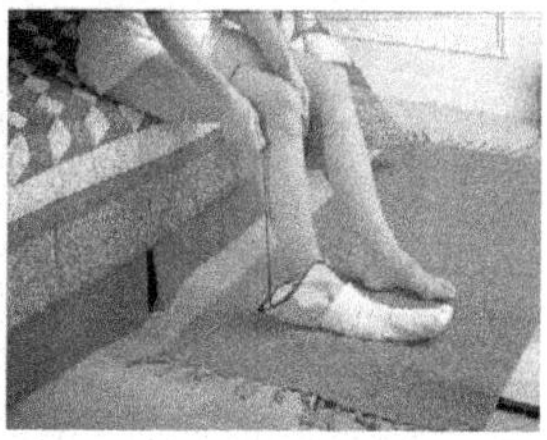
B. 可折叠穿袜辅助

图 3-174 可折叠穿袜辅助

(二) 穿连裤袜辅助器具

举例：穿袜助手(图 3-175)。

适用人群：下肢运动障碍者、关节炎患者等。

功能结构：金属框架，带有两个手柄，适合辅助穿短袜和连裤袜。使用时，将袜子撑开置于框架上，双手撑住手柄，将足穿进。高×长×宽尺寸为 345mm×205mm×175mm，重 1kg。

(三) 穿短袜辅助器具

举例：高级柔韧穿袜辅助器具(图 3-176)。

适用人群：下肢运动障碍者、移动障碍者、关节炎患者等。

功能结构：柔性的塑料内芯三指设计，内芯外侧包裹尼龙以减小摩擦，底端包裹毛巾材料以防止袜子滑脱，两个环形长柄辅助拖拽穿袜器。使用时，将穿袜器插入袜子内，三指指向脚趾，置于地板上，将脚滑入袜子内，同时拖拽环形手柄，直至将袜子穿到位。

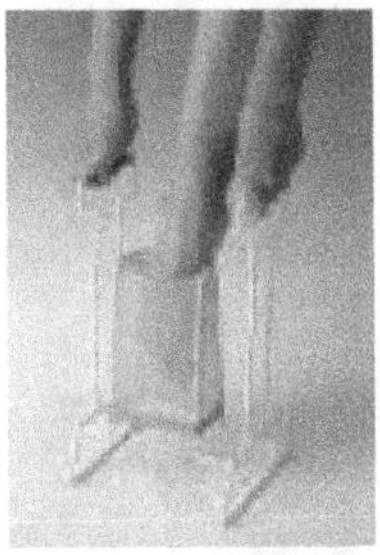

图 3-175　穿袜助手

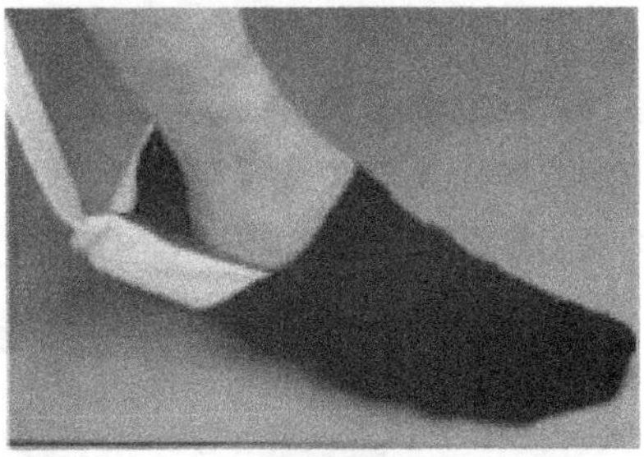

图 3-176　高级柔韧穿袜辅助器具

三、取物辅助器具

（一）取物器

用途：方便长期使用轮椅等行动不便患者夹取较远的物品。

举例一：塑料取物器(图 3-177A)。

适用人群：行动障碍者。

材质：塑料材质。

结构功能：重量轻，取物杆长，张合有力。

举例二：带磁铁取物器(图 3-177B)。

适用人群：行动障碍者。

结构功能：手柄为球状，橡胶材料使抓握牢靠。扳机激活装置呈 U 形，钳子两端装有强磁铁帮助拾起金属物件。

举例三：可折叠取物器(图 3-177C)。

适用人群：行动障碍者。

材质：铝合金材质，表面阳极氧化，手柄为塑料材质。

结构功能：可折叠，一支一包装，便于携带；钳子两端有两个橡胶吸盘，非常方便取物。

举例四：灵活取物器(图 3-177D)。

适用人群：行动障碍者或身材短小者。

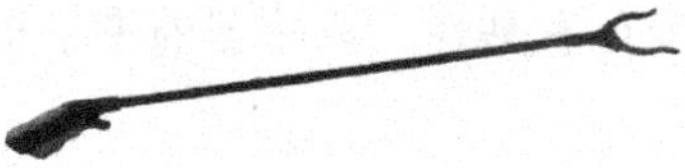

A. 塑料取物器

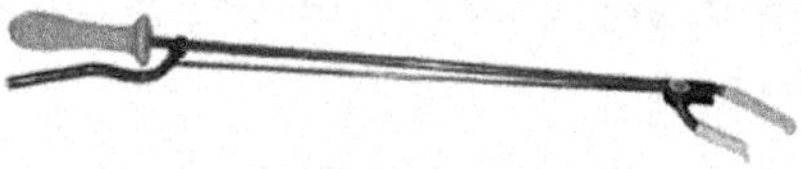

B. 带磁铁取物器

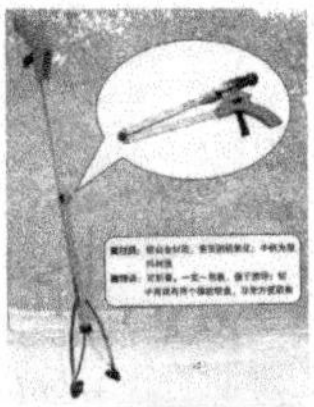

C. 可折叠取物器

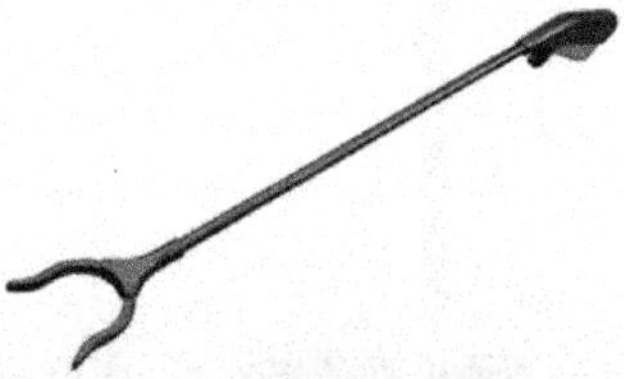

D. 灵活取物器

图 3-177　取物器

结构功能：手柄呈一定角度弯曲，以利用手部力量来提供有效的抓握，手柄处有一食指支撑以获得更高的精确度。U形钳口的表面用硬质的橡胶包裹，可以设置两个方向的取物，通过旋转手臂从水平和垂直两个方向夹持物体，当钳口被伸向前方时可以旋转360°。

（二）鞋拔取物器

举例：鞋拔取物器(如图3-178)。

用途：远距离取物或穿鞋时使用。

特点：集鞋拔与取物器一体的家具用品，轻便灵活。

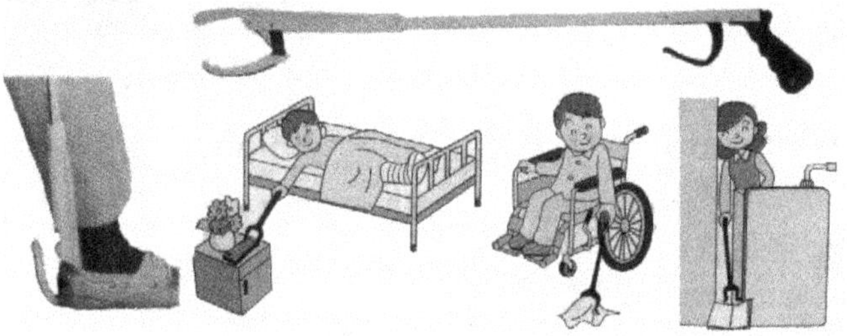

图 3-178　鞋拔取物器

（三）可伸缩磁铁

举例一：普通可伸缩磁铁(图3-179A)。

适用人群：上肢障碍者、移动障碍者及脊髓损伤患者等。

结构功能：此取物器有一个可伸缩的不锈钢强磁手部装置，可以拾起1磅重的金属物体。挂钩可以拖拽物体、开橱柜、按电梯按钮、拾起衣物等。此外，对于打开伸缩臂有困难的人，可以借助挂钩钩住外物向后拉长伸缩臂至需要的长度。取物器的把手覆盖了柔软、防滑的PVC材料。

举例二：双“手臂”可伸缩磁铁(图3-179B)。

适用人群：上肢障碍者、移动障碍者及脊髓损伤患者等。

结构功能：除具有图A所示可伸缩磁铁的功能外，此取物器增加了第二个可伸缩的手臂，上面带有可清洗的粘贴盘，可以拾起1磅的物体。使用的时候，将粘贴面置于要拾起的物体上，轻轻地施力将物体顺到身旁；对于较重物体，施力后将黏合剂置于物体上一会儿，然后再取到身边。黏合剂是可以洗换的，多次使用后黏性会降低。这时，将粘贴盘简单拆下，用温水和温和肥皂清洗，黏合剂很快便干了并重新变得有黏性。取物器的把手覆盖了柔软、防滑的PVC材料。

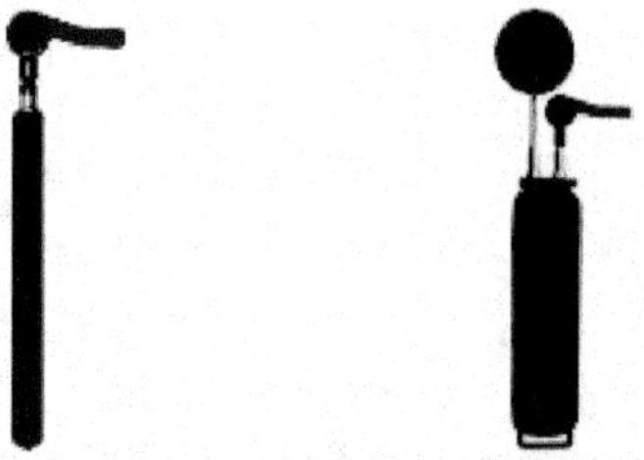

A. 普通可伸缩磁铁　　B. 双“手臂”可伸缩磁铁

图 3-179　可伸缩磁铁

（四）夹具

举例：微型夹具(如图 3-180)。

适用人群：抓握、够物障碍者。

结构功能：辅助抓取小空间中的小物体，如从烤箱中取出烤好的面包，从罐头中取出橄榄，将信从信封中取出，拾起橡皮筋等。将两片压舌板的一边粘在定位销两侧即可制成。

（五）手抓握器

举例：手抓握器(图 3-181)。

适用人群：手肌痉挛患者。

用途：手肌痉挛患者因手掌长期处于蜷缩状，导致手掌皮肤溃烂、有异味等。手抓握器内装药物，可起到抑菌、消除异味的功效。

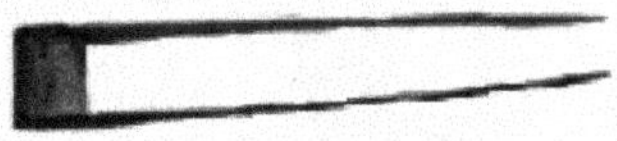

图 3-180　微型夹具

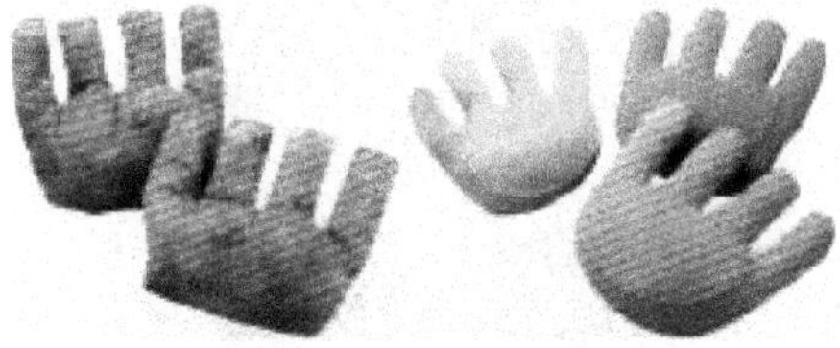

图 3-181　手抓握器

任务训练

1. 皮奶奶，62 岁，患糖尿病多年，在选择上衣、裤子、袜子和鞋子方面需要特别注意款式和面料。试为她选择合适的衣物。

2. 孔爷爷，79 岁，患关节炎多年，并伴有弯腰困难，穿脱衣物和鞋袜时非常吃力。试为他选配合适的穿衣取物辅助器具，使其更轻松地完成穿衣和取物动作。

任务六　修饰辅助器具的选配

情境引入

曹爷爷，84 岁，多年前因脑梗死致一侧肢体偏瘫，左侧上、下肢功能障碍，日常生活主要由健侧来完成。试为他选配合适的修饰辅助器具，使其可以独立完成漱洗、梳头、剃胡须、剪指甲等日常梳洗修饰活动。

知识要点

一、口腔护理辅助器具

（一）带吸盘基底的牙刷

举例：带吸盘基底的牙刷(图 3-182)。

适用人群：只能使用单手的人士等。

结构功能：两面带有刷毛，加大的带吸盘基底，可以吸附在光滑平面和波浪平面上。

（二）安全T形牙刷

举例：安全T形牙刷(图3-183)。

适用人群：抓握障碍的儿童等。

结构功能：柔性牙刷柄和带有口腔保护装置的防滑大握柄，非PVC塑料材质，超软磨圆耐力丝刷毛。

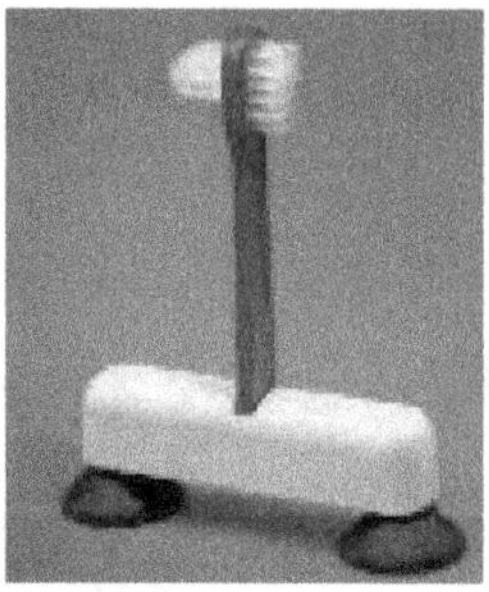

图3-182　带吸盘基底的牙刷

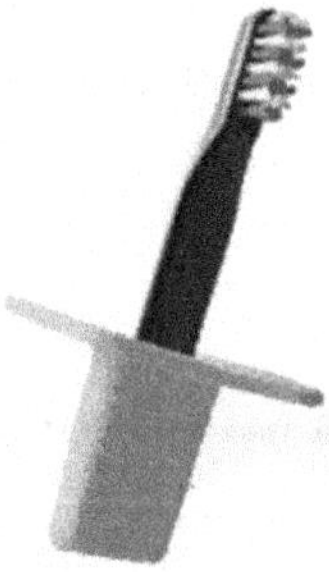

图3-183　安全T形牙刷

（三）电动牙刷

举例：音波牙刷(图3-184)。

适用人群：手灵巧度受限的人士等。

结构功能：采用柔性音波振动和高速刷洗，去除牙菌斑和牙缝里细菌，每分钟刷3 100下，可作为计时器促使使用者移动牙刷，2min后可自动断电，时间由牙医推荐。由充电指示灯、两个刷头、一个刷头固定器和充电器座等组成。

（四）口腔卫生辅助器具

举例：手动力便携抽吸系统(图3-185)。

适用人群：吞咽障碍者、呼吸障碍者、脑卒中患者等。

结构功能：呼吸卫生或口腔卫生辅助器具。手动力便携式，无须电池或电力即可达到医院水平的抽吸力，也可用于口部抽吸或其他需要抽吸的场合。两个按压式的手柄可以制造大于400mmHg的抽吸力，最高可获得550mmHg的抽吸水平。系统包括一个可反复使用的抽吸泵手柄、多个一次性抽吸活性炭罐和抽吸管配置。

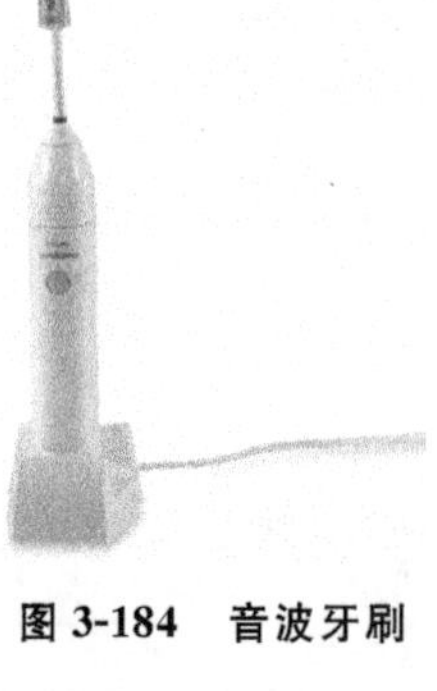

图3-184　音波牙刷

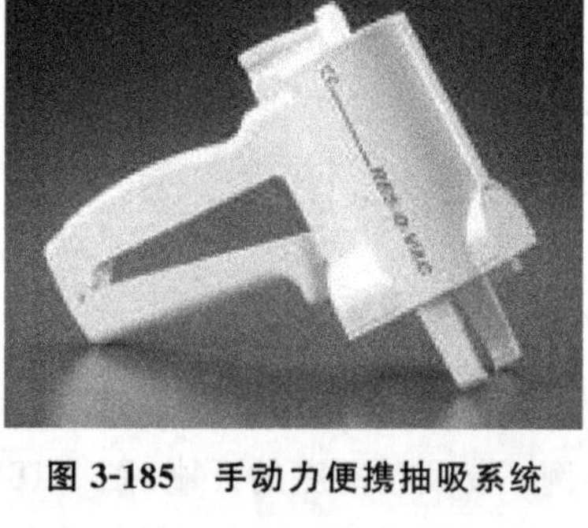

图3-185　手动力便携抽吸系统

（五）牙膏分发器

举例：牙膏挤压机(图 3-186)。

适用人群：关节炎患者、其他手部障碍者等。

结构功能：可将塑料制或铁制牙膏管或其他管状物体放入基盘的底部，旋转旁边的旋钮即可挤出管内物品，当管内物品被挤空时，管子便缠绕在旋钮上。

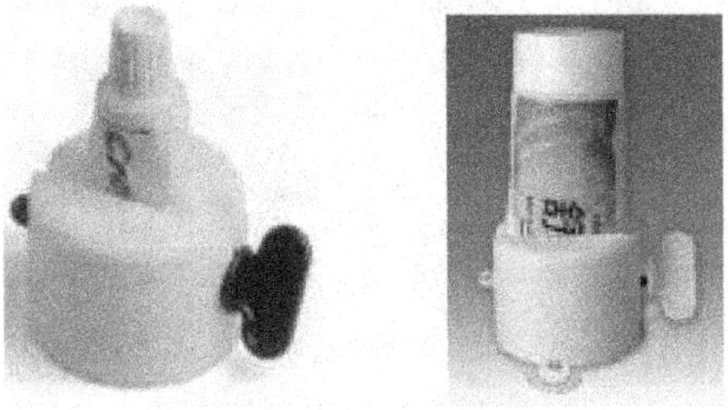

图 3-186 牙膏挤压机

二、头发护理辅助器具

（一）带组合手柄的梳子

举例：加长手柄修饰套装(图 3-187)。

适用人群：上肢运动障碍者、抓握障碍者等。

结构功能：每款产品都有特殊的外形，更加便于作用。手柄为卵圆形，表面粗糙，提供了足够的抓握感，梳子和刷子弯曲跟随头部的形状。指甲锉持握器/多功能抓握器可以结实的握在手中，方便更换不同的工具，可以持握指甲锉、刮胡刀、牙刷等。

（二）加长手柄的梳子

举例二：长柄梳子和刷子(图 3-188)。

适用人群：肩关节脆弱者、关节活动度受限者等。

结构功能：由模塑塑料制成，套装包括了一把细齿梳、一把圆齿梳和一把刷子，可折叠调整角度，便于收纳和携带。

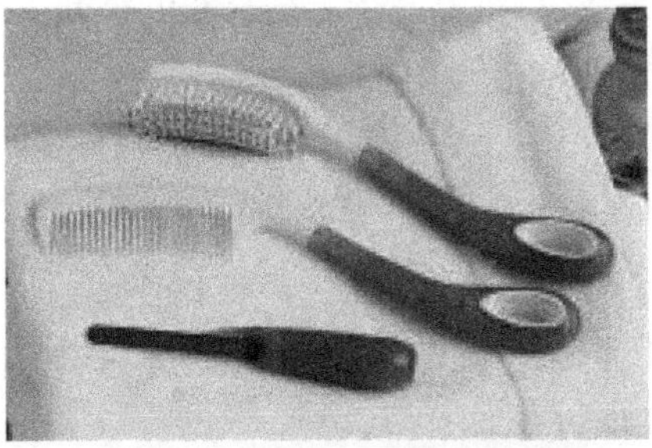

图 3-187 加长手柄修饰套装

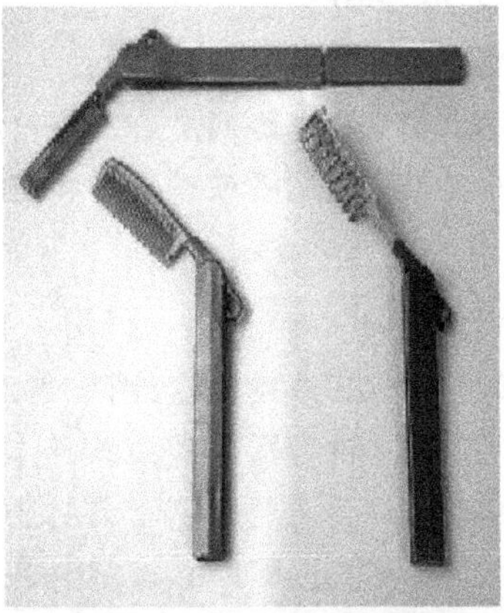

图 3-188 长柄梳子和刷子

（三）带持握器的发刷

举例：带持握器的发刷(图 3-189)。

适用人群：抓握障碍者、手功能障碍者等。

结构功能：带有塑料毛刷和魔术贴持握器。

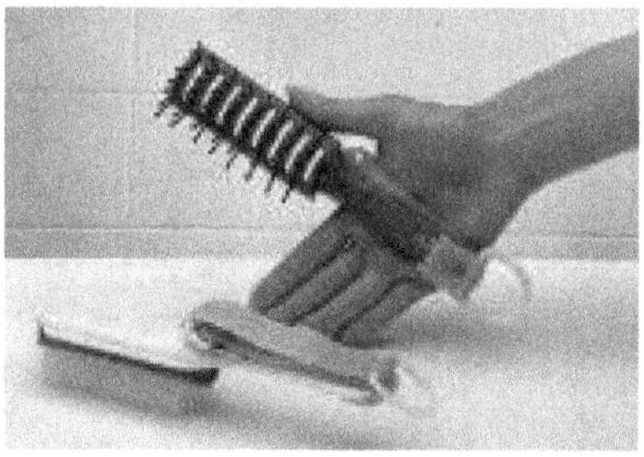

图 3-189　带持握器的发刷

（四）电吹风固定器

举例：免手持电吹风固定器(图 3-190)。

适用人群：上肢障碍者等。

结构功能：固定电吹风至合适位置吹干或造型，可以适配最大直径约 5.4cm 手柄的电吹风，利用底部吸盘可以安装在任何无孔的表面，也可以采用螺丝永久安装。

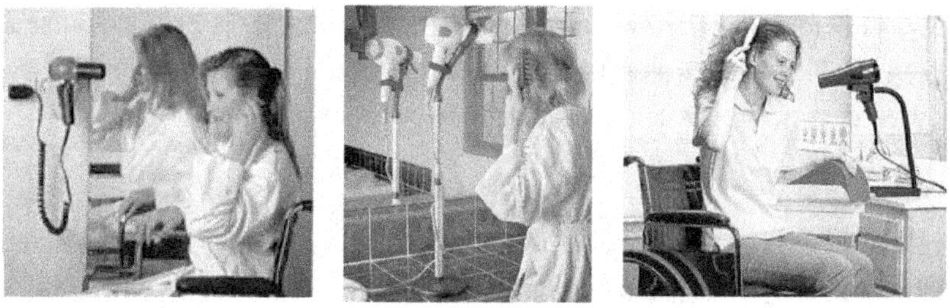

图 3-190　免手持电吹风固定器

（五）免洗香波

举例：免洗香波(图 3-191)。

适用人群：移动障碍者、严重身体障碍者、脊髓损伤患者、其他无法自我洗浴的人士等。

结构功能：使用者或护理者将香波挤在头发和头皮上，并按摩，然后用毛巾将头发擦干即可。

（六）洗发盆

举例：充气式洗发托盘(图 3-192)。

适用人群：洗发需要辅助的身体障碍者等。

结构功能：耐用的聚氯乙烯材质，在颈部和肩部环绕有舒适的软垫，双重管状设计，盆深约 15.24cm，防止水飞溅和溢出，底部有排水孔，方便折叠后收纳。

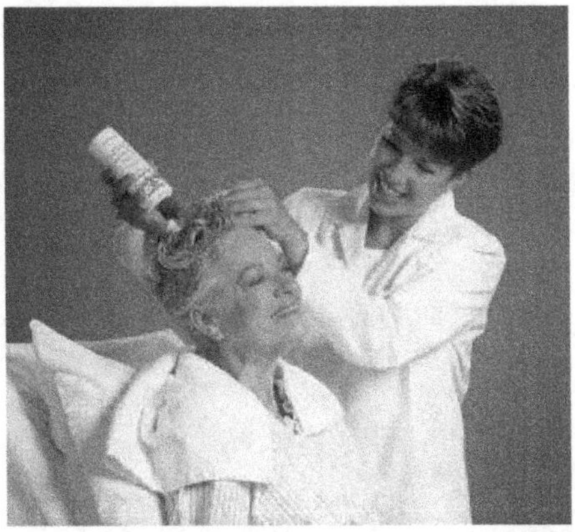

图 3-191　免洗香波

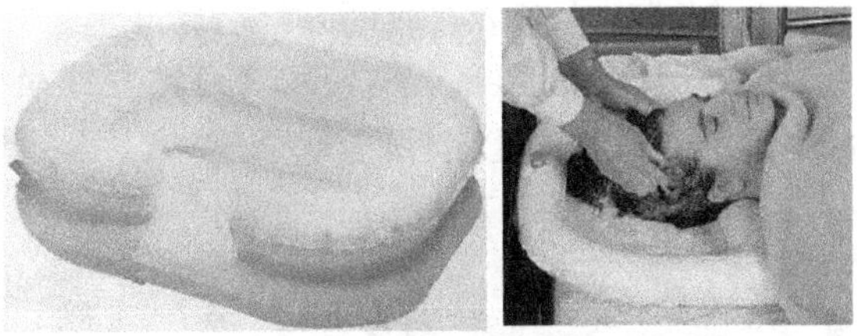

图 3-192　充气式洗发托盘

三、化妆护理辅助器具

（一）镊子

举例一：自动镊子(图 3-193A)。

适用人群：精细运动障碍者、抓握障碍者、关节炎患者等。

结构功能：防滑抓握手柄，当使用者挤压手柄两侧时，镊子收缩并拔出无用的毛发。

举例二：易握镊子(图 3-193B)。

适用人群：精细运动障碍者、关节炎患者等。

结构功能：更长、更结实的抓握手柄，在手指和拇指抓握处加上柔软橡胶，令使用更加稳定。

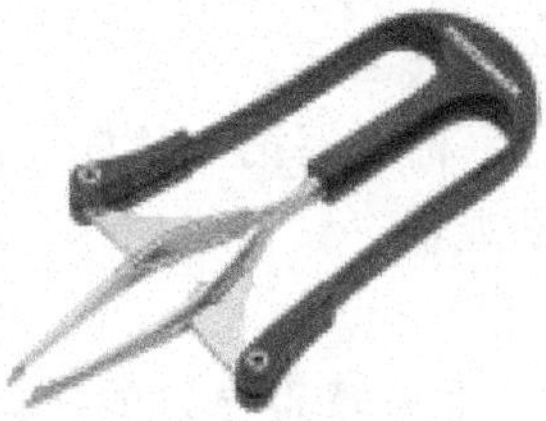

A. 自动镊子

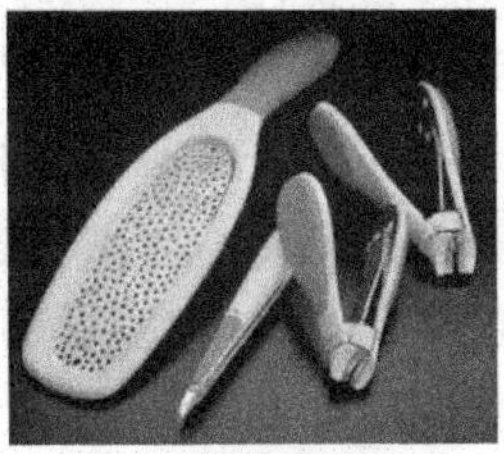

B. 易握镊子

图 3-193　镊子

（二）延伸镜

举例：轻质卵圆放大镜(图 3-194)。

适用人群：低视力者等。

结构功能：镜子两面均可使用，一面为正常倍数，另一面为 8 倍放大，可旋转任意切换，光学防雾、防白炽灯眩光、防阴影处理。三节式延长手臂，可以将镜子移至任意需要的位置。

（三）检查镜

举例：柔性镜子(图 3-195)。

适用人群：运动障碍者、关节炎患者、糖尿病患者等。

结构功能：由轻质、防断裂腈纶制成，卵圆形镜子提供了清晰的反射面，可用于检查皮肤或插入导管。柔性可弯折杠杆，使用时可保持弯曲。镜子带有塑料手环。

（四）落地式镜子

举例：可调落地镜（图 3-196）。

适用人群：低视力者、移动障碍者等。

结构功能：高度可调节，使用者可站立或坐使用，镜子一面为标准镜，另一面为 4 倍放大镜，底座加重提高稳定性。

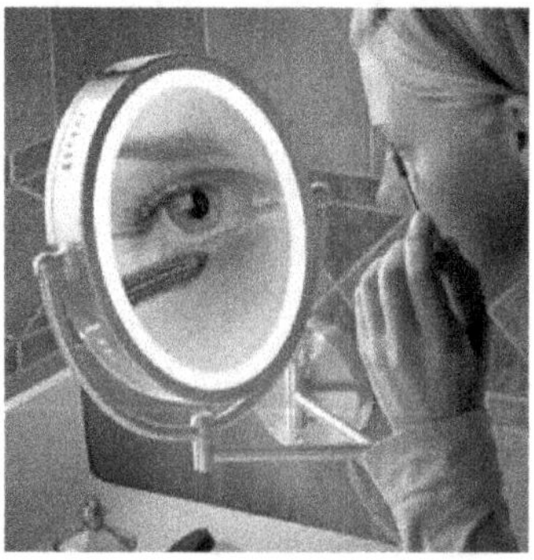

图 3-194　轻质卵圆放大镜

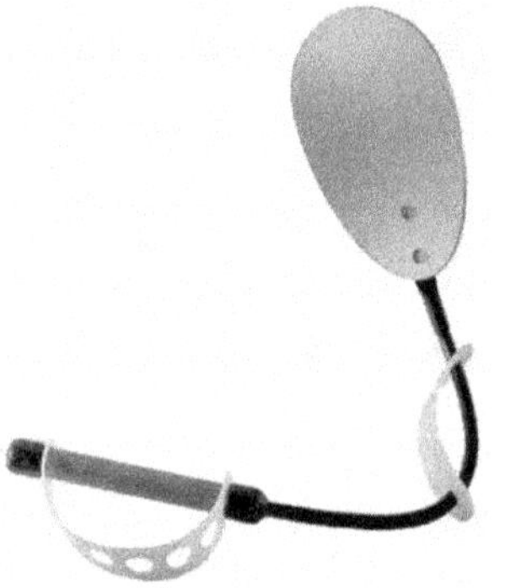

图 3-195　柔性镜子

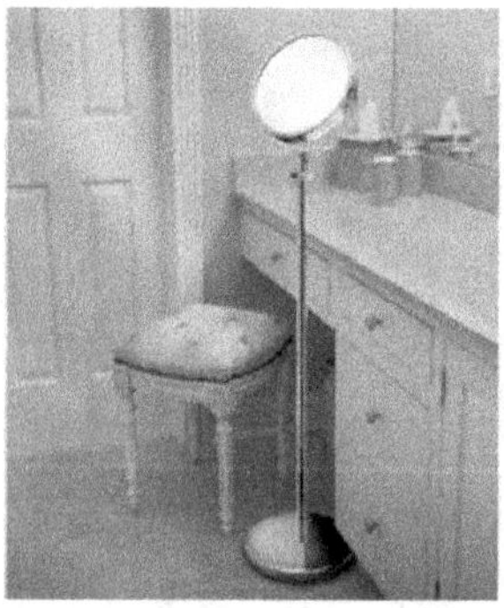

图 3-196　可调落地镜

四、指甲护理辅助器具

（一）指甲刷

举例一：长柄修脚套装（图 3-197A）。

适用人群：下肢运动障碍者、移动障碍者、关节炎患者等。

结构功能：此套装包含一系列指甲刷和锉刀，手枪式握把与长杆扳机连接，可以更换 8 种指甲护理附件。采用电池供电，LED 液晶灯辅助观察。

举例二：高级带吸盘指甲刷（图 3-197B）。

适用人群：只能使用单手的人士、上肢截肢者、上肢障碍导致的抓握受限者、手部力量受限者、手灵巧度受限者等。

结构功能：刷子底部有两个大的吸盘，保证其稳固地吸附在光滑平面，并在使用时保持水平。一侧的刷毛较短和硬，更容易够着指甲下方；另一侧刷毛更长和柔软，可用于手指和手部。尺寸约为 9cm×5cm。

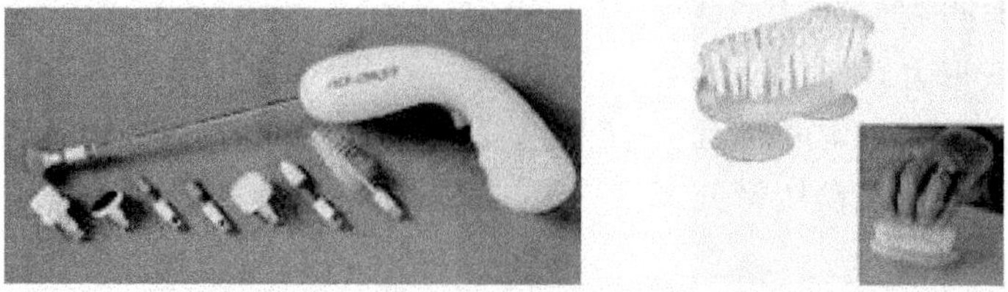

A　　B

图 3-197　指甲刷

（二）指甲刀

举例一：易握指甲刀（图 3-198A）。

适用人群：关节炎患者、抓握障碍者等。

结构功能：利用杠杆原理增加了剪切的力度，同时降低了需要使用的力量。大的手柄和角度设计，使抓握更加容易。刀片保护杠增加了剪切时的稳定性，并防止剪得过短。

举例二：豪华型与经济型单手指甲护理套装（图 3-198B）。

适用人群：抓握力量弱、只能使用单手者等。

结构功能：豪华型指甲刀有一个耐用的底盘和可旋转的指甲刀，弓形的斜板适合不同厚度的手指。经济型指甲刀结构为耐用指甲刀和锉甲纸。两种形式底盘都有吸盘，可固定在桌面上。

（三）指甲锉

举例：带吸盘的指甲砂锉（图 3-199）。

适用人群：只能使用单手者、上肢障碍者等。

结构功能：锉板底部有一个大的吸盘，可以固定在光滑平面并在使用时保持水平。砂锉为两种不同等级的金刚砂，使用时将指甲在上面移动便可轻松修型。

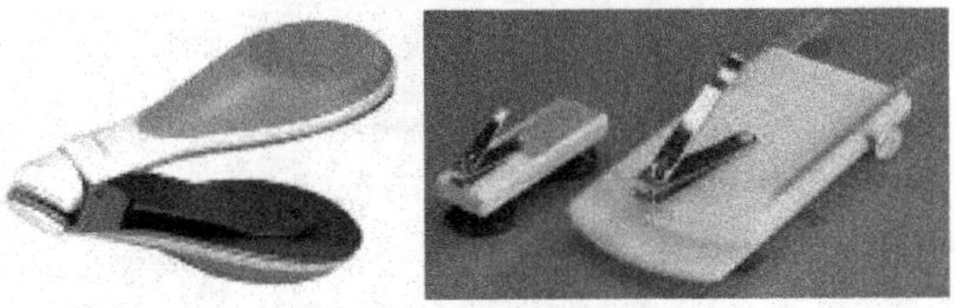

A　　　　B

图 3-198　指甲刀

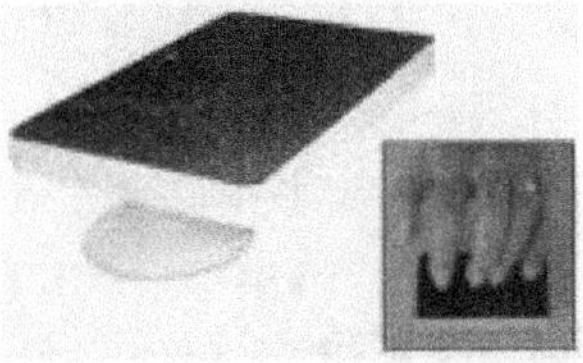

图 3-199　带吸盘的指甲砂锉

（四）指甲剪

举例一：助伸式指甲剪（图 3-200A）。

适用人群：关节炎患者、其他上肢障碍者等。

结构功能：波浪形抓握手柄，放松时弹簧带辅助张开，质轻，左右手均可使用。

举例二：长柄脚趾剪（图 3-200B）。

适用人群：关节炎患者，后背受伤、弯腰有困难的人士等。

结构功能：易握塑料手柄，弯曲的不锈钢刀刃，长约 20cm。

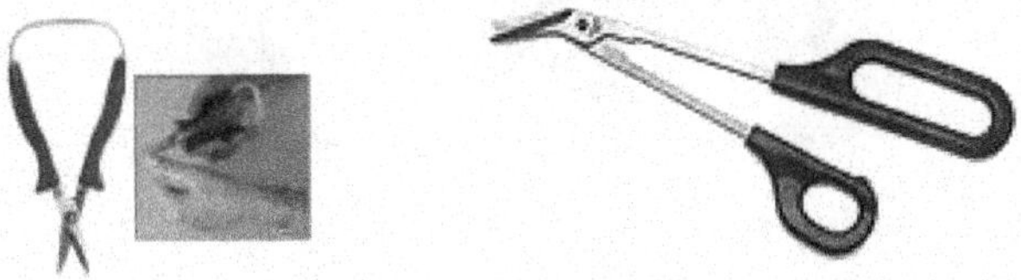

A　　　　B

图 3-200　指甲剪

五、修面护理辅助器具

（一）电动剃须刀固定器

举例：电动剃须刀固定器(图 3-201)。

适用人群：手功能障碍者等。

结构功能：带有手掌持握带，适配多种型号的电动剃须刀。

（二）带组合手柄的剃刀

举例：剃刀套装(图 3-202)。

适用人群：患有精细运动障碍、抓握障碍、上肢障碍的男士等。

结构功能：两件式组合套装，球形人体工程学设计的手柄易于抓握，剃刀适用于涡轮增压刀片。

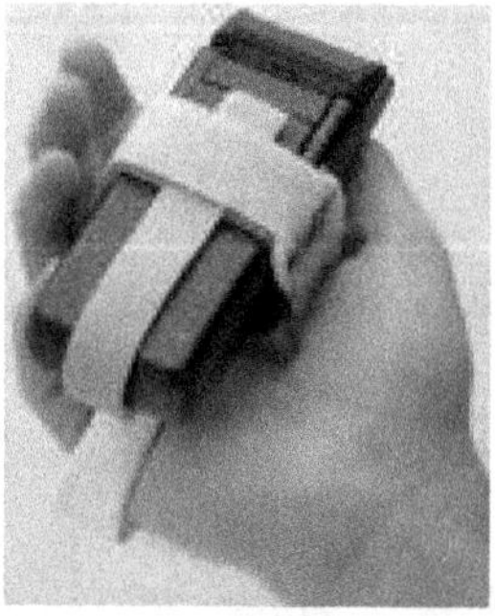

图 3-201　电动剃须刀固定器

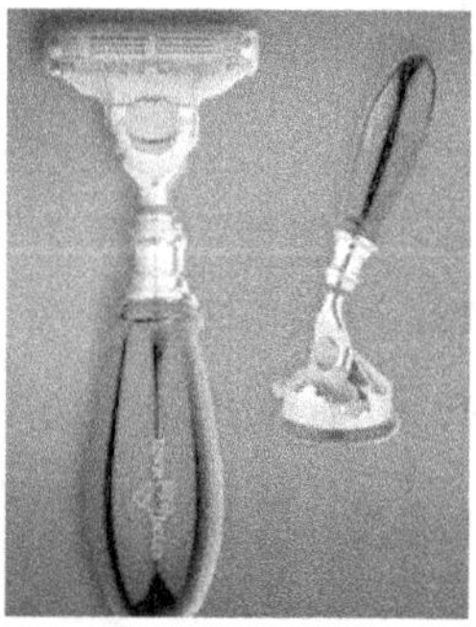

图 3-202　剃刀套装

（三）剃刀固定器

举例：女士用加长剃刀固定器(图 3-203)。

适用人群：患有上下肢障碍、关节炎的女士等。

结构功能：加长塑料手柄，采用安全的电动剃刀，辅助弯腰有困难的女士够着腿部。

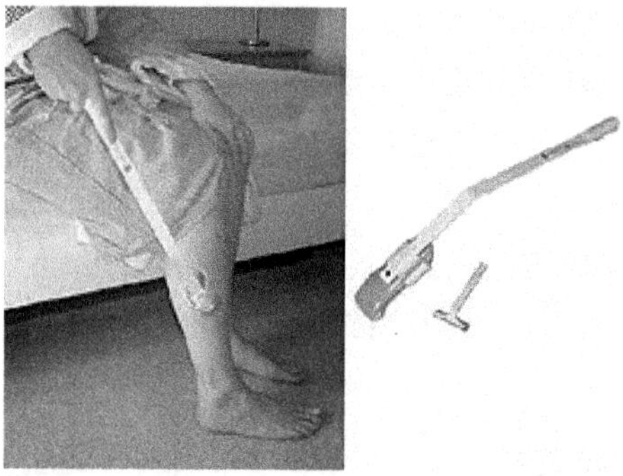

图 3-203　女士用加长剃刀固定器

任务训练

孙奶奶，56 岁，患有关节炎多年，上肢表现为肩、肘、腕关节活动度受限，手指抓握障碍。孙奶奶平时爱交际，喜欢干净和打扮自己。试针对孙奶奶的上肢功能障碍，为她选配合适的口腔护理、头发护理、化妆和修面护理辅助器具。

项目四　老年人居家管理辅助器具选配

学习目标

√ 能够说出各类膳食、家务管理和住家家具辅助器具的名称、功能特点及适用人群。

√ 能够为有各种功能障碍的老年人选配合适的膳食、家务管理和住家家具辅助器具。

工具性的日常生活活动(instrumental activities of daily living,IADL)是日常生活活动的重要部分,是指在各种环境中利用各种可以利用的工具进行活动,包括做家务劳动、交通工具的使用、购物等。

上肢运动、感觉、协调功能及认知功能较好的老年人可以进行家务劳动训练,如洗涤及熨烫衣服、铺床、打扫卫生、室内布置、切菜、烹调、布置餐桌、购物、使用家电等。学习本章,应能指导老年人应用残存能力进行代偿性活动,如单手切菜、洗涤及熨烫衣物等;指导老年人借助辅助器具做家务,如用改制的刀具、菜板切菜。并能够改装家用设备以适应老年人的功能水平。

任务一　膳食辅助器具的选配

情境引入

徐奶奶,69岁,患有骨性关节炎多年,四肢远端关节经常疼痛难耐,关节活动度受限,肌力下降,但其非常热爱烹饪。试为徐奶奶选配合适的膳食辅助器具,帮助其更独立地完成食物的预备、烹饪及餐具的清洗活动。

知识要点

一、预备食物和饮料辅助器具

(一)开瓶、开罐和开箱辅助器具

1. 瓶子固定器

举例:罐头、瓶子固定器(图4-1)。

适用人群:只能单手使用者、关节炎患者、上肢运动障碍者等。

结构功能:将设备固定在柜台边沿,然后将罐头、瓶子放置在V形区域,推进滑动块,用髋部顶住滑块,空出单手拧开瓶盖。

2. 开瓶器

举例一:六合一多功能开瓶器(图4-2A)。

适用人群:精细活动受限者、抓握障碍者、上肢运动障碍者等。

结构功能:形状似阿拉伯数字"8",不锈钢内层,聚碳酸酯外框,可以开启瓶盖、金属拉片、安全封孔、瓶子顶、广口瓶盖和切开袋,抓握部为弹性材料覆层,带有夹钳设计,可以安全放入洗碗机中洗涤。尺寸为14cm×6.3cm×2.5cm。

举例二:易开开瓶器(图4-2B)。

适用人群:精细活动受限者、抓握障碍者、上肢运动障碍者等。

结构功能:使用时,将开瓶器置于瓶盖上,向下推压,内置磁铁吸住瓶盖随开瓶器一同移除。

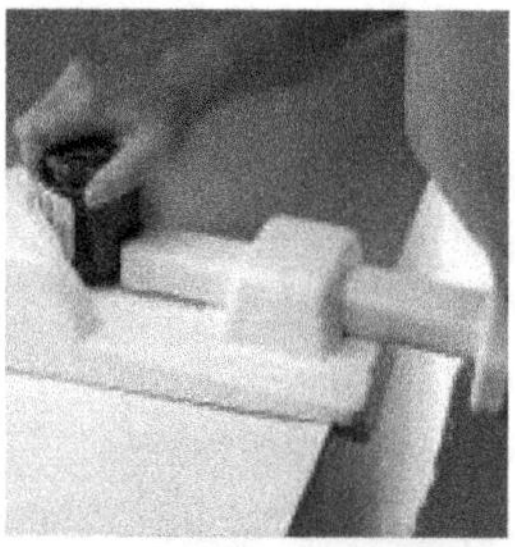

图4-1　罐头、瓶子固定器

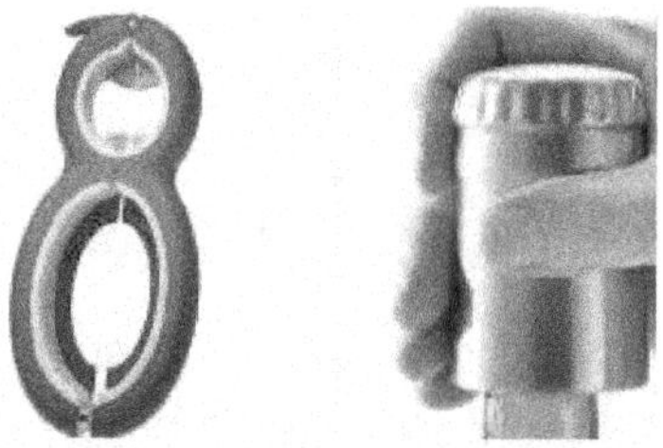

A. 六合一多功能开瓶器　B. 易开开瓶器

图4-2　开瓶器

3. 开箱器

举例一：多功能开箱器(图 4-3A)。

适用人群：手部力量受限者、手灵巧度受限者等。

结构功能：多功能开启工具，可以开启瓶盖、箱子封口、金属拉片等，包括一个铲子形状的刀片和一个橡胶握把。长×宽×厚约为 14cm×5cm×2.2cm。

举例二：带组合手柄的开箱器(图 4-3B)。

适用人群：关节炎患者、其他手部障碍者等。

结构功能：耐用塑料开启工具，海绵状粗大手柄。

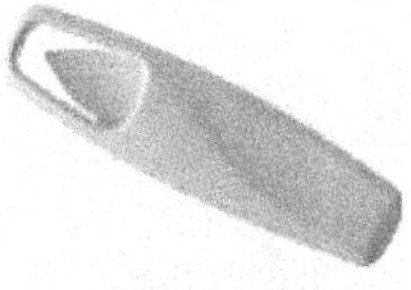

A. 多功能开箱器

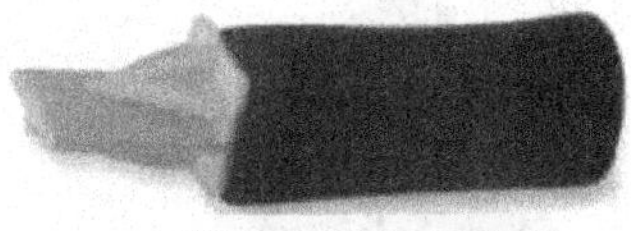

B. 带组合手柄的开箱器

图 4-3 开箱器

4. 开罐器

举例一：自动安全开盖器(图 4-4A)。

适用人群：关节炎患者、精细运动障碍者、抓握障碍者、上肢运动障碍者等。

结构功能：单手开启器，放置在罐头盖上时可自动锁定，转动手柄即可将盖子顶部切断，再提起盖钳将罐头盖完全移除。此开盖器没有尖锐的边缘，刀片也不会碰到食物，可用手洗，长约 19cm，有红色、蓝色、黑色可选。

举例二：顶部开罐器(图 4-4B)。

适用人群：关节炎患者、精细运动障碍者、抓握障碍者、手灵巧受限者等。

结构功能：此开罐器从顶部而不是从旁边开启，避免了尖锐边缘及盖子掉入罐头中，方便左利手、右利手使用，有大的防滑橡胶手柄。

举例三：可固定的开罐器(图 4-4C)。

适用人群：只能使用单手者、抓握障碍者等。

结构功能：固定在墙上，罐头则放置在开罐器刀刃下方，单手转动组合手摇曲柄即可开启盖子。

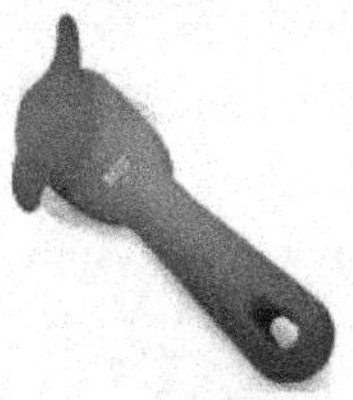

A. 自动安全开盖器

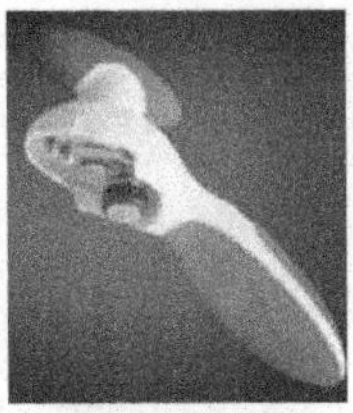

B. 顶部开罐器

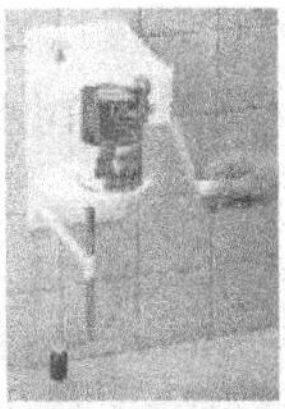

C. 可固定的开罐器

图 4-4 开罐器

5. 螺丝锥(开酒瓶器)

举例一：兔子螺丝锥(图 4-5A)。

适用人群：关节炎患者、精细运动障碍者等。

结构功能：可以打开任意酒瓶，包括宽口瓶和带软木塞的瓶子。使用时，将手柄套入瓶颈，手柄经橡胶处理具有人体工程学外形，向下推按上方手柄，螺丝锥则探至软木塞中，再将手柄提起，软木塞被拉出；再次移动手柄将软木塞从螺丝锥中弹出。聚碳酸酯和加强尼龙材料，带有箔制刀盘，尺寸约为 14cm×7.6cm×16.5cm。

举例二：自动弹出开瓶器(图 4-5B)。

适用人群：精细运动障碍者、抓握障碍者、上肢运动障碍者、关节炎患者等。

结构功能：将开瓶器置于酒瓶上，简单的一键操作即可除去天然的或合成的软木塞，带有箔制刀盘，使用可充电电池。

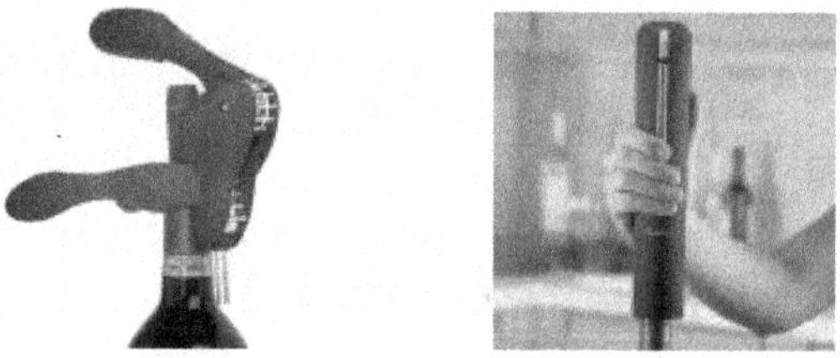

A. 兔子螺丝锥　　B. 自动弹出开瓶器

图 4-5　螺丝锥

6．开罐器

举例一：防滑开罐器套装(图 4-6A)。

适用人群：上肢运动障碍者等。

结构功能：设备包括一个碗状的防滑开罐器和一个圆形防滑垫，开罐器用来打开罐头螺旋盖防滑垫，防滑垫用来保持开罐时罐头的稳定。圆垫直径为 5.55in(14cm)。

举例二：动力开罐器(图 4-6B)。

适用人群：上肢运动障碍者等。

结构功能：动力开罐器，使用时，将罐子置于旋转盘下方，开罐器的上部降低以卡紧瓶盖，按下“开/关”按钮旋转、拧松瓶盖。此开罐器可以处理各种形状、尺寸、风格的罐头，包括婴儿食品罐、大罐头、带塑料盖的罐子等，存放时可折叠。

举例三：轻松拧开罐器(图 4-6C)。

适用人群：抓握障碍者、上肢运动障碍者、关节炎患者等。

结构功能：4 个由橡胶圈覆层的夹紧口，适合不同尺寸的瓶罐，从指甲油瓶到蛋黄酱瓶，紧握的手柄提供了额外杠杆。尺寸约为 23cm×10cm×2.5cm，可打开直径最大为 8cm 的盖子，重约 28g。

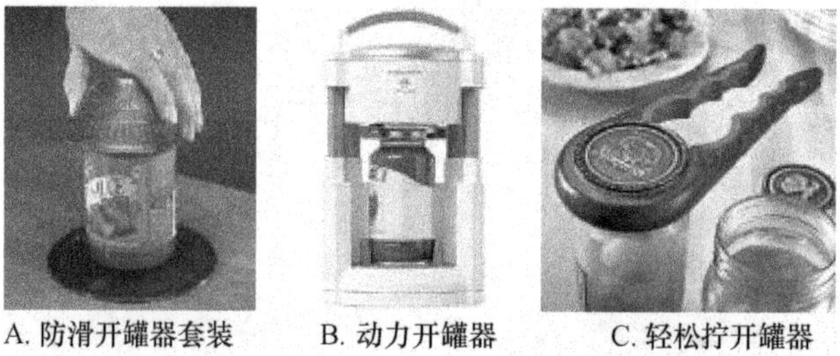

A. 防滑开罐器套装　　B. 动力开罐器　　C. 轻松拧开罐器

图 4-6　开罐器

7. 奶瓶用纸板开启器

举例：罐头、瓶子开启器(图 4-7)。

适用人群：关节炎患者、精细运动障碍者等。

结构功能：两件套包括一个果汁盒开启器和一个牛奶盒开启器，果汁盒开启器用来旋开果汁盒开口的盖子，牛奶盒开启器用来撕裂和打开牛奶盒的开口处。两件长分别约 15cm。

8. 螺帽开启器

举例：盖子旋转器(图 4-8)。

适用人群：精细运动障碍者、抓握障碍者、关节炎患者等。

结构功能：适配螺旋盖或扭转盖，L 形手柄提供了抓握和旋转的杠杆。

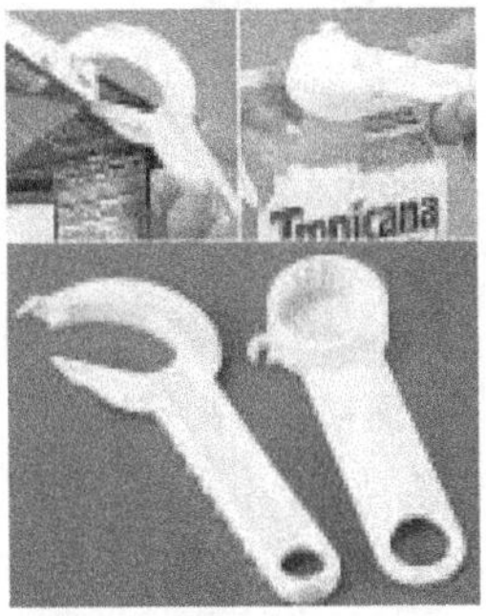

图 4-7 罐头、瓶子开启器

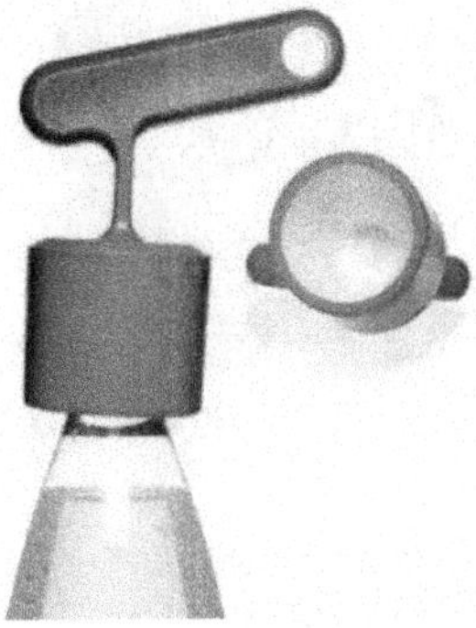

图 4-8 盖子旋转器

9. 环形盖开启器

举例一：塑料环形开启器(图 4-9A)。

适用人群：精细运动障碍者、抓握障碍者、上肢运动障碍者、关节炎患者等。

结构功能：塑料开瓶器，中间的孔可开启旋钮盖。

举例二：拉力环形开罐器(图 4-9B)。

适用人群：精细运动障碍者、抓握障碍者、上肢运动障碍者、关节炎患者等。

结构功能：防滑垂直手柄，前端钩子钩住圆环并提起和取出罐头盖。长约 21.5cm。

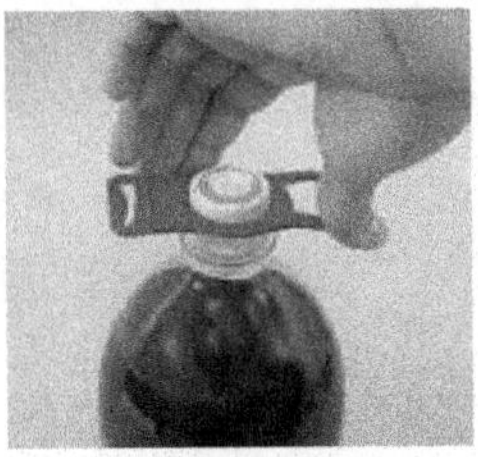

A. 塑料环形开启器

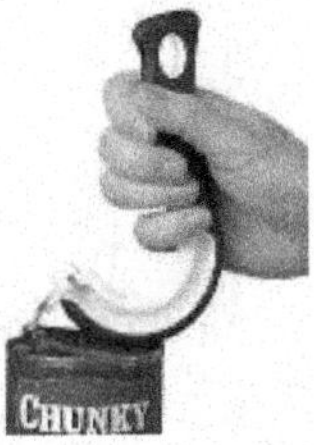

B. 拉力环形开罐器

图 4-9 环形盖开启器

10. 动作激活糖果分发器

举例：动作激活糖果分发器(图 4-10)。

适用人群：上肢运动障碍者、精细运动障碍者等。

结构功能：从顶部装入，通过感应手在碗下面感应器前方的运动，可自动分发散装糖果、散装坚果或口香糖，可盛下约 350g 食品，可设置分发一小把、一大把或一碗。

11. 塑料夹袋器

举例：夹袋架(图 4-11)。

适用人群：上肢运动障碍者、只能使用单手者等。

结构功能：夹袋架为聚丙烯塑料材料，有一个圆形防滑基底，两个可调节的手臂，顶部有两个夹子可以固定各种尺寸的打开状储存袋，方便填充物品。直径约 9cm，高度为 18～25.5cm，存放时手臂可折叠，重约 140g。

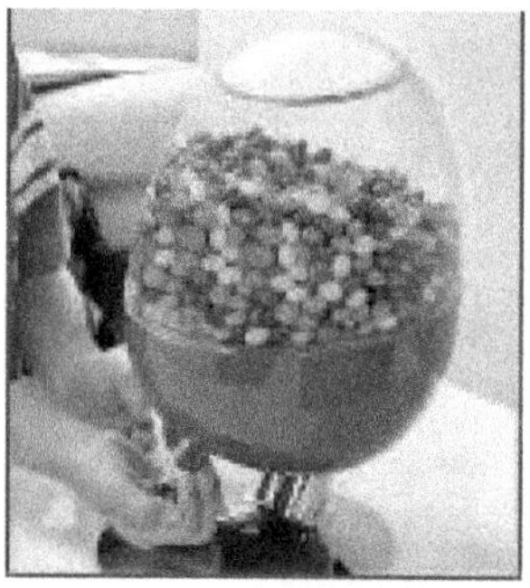

图 4-10　动作激活糖果分发器

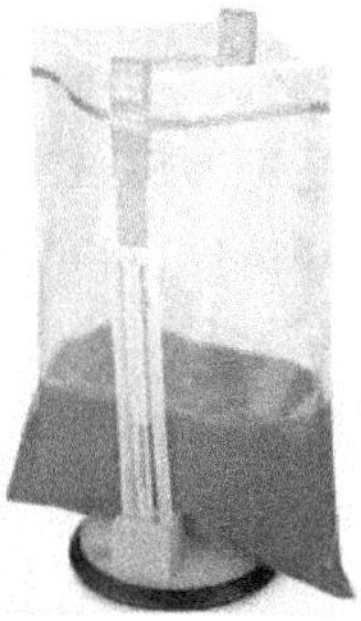

图 4-11　夹袋架

12. 塑料袋封装机

举例：食品封装机(图 4-12)。

适用人群：上肢运动障碍者、只能使用单手者等。

结构功能：一键抽真空和封装按钮，带有指示灯，可拆卸的托盘。可以封装金属容器罐、瓶子、迷你卤制罐头等。尺寸约为 16.5cm×37cm×11.5cm。

13. 倾倒辅助

举例：辅助倾倒架(图 4-13)。

适用人群：上肢运动障碍者等。

结构功能：线框送料架，可以固定各种壶。使用时，将壶放在倾斜的架子上，并用尼龙袋加固，轻轻用力，水壶便随着架子的前倾将液体倒出。尺寸为 190cm×260cm×190cm，重 377g。

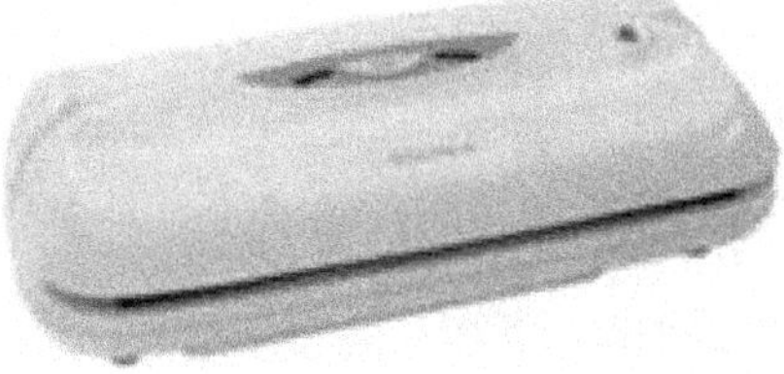

图 4-12　食品封装机

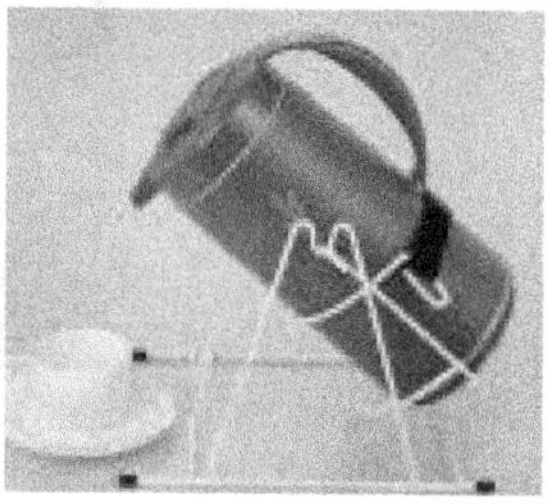

图 4-13　辅助倾倒架

(二) 切削和破碎工具

1. 百吉饼切片机

举例一：百吉饼(先蒸后烤的发面圈)架(图 4-14A)。

适用人群：盲人、低视力患者、精细运动障碍者、上肢运动障碍者等。

结构功能：外壳为丙烯酸安全屏障，中间为锯齿状树脂覆层的不粘切片刀。

举例二：百吉饼夹(图 4-14B)。

适用人群：精细运动障碍者、抓握障碍者、只能使用单手者等。

结构功能：使用时，将百吉饼固定在装有防滑柄的内层，关上门，然后拉动顶上的把手，百吉饼被均匀地切成两半。当门是开着状态时，刀具是锁定的，防止暴露边缘；当刀具在工作时，侧边锁是锁定的。外壳为塑料材质，防滑柔软手柄，圆形外观可拆卸，矩形面包屑捕获器基底。尺寸约为 20cm×7cm×25cm，重约 368g。

2. 奶酪切片器

举例：钢制奶酪刀套装(图 4-15)。

适用人群：精细运动障碍者、抓握障碍者、关节炎患者等。

结构功能：不锈钢刀刃，大轮廓手柄，可安全地放入洗碗机中洗涤。每一款刀具为切不同类型和材质的奶酪设计，奶酪刀用来切硬质或半软质的奶酪；脆型奶酪刀用来削硬质和脆型奶酪；软型奶酪刀有锯齿刀刃便于穿透外壳切断，刀具中有孔防止奶酪粘连；奶酪叉用来切削时将奶酪固定在位置不动。

奶酪刀尺寸为 15cm×3cm×1.2cm，重约 75g；脆型奶酪刀尺寸为 15cm×5cm×1.2cm，重约 100g；软型奶酪刀尺寸为 15.5cm×3cm×1.2cm，重约 60g；奶酪叉尺寸为 14.5cm×3.5cm×1.2cm，重约 65g。

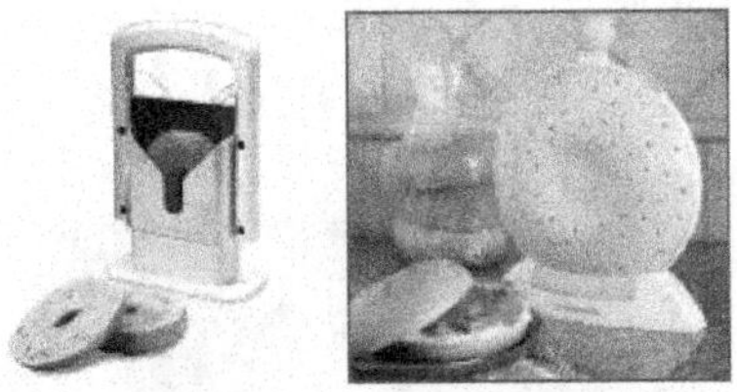

A. 百吉饼架　　B. 百吉饼夹

图 4-14　百吉饼切片机

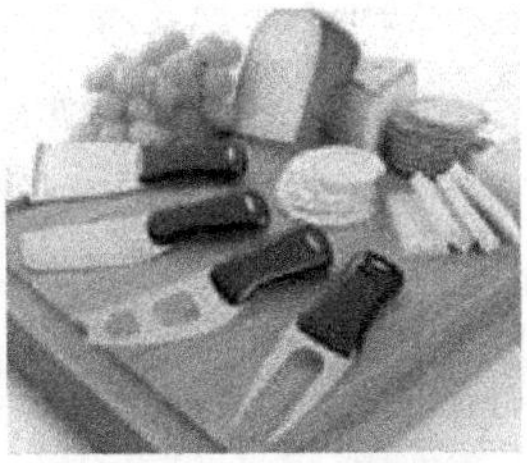

图 4-15　钢制奶酪刀套装

3. 切碎机

举例一：普通切碎机(图 4-16A)。

适用人群：上肢运动障碍者、只能使用单手者、关节炎患者等。

结构功能：ABS 塑料框架，不锈钢切碎网格，可以将洋葱切丁或将土豆切丝。使用时，提起盖子，将食物置于底盘网格上，关上盖即可切碎。可安全地放入洗碗机中洗涤。

举例二：简易切碎机(图 4-16B)。

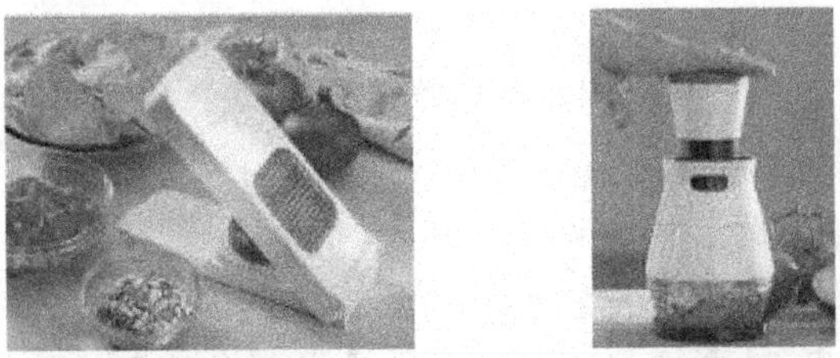

A. 普通切碎机　　B. 简易切碎机

图 4-16　切碎机

适用人群：抓握障碍者、精细运动障碍者、低视力患者等。

结构功能：使用时，将食物放入杯内，通过推压和放松顶部红色装置，旋转不锈钢刀切碎蔬菜、药草、坚果等。可安全放入洗碗机中洗涤。

4. 切削辅助器具

举例一：带夹钳削皮器(图 4-17A)。

适用人群：偏瘫患者、上肢截肢者、只能使用单手者等。

结构功能：使用时，将削皮器夹在桌子或工作台边缘，使用单手握住水果或蔬菜削皮。尺寸为 26cm×19cm×17cm，重 510g。

举例二：带通用万向接头的切板(图 4-17B)。

适用人群：不能使用手指的人士等。

结构功能：刀具通过通用万向接头与切板连接，因此刀可以左右摆动、上下反复运动，即使手指不能运动也可以使用笨重、尖锐的菜刀。

5. 切板

举例：防滑切板(图 4-18)。

适用人群：上肢运动障碍者等。

结构功能：此切板专为切食物或削皮时难以将食物保持在固定位置的人士设计。聚丙烯材料，不锈钢钢钉可固定食物，两片转角防护板防止切食物时滑落，切板背面有 4 个防滑吸盘将切板安全固定。长×宽尺寸为 30cm×30cm，转角防护板高约 1.2cm。

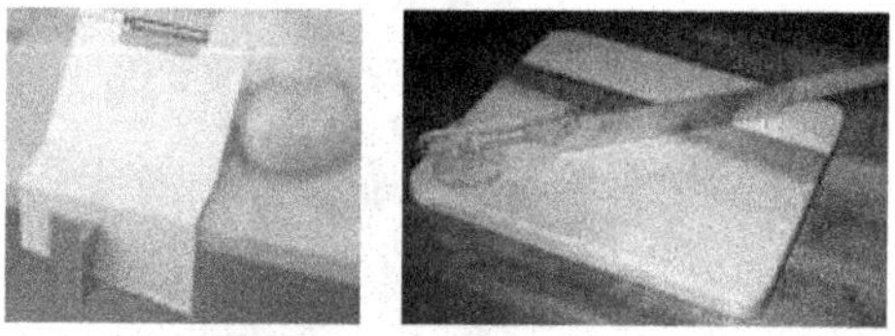

A. 带夹钳削皮器　B. 带通用万向接头的切板

图 4-17 切削辅助器具

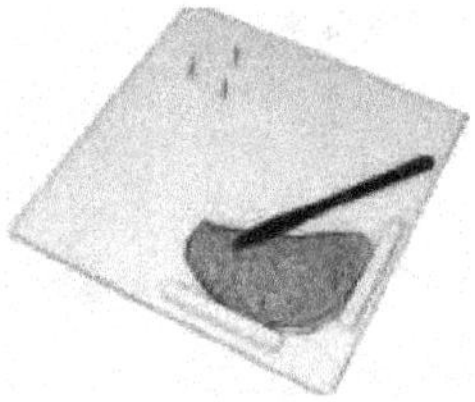

图 4-18 防滑切板

6. 削皮器

举例一：土豆/蔬菜削皮器(图 4-19A)。

适用人群：关节炎或其他抓握障碍者等。

结构功能：组合防滑塑料手柄，提供了大的、柔软的抓握表面；钢制刀刃。手柄直径约 2.5cm，削皮器长度 16.5cm，重约 42.5g。

举例二：易握削皮器(一形)(图 4-19B)。

适用人群：抓握力量弱者等。

结构功能：组合人体工学设计橡胶手柄，带有柔韧罗纹，确保牢固的抓握。尺寸为 20cm×5cm×2.5cm，重约 110g。

举例三：易握削皮器(Y 形)(图 4-19C)。

适用人群：抓握障碍者、精细运动障碍者等。

结构功能：防滑大轮廓手柄，增强不锈钢刀刃。尺寸为 15cm×7.5cm×2.5cm，重约 110g。

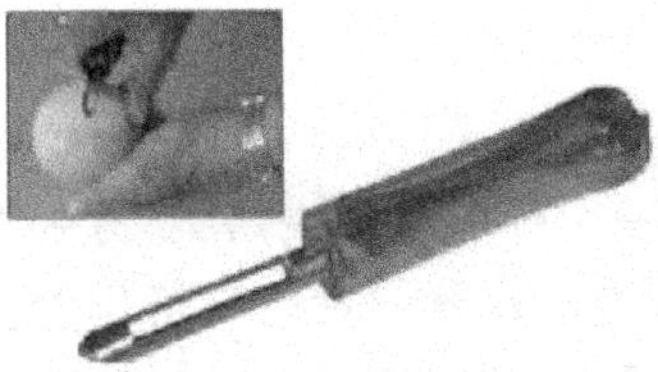

A. 土豆/蔬菜削皮器

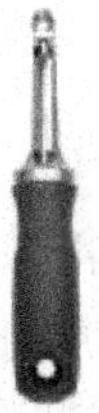

B. 易握削皮器(一形)

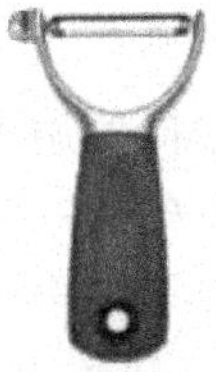

C. 易握削皮器(Y形)

图 4-19　削皮器

7. 刨丝器/擦菜板

举例：带吸盘的刨丝器(图 4-20)。

适用人群：关节炎患者、只能使用单手者、其他上肢运动障碍者等。

结构功能：吸盘底面确保了自身固定在操作台上，双面可用的刨丝板分别适用精细或粗的刨丝，附加的箱子可收集刨好的食物。

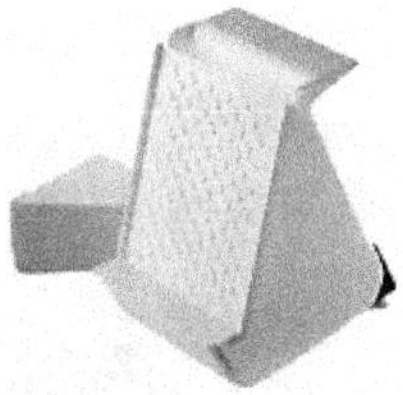

图 4-20　带吸盘的刨丝器

二、烹饪食物辅助器具

(一) 电气用具

1. 洗碗机

举例一：内置抽屉洗碗机(图 4-21A)。

适用人群：关节炎患者、下肢运动障碍者等。

结构功能：此款洗碗机可以不用弯腰拿取或使用，上下各有一个抽屉，清洗时使用同一个间隔。内置聚合材料桶，5 层餐具架、毛巾挂门把手、指示灯、波浪形前侧轮廓、微处理器控制、一个 6 小时延迟开始选择、6 种循环模式(重型、正常、Insta 清洗、轻型、自动清洗和高温清洗)、控制时钟、一个取消按钮、最后循环模式记忆。尺寸为 90cm×60cm×60cm，不锈钢外壳。

举例二：内置高桶洗碗机(图 4-21B)。

适用人群：运动障碍者等。

结构功能：9 个触摸屏按钮，轮椅使用者可够到的高度，4 种循环和选择模式，带有两个数字倒计时显示及 2h、4h 或 6h 延时开始计时器。尺寸约为 82cm×60cm×60cm，不锈钢外壳。

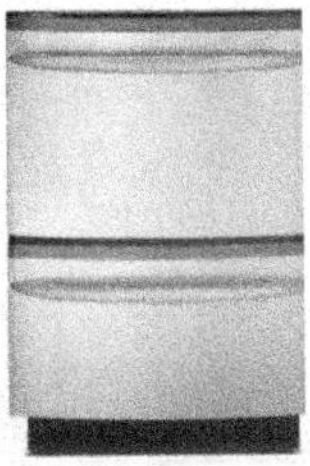

A. 内置抽屉洗碗机

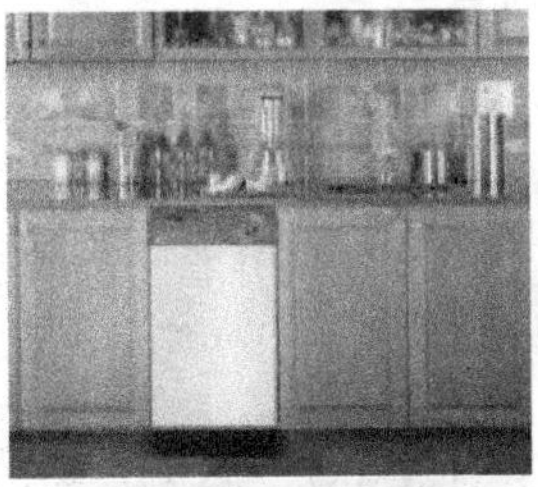

B. 内置高桶洗碗机

图 4-21　洗碗机

2. 户外电烤架

举例：露天小酒台(图 4-22)。

适用人群：轮椅使用者等。

结构功能：设备为一个带脚轮的桌子，一端为一个圆形电动烧烤架，另一端为一个可拆卸的泡沫绝缘冷却器，一个防风雨的切肉板既可以做冷却器的顶盖又可作为食物托盘。高度适合座位使用者，为轮椅使用者提供宽阔空间。另外，设有可挂毛巾和放置刀架的设备。

3. 食物加工机

举例：沙拉射手(图 4-23)。

适用人群：运动障碍者等。

结构功能：此设备可盛下 2.5～4cm 高的水果和蔬菜，通过按压“启动/关闭”按钮，水果、蔬菜被推出，同时配套有切片机和切菜机。

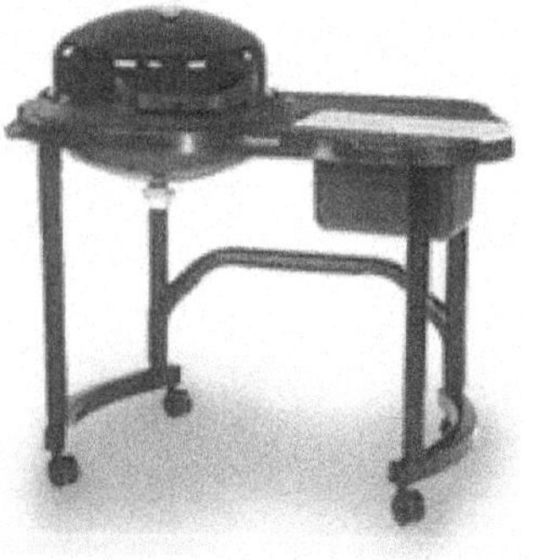

图 4-22　露天小酒台

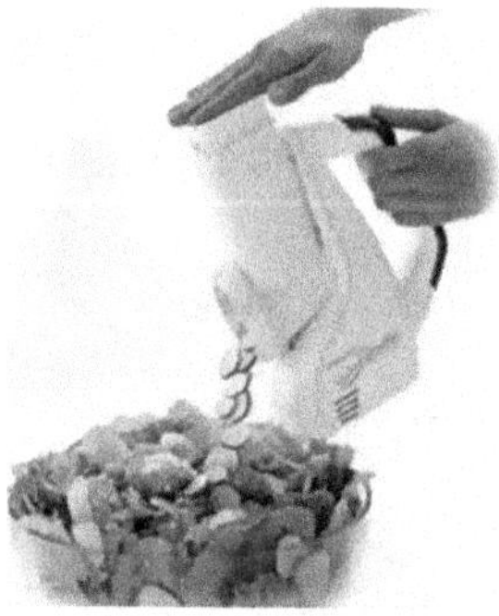

图 4-23　沙拉射手

4. 微波炉

举例：摩力烹饪语音微波炉(图 4-24)。

适用人群：盲人、低视力者等。

结构功能：此微波炉可用英语或西班牙语指导使用者设置时间和烹饪模式，它有 10 种功率模式、8 种普通食物预设值功能、5 种快速烹饪一键设置功能、5 种记忆设置按钮，结构特点为有一个旋盘、一个时间-重量解冻钮、一个数字显示钟、一个提示信号器和一个厨房计时器。功率为 900W，尺寸约为 43cm×50cm×28cm，有黑色、银色和红色。

5. 烤箱

举例：电烤箱(图 4-25)。

适用人群：运动障碍者等。

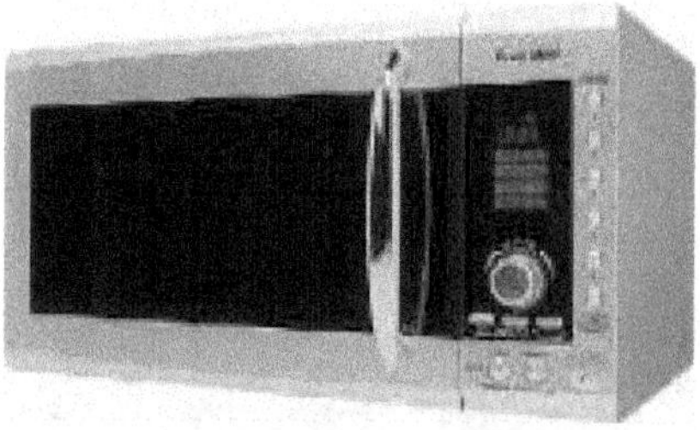

图 4-24　摩力烹饪语音微波炉

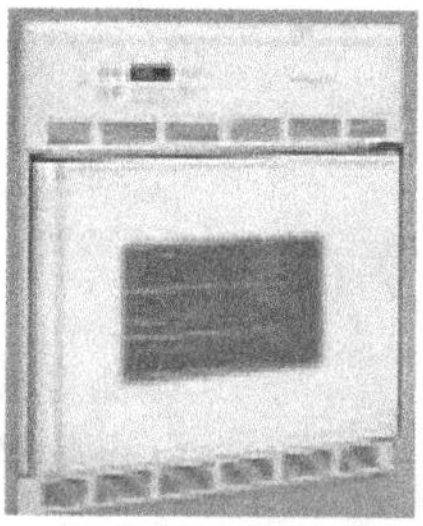

图 4-25　电烤箱

结构功能：可翻转的滑动-摆动门，有一个大的观察窗，双重烘焙和烧烤，6 种烧烤温度设置，有一个电子时钟和倒计时计时器。此外，可以实现自动清洗功能，清洗时弹簧锁自动安全锁定。可以独立安装在橱柜中，也可以放在柜台下方。容积尺寸约为 64cm×76.5cm×60cm。

6. 煲锅

举例：智能慢炖锅（图 4-26）。

适用人群：运动障碍者等。

结构功能：不锈钢炊具，内置可拆卸瓷器内胆，数字计时器，可在 30～1 200min 任意时间设置，烹饪完成时会自动转为保温模式。内胆和锅盖均可安全放入洗碗机中洗涤。

7. 语音输入咖啡机

举例：会说话的咖啡机（如图 4-27）。

适用人群：盲人、低视力者等。

结构功能：10 杯容量，内置芯片可以理解语音并且用来设置制作时间，使用者只需说出制作需要的时间，咖啡机应答并确认时间设置，同时将时间显示在液晶屏上，也可以人工操作。具体结构包括一个液晶显示屏（LCD）、暂停、服务功能、开关指示灯、人工一键开始、可拆卸过滤网、水位指示器和一个 2 小时自动断电功能，并带有玻璃咖啡壶。

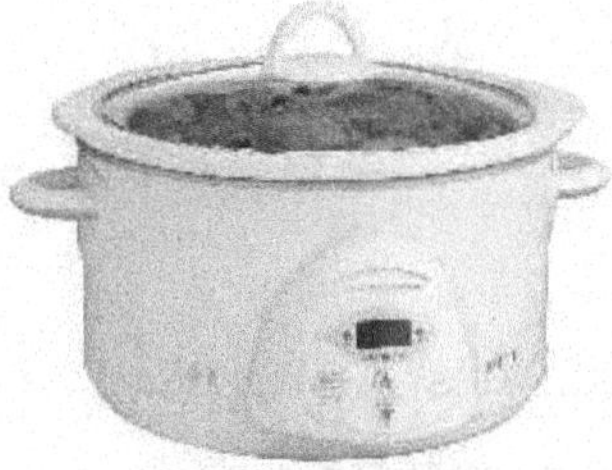

图 4-26 智能慢炖锅

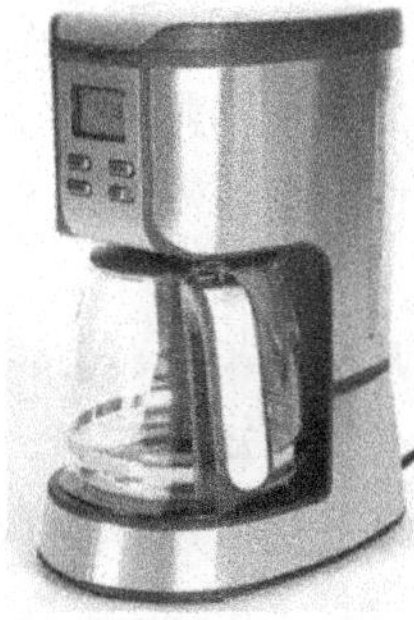

图 4-27 会说话的咖啡机

（二）烹饪辅助器具

1. 炊具

举例：易握水壶（图 4-28）。

适用人群：上肢运动弱者、关节炎患者等。

结构功能：茶壶有个响亮的和声鸣笛，同时鸣笛将蒸汽导向远离使用者的方向。不锈钢壶身，隔热橡胶手柄位置设计得较低，降低了烫伤和手腕扭伤的风险。当通过手柄提起水壶并倾斜时，壶口盖自动打开，免去了推开按钮动作。大的壶盖方便填充和清洗水壶。尺寸约 20cm×20cm×23cm，重约 56g。

2. 高温防护设备

举例：火炉顶级消防器（图 4-29）。

适用人群：老年期痴呆患者、早老年痴呆者、认知障碍者等。

结构功能：罐装化学灭火器，通过磁力吸附在排气扇上，如果火炉起火，灭火设备被激活，倾斜向下喷洒小苏打在火焰上。

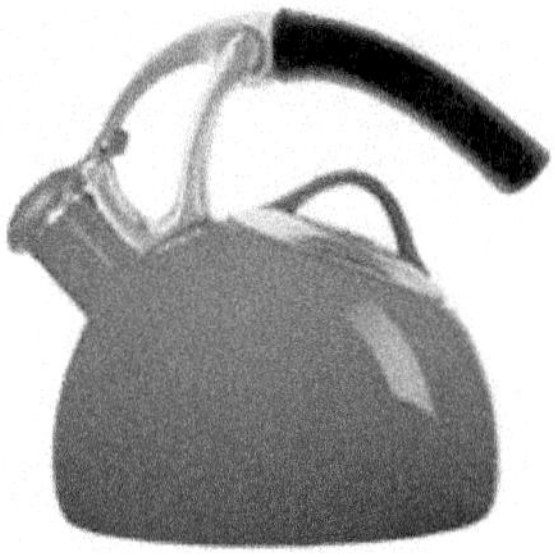

图 4-28　易握水壶

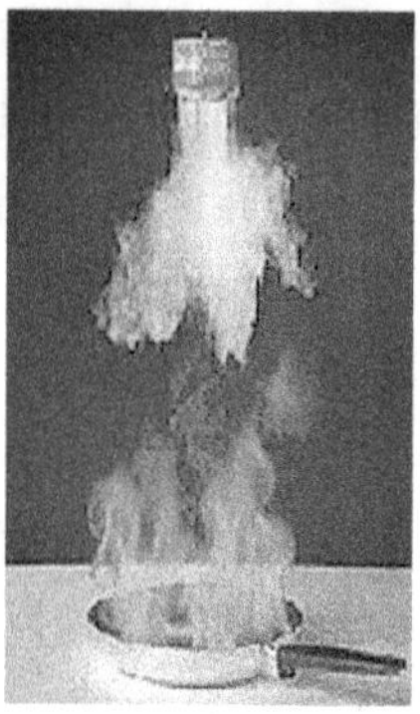

图 4-29　火炉顶级消防器

3. 把手旋转器

举例一：瑞典旋钮器(图 4-30A)。

适用人群：关节炎患者、抓握障碍者、上肢运动障碍者等。

结构功能：大的抓握手柄，圆形基底下有许多可伸缩的尼龙针/钢针，用来抓住不同形状的水龙头和把手。

举例二：把手旋转器(图 4-30B)。

适用人群：精细运动障碍者、关节炎患者、抓握障碍者、手部力量受限者等。

结构功能：把旋转器夹钳在水龙头或门把手上，将难以转动的门把手转变成杠杆力旋转。

4. 烤箱辅助器具

举例：推拉烤箱架手杖(图 4-31)。

适用人群：上肢运动障碍者、轮椅使用者等。

结构功能：此手杖可以作为取物器，或者从烤箱中取出物品架。长约 33cm。

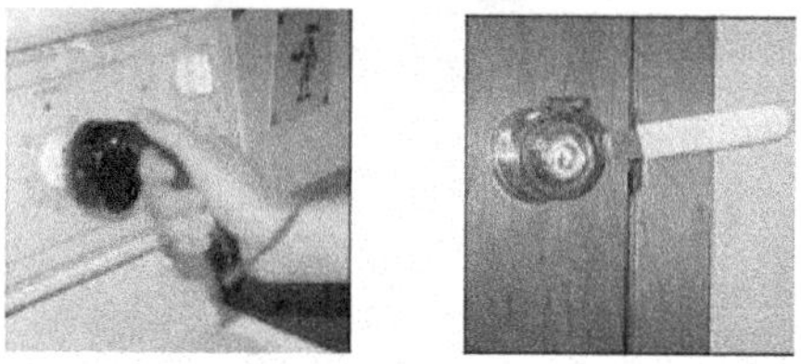

A. 瑞典旋钮器　　B. 把手旋转器

图 4-30　把手旋转器

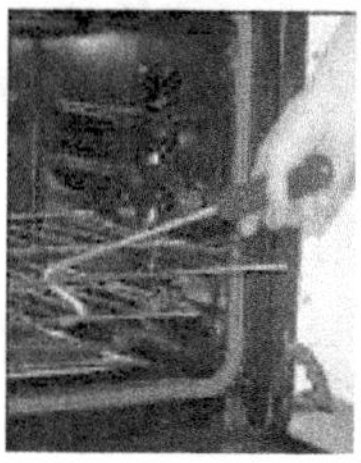

图 4-31　推拉烤箱架手杖

5. 操作台上方镜子

举例：炉子上方镜子(图 4-32)。

结构功能：可调节角度的镜子，位于炉子上方，便于使用者坐位时观察到炉子上烹饪的食物。长×宽尺寸为 30cm×46cm。

6. 平锅固定器

举例：可折叠平锅固定器(图 4-33)。

适用人群：只能使用单手者等。

结构功能：吸盘将固定器粘在灶台上，平锅的手柄被固定在开槽中，使用者单手操作时锅不会产生移动。收纳时吸盘架可以折叠。

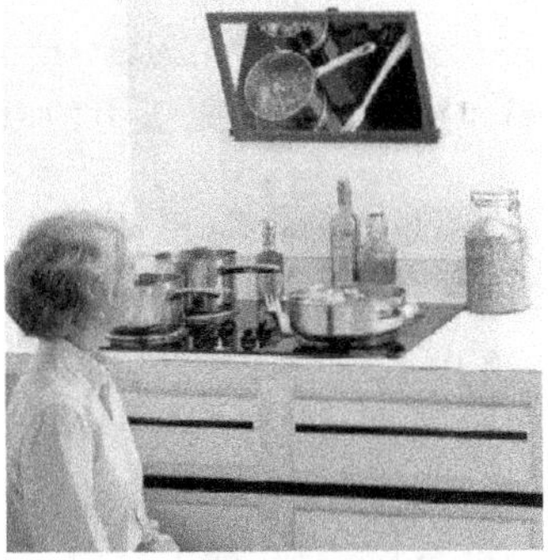

图 4-32　炉子上方镜子

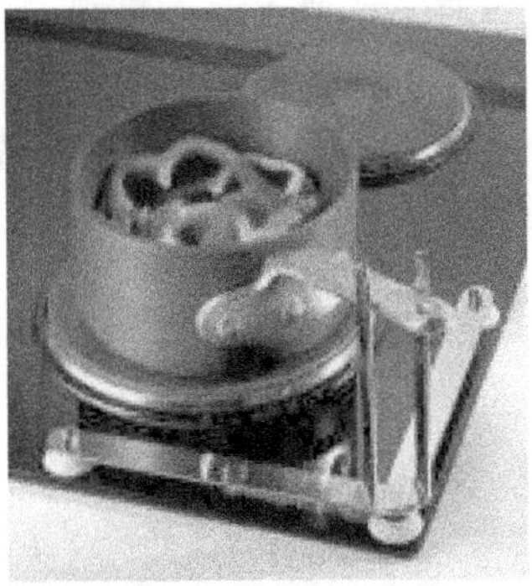

图 4-33　可折叠平锅固定器

7. 橘子铰刀

举例：凝胶手柄愉悦套装(图 4-34)。

适用人群：抓握障碍者、关节炎患者、腕管综合征患者、患有慢性手部疼痛的人士等。

结构功能：此套装包括了一把橘子铰刀、一把橘子削皮器和一把瓜果搓球器，凝胶材料人体工学设计手柄，不锈钢工具头部。

8. 过滤器

举例：免提环绕过滤器(图 4-35)。

适用人群：上肢运动障碍者、只能使用单手者、关节炎患者、脊髓损伤患者等。

结构功能：塑料过滤器，钩状手柄可以环绕在厨房洗涤池水龙头基底处，一则起固定作用，二则可以冲水和滤洗蔬菜、通心粉等食物，还有一个槽状手柄。

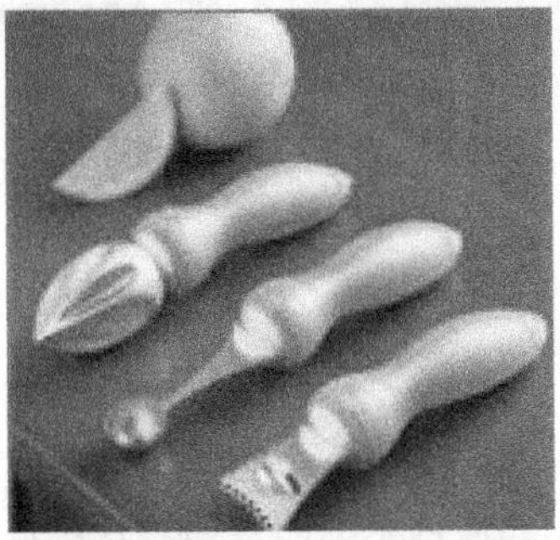

图 4-34　凝胶手柄愉悦套装

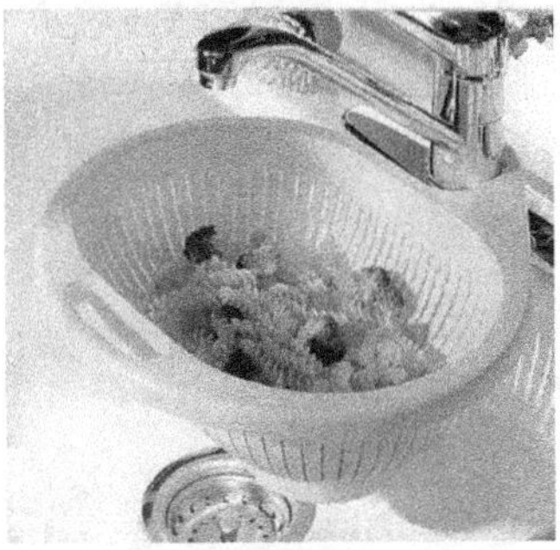

图 4-35　免提环绕过滤器

9. 沙拉旋转器

举例：易握沙拉旋转器(图 4-36)。

适用人群：上肢运动障碍者、只能使用单手者等。

结构功能：由防滑碗、旋转篮和防滑旋转大手柄组成。使用时，篮子置于碗中，将水果和沙拉控净水分后，盖上盖，按压手柄篮子开始旋转，手柄按压越紧篮子旋转越快，按压内置制动器即可停止旋转。

10. 菜叉

举例：人体工学设计成角厨房系列(图 4-37)。

适用人群：精细运动障碍者、抓握障碍者、腕管综合征患者、关节炎患者等。

结构功能：套装包括一把锯齿刀刃的面包刀、一把主厨刀、一把叉菜刀、一把平底锅铲和一把切肉刀。不锈钢材质，防滑、软性直角手柄，使手部和腕部保持在无压力的中立姿势，手柄也可以用拳头抓握，

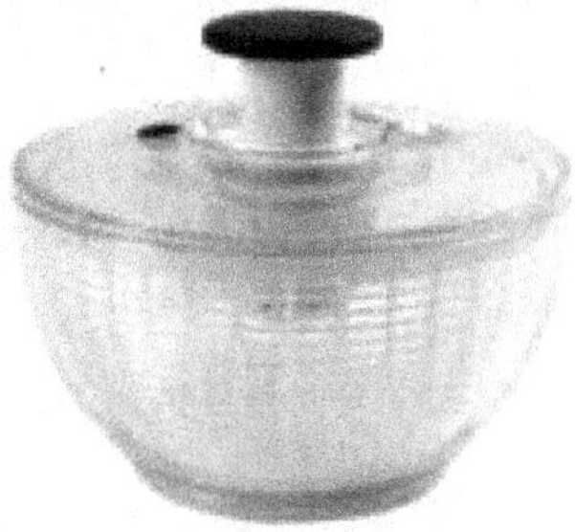

图 4-36　易握沙拉旋转器

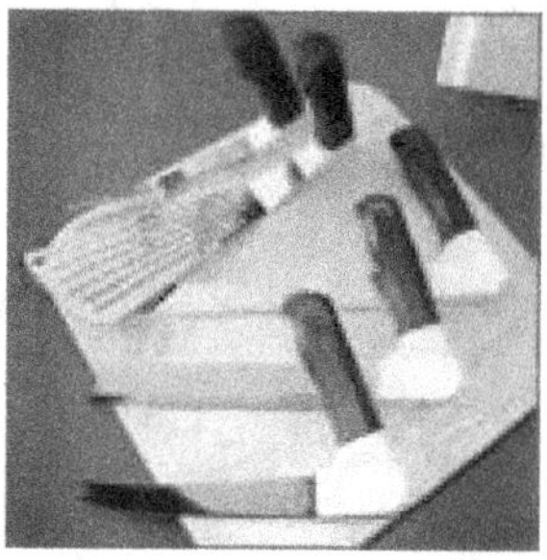

图 4-37　人体工学设计成角厨房系列

11. 食谱

举例：轻松烹饪食谱(图 4-38)。

适用人群：发展性能力丧失者、学习障碍者、认知障碍者、脑损伤患者等。

结构功能：此食谱包含了早餐、汤、沙拉、面包、开胃菜、饮料、主食、蔬菜、甜点等，制作方法简单不需要有任何烹饪知识。每道菜都分成了简单易懂的详细步骤，并标记上了 1～5 级的难度等级。食谱第一步为原料清单，接下来是烹饪前需要使用的器具清单，然后是大号字体印刷的烹饪方法。每道食谱前都会提示“洗手”，以“完成了”结束，会提示购买主要原料的花费。

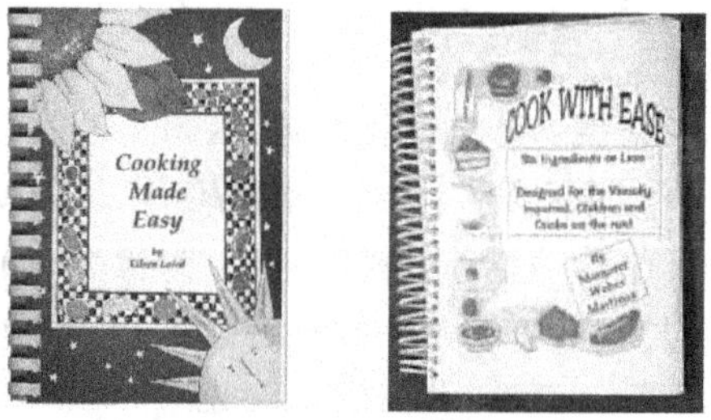

图 4-38　轻松烹饪食谱

(三) 测量和混合辅助器具

1. 语音输出烹饪温度计

举例：烧烤无线通话 BBQ/烤箱温度计(图 4-39)。

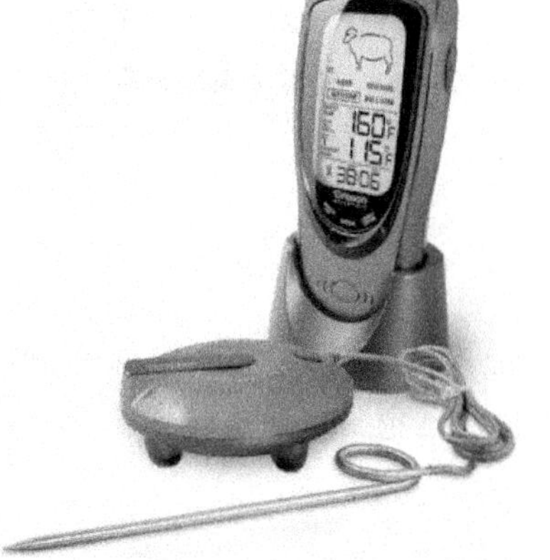

图 4-39　烧烤无线通话 BBQ/烤箱温度计

适用人群：盲人、低视力者等。

结构功能：当烤肉架上的肉达到预定温度时，此无线温度计将用语音提示使用者。液晶显示屏可以显示肉的温度和生熟度。可以用 5 种语言(英语、西班牙语、德语、法语和丹麦语)发出提示，并显示相应文字。远程探针的感应温度范围为 0～300℃；8 种程控入口，包括牛肉、羊肉、小牛肉、汉堡、猪肉、火鸡、鸡肉和鱼；4 种煮熟度选择，分别为三分熟、四分熟、五分熟以及全熟；4 种语言和声音警告操作让使用者知晓肉的状态(差不多好了、已经好了、煮过头了、超出范围了)；当选定温度到达时，声音警报会响起；主机可以接收到 100m 外探测的信号。

2. 语音输出液体测量器

举例：会说话的水壶(图 4-40)。

适用人群：盲人、低视力者等。

结构功能：用来计量水、牛奶、食用油等，容积为 2L，支持盎司、品脱、美制计量，高×长×宽尺寸约为 24cm×20cm×15cm。

3. 混合器

举例：混合器(图 4-41)。

适用人群：关节炎患者、其他手部运动障碍者等。

结构功能：轻质，5 挡速度混合器，人体工程学设计易握手柄，附加有抹刀。

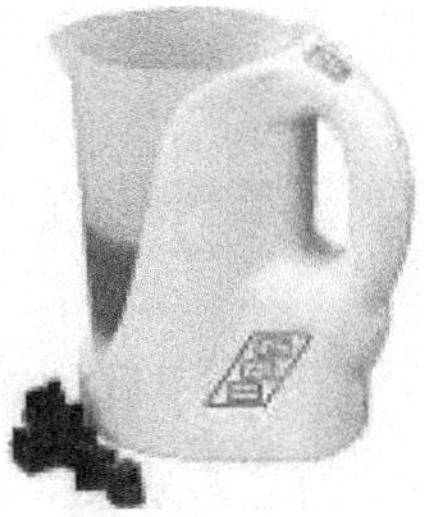

图 4-40　语音水壶

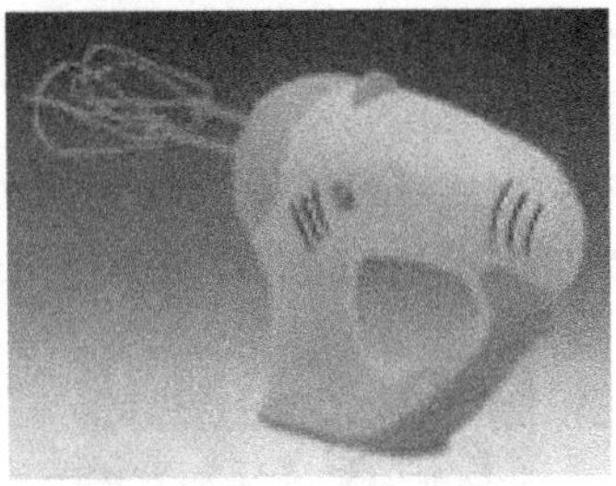

图 4-41　混合器

4. 量匙

举例：量匙系列(图 4-42)。

适用人群：低视力者等。

结构功能：采用颜色和数字标记，专为低视力设计便于其看清，套装包括一把计量 1/4 匙的茶匙、一把计量 1/2 匙的茶匙、一把计量大茶匙和一把计量大汤匙。

5. 量杯

举例：站立倾倒杯(图 4-43)。

适用人群：抓握障碍者、上肢运动障碍者、严重身体障碍者等。

结构功能：安装在立台上的倾倒杯，可以通过激活开关将液体或面粉倾倒入容器，按压第二个开关可将杯子竖直。杯子可以标记测量，便于拆卸清洗。

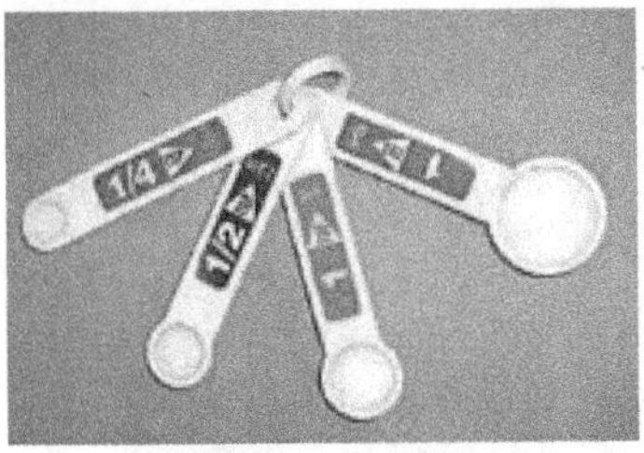

图 4-42　量匙系列

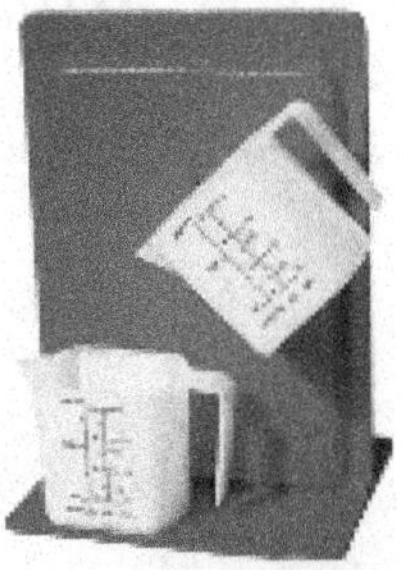

图 4-43　站立倾倒杯

(四)调料分发辅助器具

1. 胡椒研磨器

举例：重心研磨机(图 4-44)。

适用人群：上肢关节炎患者、上肢运动障碍者、只能使用单手者等。

结构功能：高强度陶瓷材质，通过简单的上下翻转研磨器操作即可磨碎胡椒，当竖直放立时研磨机关闭。顶部有一个研磨按钮，可以选择精细或粗略研磨；陶瓷研磨盘；设有最大填充量内部指示灯；可拆卸的防滑基底。它还可以用来研磨食盐晶体。采用电池提供动力，直径×高尺寸约为 6cm×19cm，重约 170g。

2. 食盐研磨器

举例：拇指食盐、胡椒研磨机(图 4-45)。

适用人群：只能使用单手者等。

结构功能：研磨器为不锈钢筒外壳，通过推压顶部泵即可研磨调料，可以单手分发调味。直筒下部有透明窗口，便于使用者观察内容物。

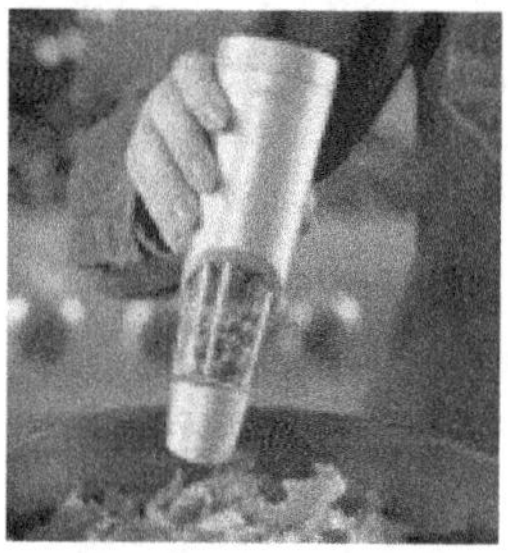

图 4-44　重心研磨机

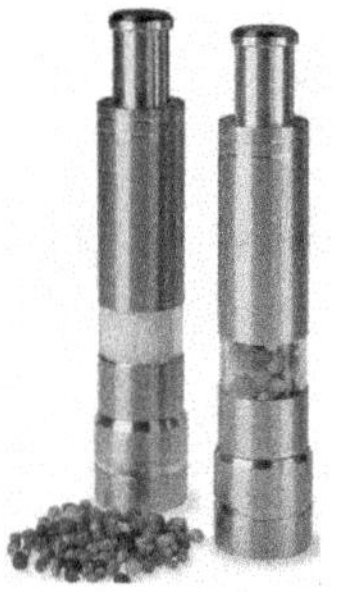

图 4-45　胡椒研磨机

3. 胡椒粉瓶

举例：调料瓶系列(图 4-46)。

适用人群：盲人、低视力者等。

结构功能：套装包括了两个木质瓶和一个木质基底，基底将瓶子保持在一起并防止意外散落，每个瓶子上有盲文浮雕的字母“S”(盐瓶)和字母“P”(胡椒瓶)，瓶子底端有塑料闭锁装置用来填充盐/胡椒。调料瓶长×宽×高尺寸约为 12.5cm×5cm×7.5cm。

4. 糖分发器

举例：自动糖分发器(图 4-47)。

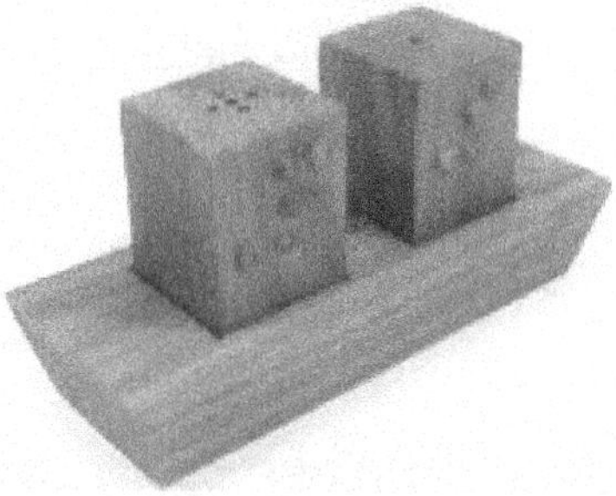

图 4-46　调料瓶系列

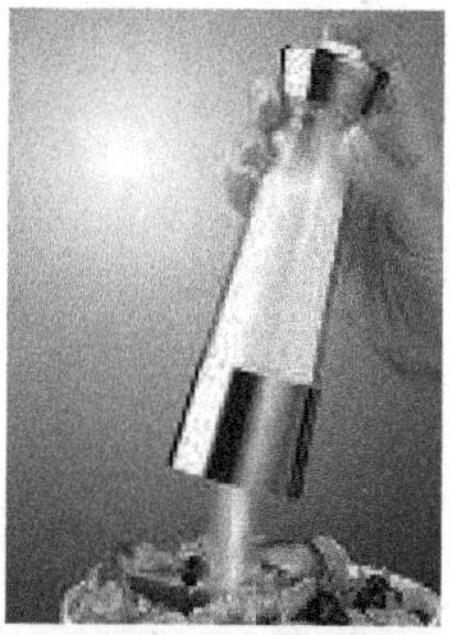

图 4-47　自动糖分发器

适用人群：关节炎、只能使用单手者、精细运动障碍者、上肢运动或神经障碍者等。

结构功能：外形看上去像胡椒研磨器，但不需要扭转，每按压顶端按钮一次即可分发部分糖（约一茶匙）；此分发器还可用来分发糖的替代物，或粉末咖啡伴侣。底部有一个回填漏斗，与底部覆盖物一起防止不使用时糖洒落桌面。长约 18cm，底部直径约 5.5cm，重量小于 226g。

5. 动力筛

举例：电力驱动筛（图 4-48）。

适用人群：关节炎患者、上肢运动障碍者等。

结构功能：有 3 个不锈钢网状筛，通过按钮控制振动开关，可以过筛面粉等干的材料，筛子与塑料杯盖用摁扣连接，收纳时手柄可拆卸。

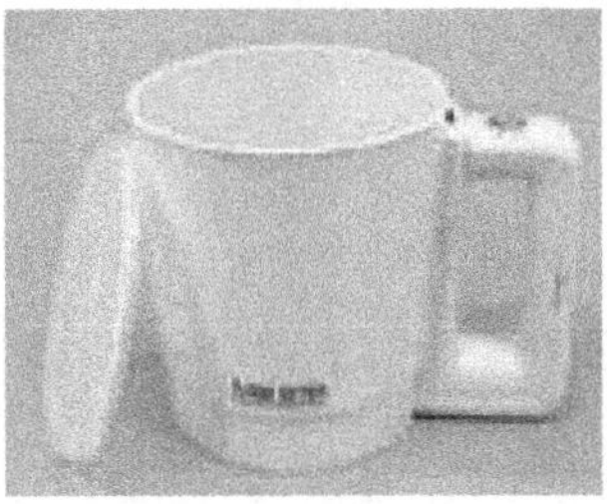

图 4-48　电力驱动筛

三、清洗碗碟辅助器具

举例一：蔬菜刷（图 4-49A）。

适用人群：关节炎患者、只能使用单手者、其他上肢运动障碍者等。

结构功能：刷子底部有两个吸盘，可以牢固吸在光滑操作面，便于单手操作，同时也提供了舒适的抓握。坚硬的尼龙毛刷可以帮助使用者擦洗土豆、蔬菜和水果；一端的两个尖叉用来去除坏点，另一端有钩子方便悬挂。长×宽尺寸约 5cm×11cm，重约 140g。

举例二：手掌刷（图 4-49B）。

适用人群：关节炎患者、抓握障碍者、精细运动障碍者等。

结构功能：塑料材质，尼龙毛刷，握把处设计有圆环，使用时将中指放入圆环，则整个刷子被置于手掌中，便于操作。长约 6cm。

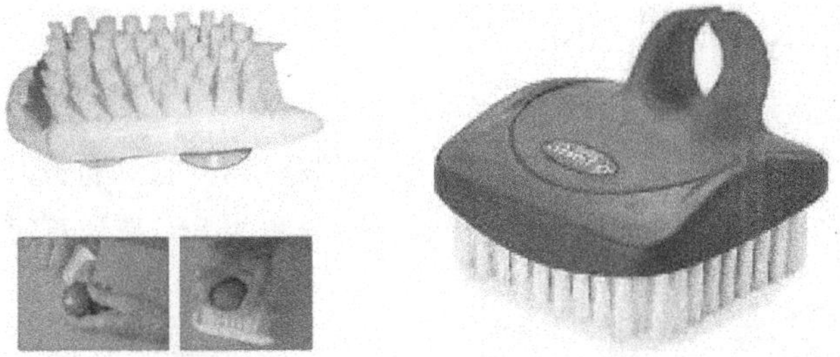

A. 蔬菜刷　　B. 手掌刷

图 4-49　清洗碗碟辅助器具

任务训练

田奶奶，62 岁，多年前因脑卒中致右侧肢体偏瘫，现右上肢屈肌张力大，右下肢伸肌张力大，在家可依靠肘拐行走，出门需要借助轮椅，左侧肢体正常，右侧可作为辅助侧。由于儿女平时忙，田奶奶需要自己做饭。针对田奶奶的功能障碍，试为她选配适合的辅助器具，帮助她更顺利地完成处理食物、烹饪食物和清洁餐具的工作。

任务二　家务管理辅助器具的选配

情境引入

刘奶奶，62岁，双下肢大腿截肢，居家和外出主要靠轮椅代步，平时爱做家务。试为刘奶奶选配合适的家务管理辅助器具，帮助她在完成卫生清洁（使用扫帚、拖把清理地面，以及擦抹门窗、整理物件、搬移物件等）、使用家用电器、洗熨衣服、上街购物等活动时更加独立和顺畅。

知识要点

一、室内清洁辅助器具

（一）簸箕

举例：电动簸箕（图4-50）。

适用人群：上肢运动障碍者、下肢运动障碍者、移动障碍者等。

结构功能：此自动装置采用红外光束侦测技术，当光线被阻挡时，真空泵自动激活，清除碎片。电压110V，功率600W，重约3.2kg。

（二）自动开盖垃圾桶

举例：自动开盖垃圾桶（图4-51）。

适用人群：上肢运动障碍者、只能使用单手者等。

结构功能：红外传感器可以感应到上方25cm的移动，并自动打开垃圾桶盖，4～5s后自动关闭。不锈钢材质，内置塑料桶便于倒空和清洗，容积为5L，高×直径为29cm×21.5cm。

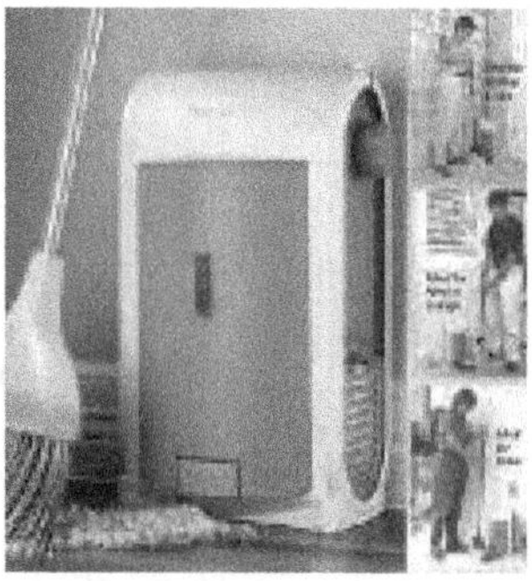

图4-50　电动簸箕

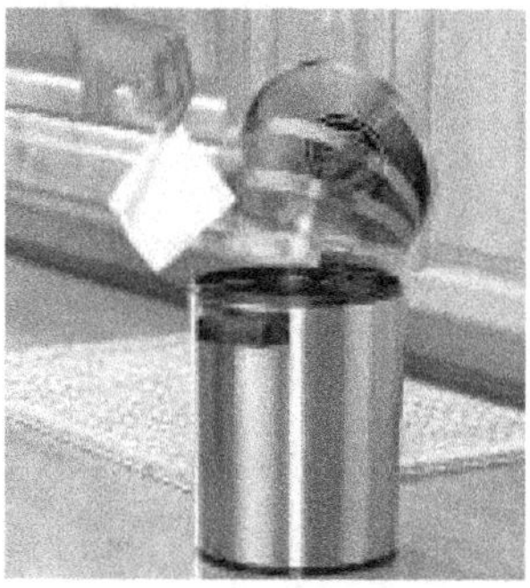

图4-51　自动开盖垃圾桶

（三）硬毛刷

举例：浴盆和瓷砖刷（图 4-52）。

适用人群：关节炎患者、平衡障碍者、下肢运动障碍者、移动障碍者等。

结构功能：轻质聚合材料手柄，可调节 5 种长度定位和 2 种旋转清洁头定位，带有海绵的百洁布和超细纤维垫，可更换。手柄可调节，长 66～96.5cm，清洁头尺寸约为 13cm×10cm。

（四）马桶刷

举例：马桶刷柜（图 4-53）。

适用人群：运动障碍者、认知障碍者等。

结构功能：墙内植入式 ABS 塑料陈列柜，通过磁性拉手保持门关上，马桶刷置于其中，减少了细菌的传播。按下门上方中间的弹簧锁即可打开门，当门全开时刷子手柄伸向使用者。门可以拆除进行清洗，柜子可以漆上乳胶漆与装饰匹配。

（五）程序控制的地面清理器

举例：地面清理机器人（图 4-54）。

适用人群：移动障碍者、上肢运动障碍者等。

结构功能：此设备可以清洁木质地板、瓷砖和油布地面。使用者可以预设清扫时间、房间大小和清扫模式。吸尘器能沿墙边和角落自动清扫，由主机和毛刷组成。

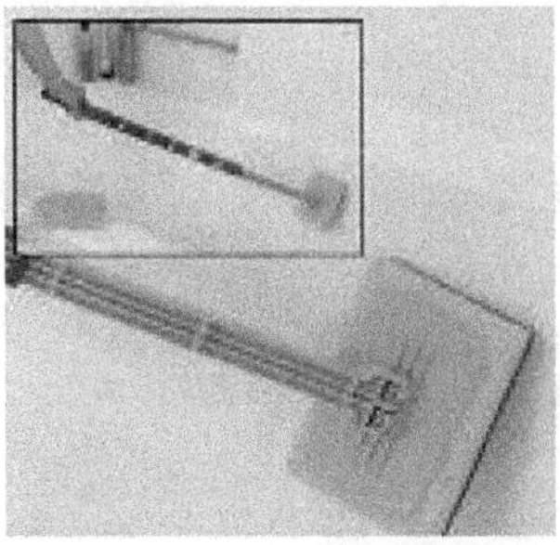

图 4-52　浴盆和瓷砖刷

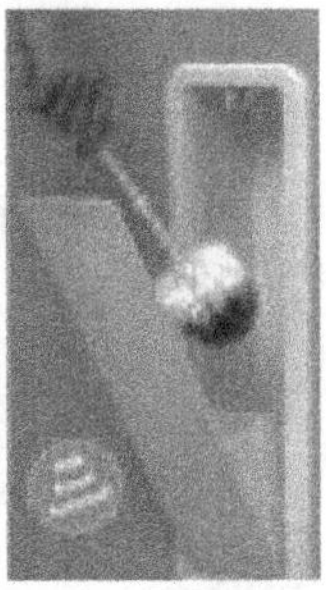

图 4-53　马桶刷柜

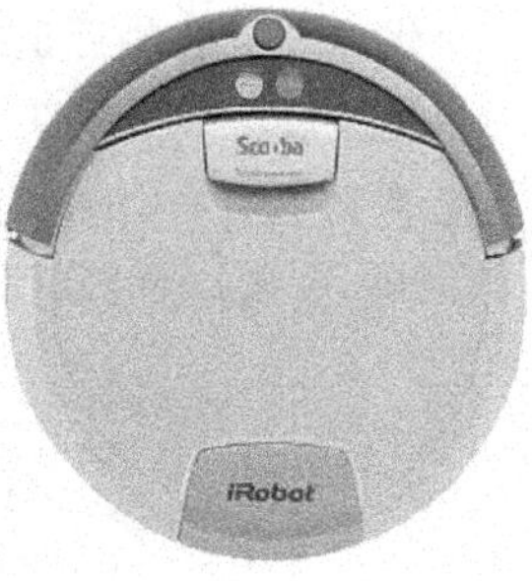

图 4-54　地面清理机器人

二、洗衣和熨烫辅助器具

举例：通用熨衣板（图 4-55）。

适用人群：轮椅使用者、熨烫时需坐着的人士等。

结构功能：满足坐着熨烫的需求，熨衣板中心通过弹簧控制折叠起或放下，可 90°左旋/右旋，上下约 10m 的可调节高度。内装工作灯、安全隔离开关、熨烫架、额外存储架等。高×长×宽约为 150cm×38cm×20cm。

三、购物辅助器具

（一）购物袋载体（运送架）

举例：运送架（图 4-56）。

适用人群：上肢运动障碍者、关节炎患者、老年人等。

结构功能：人体工学抓握手柄，可以支撑高达 22.5kg 重的塑料购物袋。

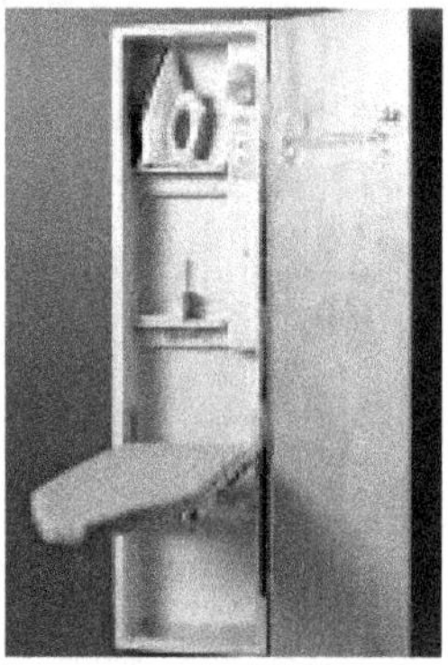

图 4-55　通用熨衣板

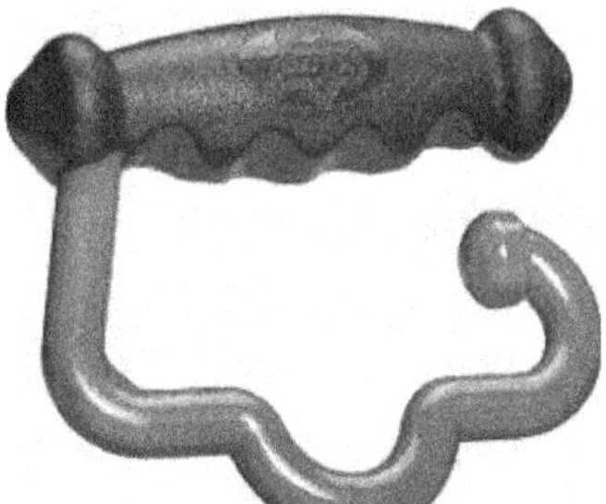

图 4-56　运送架

（二）购物袋手柄

举例一：运送带（图 4-57A）。

适用人群：关节炎患者、其他上肢运动障碍者等。

结构功能：长度可调节的运送带，通过肩部斜跨，肩垫分散肩部压力，末端有金属钩悬挂和支撑购物袋。长度最长可调节至 35in（约 89cm）。

举例二：购物袋舒适手柄（图 4-57B）。

适用人群：关节炎患者、抓握障碍者等。

结构功能：手柄加衬垫，多个悬挂钩，可以分散重量或携带多个塑料袋。手柄可承受最大 22.5kg 重量，也可以用于汽车中防止物品散落。

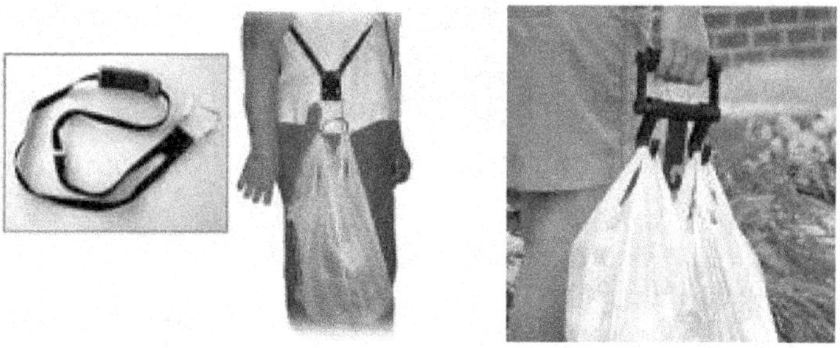

A. 运送带　　B. 购物袋舒适手柄

图 4-57　购物袋手柄

（三）可折叠购物车

举例一：助行器和手推车（图 4-58A）。

适用人群：下肢运动障碍者、行走障碍者、平衡障碍者等。

结构功能：四轮，轻质，手柄高度可调节，隐线的自动调节刹车系统，有座位、饮料固定架，轮子锁定后可安全就坐，座位尺寸为 28cm×46cm，承重能力 120kg。展开后的宽×长×高尺寸为 56cm×58cm×（86～99）cm，折叠起的宽×长×高尺寸为 56cm×23cm×99cm。整车重约 7.5kg。

举例二：爬楼梯购物车(图 4-58B)。

适用人群：步行障碍者、平衡障碍者、关节炎患者、其他上肢运动障碍者等。

结构功能：可折叠金属丝篮筐，聚氯乙烯易握手柄，两个前轮、两个后方三轮适用于不平路面，并能爬楼梯。可折叠，厚约 23cm，重约 5.3kg。

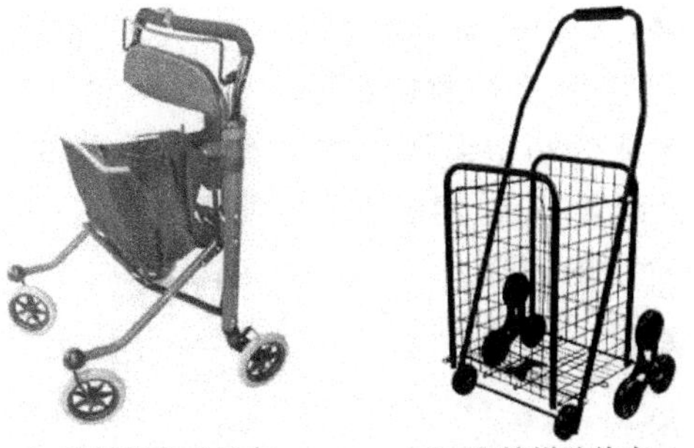

A. 助行器和手推车　　B. 爬楼梯购物车

图 4-58　可折叠购物车

(四) 轮子购物袋

举例：巡航购物篮(图 4-59)。

适用人群：上肢运动障碍者、行走障碍者、平衡障碍者等。

结构功能：轻质尼龙材料制成，内置拉带封口，可伸缩的拉杆，肩带供短距离运输，轮子支持长距离运送。长×宽×高为 48cm×30cm×48cm，手柄长度为 25～46cm。

(五) 购物车

举例：购物车(豪华版)(图 4-60)。

适用人群：运动障碍者等。

结构功能：此小轮摩托车可以在 60cm 宽的零售店货品架间穿梭，前侧有购物篮，可折叠托盘，舒适坐垫。

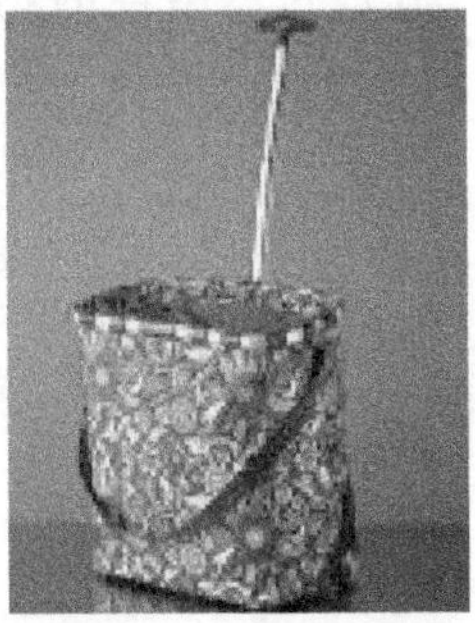

图 4-59　巡航购物袋

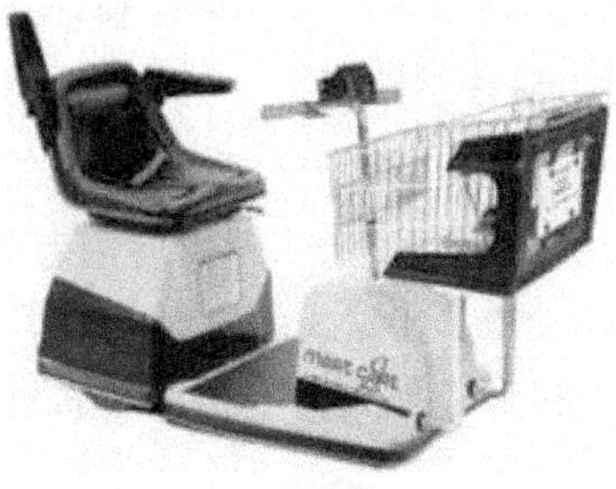

图 4-60　购物车(豪华版)

四、其他居家管理辅助器具

(一) 小型送货升降机

举例：住宅升降机(图 4-61)。

适用人群：运动障碍者等。

结构功能：用于在多级环境中转移物品，包括杂货、菜肴、餐具、洗好的衣服、柴火、衣服、行李等，提升距离最长为 15m。商业级别传动系统、微处理控制系统、带门锁的推拉门、不锈钢外壳。

（二）实用托盘

举例：烤箱动力升降梯（图 4-62）。

适用人群：手部运动受限者、平衡障碍者等。

结构功能：用于从炉子或烤箱中运送食物至餐桌。升降梯原本是进餐用的床边桌，可以在 48～94cm 之间连续升降，轮椅使用者也可方便操作使用；桌面为瓷砖表面，两侧边缘有木质挡板保证了运送热烫食物的安全。

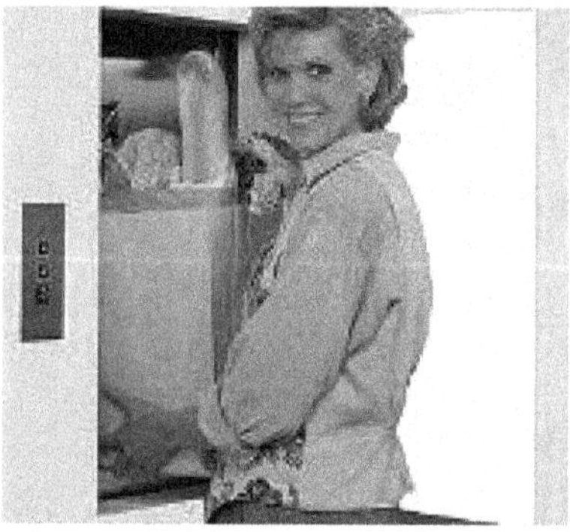

图 4-61　住宅升降机

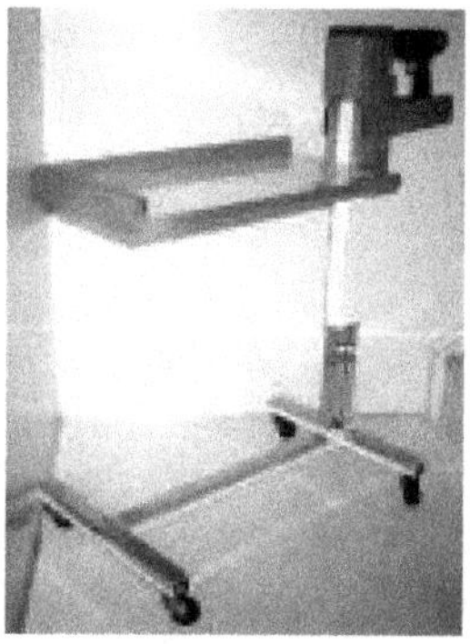

图 4-62　烤箱动力升降梯

（三）失物探测器

举例：失物探测器（图 4-63）。

适用人群：老年期痴呆患者、记忆减退者、盲人、低视力者等。

结构功能：按压两个探测器任意一个的按钮，另一个则会发出响亮鸣叫，提示使用者沿着声音定位找到物品，探测器可以附属于钥匙、电视遥控器、其他带有磁性的物件等。每个探测器带有红色闪灯辅助定位物件，定位范围为 60m。

（四）磁性手电筒

举例：磁性手电筒（图 4-64）。

适用人群：助行器、轮椅使用者等。

结构功能：伸缩式手电筒，辅助观察细小部位，同时可以作为取物器使用，前端的磁性部位可以拾起金属物件。可调节长度为 29～66cm。

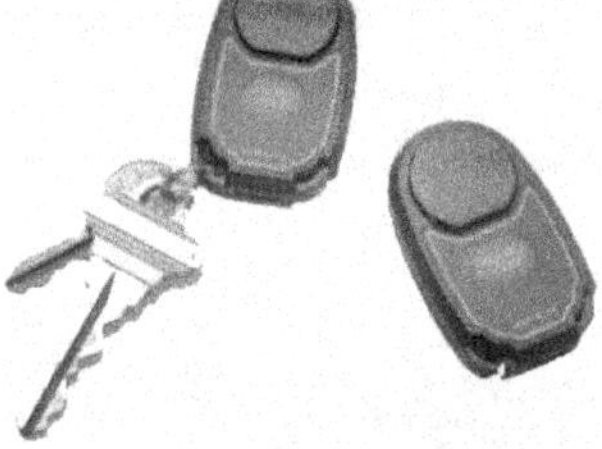

图 4-63　失物探测器

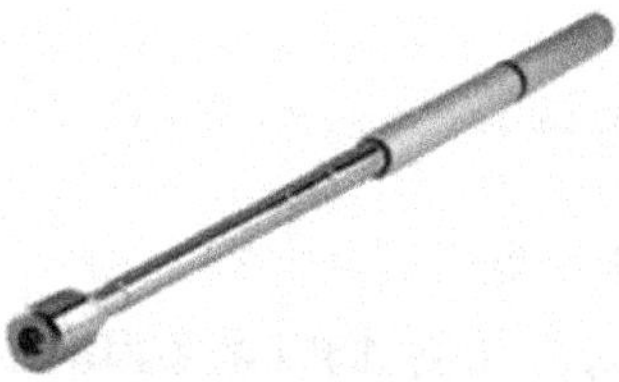

图 4-64　磁性手电筒

（五）纸巾固定器

举例：感应纸巾分发器(图 4-65)。

适用人群：上肢运动障碍者等。

结构功能：使用者将手置于设备的红外传感器前，纸巾自动分发，当达到需要的长度时，使用者用手阻断另一侧红外光，纸巾即被切断。此分发器适配所有品牌纸巾及卷筒尺寸。

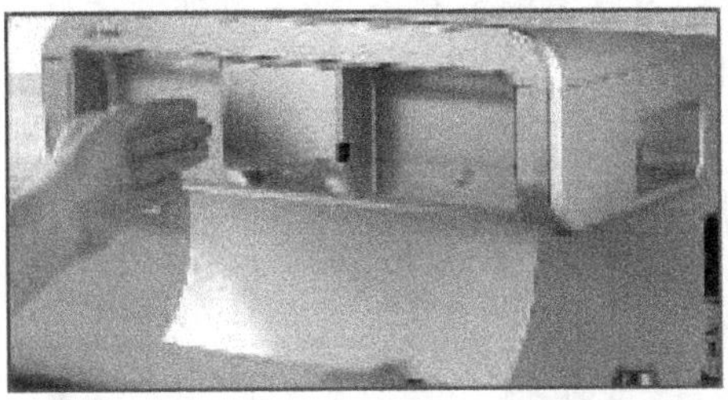

图 4-65　感应纸巾分发器

任务训练

吴奶奶，66 岁，左侧肢体偏瘫多年，下肢为伸痉挛模式，划弧步态；上肢为屈痉挛模式，出行需要借助单侧手杖。吴奶奶喜爱打扫家庭卫生、外出购物。试针对吴奶奶的功能障碍，选配合适的家务管理辅助器具，使其更便捷地完成卫生清洁、购物等家务活动。

任务三　老年人住家家具及其适配件选配

情境引入

张爷爷，61 岁，20 年前截瘫后一直靠轮椅代步，平时热爱生活和学习，注重健康和保健。试为张爷爷选配合适的桌、椅、床及其配件，使其生活更加便利。

知识要点

一、桌子

（一）工作台

用途：辅助功能障碍者工作和就业。

举例：轮椅使用者的工作台(图 4-66)。

适用人群：肢体障碍者。

功能结构：高度可调节，桌下有足够空间，以适合轮椅使用者的坐姿并工作，且轮椅车能自由出入工作台。

(二) 书桌、课桌和讲台

用途：辅助功能障碍者阅读和学习。

举例：书桌(图 4-67)。

适用人群：肢体障碍者。

功能结构：为使用轮椅的孩子设计的高度可调节并方便轮椅车出入的书桌。由桌面、立柱、支架和脚轮组成。立柱由铬镍钢板制成，插入支架并调好高度后用螺钉拧紧。塑料桌面、桌子底部有可锁紧的脚轮。

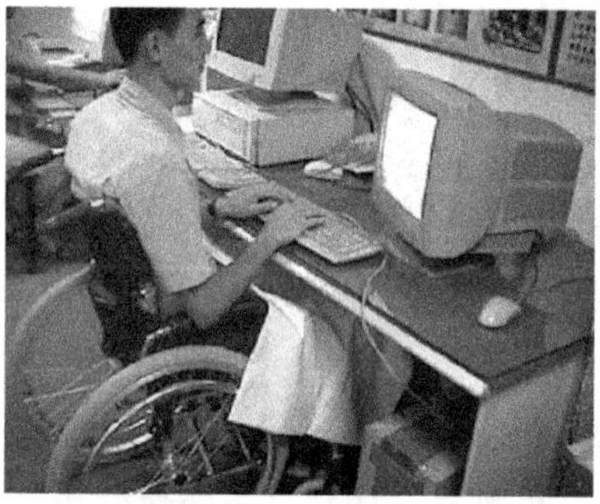

图 4-66 轮椅使用者的工作台

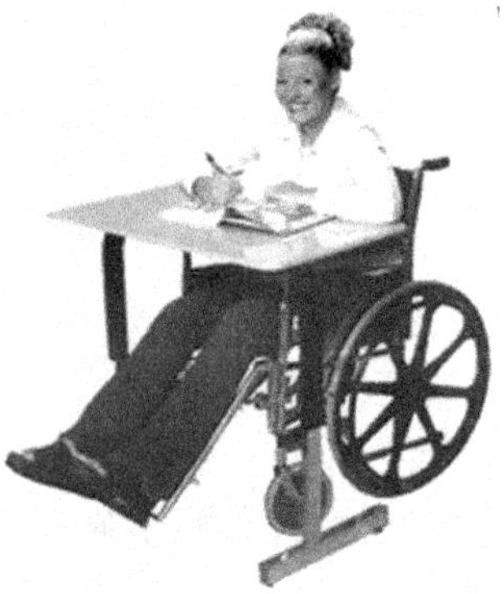

图 4-67 书桌

(三) 饭桌

用途：辅助功能障碍者摆放饭菜，便于进餐。

举例：野餐桌(图 4-68)。

适用人群：肢体障碍者、其他人士。

功能结构：为肢体障碍者设计的轮椅车用野餐桌。两边带有座位，轮椅车可停放在一端。交叉形支架可保持其稳定。由桌面板、座位板和支架组成。桌面板和座位板均为可再利用的塑料。支架为电镀钢结构。

(四) 床桌

用途：辅助肢体障碍者坐在床上进食、阅读和书写。

举例：可移动床桌(图 4-69)。

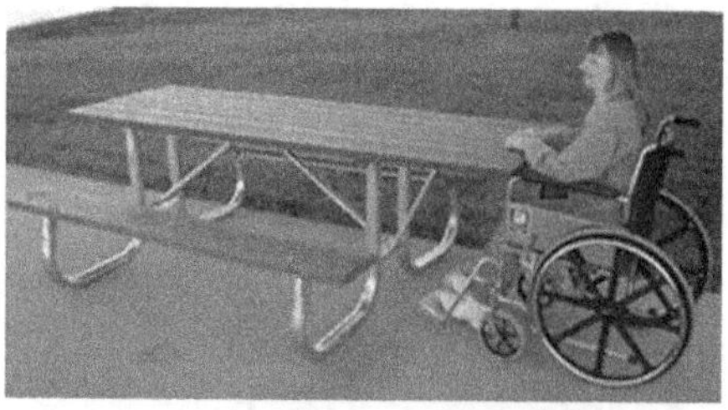

图 4-68 野餐桌

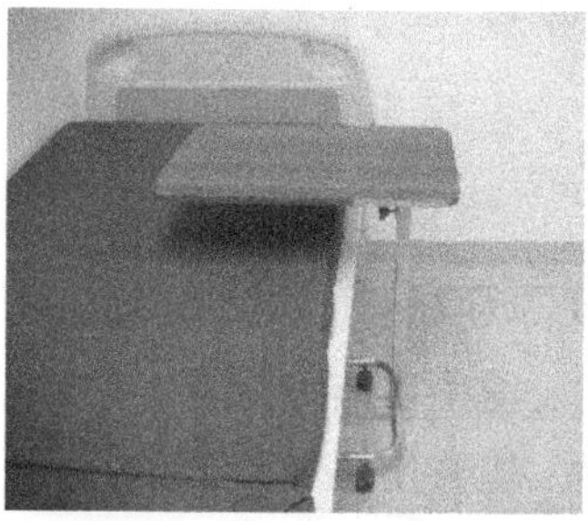

图 4-69 可移动床桌

适用人群：肢体障碍者。

功能结构：可移动的桌子，由桌面、支架和脚轮组成，而且支架高度可调节。

二、照明装置

（一）普通照明灯

用途：辅助功能障碍者的照明，方便生活。

举例：照明灯（图 4-70）。

适用人群：肢体障碍者。

功能结构：为使用助行器或轮椅的人士提供前方或侧方照明，也可单独作为手电筒使用。使用魔术贴将其固定在助行器的横杆或轮椅车的扶手上。由 3 个 LED 照明灯管和开关组成。

（二）阅读和工作灯

用途：辅助功能障碍者的照明，方便阅读、书写和工作。

举例：带磁性座荧光灯（图 4-71）。

适用人群：肢体障碍者、视觉障碍者及其他人士。

功能结构：通过磁性座和柔性管灯座，可将荧光灯固定在便于工作的场所。由荧光灯、柔性管灯座、磁性底座构成。

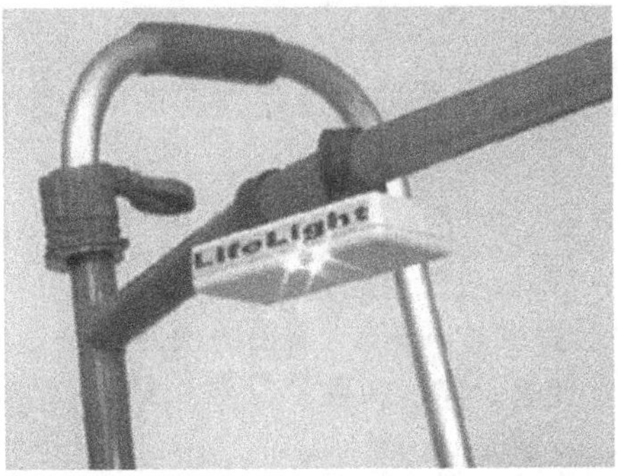

图 4-70 照明灯

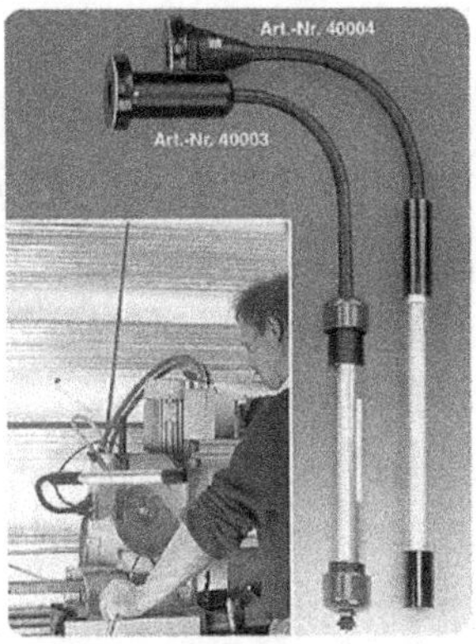

图 4-71 带磁性座荧光灯

三、坐式家具

（一）椅子

用途：辅助功能障碍者维持坐位，方便工作和休息。

举例：有轮椅子（图 4-72）。

适用人群：关节炎患者，下肢障碍者。

功能结构：为关节炎患者或下肢障碍者而设计的带脚轮椅子，方便移动。带有靠背、扶手、坐垫和脚踏板。靠背在 70°～90°范围内可调节 4 种位置，且靠背和坐垫可更换不同的厚度来改变座位高度。脚踏板可手动伸缩。

(二) 凳子和站立椅

用途：辅助功能障碍者，用来维持坐位，方便进食和工作。

举例：可旋转三腿凳(图 4-73)。

适用人群：老年人、平衡失调者、移动障碍者、关节炎患者。

功能结构：为老年人或平衡失调者、移动障碍者、关节炎患者而设计的带脚轮且可旋转的三条腿凳子，可用于在厨房、工作间或浴室里接近直立位的工作，且可小范围移动。由三条腿、无锁脚轮和一个填充垫组成。

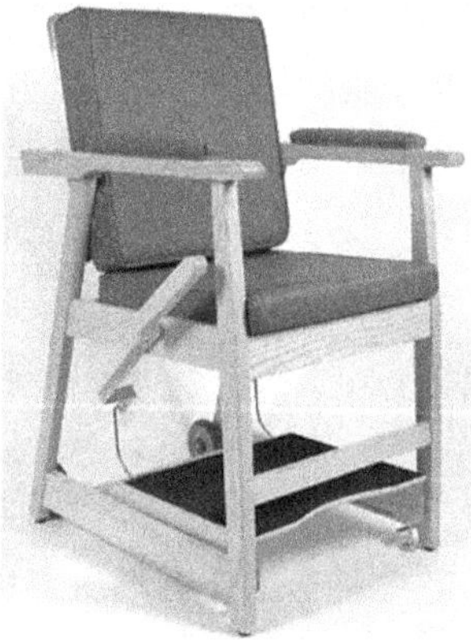

图 4-72　有轮椅子

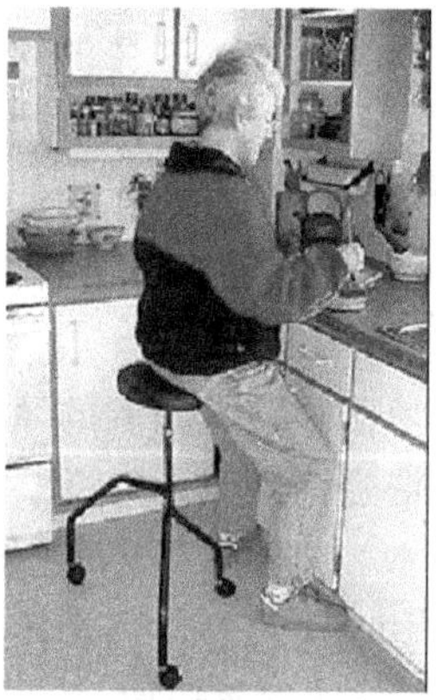

图 4-73　可旋转三腿凳

(三) 髋关节椅

用途：辅助髋关节活动受限的肢体障碍者，可根据髋关节屈曲受限程度来调节座椅的高度和前沿的角度，以保持舒适的坐姿并方便起坐。

举例：髋关节椅(图 4-74)。

适用人群：肢体障碍者。

功能结构：为髋关节有障碍或髋关节固定术后患者设计的椅子，前沿为两片向下倾斜的圆弧形构成，且座椅可旋转也可锁紧，高度可借助弹簧调整。座位和靠背均为泡沫塑料制品。

(四) 带有可协助站立或坐下特殊机械装置的椅子和座位

用途：辅助肢体障碍者能方便和省力地起立及坐下。

举例：可弹起座椅(图 4-75)。

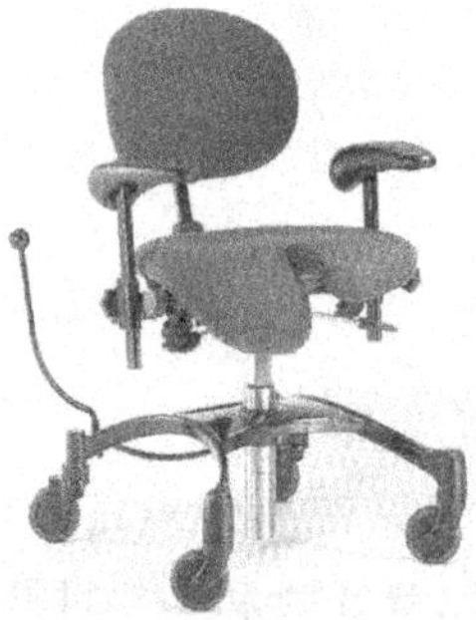

图 4-74　髋关节椅

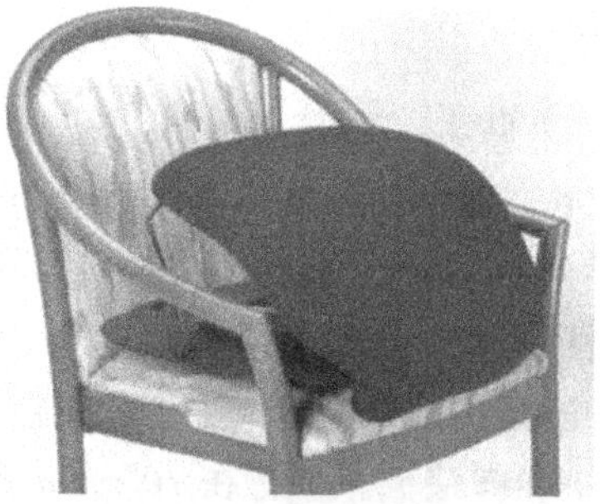

图 4-75　可弹起座椅

适用人群：肢体障碍者。

功能结构：通过带锁的弹簧机构来帮助使用者站起，弹力可根据使用者的体重来调节。适合所有类型的椅子。

（五）躺椅和安乐椅

用途：辅助功能障碍者舒适地坐或躺着。

举例：有轮的安乐椅(图 4-76)。

适用人群：肢体障碍者、其他人士。

功能结构：为严重肢体障碍者、神经功能障碍者或老年期痴呆者设计有一定倾斜角度的舒适椅子。座位为乙烯基材料，可洗，且经卫生处理可抑制细菌。搁脚板位置可调节。椅子带有小脚轮，其中之一可定向控制。

（六）椅子升降和移动装置

用途：辅助肢体障碍者，通过此装置达到升降和移动的目的。

举例：椅子升降和移动装置(图 4-77)。

适用人群：肢体障碍者及其他人士。

功能结构：为移动不便、肢体障碍者或老年人设计的升降和移动椅子的装置。将升降装置推入椅子下面后，用脚踩装置下方的固定杆，再用手向后拉动把手并将椅子抬离地面，然后一起向前移动。到位后再用脚踩固定杆并向前推动把手，使椅子落地并后撤装置。升降装置为钢制品。

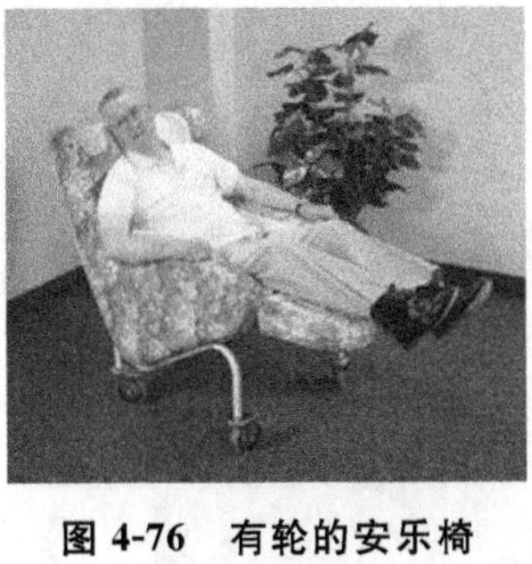

图 4-76　有轮的安乐椅

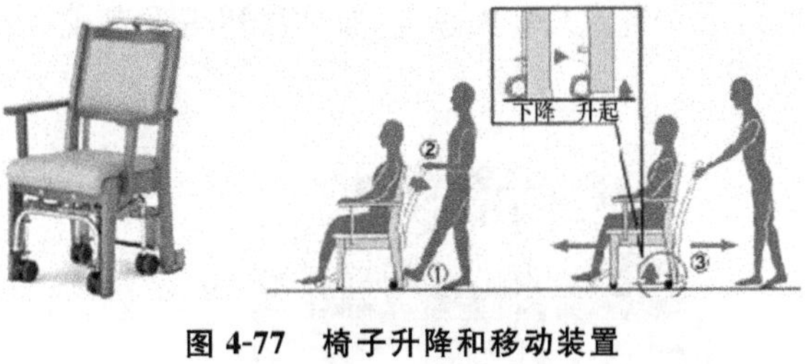

图 4-77　椅子升降和移动装置

（七）搁腿凳、脚凳和搁脚凳

用途：辅助功能障碍者，支撑腿或脚，用来维持舒适的坐位。

举例：搁脚凳(图 4-78)。

适用人群：肢体障碍者及其他人士。

功能结构：木腿，凳面为地毯制品的软垫。

（八）椅子扶手

用途：辅助肢体障碍者，用来支撑或固定手臂，增加舒适性，预防并发症。

举例：轮椅车扶手(图 4-79)。

适用人群：肢体障碍者。

功能结构：安装在轮椅车上，支撑轮椅车使用者的手臂并防止手臂滑落。泡沫材料。

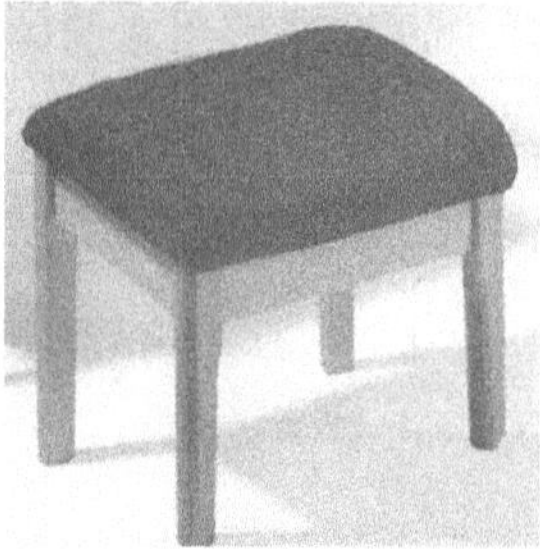

图 4-78　搁脚凳

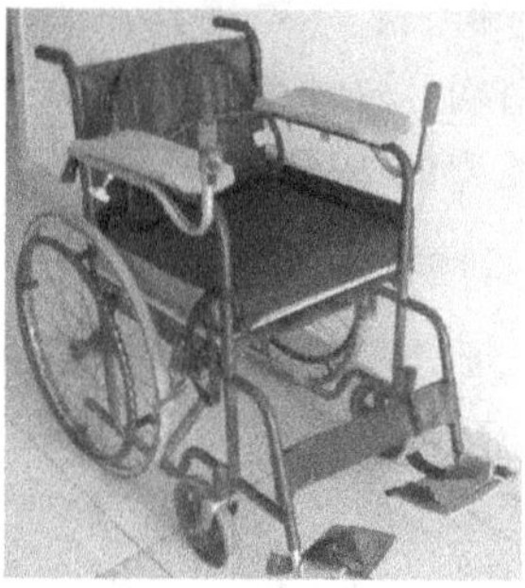

图 4-79　轮椅车扶手

（九）坐垫和衬垫

用途：放在轮椅或椅子上，辅助功能障碍者平均分布压力，增加舒适性。

举例：凝胶座垫(图 4-80)。

适用人群：肢体障碍者及其他人士。

功能结构：采用柔性凝胶材料，有利于臀部受压均匀，富有通气性，提高舒适感。由圆台突起的整体凝胶材料、外罩、防滑底面和固定带组成。通过固定带和底面的防滑材料可固定在轮椅车或椅子上。

（十）靠背垫

用途：放在轮椅或椅背处，辅助功能障碍者分散背部压力，提高舒适性。

举例：充气靠背垫(图 4-81)。

适用人群：关节炎患者、肢体障碍者及其他人士。

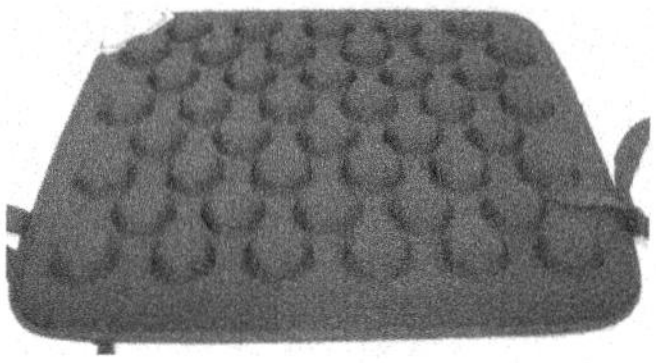

图 4-80　凝胶座垫

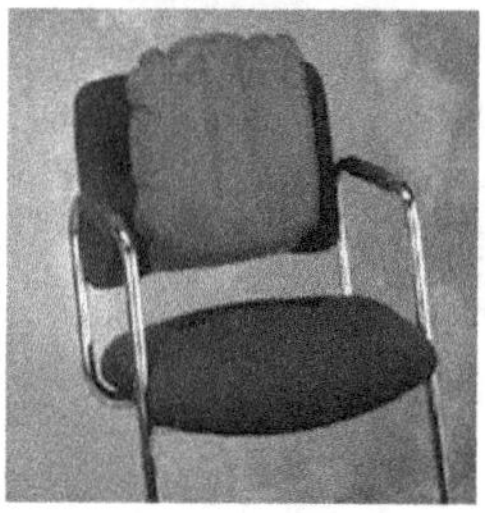

图 4-81　充气靠背垫

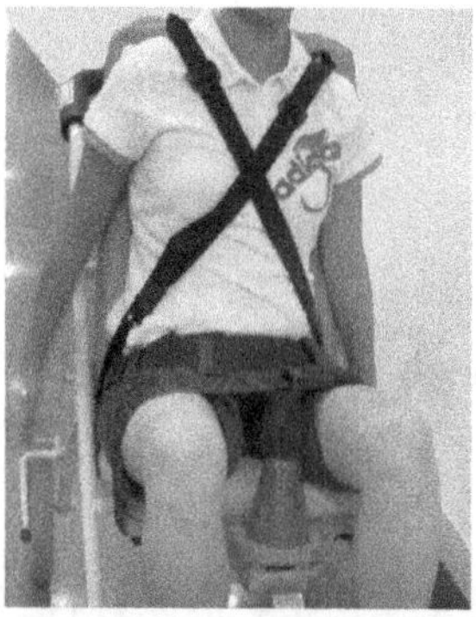

图 4-82　轮椅限位装置

功能结构：为缓解背痛患者、关节炎患者或背部不适人士能长时间舒适坐姿而设计。气囊可按用户要求来调整，并用弹性带固定在多数的椅背上。由 3 个互相连接的气室构成。排出空气后可折叠放入袋中便于旅行。

（十一）坐式家具使用者的限位系统

用途：辅助功能障碍者固定、支撑身体，防止滑出。

举例：轮椅限位装置(图 4-82)。

适用人群：肢体障碍者。

功能结构：为脑瘫等肢体障碍者使用轮椅车时提限位的装

置。由固定带、背带和限位挡块组成，固定带和背带的长度可调，限位挡块位于座位中间，其前后位置可调。

四、床具

（一）不可调节的床和可拆分的床板或床垫支撑台

用途：辅助功能障碍者，根据使用者的需要选择合适的附件，方便休息和护理。

举例：家庭护理床（图 4-83）。

适用人群：肢体障碍者及其他人士。

功能结构：为肢体障碍者及其他人士设计的能移动可拆卸的家庭护理用床。木质结构，螺栓固定，带有脚轮。

（二）手工调节的床和可拆分的床板或床垫支撑台

用途：辅助功能障碍者，根据使用者的需要可以手工调节床垫支撑台的高度和角度，方便休息和护理，增加舒适性。

举例：手工调节床（图 4-84）。

适用人群：肢体障碍者。

功能结构：为不能或不便下床者而设计的可辅助其坐立的手工调节床。由三块床板、转动装置、手摇把手和床垫组成。背部在 0°～80°调节。腿部在 0°～30°调节。

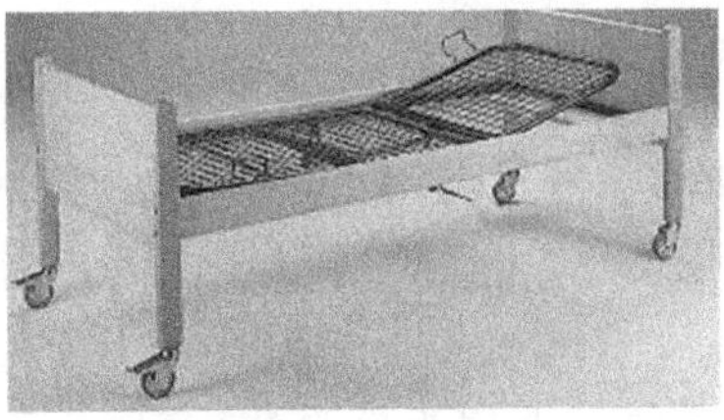

图 4-83 家庭护理床

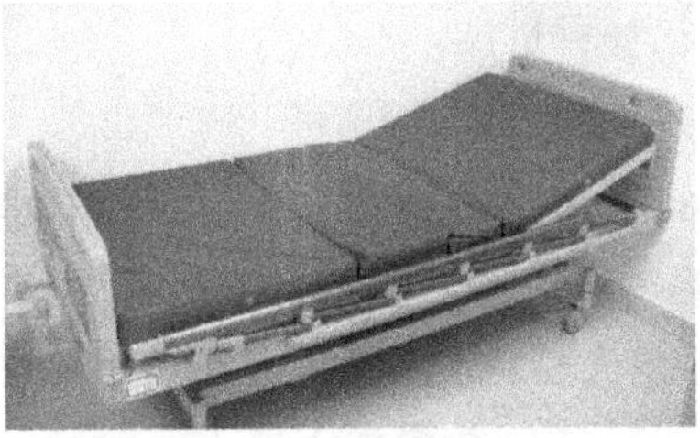

图 4-84 手工调节床

（三）电动调节的床和可拆分的床板或床垫支撑台

用途：辅助功能障碍者，根据使用者的需要可电动调节床垫支撑台的高度和角度，方便休息和护理，增加舒适性。

举例：电动床（图 4-85）。

适用人群：肢体障碍者及其他人士。

功能结构：为肥胖者或严重肢体障碍者设计的电动床。能分别升降床的头部、脚部或整个床，并能升降成坐姿。由木制的床头板和床板、传动装置、控制装置、栏杆、脚板和可锁紧的脚轮组成。

（四）床升降架

用途：辅助功能障碍者，根据使用者和护理者的需要可调节床的高度，方便上下和护理。

举例：电动床升降架（图 4-86）。

适用人群：肢体障碍者。

功能结构：为需要调节床高度人士而设计的电动床升降架。由喷塑钢管支架、可锁紧的脚轮和电动机组成。通过按钮操作。

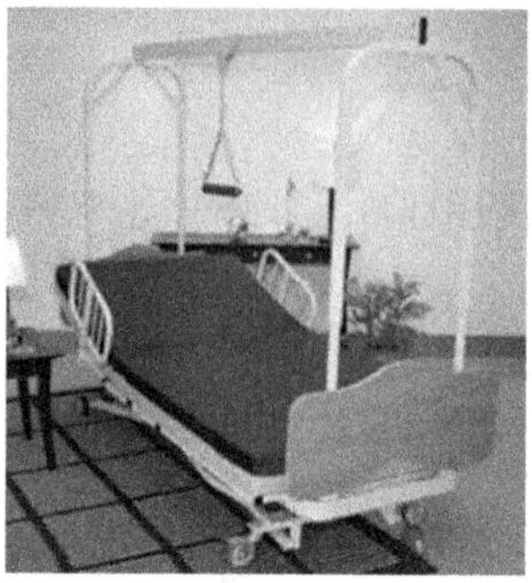

图 4-85 电动床

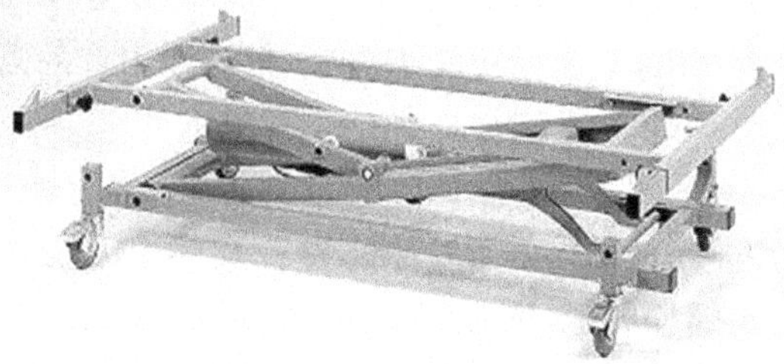

图 4-86 电动床升降架

(五) 床上用具

用途：辅助功能障碍者，特别是大小便失禁者保持皮肤清洁、干燥，增加躺姿舒适性。

举例：颈部枕头(图 4-87)。

适用人群：肢体障碍者及其他人士。

功能结构：为最大限度支撑使用者头部和颈部而设计的枕头。填充物为聚酯纤维，蝴蝶形，枕套可机洗。

(六) 床垫和床罩

用途：辅助功能障碍者躺姿，用来平均分布压力和增加舒适性，预防压疮。

举例：泡沫束垫(图 4-88)。

适用人群：肢体障碍者及其他人士。

功能结构：为易滚下床人士设计的防滑抗菌泡沫床垫。上层为软泡沫，底座为硬泡沫，两侧有 45°防滚动边，外罩为带有拉链、可更换、可清洗的防液体渗漏尼龙床罩。

(七) 毯子支撑架

用途：辅助肢体障碍者或胸腹部术后患者，将支撑架放在床上，被或毯放在其上，既可保暖，又可防止身体某些部位受压。

举例：毯子支撑架(图 4-89)。

适用人群：肢体障碍者及其他人士。

功能结构：放置在床上，可支撑被子或毛毯等物品，以防止身体受压。由钢管制作。

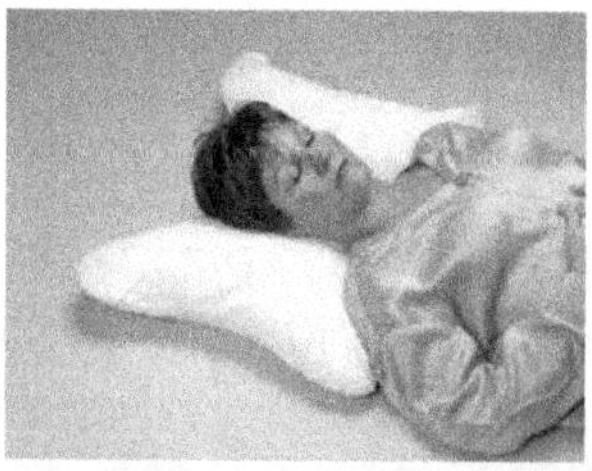

图 4-87 颈部枕头

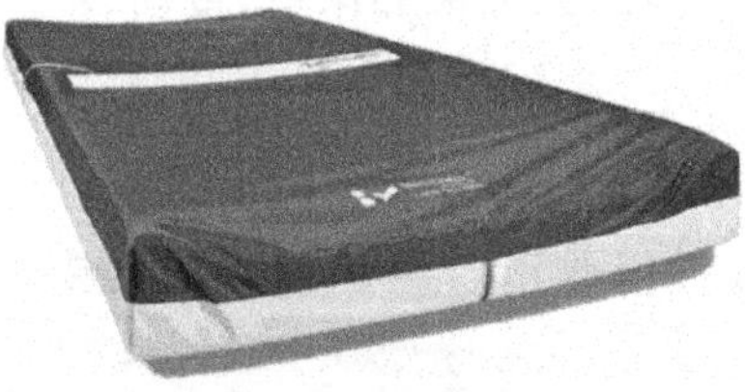

图 4-88 泡沫束垫

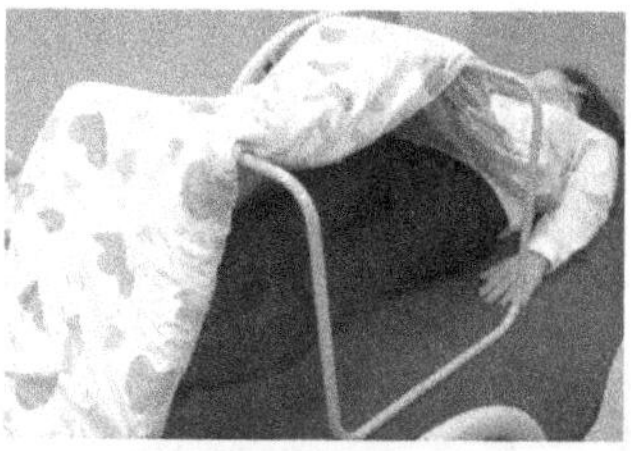

图 4-89 毯子支撑架

(八) 分离可调靠背和腿支撑架

用途：辅助功能障碍者坐或躺在床上时支撑其背部和腿部，并根据使用者需要调节角度，提高舒适性。

举例一：腿支撑架(图 4-90)。

适用人群：肢体障碍者及其他人士。

功能结构：可用手调角度的床上抬腿支架，便于矫形后正确支撑腿部，以调整腿部或足部受伤及长期卧床后的血液循环。由喷塑钢管和牙条构成支架，而支撑小腿和大腿的材料是抗撕裂的软弹性 PVC。

举例二：可调靠背(图 4-91)。

适用人群：肢体障碍者及其他人士。

功能结构：为使用者在床上坐着时提供支撑，并且可调节角度。钢管涂漆，尼龙材料。有 5 种倾斜角度。

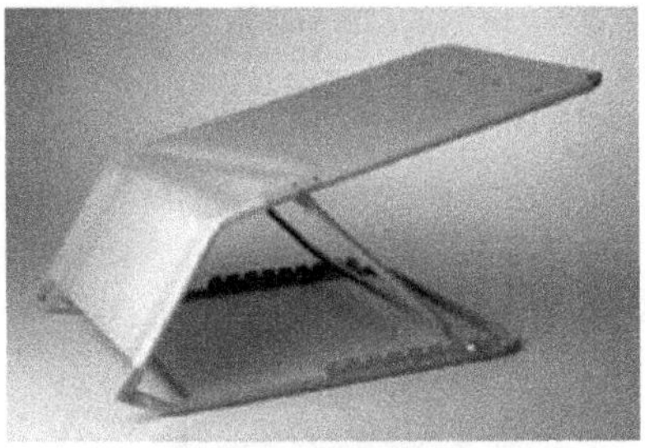

图 4-90　腿支撑架

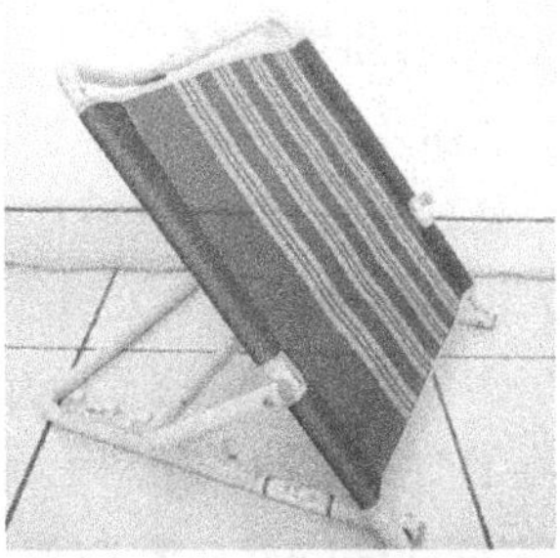

图 4-91　可调靠背

(九) 床栏杆和固定在床上用于自我起立的栏杆

用途：固定在床边防止使用者从床上掉下来，以辅助肢体障碍者独立翻身和坐起。

举例：床栏杆(图 4-92)。

适用人群：肢体障碍者及其他人士。

功能结构：为辅助移动功能障碍者进入和离开床的转移器具。使用者躺下并锁住栏杆后，能防止其翻身时落床。P 形，能与床固定的钢结构，并能 90°锁定。

(十) 床缩短辅助器具

用途：辅助功能障碍者，根据使用者身高减小床的长度，防止滑落，方便护理。

举例：床缩短器具(图 4-93)。

适用人群：肢体障碍者及其他人士。

功能结构：为身材矮小、需要护理、可能从床上滑落的人士设计，可减小床的长度。由矩形板、钢管支架和床固定器组成。钢管支架可调节、可拆卸；由胶合板、人造革外罩的塑料泡沫和羊皮垫制作。

(十一) 床伸展器

用途：辅助功能障碍者，根据使用者的身高增加床的长度，提高舒适性，方便护理。

举例：床延伸器(图 4-94)。

适用人群：肢体障碍者、其他人士。

功能结构：为身材高大者使用而设计的，可增加床的长度至 14cm。

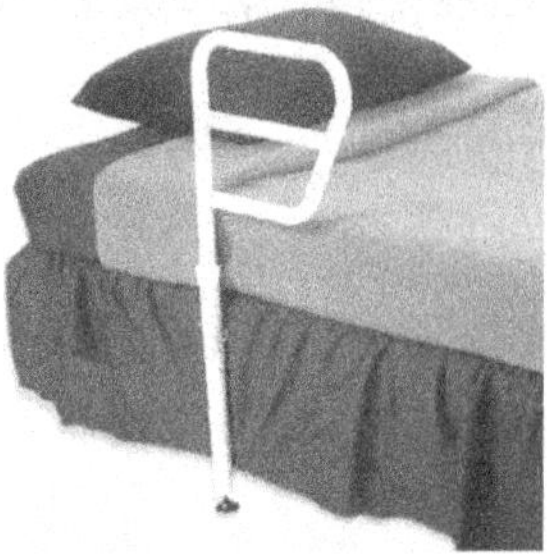

图 4-92　床栏杆

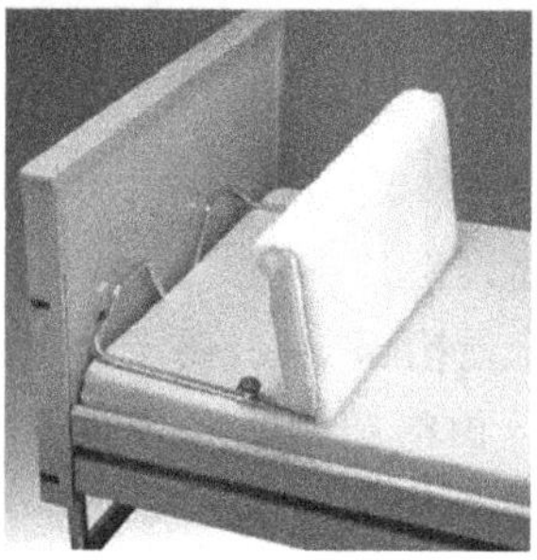

图 4-93　床缩短器具

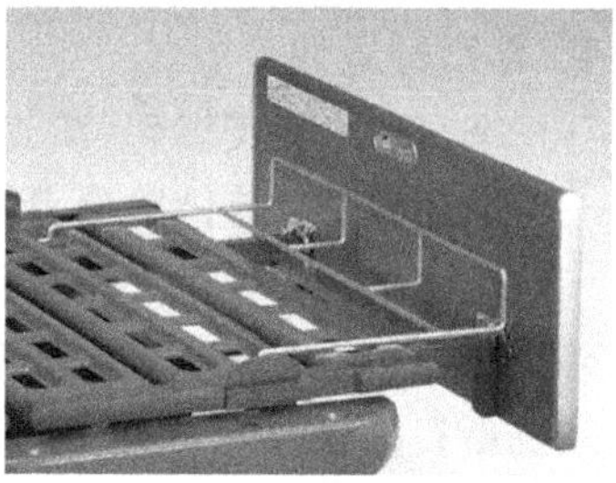

图 4-94　床延伸器

五、其他住家家具及适配件辅助器具

（一）（家具）腿增高器

用途：辅助功能障碍者，根据使用者的需要增加家具的高度，方便使用。

举例：家具支脚增高器(图 4-95)。

适用人群：肢体障碍者及其他人士。

功能结构：为关节炎患者、背部疼痛者、移动或下肢障碍者抬高床或椅子而设计，并能保持床或椅子的稳定性。塑料制品。

（二）高度可调的底座和支架

用途：辅助功能障碍者，根据使用者的需要调整底座和支架的高度，方便在各种体位使用。

举例：升降橱具(图 4-96)。

适用人群：肢体障碍者及其他人士。

功能结构：适合于轮椅乘坐者、老年人使用的高度可调节厨房用具。升降橱柜的支架可向斜下方移动，便于取放餐具和调料；升降灶台的底座可上下移动，便于做饭和洗菜。电动控制开关安装在灶台前面板。

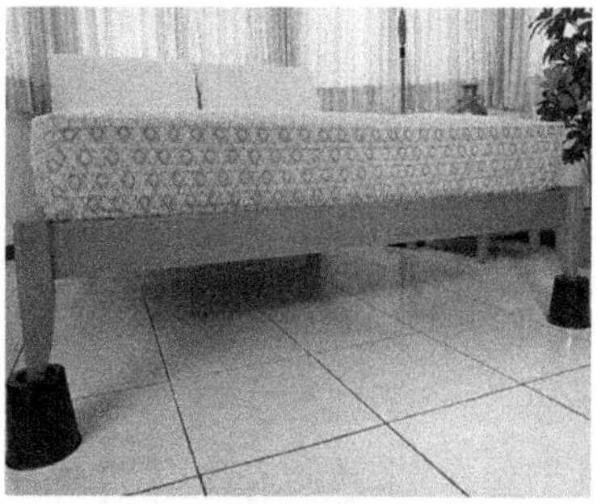

图 4-95　家具支脚增高器

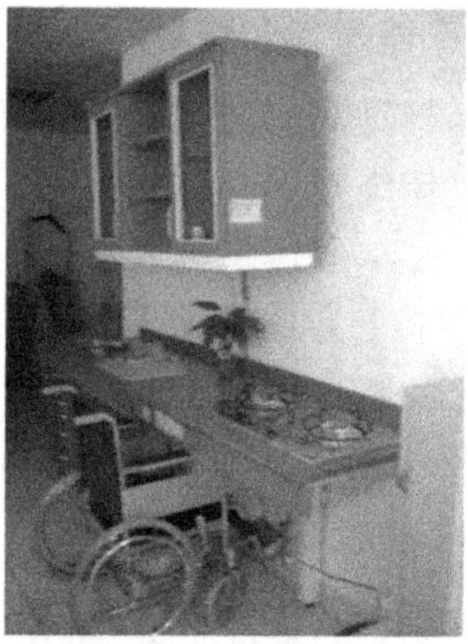

图 4-96　升降橱具

（三）基座和高度固定的底座和支架

用途：辅助功能障碍者放置日常用品，便于操作。

举例：报刊电话台（图 4-97）。

适用人群：肢体障碍者及其他人士。

功能结构：放置电话的台面与轮椅扶手高度基本一致，便于使用者在乘坐轮椅时拨打电话。低层支架放置报刊，顶层台面放置装饰品或常用品便于操作。底座带滚轮，移动方便。木质结构，支架采用不锈钢。

（四）手栏杆和支撑栏杆

用途：固定在地上或墙上，辅助功能障碍者站立及行走时支撑，提高稳定性，防止摔倒。

举例：手栏杆（图 4-98）。

适用人群：肢体障碍者及其他人士。

功能结构：为步态不稳的肢体障碍者或老年人设计，支撑身体并起拦挡作用。表面带棱的硬木扶手防滑，固定部分为钢或铜材料。

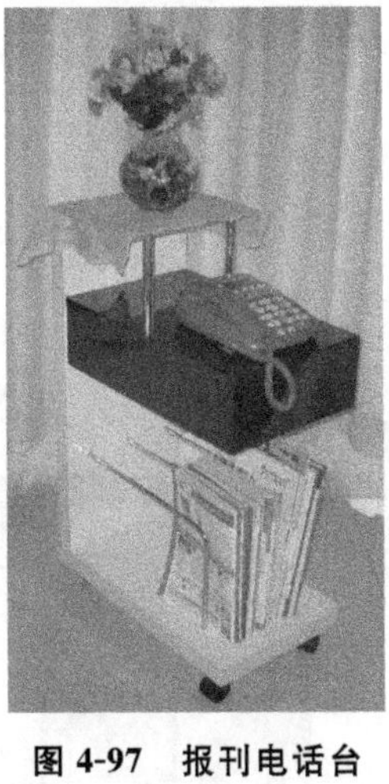

图 4-97　报刊电话台

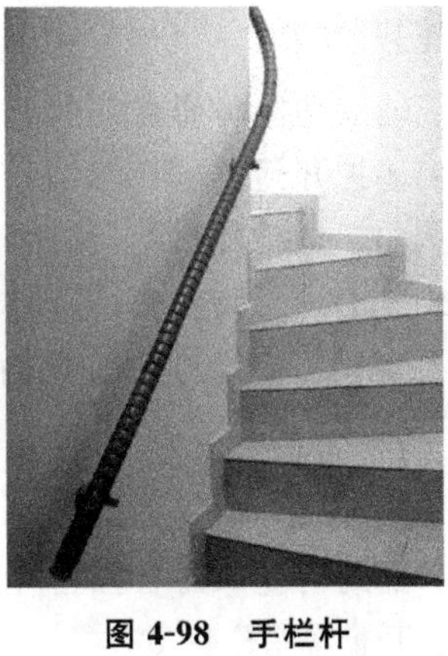

图 4-98　手栏杆

（五）抓握栏杆和把手

用途：辅助功能障碍者，固定在墙上或家具上，让使用者在变化体位时抓住栏杆或把手，辅助移位。

举例：抓握栏杆（图 4-99）。

适用人群：肢体障碍者及其他人士。

功能结构：为肢体障碍者在浴室改变体位而设计的抓握栏杆，高度可调。而当栏杆不用时，可借助弹簧折叠存放。由固定在地板上的立柱、U 形环氧涂层钢管、带圆钮可调高度的固定器和弹簧组成。

（六）支撑扶手

用途：辅助功能障碍者，安装在墙上或地板上用来支撑身体，保持姿势。

举例：支撑扶手（图 4-100）。

适用人群：肢体障碍者、平衡障碍者及其他人士。

功能结构：为肢体或平衡功能障碍者站姿以便支撑淋浴。不锈钢管制作，可固定在墙上。

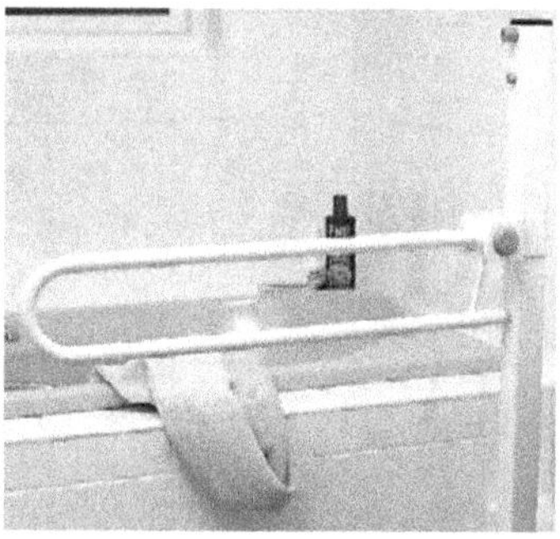

图 4-99　抓握栏杆

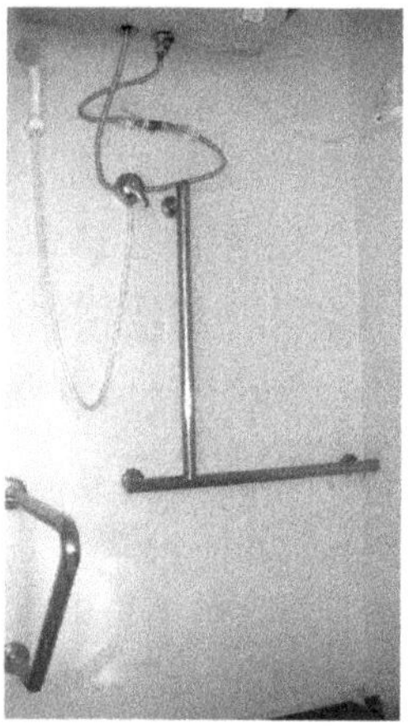

图 4-100　支撑扶手

(七) 门开关器

用途：辅助功能障碍者控制开门和关门。

举例：遥控开门器(图 4-101)。

适用人群：上肢残疾者、移动障碍者、肢体障碍者。

功能结构：为上肢残疾、移动或严重肢体障碍者在住宅内安装使用而设计的电动开门装置。装置包括一个线性执行机构、X～10 挡控制、带紧急出口功能的控制箱、管材、配件和硬件。

(八) 窗开关器

用途：辅助功能障碍者独自开窗和关窗。

举例：开窗器(图 4-102)。

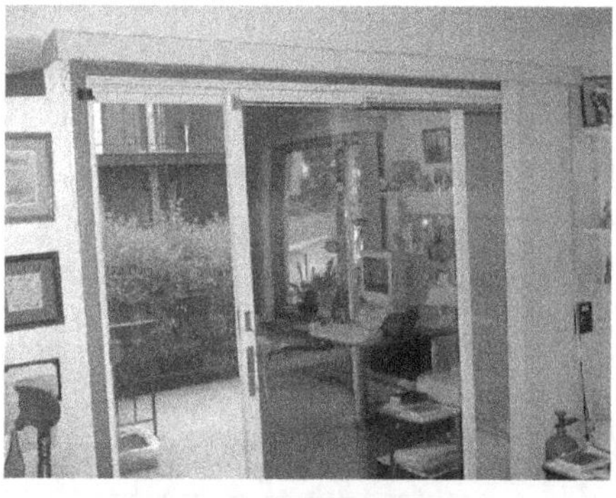

图 4-101　遥控开门器

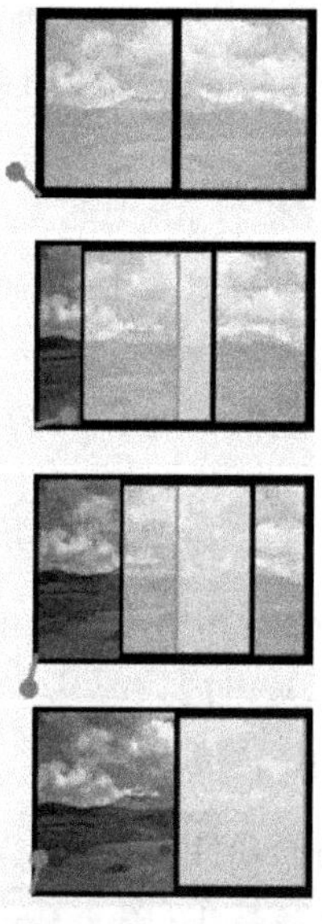

图 4-102　开窗器

适用人群：肢体障碍者。

功能结构：为上肢残疾者、手臂力量或灵活度受限者，在火灾或其他紧急情况下使用而设计的在短时间内打开窗户的器具。可垂直打开单悬窗和双悬窗或水平滑动窗户。为可旋转的曲柄，带有一个把手。可使用普通工具安装。

（九）窗帘开关器

用途：辅助功能障碍者控制窗帘的开关。

举例：遥控窗帘开关器(图 4-103)。

适用人群：肢体障碍者、其他人士。

功能结构：不需要改变体位就可遥控打开或关闭窗帘，适合于位置较高，不易到达的窗帘。由铝制轨道、安装在墙壁内且包括窗帘开关装置、控制盒及遥控器组成。

（十）遮阳篷开关器

用途：辅助功能障碍者控制遮阳篷开关。

举例：遮阳篷开关器(图 4-104)。

适用人群：肢体障碍者及其他人士。

功能结构：为辅助力量较弱者打开和关闭窗户外的遮阳篷而提供的可以用手上下拽动的器具。由尼龙绳索和不锈钢滑轮组成。滑轮被固定在砖墙上，固定楔被固定在大约肩高左右的墙上，绳索的末端可以打结。

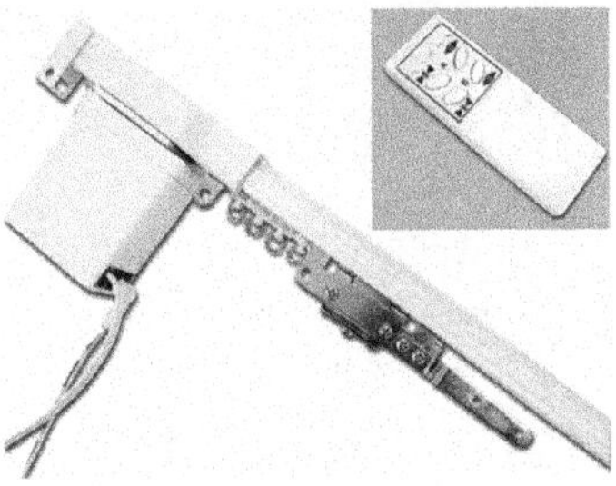

图 4-103　遥控窗帘开关器

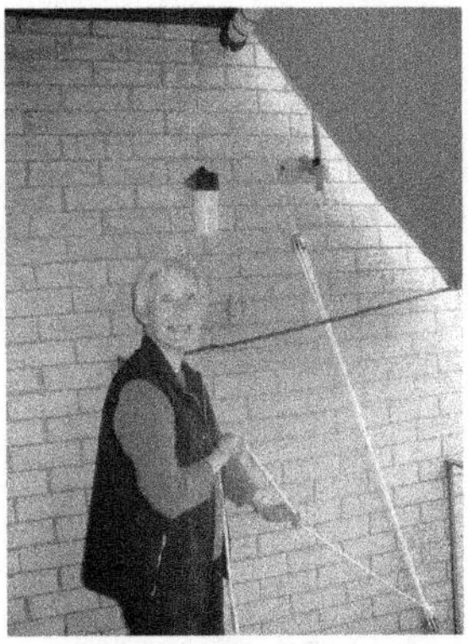

图 4-104　遮阳篷开关器

（十一）锁

用途：辅助功能障碍者开锁。

举例一：指纹门锁(图 4-105)。

适用人群：肢体障碍者、精细动作障碍者及其他人士。

功能结构：为上肢残疾、严重肢体障碍者或精细动作障碍者设计的无钥匙门锁。通过指纹识别功能来开启门锁。能存储 10 个指纹，将传统带门把手的圆柱锁与高精密指纹识别技术结合在一起。

举例二：橱柜隐蔽锁(图 4-106)。

适用人群：老年期痴呆患者、智力障碍者及其他人士。

功能结构：为防止认知障碍的儿童和成人，以及老年期痴呆患者打开厨房或卫生间柜子而设计的隐蔽锁。该锁在橱柜外看不见，仅通过磁性“钥匙”才能打开或关闭。

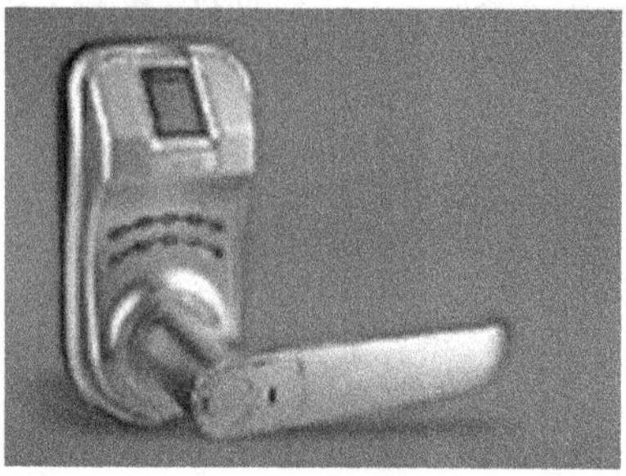

图 4-105　指纹门锁

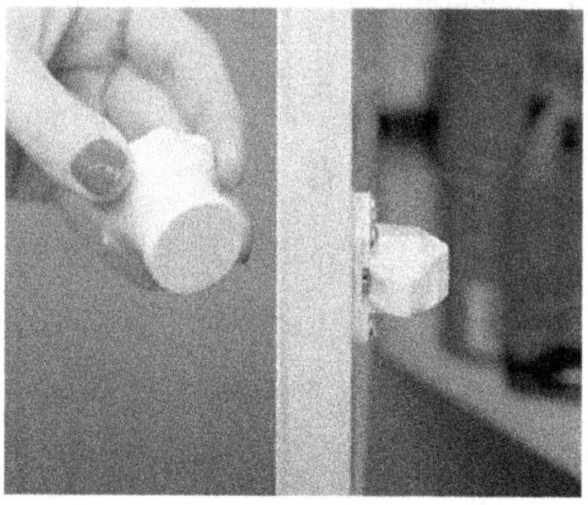

图 4-106　橱柜隐蔽锁

任务训练

余奶奶，82岁，患有关节炎多年，肢体活动受限，平衡功能较差。试为余奶奶选择合适的座椅和床等住家用辅助器具，以提高其生活质量。

项目五　老年人信息沟通辅助器具选配

学习目标

√ 掌握助视器的种类与特点，能够为老年人选择适合的助视器，并在日常生活中指导他们使用。

√ 掌握助听器的种类与特点，熟悉助听器验配流程，能够进行助听器日常使用及保养。

√ 了解常见的沟通、提示、书写、阅读、计算等辅助器具的特点，能够帮助老年人进行选购。

√ 掌握常见的计算机辅助器具，能够帮助老年人使用计算机。

获取信息与沟通交流是人们生活中不可缺少的内容。对老年人来说，随着社会角色的转换，生活范围变窄，闲暇时间的增多，对沟通的需要会相对增加，然而因衰老及疾病等因素导致的视觉障碍、听觉障碍、言语障碍、认知障碍及肢体障碍在很大程度上影响了他们获得外界信息的能力，也使其无法进行有效的沟通，进而会影响老年人的身心健康，产生悲观、抑郁、敏感等负面情绪。信息沟通辅助器具可以帮助老年人代偿部分视觉、听觉、言语、认知及肢体功能，克服获取信息及沟通交流的障碍。

任务一　老年人视觉障碍辅助器具的选配

情境引入

徐爷爷，69岁，退休前是大学数学系教授，性格开朗，退休后想把自己多年的研究成果编著成书，然而视觉障碍却使他的著书梦变得无比艰难。由于患上了老年性黄斑变性，使他阅读及书写的能力急剧下降，不得不通过由家人帮助阅读及他口述家人书写的形式来进行编著，速度十分缓慢。那么，有没有一种方法能够帮助徐爷爷阅读及书写，让他能尽快完成论著的出版呢？

知识要点

一、常见老年人眼科疾病与视觉障碍

（一）眼的生理解剖与视觉的形成

人体的视觉器官包括眼球、视路与眼的附属器。眼球的一般结构见图5-1。

角膜：位于眼球最前方1/6的部位，凸出而透明，实现透光及屈光两个作用。

巩膜：位于眼球后5/6，呈乳白色，保护和支持眼球，也是眼外肌的附着点。

虹膜：位于角膜后面、晶状体前面，呈环状，中央为瞳孔，可根据外部光线的强弱调节进入眼内的光线，虹膜因所含色素的不同呈现出不同的颜色。

睫状体：为环带状，从虹膜根部延伸至脉络膜边缘，睫状肌的收缩与松弛可以调节晶状体的曲率，以调节视力。

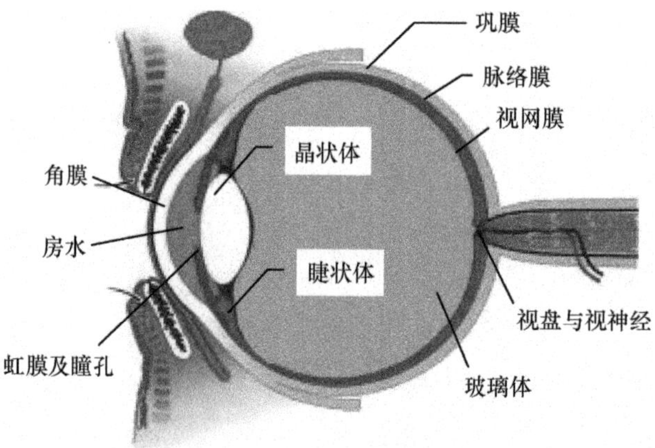

图5-1　眼球的结构

脉络膜：衬于巩膜内面，为视网膜、巩膜、玻璃体提供营养，含丰富的色素细胞，呈棕黑色，使眼球内形成暗环境，起到眼球遮光和暗房的作用，保证视网膜感光功能不受影响。

视网膜：位于眼球壁最内层，其上布满了感光细胞，光线刺激感光细胞，转化为神经电信号通过神经纤维传导至大脑。视网膜中心鼻侧在视神经穿出的地方集中形成视盘，无感光细胞，又称为盲点。视网膜中心处有一浅黄色区域称为黄斑，是视网膜上对光刺激最敏感的特殊区域。

房水：充盈于角膜之后，晶状体之前，是由睫状体产生通过后房进入前房、后房。可调节、维持眼压；营养角膜、晶状体、玻璃体。

晶状体：位于虹膜与玻璃体之间，与睫状体相连，是具有弹性的双凸透明体，有屈光作用，可进行屈光调节。

玻璃体：位于晶状体和视网膜之间，无色透明胶状物，具有屈光及支撑眼球的作用。

当光线进入眼睛，首先经过角膜，屈光后得以聚合，再穿过房水进入瞳孔，瞳孔根据光线的强弱调节大小，然后光线到达晶状体，睫状肌根据景物的远近调节晶状体的屈光力，光线再次屈光后进入玻璃体，最后落在视网膜上。视网膜尤其是黄斑部密集着感光细胞，光线刺激感光细胞引起神经冲动，经由视觉神经纤维传送于大脑的视觉中枢，在视觉中枢进行分析、选择、加工整合，从而产生视觉。由此可见，在整个视觉发生的过程中，视觉器官的每一个部分都不可或缺，任何一部分的生理及病理变化都会导致视觉障碍。

（二）老年视觉障碍

光作用于视觉器官，使其感受细胞兴奋，信息经视觉神经系统加工后便产生视觉。通过视觉，人和动物感知外界物体的大小、明暗、颜色、动静，获得对机体生存具有重要意义的各种信息，至少有80%的外界信息经视觉获得，视觉是人和动物最重要的感觉。随着年龄的增长，视觉下降是普遍的客观现象。人类平均从40岁开始就会出现老视眼，以后每增长10岁低视力的发生率就会随之增加。视觉障碍是影响老年人生活质量的主要原因。老年视觉障碍的主要表现有视物模糊、视力下降（图5-2）；视野缺损、变形扭曲（图5-3）；对比敏感度、光觉敏感度下降；色觉、立体觉、运动觉等视功能全面下降（图5-4）。

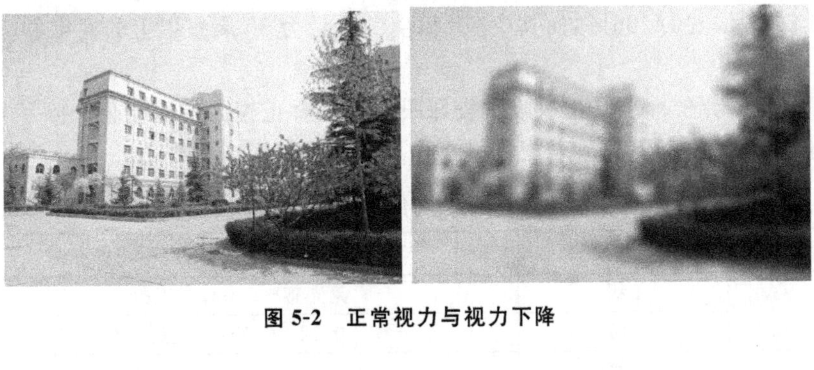

图5-2　正常视力与视力下降

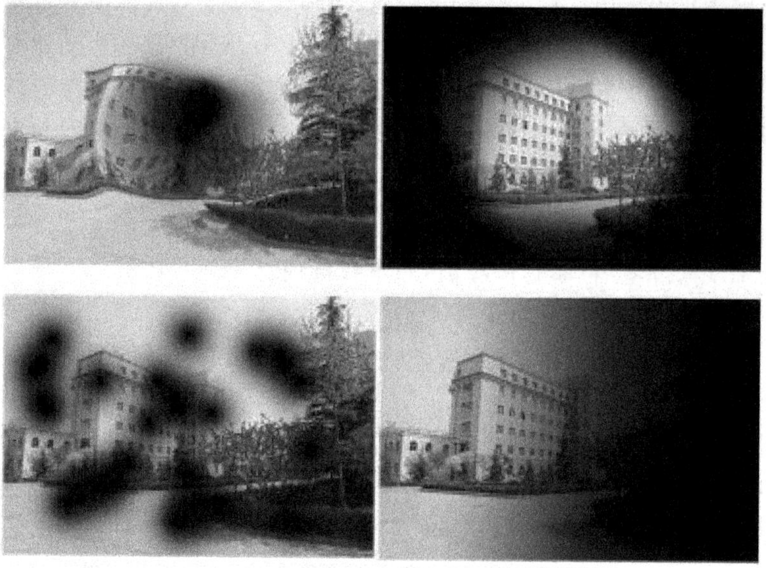

图 5-3　视野缺损

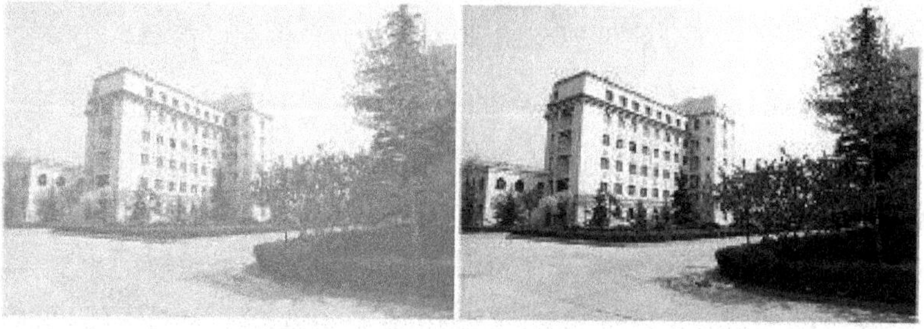

图 5-4　对比敏感度下降与色觉异常

视力残疾是指由于各种原因使视觉器官或大脑视中枢的构造或功能发生部分或完全病变，导致双眼不同程度的视力损失或视野缩小。2006 年第二次全国残疾人抽样调查显示视力残疾者 1 233 万，占 14.86％，而其中 7％以上的患者为 60 周岁以上的老年人，其中包括盲与低视力。

表 5-1 中视力评价标准是指双眼中较好眼的最佳矫正视力的测定值。除了以视力作为标准以外还需要考虑视野情况，若视野过小也可认定为是盲或低视力。

表 5-1　盲与低视力的区别

项　目	类　别	最佳矫正远视力（双眼中的好眼）
盲	1 级	无光感～0.02，或视野半径＜5°
	2 级	0.02～0.05，或视野半径＜10°
低视力	1 级	＜0.05～0.1
	2 级	＜0.1～0.3

另外，从低视力康复的实践经验中知道，低视力的诊断标准可以灵活掌握，部分视力达到0.4～0.5的患者如果因生活和工作上的不便寻求保健，也应该给予必要的矫治。而视力低于0.05，甚至达到0.02的患者，虽然界定为盲，但在助视器使用得当的情况下，依然可以获得可贵的生活视力，总之，能利用助视器获得有临床价值的矫正视力的患者都属于康复的对象。

（三）老年视觉障碍的原因

老年视觉障碍包括生理性视觉障碍，如老视，是人体生理功能下降的一种表现，不属于疾病范畴。另外，还有由于老年性疾病导致的眼球、视路、视中枢组织结构或功能异常，使之不能成像或成像不清晰、或不能分析成像而发生的视觉障碍属于病理性视觉障碍。导致老年视觉障碍的常见原因有以下几种。

1. 白内障

白内障是发生在眼球里面晶状体上的一种疾病，由衰老、遗传、代谢异常、外伤、辐射、中毒及局部营养障碍等原因导致的晶状体混浊都可称为白内障。

2. 糖尿病性视网膜病变

糖尿病在眼部的并发症，最常见的是出现视网膜血管病，如视网膜血管渗出、出血、缺血、增生和牵引等表现，如图5-5B所示。预防糖尿病性视网膜病变最有效的方法是控制血糖。

3. 年龄相关性黄斑变性

随着年龄增加患病率逐年增加，视网膜黄斑区中心或附近发生了变性的疾病，如图5-5C所示，变性主要指出血、渗出、水肿、瘢痕等。主要表现为中心视力下降、中心视野缺损、视物扭曲变形等。

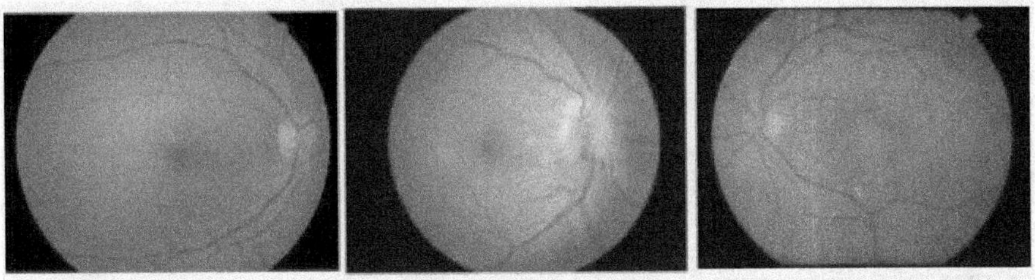

A. 正常视网膜　　B. 糖尿病视网膜病变　　C. 老年黄斑变性

图5-5　视网膜及黄斑

4. 青光眼晚期

眼压超过了眼球内组织，尤其是视网膜视神经所能承受的限度，带来的视功能损害。主要表现为眼压增高，畏光流泪，周边视野缺损，呈管状视野，视力下降等。

5. 老视

随着年龄增长，由于晶体弹性下降、睫状肌功能减弱导致眼调节能力逐渐下降从而引起患者视近困难（图5-6），以致在近距离工作中，必须在其静态屈光矫正之外另加凸透镜才能有清晰的近视力，这种现象称为老视。临床表现为近点远移、视近物困难、视疲劳、阅读需要更强照明度。

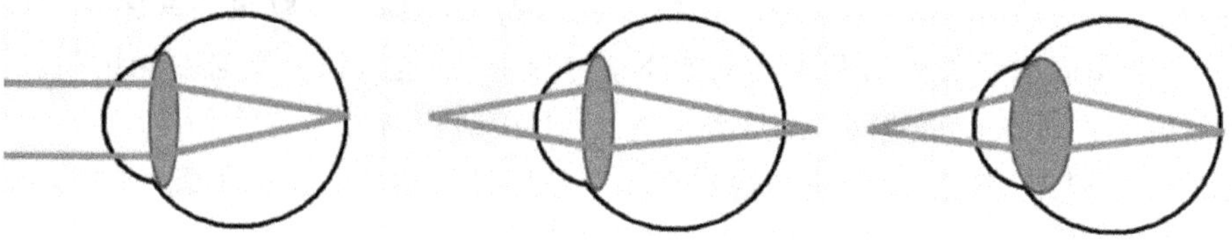

图 5-6　眼的调节

二、视觉检查

视功能检查包括形觉、光觉、对比敏感度、色觉、立体视和视觉电生理的检查等。它分为视觉心理物理学(如视力、视野、对比敏感度、色觉、立体视)检查和视觉电生理检查两大类。

(一) 视力检查

视力即视锐度,它代表形觉功能。通常所说的视力是指中心视力,它反映功能最敏锐的视网膜黄斑中心凹处的视力。视力检查是测定视网膜中心凹处分辨二维物体形状和位置的能力。眼识别远方物体或目标的能力称为远视力,识别近处细小对象或目标的能力称为近视力。老年人在日常生活中,需要用近视力的场合很多,如看书及家务操作,而且由于老视现象普遍,因此近视力检查更具有意义。由于视力检查最能正确地评价患者的视功能情况,所以它被列为眼科检查之首。

常用的视力表有 Snellen 视力表、国际标准视力表和对数视力表。对于低视力人群,1976 年贝利(Beiley)和洛弗(Lovie)提出的一种新的视力表,即国际上应用最广泛的低视力检查用视力表 Logmar 视力表(图 5-7)。检测近视力常用国际标准近用低视力检查表(图 5-8)。

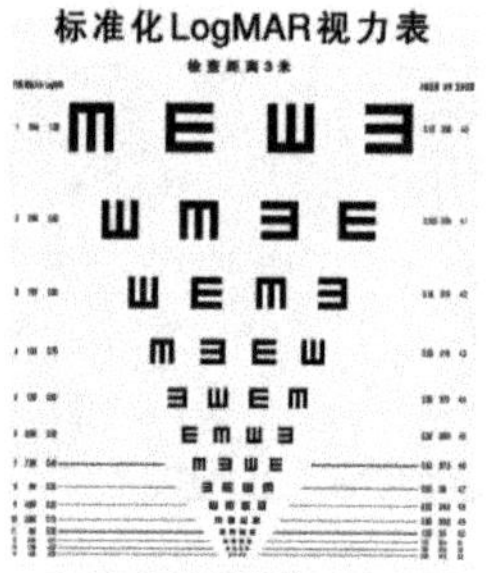

图 5-7　远用低视力视力检查表

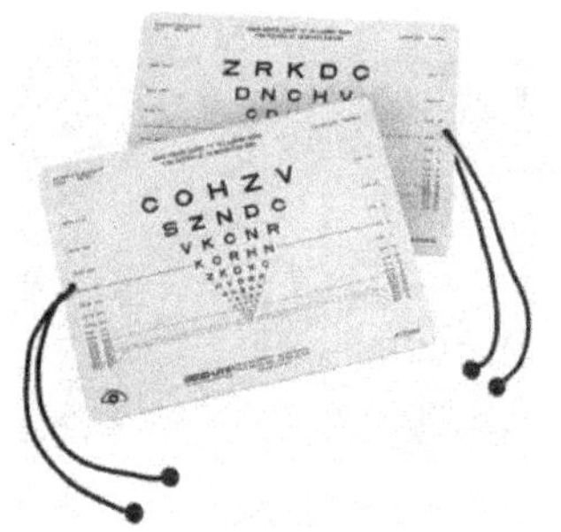

图 5-8　近用低视力检查表

(二) 屈光检查

所有低视力患者都要进行常规的和细致的屈光检查,以判断患者视力是否可以矫正,经过仔细屈光检查,约 20%的低视力患者可以提高远视力。因为在临床实践中发现低视力患者并不都是由于眼部疾病造成的,相当一部分患者是由于屈光不正所致或者由于某些眼部疾病(如核性白内障、白内障术后、圆锥角膜等)造成的屈光不正所致。所以,历来低视力的矫正具有两个主要手段,一个手段是通过屈光矫正获得尽可能清晰的视力,另一个手段是通过放大使患眼相对清晰的视力的分辨率进一步提高。低视力的屈光检查与常规屈光检查的基本手段相同,有客观屈光检查及主观屈光检查,但比具有正常矫正视力的屈光检查困难得多，必须掌握不同于常规屈光检查的技术。

（三）视野检查

视野是指当眼球向正前方固定注视不动时，所能看见的空间范围。正常人的视野平均值为上方56°，下方74°，鼻侧65°，颞侧91°。眼科常用的检查方法有Amsler方格表（图5-9）。当注视中心时，检查患者是否看到直线变弯曲，有没有方格缺失，以发现中心暗点的范围与性质，找出视力较佳区域。另外，视野检查还可以使用视野棒筛查法、Goldmann视野计检查法等。老年患者周边视野缩小常见于视网膜色素变性、晚期青光眼等。偏盲常见于脑血管意外后。中心暗点常见于黄斑部病变、视神经萎缩等。

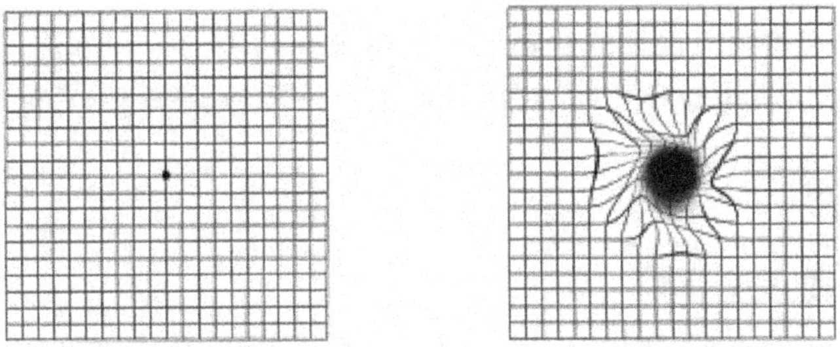

A. 正常　　B. 中心暗点及变形

图5-9　Amsler方格表

（四）对比敏感度检查

对比敏感度是在明亮对比变化下，人的视觉系统对不同空间频率的正弦光栅视标的识别能力。它是一种形觉功能的定量检查，不同于视力表检查所反映的形觉功能。被测物不仅要有空间频率的变化，还要有对比度的变化。检查对比敏感度可以评价某些潜在的无法从视力上反映出来的视力丧失，更好地了解患者体会到的视觉问题。常用VCTS6000对比敏感度测试卡（图5-10）、激光对比敏感度测试仪检查。

（五）色觉检查

色觉异常包括色弱和色盲。色弱是指对颜色的辨别能力降低；色盲是指不能辨别颜色。色觉异常又分先天性和后天性。任何从视网膜到大脑视皮层间发生的损害都可以引起后天性色觉异常，如颅脑疾病、某些眼病、全身疾病及中毒等。色觉检查常用假同色表检查法、色毛线法、FM-100色彩试验和D-15色盘试验（图5-11）。

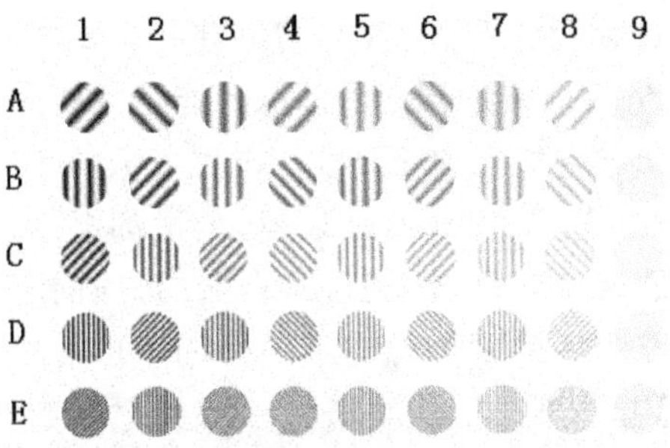

图5-10　VCTS6000对比敏感度测试卡

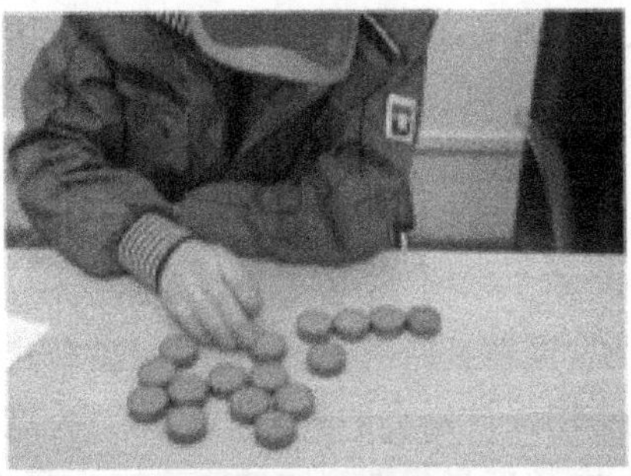

图5-11　色觉检查

(六) 立体视觉检查

立体视觉是在三维视觉空间感知物体形状及不同物体之间远近、深浅、凹凸关系的能力。常用 Dolman 深度视觉计、立体镜、各种立体视觉检查图检查。

(七) 眼压检查

如有青光眼病史或有眼涨、头疼等症状的患者,有必要进行眼压的检测。常用检查设备有 Schiotz 式压陷眼压计、附加于裂隙灯上的 Goldmann 压平式眼压计或非接触式眼压计等。眼压正常值≤10～21mmHg。

(八) 视觉电生理检查

视觉电生理检查是利用仪器的生物活动了解视觉功能的一种方法,属于客观视功能检查方法,主要有视觉诱发电位(VEP)、视网膜电流图(ERG)、眼电图(EOG)等。

三、助视器的应用

(一) 助视器的定义与分类

可以改善低视力患者活动能力的任何一种装置或设备,均称助视器。在视力的保健及康复中,助视器只是一部分,而不是全部。

根据功能,助视器可分为近用助视器和远用助视器两类。近用助视器是为了帮助低视力者阅读和近距离辨认物体的,如老视镜;远用助视器是为了帮助低视力者辨认远处(3m 以外)物体的,如单筒望远镜。

根据工作原理,助视器可分为视觉性助视器和非视觉性助视器。视觉性助视器又可分为光学助视器、非光学助视器和电子助视器。视觉性助视器是通过视觉途径帮助视觉障碍者提高视觉能力的设备和装置,如放大成像、控制光照、增加对比度、改变成像在视网膜上的位置等。非视觉性助视器是利用视觉以外的功能,如听觉、触觉、嗅觉等功能来弥补视觉功能缺陷从而提高视觉障碍者生存质量的辅助器具,如盲杖、盲用点显器等。

(二) 助视器的种类与特点

1. 光学助视器

光学助视器是一种借助光学性能的作用,如利用凸透镜、凹透镜、三棱镜、平面镜等,以帮助提高视觉活动的设备或装置。透镜可以使视觉障碍者看到比原来物体大的图像,也可通过各种镜片调整目标物体的焦点以改善其在视网膜上成像的清晰度。三棱镜或平面镜可以改变目标在视网膜上成像的位置。光学助视器有远用的和近用的,其中有些需要在良好的照明下才能发挥作用,对于低视力的老人也需要进行一定的视功能训练才能较好地使用。

(1) 老视镜：一种凸透镜,用于补偿晶状体由于老化失去的屈光度。老视度数与年龄相关。例如,45 岁时老视是+1.50D(即 150°),到了 50 岁,不管戴不戴眼镜,老视都会增加到+2.00D(即 200°)。所以,老视镜当配即配,不要延误。年龄增长后,原先配的老视镜度数不够了,也要及时更换。另外,一副老视镜只是给使用者的视力补充了一个固定的屈光度,并没有增强使用者的视力调节力。也就是说,使用者并不是固定要戴某一个固定度数的老视镜,而是应当根据视物的距离来选择合适度数的老视镜,如一个 65 岁的老人在阅读书写时可佩带+3.50D 的老视镜,而在看电视时需佩戴+1.00D 的老视镜,所以建议根据使用的需要配几副不同度数老视镜轮流使用，避免出现老视加深的现象。选购老视镜时，适宜选用镜片较宽大、坚固耐用的镜架（图 5-12）。

（2）近用眼镜式助视器：眼镜助视器与老视镜一样为凸透镜，但放大范围较大，从＋4.00D～＋32.00D 不等（图 5-13）。这种眼镜助视器是利用相对距离放大原理：目标与眼睛之间的距离缩短，因而使视网膜像增大。所以，要能够产生放大作用，患者需要将读物移到离眼很近才能看清，但人眼难以维持这么高的调节，因此，需要在人眼前加上正透镜来代替人眼调节的不足，使近处的物体清晰地成像在视网膜上。眼镜助视器的优点：容易被人接受；可空出双手拿材料或书写，适用于手臂震颤的患者；视野也比较宽。它的缺点：只能看近处事物，凸透镜度数越高，阅读距离越近，最近距离在 2.5cm 以内，这种阅读姿势会妨碍照明也容易引起腰背疲劳；透镜度数增加时，视野逐渐缩小；度数超过 10D 以上，双眼看到的事物无法重合，会产生干扰；光学中心固定，偏中心注视的患者使用有一定困难。

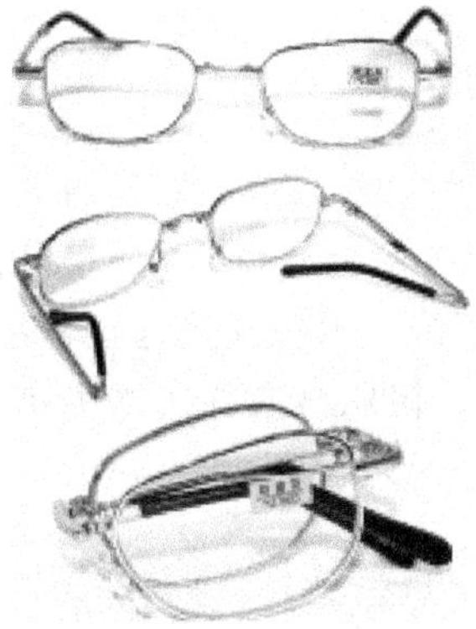

图 5-12　老视镜

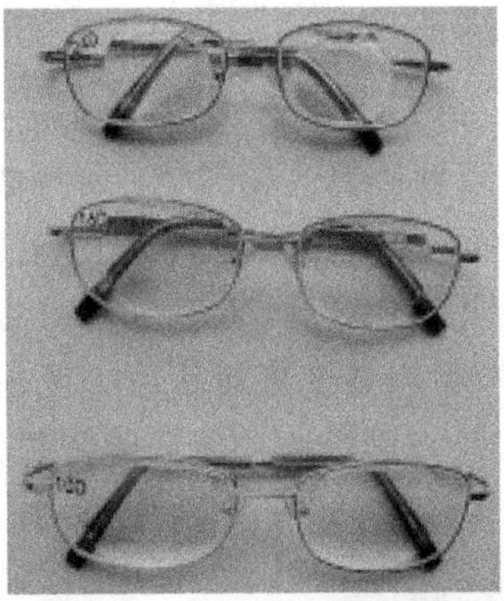

图 5-13　近用眼镜式助视器

（3）放大镜：近用助视器，常用于观看近处事物，主要分手持式、立式、镇纸式等几种（图 5-14）。手持式放大镜由镜片和手柄构成，有多种放大倍数和形状，常用放大倍数为 2.5～10 倍。其优点是可根据使用者的情况任意改变阅读距离，移动灵活，使用方便，可用来看较小的字，如报纸、药品说明书、字典等。目前有的手持助视器考虑到光照问题，还加装了光源，使阅读时的效果更好，但使用时要注意调整光源，避免光线直射入眼或产生眩光、暗影等影响视觉效果。其不足是视野较小，不能大于放大镜的直径，伴有运动失调及手抖者使用困难。立式放大镜的放大倍数同手持放大镜，但它有固定焦距，有利于以最佳的距离固定于阅读物上移动，容易维持清晰的图像，用手扶而不必手持，比较适合视野小和肢体运动能力较差，不能保持物体与放大镜之间距离的老年人使用。

（4）单筒望远镜：由目镜、镜筒和物镜 3 部分组成，一般还有挂绳（图 5-15）。物镜和目镜常为凸透镜，镜筒上常标明放大倍数、视野大小，如标明 4×12×12.5 表明望远镜放大倍数为 4 倍，物镜直径 12mm，视野角度 12.5°。单筒望远镜的工作原理与普通望远镜一样，它可以使远处目标移近放大，当镜筒调长时可以看近处，镜筒调短时可看远处，帮助低视力患者辨认站牌、楼号、户外标志等。单筒望远镜比较小巧，便于随身携带使用，增加了阅读距离，但缺点是视野狭小、景深短，不利于寻找目标，同时目标因变近变大而使患者难以估计使用者与目标的实际距离和所看物的真实大小。所以，使用单筒望远镜时要注意焦距的调节技巧，要避免长时间使用造成视觉疲劳。

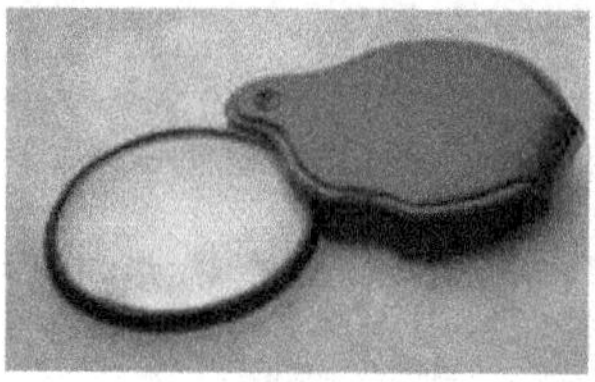

A. 便携手持式

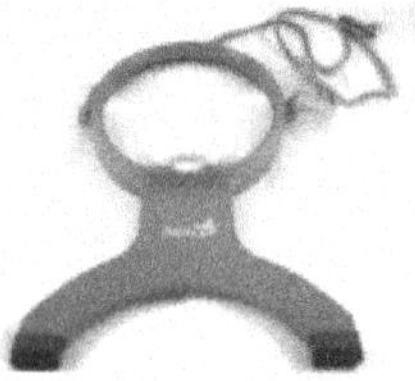

B. 胸挂式

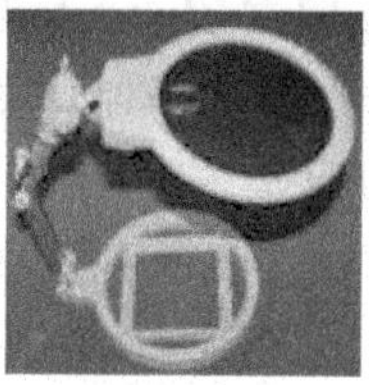

C. 台式

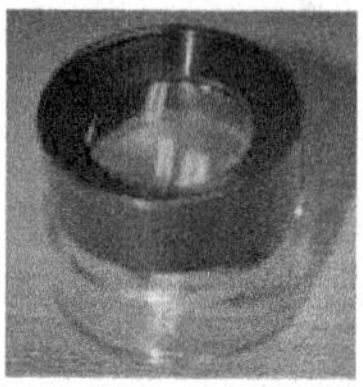

D. 立式

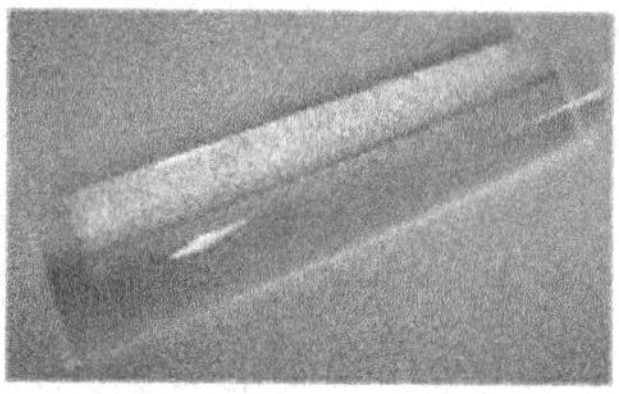

E. 镇纸式

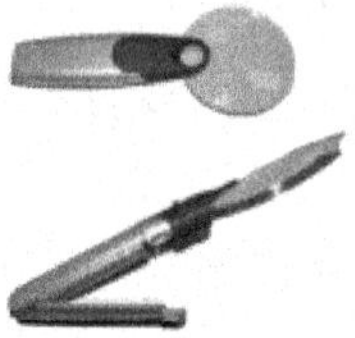

F. 多功能式

图 5-14　各种放大镜(奥美达公司提供)

(5) 双筒眼镜式望远镜：常用放大 2.5～3 倍的远用望远镜，可套在普通眼镜上使用，也可单独使用，方便用来看黑板、看电视、做家务等中距离视物的场合(图 5-16)。由于调焦后可以不使用双手，因此双手可自由活动，也减少了身体的疲劳。眼镜式望远镜常配有不同度数的阅读帽，以备视近时使用。现在，还出现了完全由塑料、树脂材质制作的中距离望远镜，改善了传统双筒眼镜式望远镜体积大、重量大的缺点(图 5-17)。

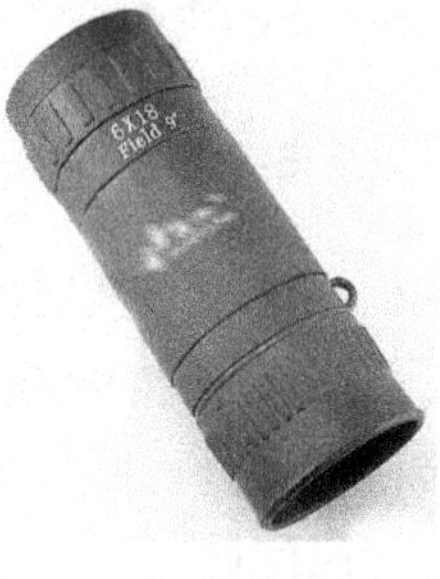

图 5-15　远用单筒望远镜

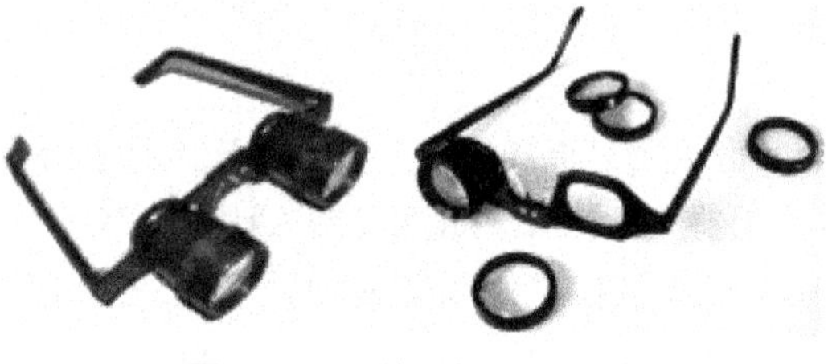

图 5-16　双筒眼镜式望远镜

利用助视器改善视野有 3 种方法：① 倒置望远镜，将望远镜方向颠倒过来看，视野被压缩，物象距离推远变小，适用于视野缩小而视力正常的患者。② 膜状三棱镜，患者仅需较小的眼球运动，就可以起到增大视野的作用，适合于周边视野损害。③ 反射镜，将反射镜直接固定于眼镜上，反射对侧光线，适用于偏盲患者(图 5-18)。

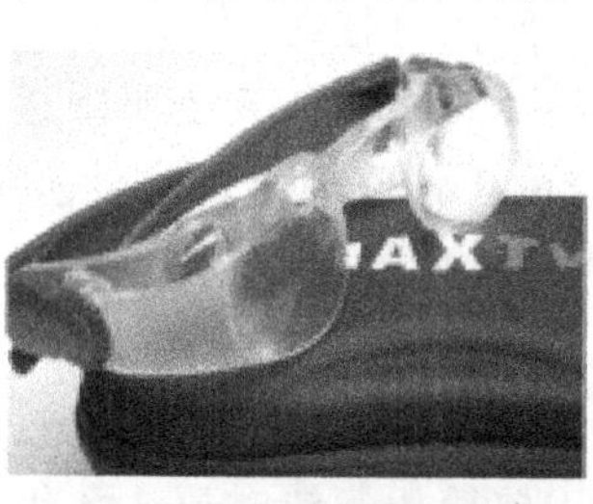

图 5-17　MaxTV 可调焦望远镜(奥美达公司提供)

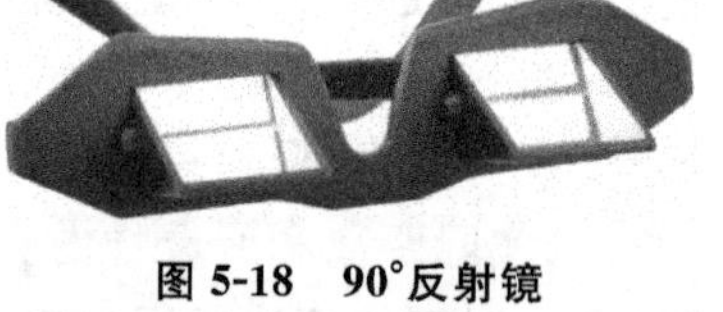

图 5-18　90°反射镜

2. 电子助视器

电子助视器是一种电子视讯装置，将阅读的文件、图片、观察的物品等透过摄影镜头，将影像传送到屏幕上供使用者浏览。现代的电子助视器主要由电子计算机及系统、图像放大处理软件、摄像系统，X/Y 滑动台等部分构成。电子助视器根据形状大小，又可分为手持式电子助视器、便携式电子助视器和台式电子助视器（图 5-19）。

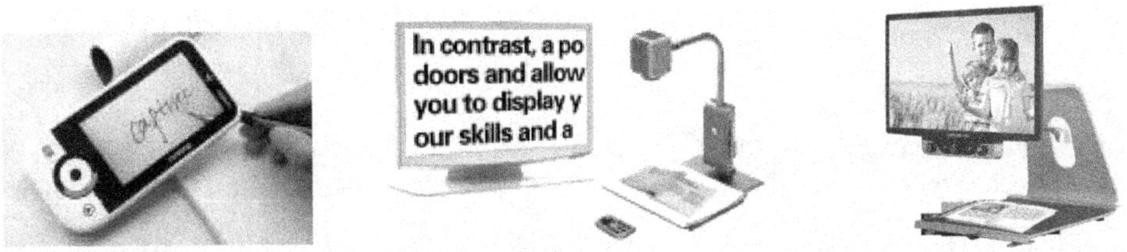

A. 手持式助视器　　B. 便携式助视器　　C. 台式助视器

图 5-19　电子助视器（瑞弗公司提供）

电子助视器与光学助视器相比，优点包括：① 放大倍数高，可高达 70 倍的放大，且放大倍数变换自由。② 成像质量高，不会出现周边畸变现象。③ 可有正常的阅读距离。一般光学助视器常随放大倍数增高，阅读或工作距离变近。使用电子助视器时，患者可以采取自己喜欢的任何工作或阅读距离，并可保持舒适体位，这对需要较长时间工作或学习的低视力者是十分重要的。④ 可有图像反转的改变。使用者可以选择白底黑字（如一般书刊），也可以变换为黑底白字、蓝底黄字等。许多低视力者确实喜欢读黑底白字，如白化病患者，不易产生视疲劳。⑤ 亮度与对比度可以改变。电子助视器与一般电视机一样，可以调整对比度及亮度。有些使用者在对比度提高的情况下，视力有所提高；有些使用者怕光，可以把亮度调低。⑥ 对于有严重视野缩小者更为适用。例如，晚期青光眼患者或视网膜色素变性患者，常呈管状视野，如果用一般光学助视器，因视野进一步缩小，患者或找不到目标或阅读很慢，看完一个字改看另一个字时，往往会找不到另一个字。用电子助视器时，他只需把字固定在电视屏幕上的一点，就可通过移动摄像头下的平板或利用手持摄像镜头的移动，使读物或目标准确地进入注视区。⑦ 双眼融像。阅读时不需要过度集合，不管放大倍数多大，仍可有双眼单视，看到的视野更完整，这也是一般光学助视器所不能达到的。⑧ 工作空间大，可借以从事其他工作，如绣花、织毛衣、集邮、看照片及辨认药瓶上的小字说明书等。当然，任何助视器都有缺点，电子助视器最大问题是价格较高。

3. 非光学助视器

非光学助视器不是通过光学系统的放大作用，而是通过改善周围环境的状况来增强视功能的各种设备或装置。它可以单独使用，也可与各种光学助视器联合应用。

例如，利用黄色遮光镜（图 5-20），可以控制光线的传送，阻挡或滤过蓝光、紫光和紫外线的辐射及干扰，避免其直接射入眼内，虽然实际的透光量下降了，戴镜者却感觉亮度增强了，成像对比度增加了，眩光减少了，进而改善视功能状况。

照明对低视力患者十分重要。控制照明对某些低视力患者有时帮助很大，甚至可以不必再用其他光学助视器。不同眼病对照明的要求不同，有些眼病如黄斑部损害、视神经萎缩、病理性近视等，患者常需较强的照明。某些眼病，如白化病、核性白内障，患者需较暗照明，要注意避免强光使瞳孔缩小，视力下降。年龄与照明关系密切。正常老年人比年轻人需更强的照明;老年低视力者往往比正常老年人需要更强些的照明。为获得较强的照明,除增加光源的强度以外,还可将光源移到目标附近,如使用灯臂较长、灯臂能在各方向自由运动的灯具(图 5-21),以符合不同患者的需要。另外,灯光要求可调,既可以将光线调亮,也可将光线调暗。光源应该有半透明的光罩,射出的光线要在眼高度以下,以免光线直射或反射进入眼内,引起眩光或眼部不适,甚至引起视力下降。

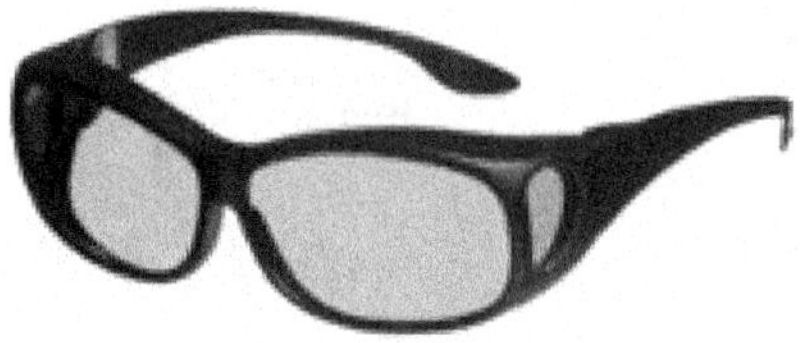

图 5-20　遮光镜

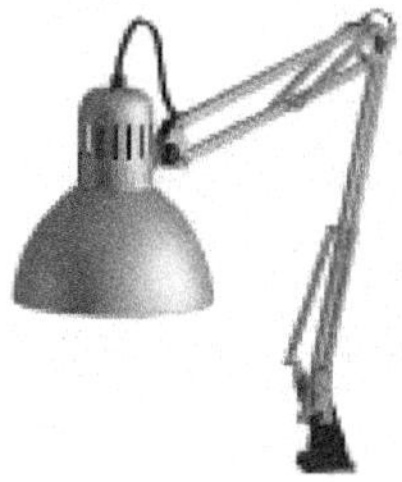

图 5-21　工作台灯

老年人在日常生活中应注意控制反光,如给光滑的桌子铺上桌布、避免使用表面光滑反光的生活用品等。选择纸张较为粗糙的书籍、报纸阅读,可以使用阅读裂口器,通过裂口看到字句,不但对比明显,而且避免了反光。老年低视力者的周围环境,如室内家具、桌椅及其上物品,均要求有强的对比度,可将与墙面一样是白色的插座开关用对比度强烈的颜色标示出来(图 5-22),台阶、门槛部位铺上鲜艳的地毯等。

大字印刷品、大字扑克牌、大字号的电话、电脑屏幕放大软件等物品利用相对体积放大原理,有利于低视力者使用(图 5-23)。许多老年低视力者需要在很近距离阅读,这样身体很易疲劳。如有阅读架,则不但可以采取舒适体位,减轻疲劳,而且把书放在阅读架上,手也可以自由活动。书写时可利用有粗黑线条的纸、粗头笔、书写控制板等帮助定位与写字(图 5-24)。

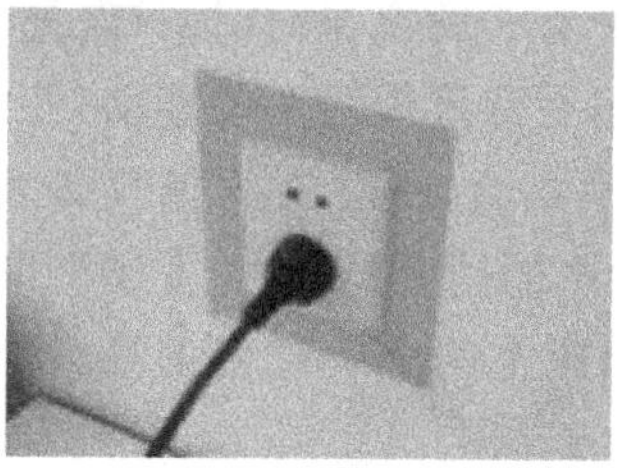

图 5-22　增加墙面对比度

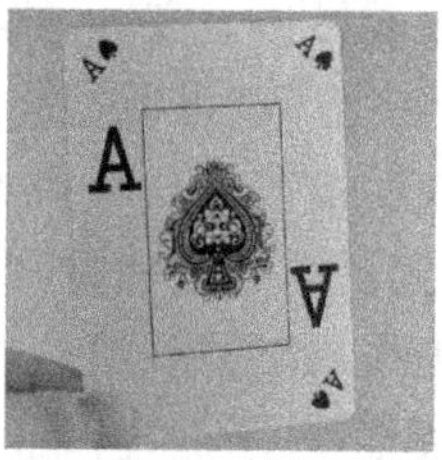

图 5-23　大字印刷物图

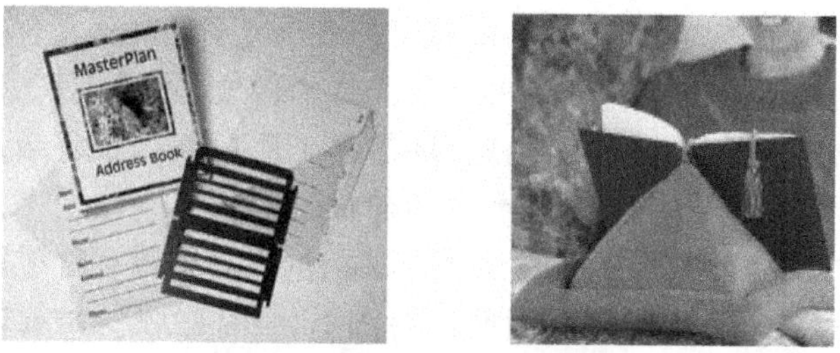

图 5-24　阅读、书写辅助器具

4. 非视觉性助视器

非视觉性助视器常利用听觉、触觉、嗅觉等功能来弥补视觉功能缺陷，尤其对于盲人更具有重要意义。而对于老年人，特别是在老年时期才开始出现视力障碍者，若其听觉等其他感觉功能也出现了不同程度的退行性变，则较难利用这些辅助器具。

用于帮助移动的非视觉性助视器有盲杖、盲道、盲文公交站牌、红绿灯语音提示等。用于生活自理的有视障标记笔、防溢报警器、触摸手表、语音闹钟等。用于信息沟通的非视觉性助视器有盲文键盘、盲文打印机、点读笔、听书机、盲文点显器等。用于教育娱乐的有盲文书、盲文纸笔、盲文教具、盲人乒乓球、盲人象棋等(图 5-25)。

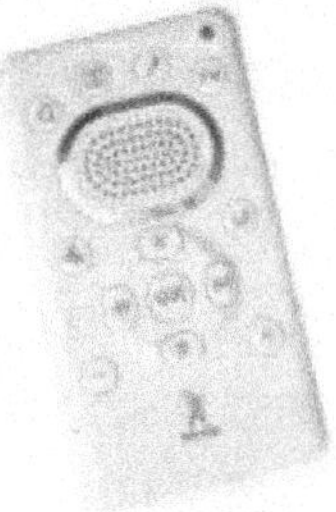
A. 听书机

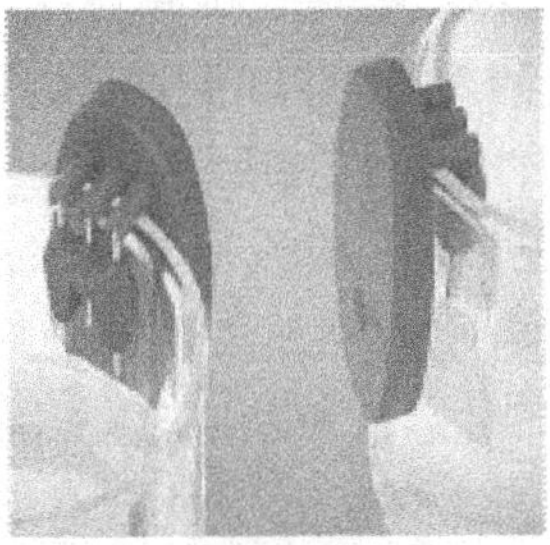
B. 防溢报警器

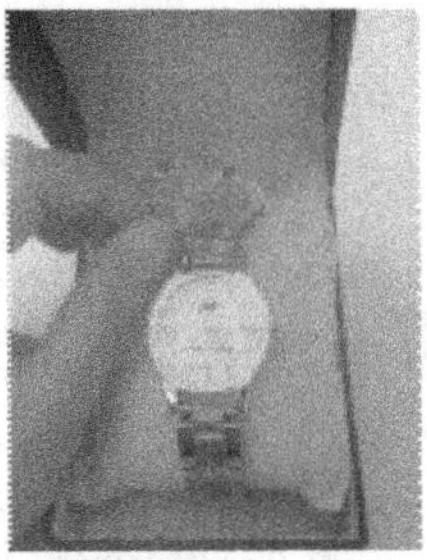
C. 触摸手表

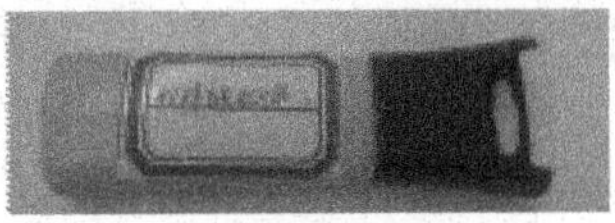
D. 视障标记笔

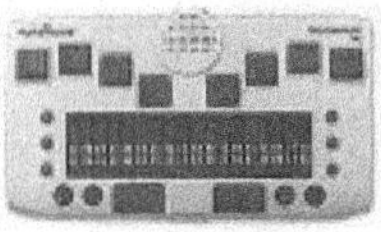
E. 盲用电脑

图 5-25　非视觉性助视器

(三) 助视器的选择与使用指导

助视器的选择需要进行专业的验配，综合评估老年患者的视功能障碍、身体总体情况、生活环境、使用需求、经济能力等，做到个性化、有针对性的验配。在我国，许多老年低视力者常常与其他家庭成员住在一起。在这种情况下，助视器主要用在家庭日常活动中，如使用助视器看电视、做针线活、玩扑克牌等。对一般无特殊要求老年低视力者，至少要让他们能够观看电视节目，以提高生活质量。有些从事音乐、绘画、书法工作者要求解决中距离(1m左右)工作问题。老年人的文化层次不同，对低视力康复的需求也不一致，对于知识型老人，首先是解决阅读和书写问题。如果老年患者患病前就极少阅读，让他学习阅读是不明智的。为满足这些需求，90%以上的老年低视力者会使用眼镜式助视器、手持助视器和立式放大镜。

选择助视器时还要考虑到实用性，易得性等，不在乎助视器越多越好，要注重不同光学助视器的配合使用，注意光学助视器与非光学助视器、非视觉型助视器的综合使用。如常使用粗横格线条纸，粗重的黑色线条与白纸对比非常明显，便于低视力患者写字。各种印有大字的书刊、报纸等，可供给老人阅读。煤气或烤炉的开关都有凸起标志，或有大字标明。老年低视力者适合用带大字拨号盘的电话，每个低视力者都应有一个紧急使用的电话本，字非常大，包括其常用及急需的电话号码，因为字大，不用助视器也可以看清。杯子里可以放置防溢报警器，当水倒入杯中水将溢出时，报警器会发出响声。许多老年低视力者要经常或每天服药，为避免服错药物，可使用带有放大镜的注射器，借助放大镜看清注射器上的刻度，特别适合于患有糖尿病的老年低视力者，用它注射胰岛素。总之，有许多辅助器具可以向低视力老人介绍及训练使用。

作为老年低视力者的治疗师或护理人员还应该了解及观察老年低视力者在日常生活中如何利用残余视力，有困难应及时发现并帮助解决。主要内容包括低视力者在家庭院落中经常走的路，地面是否平整，有无障碍物，道路是否太滑，有无台阶等；室内及走廊中照明如何，室内物件及家具排列是否整齐、简单，地面与墙壁、桌面与桌上物品对比是否清楚，注意家具表面、镜子反光情况，避免产生眩光；注意电器插头、开关，有无触电危险等；能否自己烧水、做饭，自行使用各种厨房用具(包括刀等锐利设施与器具)有无困难；开关煤气有无问题，浴室中有无防滑设施等；个人卫生、刮胡须、整理头发、面部简单化妆、剪指甲、洗熨衣服、缝纽扣、辨认各种衣服、鞋袜等的能力如何。指导者还要评价每位老年低视力者在定向及活动方面存在的问题，对其进行定向及活动方面的训练，从而提高其独立活动的能力。

正确指导助视器的使用也是老年低视力者获得视力康复的关键因素，只给予助视器而未经训练的成功率不足50%。根据视力、视野及对比敏感度的检查结果确定老年低视力者的屈光度范围，当屈光范围确定后，依次拿出光学助视器、非光学助视器和电子助视器指导其选择使用。在助视器的辅助下进行功能性视力的训练，包括近用训练和远用训练两项内容，每项内容又包括固定注视、定位注视、视觉跟踪、视觉追踪、视觉搜索、视觉辨认、视觉记忆等项内容，开始时可使用视觉训练图谱进行训练，之后逐渐过渡到日常生活中的训练。

1. 目标定位与注视训练

望远镜加小带子，套在手腕上，在目镜上贴上明显标志，保持手肘的稳定。不能稳定者，可将望远镜固定在支架或眼镜上。训练使用者集中看一个目标的能力。帮助使用者学会注视某一目标，使要看的物体进入视觉最清晰的区域，以便更清晰地看清物体。而后把视力固定注视在物体上，并学会向不同的方向注视。有中心暗点或岛状视野的患者要注意练习旁中心注视。学会使用助视器调焦，并反复训练直到熟练。

2. 视觉辨认训练

帮助患者识别颜色，辨认物体形态，利于巩固和提高注视技能。在训练中主要指导患者观看事物，识别图形，模仿训练，对物体的位置的远近、大小、色彩深浅和灯光明暗进行对比训练。

3. 视觉追踪训练

视觉追踪训练指追踪物体能力的训练，是阅读和书写过程中必不可少的视觉技巧。患者可以训练眼追随弧线线条的能力，线条由粗到细，由简单到复杂变化，也可以训练眼追随空中移动的道具移动的能力，要求与目标同时移动，提高眼球运动技能。

4. 视觉搜索训练

视觉搜索训练指利用视觉系统搜索某一特定的目标，集跟踪和辨认于一体的扫视技巧。在训练中要有一定的方向性，要平稳地运动，可以从一侧到另一侧，也可以由上到下，通过一定的方向和顺序、一些不同点和相同点，对目标进行搜索训练。

5. 视觉记忆训练

视功能发展的高级阶段，看到目标仅仅是视觉的一方面，必须通过记忆组织才能变成完整的物象。在训练中，要注意部分与整体的关系，从有序训练到无序训练，由简单到复杂，速度由慢到快，逐渐建立记忆过程。

指导视力训练很重要，老年低视力者往往较年轻低视力患者需较长的适应时间，在训练过程中要复习各种助视器的原理，回答患者提出的各种问题，并再一次告诉他们使用助视器的目的。初诊患者 2～3 周后复诊，评估其视功能康复情况并适当调整助视器，给予最后处方。会见患者时，最好由家属陪同，使家属了解患者的需要及如何训练，在患者离开低视力门诊或康复中心以后，家属常常可以帮助患者进行训练。

任务训练

视觉障碍辅助器具适配评估

认真学习视觉障碍辅助器具的评估及适配知识，掌握与老年患者沟通的技巧，按照图 5-26 所示助视器验配流程为老年低视力者选配助视器，并仔细填写视觉障碍辅助器具适配评估表（表 5-2）。

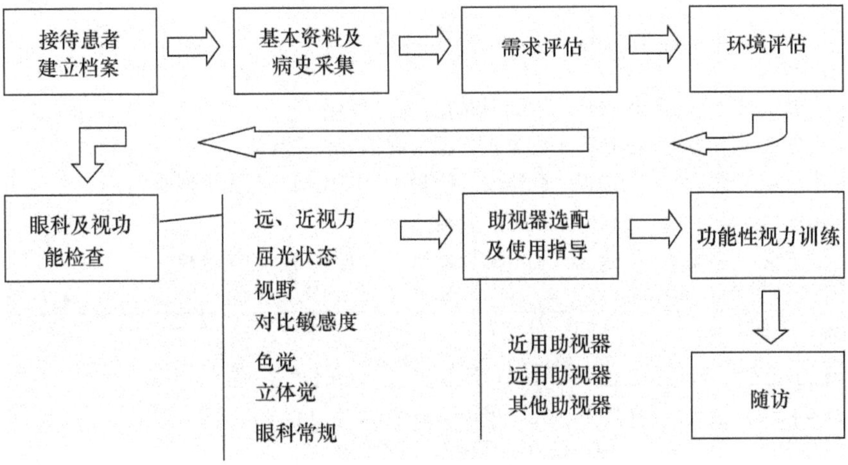

图 5-26　助视器验配流程

表 5-2　视觉障碍辅助器具适配评估表

1. 个人基本信息

姓名：________　性别：□男　□女　年龄：________　出生年月：________

婚姻：________　民族：　职业：________　文化程度：________

出生地：____________　现居地：____________

联系电话：____________　联系人及关系：____________

2. 功能障碍

障碍原因：

□遗传、先天异常或发育障碍　□角膜病　□屈光不正　□白内障　□黄斑疾病

□糖尿病视网膜病变　□弱视　□白化病　□青光眼　□视神经病变

□视网膜色素变性　□外伤　□中毒　□其他

医疗病史：家族史________　手术史____________

续表

残疾等级：视觉障碍：□一级 □二级 □三级 □四级
合并障碍：□听觉障碍 □言语障碍 □肢体障碍 □智力障碍 □精神障碍

3. 曾用辅助器具情况

未使用原因：□不需要 □无辅助器具知识 □曾用不合适 □经济原因 □其他

已使用辅助器具种类：

□光学助视器________

□电子助视器________ □非光学助视器________

□非视觉装置________ □其他________

使用时间：________

使用效果：□适合 □部分适合 □不适合

4. 辅助器具需求评估

看远能力：□独立外出 □穿越马路 □找车站 □上下楼梯 □看电视

看近能力：□书写 □阅读 □日常生活 □做家务 □使用电脑 □娱乐活动 □打电话

其他：________

5. 使用环境评估

居住环境：□城镇楼房 □城镇平房 □农村楼房 □农村平房

生活环境：□家庭 □学校 □社区 □单位 □福利机构 □其他

生活照料：□父母 □子女 □配偶 □亲友 □护工 □机构 □无人照料

行动环境：□室内 □社区 □公共区域 □其他

信息环境：□书籍 □报纸 □杂志 □电脑及网络 □助听器 □交流板

环境障碍：________

6. 专科检查

远视力：右________ 左________ 近视力：右________ 左________

屈光矫正视力：右________ 左________ 对比敏感度：右________ 左________

视野：右 □<5° □<10° □中心暗点 □偏盲 □其他________
左 □<5° □<10° □中心暗点 □偏盲 □其他________

双眼视觉：□正常 □减弱 色觉障碍：□无 □色盲 □色弱

眼压：右________ 左________

眼球震颤：□右 □左 □无 角膜混浊：□右 □左 □无

瞳孔：□正常 □缩小(右 左) □散大(右 左) □对光反射消失(右 左)

晶体：右 □混浊 □术后无晶体 □术后人工晶体 □正常
左 □混浊 □术后无晶体 □术后人工晶体 □正常

眼底：右 □不清 □色素变性 □黄斑变性 □糖尿病眼底 □视神经萎缩
□正常 □其他________
左 □不清 □色素变性 □黄斑变性 □糖尿病眼底 □视神经萎缩
□正常 □其他________

7. 辅助器具适配

远距离助视器矫正：

□单筒望远镜(4倍、6倍、8倍) □双筒望远镜(2.8倍) □中远距离助视器(2倍)

矫正效果：□提高 矫正视力________ □无明显提高

试用效果：□熟练 □一般 □困难 □不接受

续表

近距离助视器矫正：
□近用眼镜式助视器(＋8D、＋12D、＋16D、＋20D)
□放大镜　□手持式　□立式　□镇纸式　□胸挂式　□便携式　□有光源　□无光源
　　□2倍、3倍、5倍、8倍
□手持电子助视器　□台式电子助视器
矫正效果：□提高　矫正视力________　□无明显提高
试用效果：□熟练　□一般　□困难　□不接受
其他助视器：
□照明　□光线过滤　□裂口器　□强对比　□阅读架　□大字材料　□盲杖　□盲用电脑
□盲用点显器　□读屏软件　□放大软件　□听书机　□盲用手表　□专用电话
□其他________________
助视器使用及选择说明：
视觉训练方法：________________　训练时间：________________
8. 适配评估小结
____
辅助器具________________________
种类型号________________________
及参考价格：____________________
____
____
辅助器具配置形式：□免费配置　□部分补助　□社会赞助　□自购　□租赁　□借用
　　□其他________________
辅助器具预期：□达到个人要求　□无法达到要求 原因________________
评估人员建议：□专科检查　□药物治疗　□康复训练　□心理指导　□转介评估　□辅助器具咨询
　　□使用安全　□定期检修　□特殊照料
　　□其他________________
9. 适配评估跟踪服务
第1次跟踪：□一周　□二周　□一月　□三个月　□半年
使用效果：□明显好转　□部分好转　□无好转　原因________________
建议：□定制　□更换　□调整　□环境调试　□操作训练　□其他
第2次跟踪：□二周　□一月　□三个月　□半年　□一年
使用效果：□明显好转　□部分好转　□无好转　原因________________
建议：□定制　□更换　□调整　□环境调试　□操作训练　□其他
第3次跟踪：□一月　□三个月　□半年　□一年　□二年
使用效果：□明显好转　□部分好转　□无好转　原因________________
建议：□定制　□更换　□调整　□环境调试　□操作训练　□其他

适配评估服务结案：□完成　□未完成
适配评估满意度：□满意　□不满意

个人签名：
评估人签名：
评估时间：

任务二　老年人听力障碍辅助器具的选配

情境引入

王爷爷，75岁，住在市属的养老院里。最近两个月他发现自己虽然能听到声音但是听不清楚说的是什么，并且别人说悄悄话只能看见嘴动，却根本听不见，护理人员叫自己吃饭常常要走到面前才能听得见。渐渐地，王爷爷变得不爱说话，也不爱看电视，常常自己在房间里闷着。王爷爷的照护人员发现了这个情况，带他来到助听器验配门店。假设你是门店的助理验配师，怎样帮助他解决听力问题？

知识要点

一、老年聋概述

（一）耳解剖与听觉生理

人耳具有听觉及平衡觉的功能，按其解剖部位可分为外耳、中耳与内耳3部分，如图5-27所示。

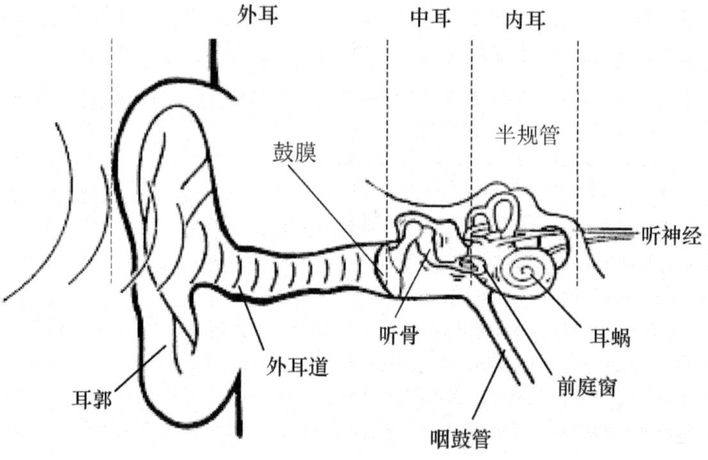

图 5-27　耳的解剖

外耳包括耳郭、外耳道和鼓膜3部分，主要有集声和传声功能。耳郭特有卷曲外形能够搜集声音，并传入外耳道，双耳郭协同作用能够确定声源方向。外耳道起自耳甲腔的外耳门，止于鼓膜，由外1/3软骨部和内2/3骨部组成，呈S形弯曲，有保护内耳的作用，还有谐振的作用，使进入人耳的声音增强。

中耳位于内耳与外耳之间，是传导声波的主要部分，包括鼓室、咽鼓管、乳突小房3部分。鼓室外壁大部分由鼓膜构成，鼓膜呈椭圆形，半透明状，能将外界的各种频率的声波如实地传导到耳内。鼓室内有听小骨，由锤骨、砧骨、镫骨构成，形成听骨链。听骨链是维持听力的重要结构，可使声压增加，具有明显的扩音作用。鼓室内壁有前庭窗（卵圆窗），被镫骨底和环状韧带封闭，还有蜗窗（圆窗），被第2鼓膜封闭，是通向内耳的通道。咽鼓管为沟通鼓室与鼻咽部的管道，静止时闭合，防止鼻咽部分泌物进入鼓室。张口、咳嗽或吞咽时开放，使空气进入中耳，调节鼓室内压，维持鼓室压力与外界大气压平衡功能，另外还有引流分泌物、防止逆流感染、阻声和消声的作用。

内耳又称迷路，位于颞骨岩部，内含听觉及位置感受器官。分为膜迷路与骨迷路，二者形状相似，膜迷路借纤维束固定于骨迷路内。膜迷路含有内淋巴液。膜迷路与骨迷路之间充满外淋巴液。骨迷路由致密的骨质构成，包括骨半规管、前庭、耳蜗。耳蜗是外周听觉系统的组成部分，其核心部分为柯蒂氏器，是感受声波刺激的听觉感受器，由支持细胞和毛细胞等组成，毛细胞为声波感受细胞，每个毛细胞均与神经纤维形成突触联系。毛细胞的上方有基底膜，与毛细胞的纤毛相接触。外界声波通过淋巴液而振动基底膜，基底膜又触动了毛细胞，最后由毛细胞转换成神经冲动经前庭蜗神经（Ⅷ）而交送大脑的中枢听觉系统接受进一步处理，最终实现听觉知觉。

空气传导简称气导，声音传入内耳的途径如图5-28所示：骨传导简称骨导，指声波通过颅骨传导到内耳使内耳淋巴液发生相应的振动而引起基底膜振动，耳蜗毛细胞之后的听觉传导过程与气导相同。

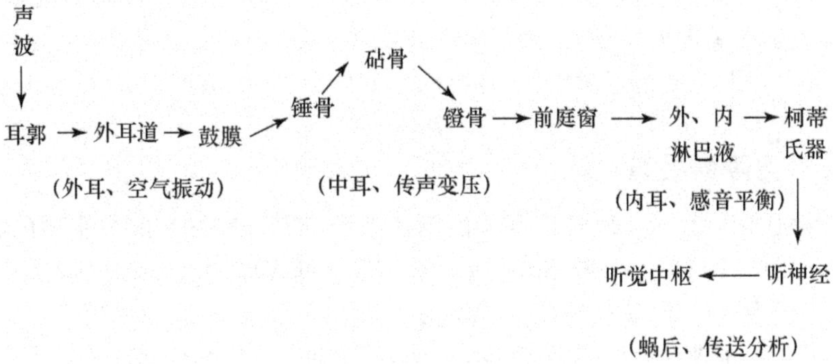

图5-28　气导路径

（二）老年聋

听力障碍是老年人面对的一个重要问题和困难，根据2006年第二次全国残疾人抽样调查数据推算，全国共有超过1 300万老年性聋患者，60周岁以上老年人听力损失患病率为11.04%，85周岁以上老年人患病率超过20%。老年聋是人体老化过程在听觉器官中的表现。老年聋的出现年龄与发展速度因人而异，其发病机制尚不清楚，听觉器官的老化性退行性改变涉及听觉系统的所有部分，唯以内耳最明显。由此为老年人带来一系列困扰，如由沟通障碍、人际交往障碍、认知障碍产生压抑感、孤独感、焦虑、易怒等情绪。

老年聋的主要特征有：60岁以上出现原因不明的双侧对称性听力下降，以高频听力下降为主。听力下降为缓慢的进行性加重，开始时常不被注意。随着高频听力的下降，对言语的分辨理解能力有所影响，此时患者有听得见声音，但听不清内容、听不懂内容的情况，常需别人重复。老年人即使其听力损失不大，但在有噪声的混响环境中，其理解语言的困难度要比听力正常的年轻人大得多。老年聋的患者还常有听觉重振现象，即患者常主述别人说话低声时听不到，但大声时又觉得太吵。部分老年聋的患者可以伴有耳鸣，常为高频声。开始时为间歇性，在夜深人静时出现，以后渐变为持续性，白天也可听见。耳鸣常始于30～40周岁，其出现率随年龄而渐增，60～70周岁时达到顶点，此后即迅速下降。多数伴有耳鸣的患者，随着年龄的增长，其对耳鸣感到“习惯”以后耳鸣可以自动消失。

老年聋是人体老化过程在听觉器官中的表现，其发病机制较为复杂，目前尚不明确。有资料表明伴有高脂血症的老年患者组，老年聋的发病率明显高于血脂正常组。另外，老年人骨质增生和沉着、长期噪声刺激、锌元素缺乏及遗传因素都可能是老年聋的致病因素。这些病因可能引起内耳毛细胞的损害或相关的神经萎缩，故表现为进展缓慢的双侧性、以高频下降为主的感音神经性耳聋。应当承认，老年聋是表现在听力方面的衰老现象，基本上符合新陈代谢规律，任何治疗均无法改变这一规律和趋势。

老年人预防耳聋首先要尽量防止噪声，力求有一个比较安静的工作和生活环境。不随便挖耳，防止外耳道和鼓膜的损伤。其次要养成良好的饮食习惯。调整饮食结构，多食含锌、铁、钙丰富的食物，可减少微量元素的缺乏，并有效地扩张微血管，促进内耳的血液供应，有效防止听力减退，不宜长期食用高盐、高脂肪、低纤维素类食品，不可暴饮暴食，戒除烟酒，以免其中的尼古丁、乙醇成分对内耳的损害。另外，还要注意劳逸结合，适当参与一些力所能及的劳动，防止精神紧张和情绪激动，控制自己的感情。经常参与适合老年人的体育活动，如郊游、散步、打太极拳等，促进全身血液循环，加强内耳器官的血液供应，改善内耳器官的代谢。还可以经常用手按摩耳郭或用手指不停地挤压耳屏并轻轻地用掌心向内耳挤压和放松，可以对鼓膜起到按摩作用。遇到巨响（如燃放鞭炮）时最好用手捂耳，保护鼓膜。尽可能防止使用对内耳听觉器官有毒性作用的药物，如链霉素、卡那霉素、新霉素和奎宁等。

二、老年人听觉障碍检查

声音是由物体振动产生，声音以声波的形式进行传播。声波有两个主要的物理特性，即波幅与频率，如图5-29所示。声压级可以表示声音波动幅度的大小，以分贝（dB）作为单位，声压级越大，人体听到的声音就越响。频率是指每秒钟传播声波的周期数，以赫兹（Hz）为单位。频率越大，人体听到的音调就越高；反之，频率越小，人体听到的音调就越低。

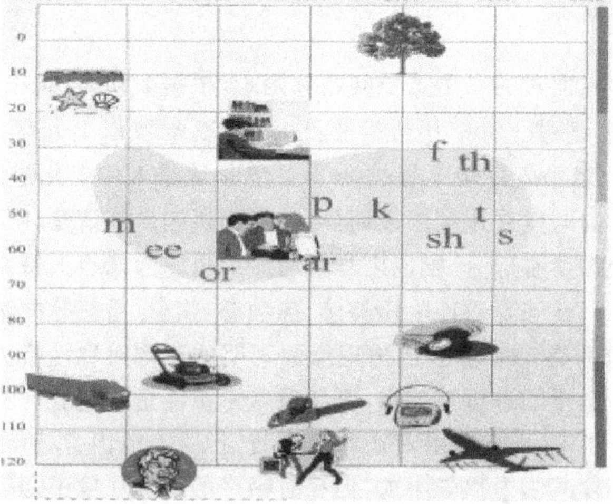

图5-29 常见声音的强度及频率

当自然界的声音传入人耳时，并不是所有频率的声音人耳都能听见，人耳能听到的声波范围为 20～20 000Hz，低于 20Hz 与高于 20 000Hz 的声波人耳都不能听到，一般人们言语交往的主要频率为 125～8 000Hz。同时并非任何大小的声音都能引起人耳的听觉，必须在声音的强度达到一定的量值时，才能引起人耳的听觉，在 20～20 000Hz 频率范围内，能引起人耳听觉的最小声音强度叫做人耳的听阈。使耳朵感到疼痛的声压级称为痛域。通常，声音大小达到 120dB 时，人耳感到不舒适；声音大小大于 140dB 时，人耳感到疼痛；声音大小超过 150dB 时，人耳会发生急性损伤。

（一）纯音测听

在评估老年人听力功能障碍时，常用的方法是利用纯音测听的方法，确定不同频率的听阈值。听阈可以反映听觉器官的灵敏程度，听阈低，表示很小的声音都能听到，说明听力好；反之，听阈高，表示很大声音才能听到，说明听力不好。纯音测听是最能准确反映听力损失的主观测听法，它可以帮助医生及验配师确定患者有无听力障碍、听力损失的程度有多少、听力障碍的性质是什么、引起听力障碍的部位在哪里；在助听器验配过程中，它帮助医生及验配师确定听阈提高的程度，观察治疗效果及病程中的听阈变化。

纯音测听需要使用符合标准的纯音听力计、隔音室（图 5-30），由经过严格训练的测试人员进行测试。测试之前要询问病史及进行外耳和电子耳镜检查，老年患者由于听力、认知力、语言沟通能力的下降，在测试之前一定要反复向其讲解清楚测试时的做法：听到声音后，无论声音大与小，都要立即做出反应，没听到声音不做任何反应。测试时，患者头戴耳机，测试员通常按照“降 10 升 5 法”给音，并观察患者反应，直到确定在某一频率其最小能听见的声音强度（听阈），记录在听力图上，测定不同频率的听阈值，连成听阈曲线（图 5-31）。患者先佩戴气导耳机进行双耳测试，再佩戴骨导耳机进行双耳测试，在有特殊需要时做掩蔽测试，将所有测试结果画在一张听力图中。

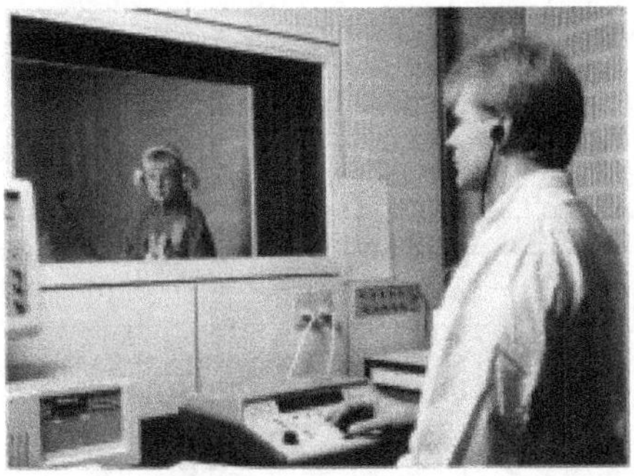

图 5-30 听力计与隔音室

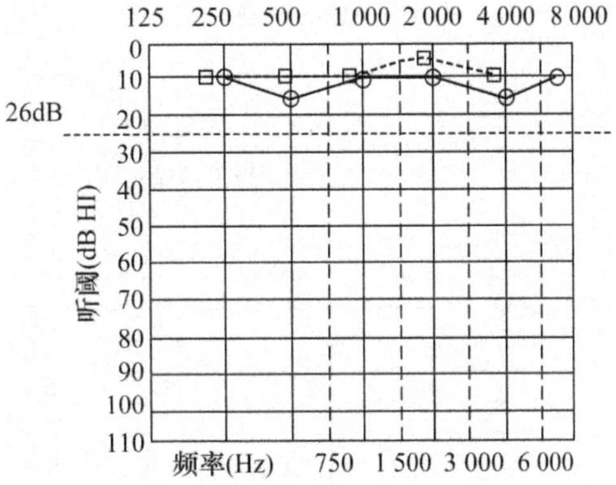

图 5-31 正常听力曲线

通过听力图的听力曲线，可以判断听力损失的程度，一般认为言语频率（500Hz、1 000Hz、2 000Hz）的平均听阈在 26dB 以上，即有听力障碍。平均听阈在 70dB 以内者称重听，在 90dB 以上者为聋。资料调查显示：65～69 周岁 386 人，平均听力值为 35dB；70～74 周岁 344 人平均听力为 42.1dB，听力平均值为 46.1dB；80～85 周岁 124 人，听力平均值为 52.1dB；85 周岁以上 51 人，听力平均值为 55.6dB。按照国际正常听力标准计数，0～25dB

为界，上述 4 组，65～85 周岁的 20 年间，听力自然下降至 55.6dB，减去 25dB 基数，年平均下降率为 1.53dB。所以，老年聋的自然听力减退发展是很缓慢的，早期绝大多数都是在不知不觉中发生、发展起来的，直到影响生活才引起个人及家人的注意。

我们还可以通过听力图判断听力损失的类型，如图 5-32 所示，如感音神经性聋的气导阈值和骨导阈值是相近的，以高频听力下降为主；传导性耳聋骨导阈值基本正常，气导阈值

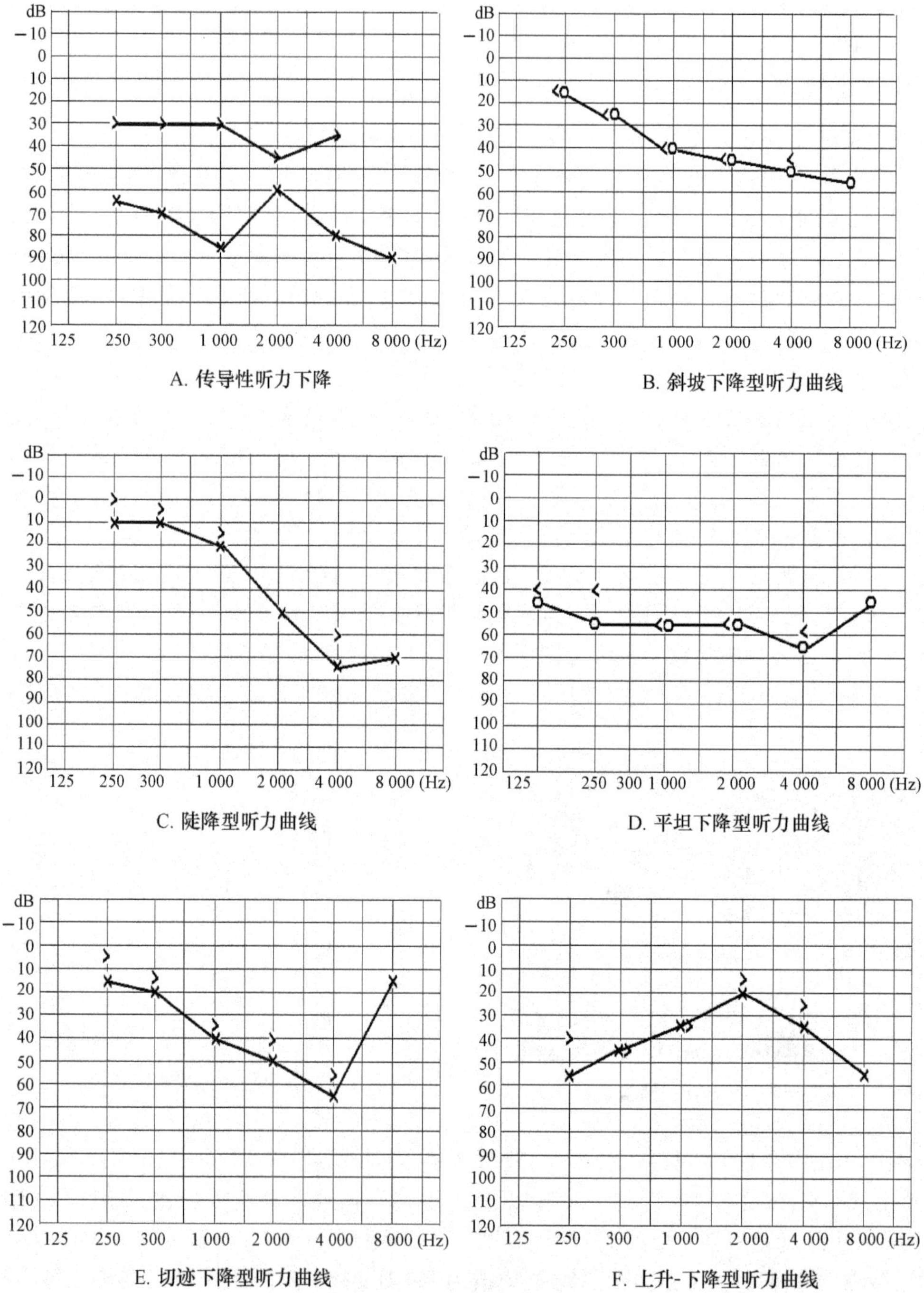

图 5-32　老年聋听力图

下降，两者相差大于10dB，混合性耳聋则兼具以上两者的特点。老年聋则常表现为双侧对称性听力下降，以高频听力下降为主，骨气导差较小的感音神经性聋症状，有时也表现为陡降型听力曲线、平坦下降型听力曲线。传导性听力下降曲线、切迹下降型听力曲线、上升一下降型曲线较为少见。

（二）言语测听

人类听觉的最重要功能是接收和理解言语。因此，能否听懂言语，是判断听觉功能状态的最主要指标。言语测听是一种用标准化的言语信号作为声刺激来测试受试者的言语识别能力的测听方法，其中言语识别率测听是老年听力障碍患者在适配助听器之前必做的听力检查。其目的是考查受试者在某一言语强度或环境下对单音节测试表中内容的识别能力，进而帮助我们预测助听器使用效果。

言语识别率测听所用设备和场地与临床常规的纯音测听没有本质区别，只需要一个外接音源用于播放言语材料。在特定的言语强度下，患者复述所听到的单音节字，如图 5-33 所示，测试者记录复述单字的正确率。

________耳　________%　________ dB

庭	唐	左	吴	千	乐	老	杜	飘	并
印	恒	哥	职	急	姑	玉	朵	跨	造
指	民	十	越	动	尺	法	问	如	油
而	怒	周	气	晒	很	界	中	密	陕
慎	发	拉	所	香	尖	胆	季	笨	谢

图 5-33　言语识别率词表

为了能听到和理解语言，必须要听觉系统 3 个基本过程相互配合完成，即外周系统能接受外界声音的刺激，前庭蜗神经（Ⅷ）能将这些声音传到听觉中枢，听觉中枢能对声音进行辨别和分析。老年聋患者除了具有外周听力障碍以外往往合并有中枢听觉处理障碍，所以常常出现言语识别率与纯音听力不成比例的现象，即纯音听力基本正常，但仍不能理解讲话的内容，而且年龄越大此种现象越明显。当言语识别率低下时，助听器验配效果较差。

三、助听器的应用

（一）助听器的发展历史

在很久以前就有人发现，把手做成环状放在耳后，可使声音提高 5～8dB，这便是最早的助听器。受到手掌集音的启发，一些有心人先后发明了各种形状的喇叭、螺号、讲话管等（图 5-34A），这种简单的机械助听装置一直使用了几百年。直到 19 世纪，美国科学家贝尔（Bell）发明了炭精电话式助听器，由炭精传声器、耳机、电池、电线等部件组装而成。1892 年，电话式助听器问世，随后开始全面生产，虽然能够满足一些听力障碍者的需要，但是，还有许多缺点，如噪声太大，体积笨重如 17 英寸电视机，不易携带（图 5-34B）。

1923 年生产的助听器价值 2 250 美元（图 5-34C）；1943 年，开始将电源、传声器和放大器装在一个小盒子内，成为现代盒式助听器的雏形（图 5-34D）；1950 年，晶体管放大器代替了真空管，使助听器的体积明显缩小，可以戴在头上；1954 年，出现了眼镜式助听器

(图 5-34F);1956 年,制成了耳背式助听器(图 5-34G),不仅体积进一步减小,优越性也超过了眼镜式助听器和盒式助听器,成为全球销售量最大的助听器;1957 年,耳内式助听器问世。1958 年,中国开始生产盒式助听器。

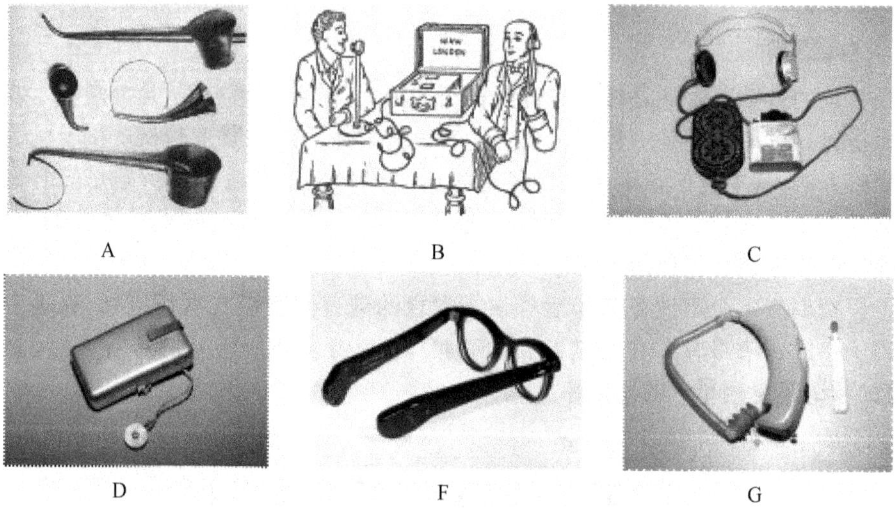

图 5-34　助听器发展历史

1964 年,集成电路出现,使助听器体积更小,耗电更少,稳定性更好。随着大规模集成电路的出现,助听器的体积进一步减小,耳内式助听器出现以后不久,半耳甲腔式助听器、耳道式助听器、完全耳道式助听器相继出现,在很大程度上满足了患者心理和美观上的需要。1982 年,出现了现在常用的驻极体式麦克风。而 1990 年随着电脑编程助听器的问世,助听器增益初步智能化调整,又让助听器达到了新的技术水平。

目前,全球生产助听器的知名厂商有丹麦的奥迪康、瑞声达、维听;瑞士的峰力;德国的西门子;美国的斯达克;加拿大的优利康(图 5-35)。各个厂商的助听器产品都各有特点,可以适合不同患者的需要。

oticon PEOPLE FIRST 奥迪康　GN ReSound 瑞声达　WIDEX high definition hearing 维听

PHONAK 峰力听力　SIEMENS 西门子　Starkey 斯达克

图 5-35　知名助听器品牌

(二) 助听器的基本结构与工作原理

助听器实质上是一个电声放大器。声信号经麦克风(传声器)转换为电信号,通过放大器放大后,由受话器将电信号还原为声信号传至人耳(图 5-36)。助听器主要由麦克风、放大器、受话器、各种音量音调控制旋钮、电池等元件组成。

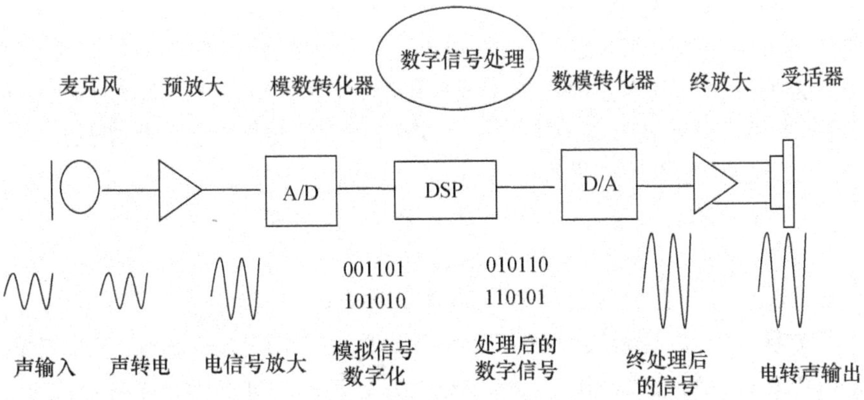

图 5-36　助听器工作原理

麦克风是输入换能器，将声能转变为电能。放大器将麦克风转换好的微弱电压加以放大和滤波。受话器是另一换能器，作用与麦克风相反，它将放大的电信号转换为声信号或机械振动，传递到耳道里。转换为声信号的受话器为气导受话器，转换为机械振动的受话器为骨导受话器。音量调控是一个可变电阻或电位器，用以调节通过放大器的电流，音量随电信号的电流变化而变化。音量调高，则需要增大通过放大器的电流；音量调低，则需要降低通过放大器的电流。电池是助听器正常工作的动力源，助听器的增益和输出越大，所需的电池能量越大，相应的电池体积也越大。如果一个电池的能量不足的话，将限制助听器的输出声压。助听器对电池的要求是容量大，体积小，内阻小，电压恒定，寿命长，对环境无害。如今的助听器电池是锌空气电池，助听器基本结构如图 5-37 所示。

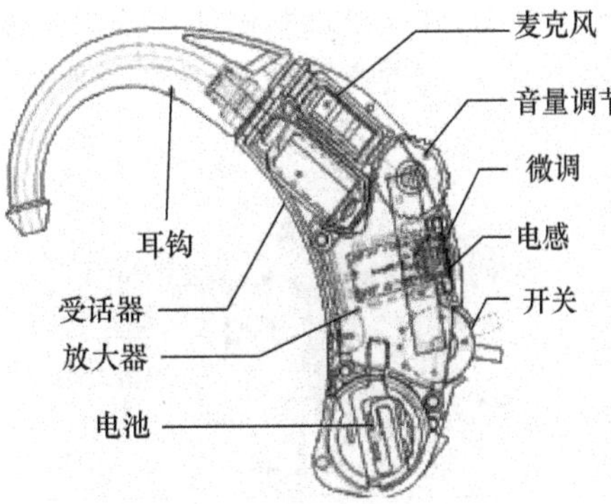

图 5-37　助听器的基本结构

在可编程助听器中有微调电位器，通过电脑编程来进行各种微调的调节，使调节更精细准确，能更精细地补偿听力损失。包括：音调调控，改变助听器的频响；削峰，可以控制助听器的最大输出；自动增益压缩调控，控制声音在舒适响度范围之内；增益调控，调节助听器增益。

助听器的附件还有音频输入和电感线圈。大部分助听器都有音频输入的插孔，主要用于听收音机或看电视。因为音频信号直接来自于声源，没有经过声—电、电—声的转换，因此输入信号的质量比经麦克风转换过的信号质量好。电感线圈，常装配在大多数耳背机及少数耳内机中，以符号“T”表示，当开关置于 T 挡时，能代替麦克风的拾音作用，拾取以特定的无线电频率调制的语音信号并进行放大。但其必须与影剧院、学校等场所为听觉障碍者所铺设的环路系统配合使用。

（三）助听器的种类与特点

1．盒式助听器

盒式助听器的主要部件麦克风、放大器和电池都放在一个盒子里，由一条细小的电线把助听器与耳机连接起来（图 5-38）。在众多助听器之中，它的功率最大，为 120～140dB，因此在某些超大功率耳背式助听器不能满足听障患者补偿需求时，盒式助听器仍可发挥一定作用。另外，它的耳机与话筒距离远，故反馈声小。开关音量调节旋钮体积大，使用方便，容易调节，适合老人使用。电池常采用普通5号电池，与机器本身均价格低廉，维修方便。但是，由于盒式助听器通常佩戴在口袋或衣服上，机器与导线均会与衣服产生摩擦声，影响语言的辨别。同时，助听器放在人体口袋里，人体相当于板障，声音的低频部分可反射到传声器，而对于大部分听觉障碍的老人来说，太多的低频增益是无益的，会降低信噪比，使言语分辨率下降。

另外，盒式助听器外置的导线明显地暴露了听力障碍者，不符合听力障碍者的心理需要，佩戴也不方便。所以，这种助听器一般用于重度和完全听力障碍者，上肢灵活性较差的老年人，经济条件相对较差的使用者，不建议听力损失轻、中度的听力障碍者使用。

2. 耳背式助听器

耳背式助听器是指助听器的主要配件安装在形如月牙的外壳内，佩戴在耳后的一类助听器(图5-39)，是目前使用最为广泛的助听器，也是老年人选配的首选机型。耳背式助听器形如香蕉，上端为一个弯曲成半圆形的导声耳钩，与耳模相连，可以固定在耳郭的后面，即使剧烈活动也不会脱出。耳模类似于耳塞(图5-40)，是助听器与人耳的接触界面，是根据使用者的耳甲腔、外耳道形状制作而成的声学插件，可以帮助使用者更好地固定助听器，防止声反馈，并有一定的声学性能，提高助听器使用效果。

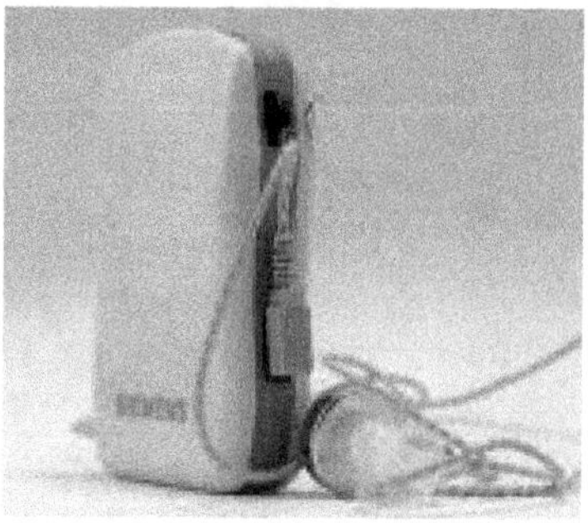

图5-38　盒式助听器

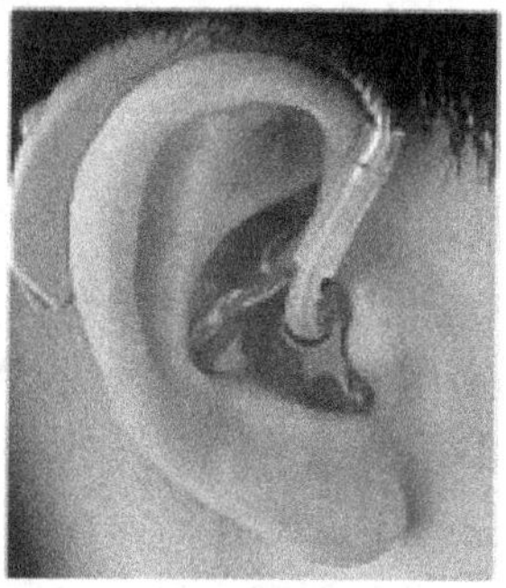

图5-39　耳背式助听器

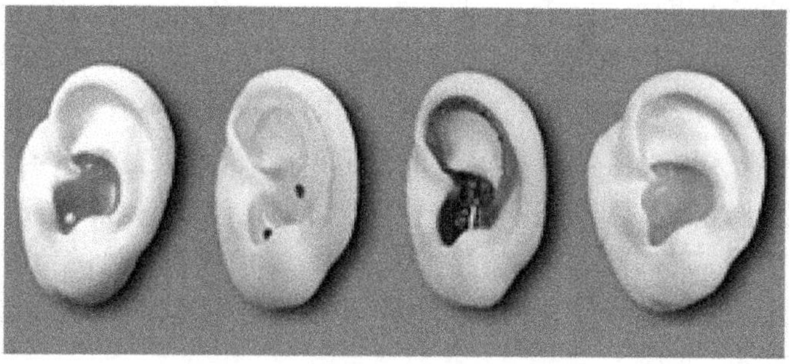

图5-40　不同形式的助听器耳模

耳背式助听器没有导线，体积较小，放在耳背后，易被头发遮盖，不易被发现，减少了人体躯干对低频的反射及摩擦噪声，因此助听效果比同等规格的盒式助听器好。耳背式助听器功率范围一般为40～120dB，中小功率范围为40～90dB，大功率范围为40～105dB，特大功率范围为 40～120dB，基本适合轻、中、重度各级听力损失患者佩戴。由于体积相对比耳内式助听器大，设计上可采用较为复杂的电路，提高了其性能和功能，如可加上感音线圈，使听力障碍者听电话。

耳背式助听器的缺点：其麦克风小孔位于耳郭上方，天热或运动后头上的汗易渗入此孔及助听器的其他部位内，引起助听器故障；位于耳后，开关和音量控制调节不便；对于外观要求较高的人而言，这种助听器还是太大、太显眼；较大功率的耳背式助听器必须定制耳模，才能避免声反馈；容易产生堵耳效应，即耳甲腔或外耳道入口被耳模闭塞后，患者感觉自己的发声似回声或者听起来感觉沉闷而不自然。

3. 定制型助听器

定制型助听器是将助听器主要配件安装在由患者耳甲腔和外耳道形状制作出的外壳中，体积小，隐蔽性好。其主要分为耳内式助听器、耳道式助听器、深耳道式助听器，如图 5-41 所示。

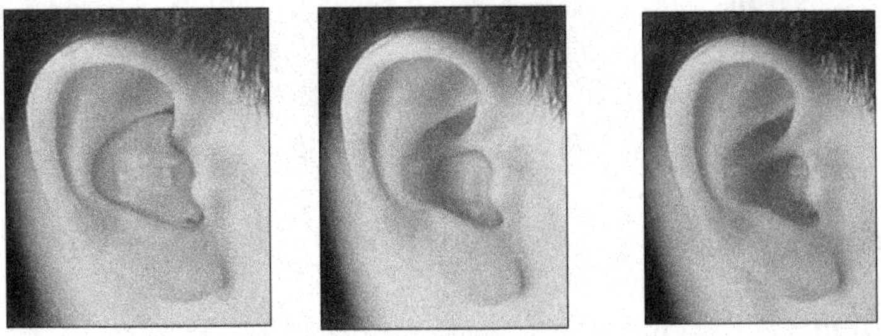

A. 耳内式助听器　　B. 耳道式助听器　　C. 深耳道式助听器

图 5-41　定制型助听器

耳内式助听器(in the ear，ITE)，是最早开发应用的定制型助听器，也是定制型助听器中最大的一种。其外壳是根据患者有耳甲腔形状定制的，占据耳甲腔、耳甲艇和外耳道，麦克风、放大器、受话器全部放在定制的外壳内，外部不需任何导线或软管。它相对于其他定制型助听器外形较大，增益较大，价格相对便宜，适合于有一定经济能力的老年人使用。

耳道式助听器(In the canal，ITC)，比耳内式助听器略小，佩戴于耳道内，不包括耳甲腔，因而更加隐蔽，是目前较为流行的助听器。

深耳道式助听器(complete in the canal，CIC)，是目前最小型的助听器，戴上它即使从侧面看也不易被发现。它能更深地进入耳道内，达到或超过外耳道的第二生理弯曲，非常接近鼓膜，它的小巧受到了许多用户的青睐，但其输出功率有限，仅适于轻度、中度听力下降者使用。

定制型助听器直接放置于耳甲腔或耳道内，使麦克风位置接近或位于耳郭生理集音点，声波传递通过耳郭反射到麦克风，从而保持了耳郭的集音和声源定位两大功能，并且有效降低声音在传递过程中产生的失真度和能量损耗，提高了清晰度和音量。定制型助听器体积小，外壳薄，美观舒适，但价格较贵且增益较小，适合人群比较窄。

4. 其他助听器

骨导助听器(图 5-42)：将声音信号转换为机械能后，通过颅骨的振动使患者听到声音，一般有眼镜式和头夹式，通常适用于传导性聋患者。但骨导助听器佩戴不舒适，声音输出有一定局限性，3 000Hz 以上频率的功率放大作用很小，对拾音方向也有限制。

开放耳式助听器(图 5-43)：把耳背式助听器的标准声管换为细声管，为了消减低频增益，有效地减小患者佩戴助听器时产生的堵耳效应，提高患者的聆听舒适度。开放式助听器比较适合听力损失较轻、堵耳效应较严重或者陡降型听力图(往往是低频较好，高频较差，两者的差值比较大)的听力损失患者。

受话器外置助听器图(5-44)：将受话器置于耳道内，而不是助听器主体内部，兼具了定制式助听器和耳背式助听器的优势，外观小巧美观，更有利于解决堵耳效应问题和防止声反馈发生。

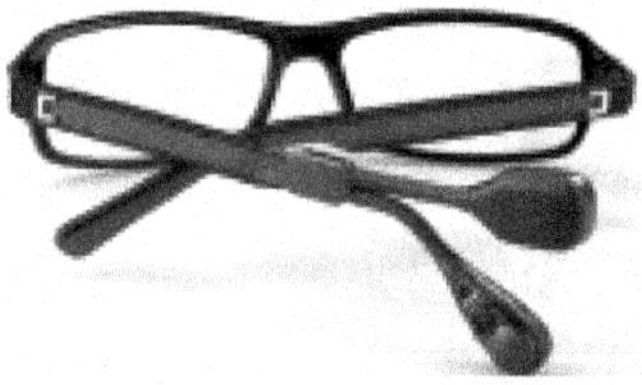

图 5-42　骨导助听器

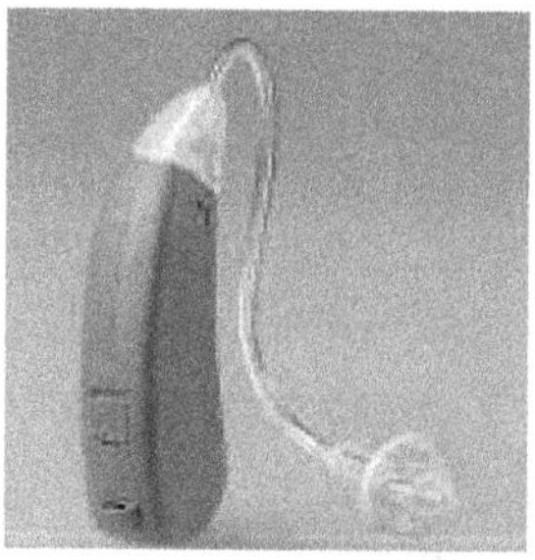

图 5-43　开放耳助听器

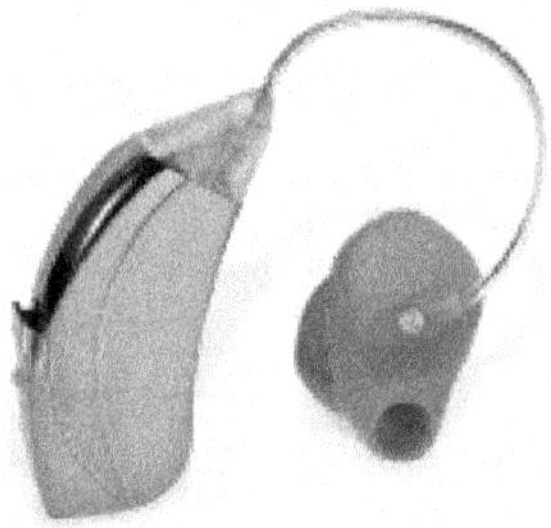

图 5-44　受话器外置助听器

(四) 助听器验配方法

1. 接诊建档

发现有听力障碍的老年人可选择专业验配机构，如医院、康复中心、专业验配门店进行助听器验配。接诊后按常规为患者建立康复档案，包括一般资料、耳聋病史、耳科检查结果。

遇到以下情况之一者，应停止推荐助听器并进行转诊处理：传导性聋；近 3 个月内发生的快速进行性听力下降；波动性听力下降；伴有耳痛、耳鸣、眩晕或头痛；外耳道耵聍栓塞或外耳道闭锁。

2. 听力评估

一般来说，对于老年人，纯音测听的结果是评估听力的主要依据。需要强调的是，在做纯音听力检查前要作耳镜检查，确定外耳状态，除测定气导听阈和骨导听阈外，还需要同时检查舒适阈与不适阈。进行纯音测听以后，对于老年人还应进行言语测听，确定言语分辨率，若言语分辨率低下，则佩戴助听器的效果较差。另外，在医院或有条件的验配机构也可以进行客观听力测试和影像学检查，辅助判断听力障碍的程度及性质。

3. 助听器预选

预选的目的是确定助听器的种类、形状、最大声输出、频响曲线等。验配师会同时推荐两三款供患者选择。老年性聋患者应进行双耳选配，有助于提高声源定位能力、提高声音响度与信噪比、提高声音的真实性与立体感，使患者听得更轻松清楚，同时还可以消除头颅对声音的阻隔和衰减，减少听力功能的退化。

4. 取耳样，制耳模

耳模不但可以使得助听器佩戴舒适，防止反馈啸叫，更重要的是可以在一定范围内改善助听器的声学效果。因此，在选配盒式助听器和耳背式助听器时，必须制作相应的耳模。

制取耳模的第一步是取耳样(图 5-45)，在检查耳郭和外耳道没有影响印模制取的因素后，在耳道的相应位置放置棉障，用特制的注射器将印模材料注入耳道，固化后取出，再由专门的机构制作耳模。

耳模根据制作材料和工艺的不同，可分为软耳模、半软耳模和硬耳模 3 种。要根据听力损失的程度和使用者的年龄确定耳模的类型及声孔、泄孔的形状。

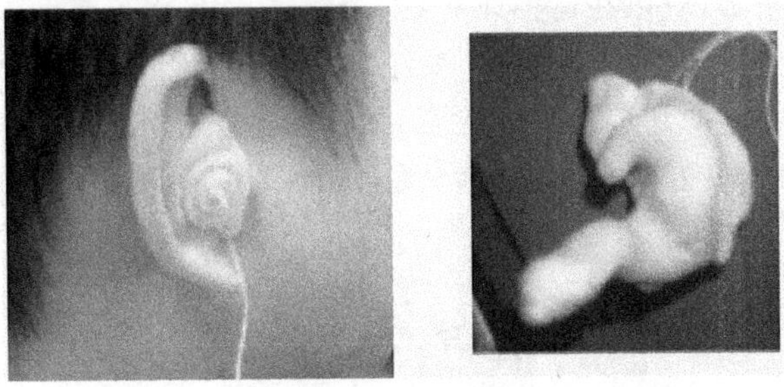

图 5-45　取耳样

5. 助听器调试

根据听力损失的性质、程度和佩戴者的年龄调整已经预选好的助听器的各项性能参数，以满足患者听取的要求。对于目前广泛使用的数字助听器来说，主要通过选择编程软件中设定的程序和验配公式来达到目的。助听器的调试可能需要进行多次，尤其是在患者使用助听器一段时间后，根据日常生活中的实际听声出现的问题进行微调。

6. 助听器效果评估

助听器效果可通过数量评估、功能评估和满意度问卷调查等方面来进行。例如，在声场条件下，测试助听器佩戴者对不同频率的、啭音或窄带噪声的听敏度，然后与言语香蕉图进行比较。还可以进行言语听觉测试、介入增益测试及助听效果满意度调查。

7. 助听器的使用、维护与指导

助听器验配之后很重要的一步是向患者或其家属交代如何佩戴和使用助听器，包括电源的开关、音量的控制、电池的更换、耳模的清洁、助听器的保养等问题，特别要告知助听器的防潮、防水常识。

8. 随访

助听器验配结束后，验配人员的工作并没有结束，还要定期对他们进行随访，了解他们听力的变化、耳模的作用、助听器的效果及辅助装置的使用情况等，以便于进行及时的指导。

(五) 助听器的使用指导与维护

有些听力障碍者在选配助听器后会有立竿见影的效果，然而，对大多数听障者来说，需要有一段时间适应和训练。患者要学会佩戴助听器的方法，尤其注意耳模与耳朵之间紧密贴合不漏气，防止产生啸叫。在适应期，助听器配戴时间应由短到长、声音音量由小到大，可先在家庭安静的环境中与家人交流，听取简单的内容，渐渐过渡到在嘈杂环境中听取复杂的内容，参与多人交流、听取电视、电话等发出的声音。

助听器是十分精巧的设备，在个别工作环境(如过热、潮湿或杂物堆积的环境)中会影响助听器的工作表现。适当的维护保养技巧可以延长助听器的使用寿命。有研究结果表明：耵聍堵塞、受潮、无意坠落冲击是造成助听器损坏的三大原因。因此，应养成每天清洁助听器的习惯，用随产品提供的毛刷将堆积在助听器耳道口周围、音量调节旋钮及电池仓处的耵聍或其他微小颗粒刷除，然后用软布轻轻擦拭助听器。将助听器置于潮湿的环境中也容易受到损坏，在诸如洗脸、游泳、沐浴或使用喷发剂时，一定要拿出助听器。在洗衣服时，也要检查口袋中是否有助听器。如果助听器受潮了，不要使用烤箱、微波炉或电吹风等干燥工具，而是要取出受潮的电池，打开助听器电池仓门，将助听器放在干燥盒内以达到驱潮的目的。因为助听器十分精巧，所以在清洁维护时，最好在铺有软布或毛巾的桌面上进行，以避免不必要的振动或丢失零部件。使用者还要注意防止日光照射，不要放置于高温处，以免机壳变形损坏。最好能够定期到选配中心检查，由专业人员清洁助听器内部并调试助听器性能，保证助听器时常处于良好状态。图 5-46 为日常保养助听器所需要的工具。

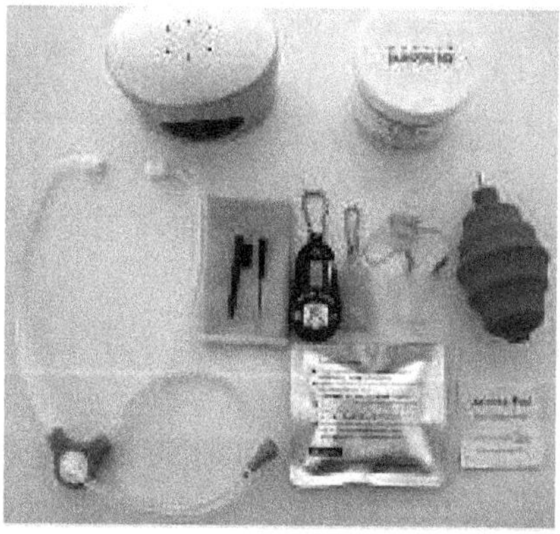

图 5-46　助听器保养套装

任务训练

听觉障碍辅助器具适配评估

认真学习听觉障碍辅助器具评估及适配知识，掌握与老年听障患者沟通技巧，按照图 5-47 所示的助听器验配流程为老年听障患者验配助听器，并仔细填写听觉障碍辅助器具适配评估表（表 5-3）。

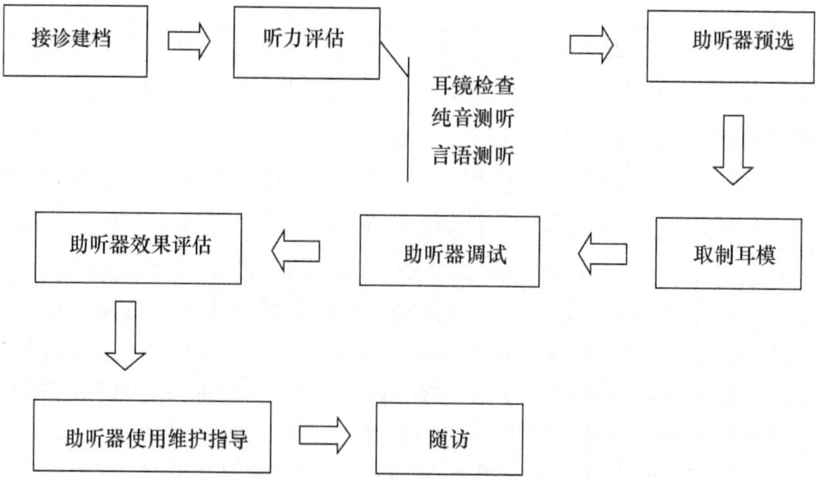

图 5-47　助听器验配流程

表 5-3　听觉障碍辅助器具适配评估表

1. 个人基本信息

姓名：　性别：□男　□女　年龄：　出生年月：

婚姻：　民族：　职业：　文化程度：

出生地：　现居地：

联系电话：　联系人及关系：

2. 功能障碍

发现耳聋时间：

耳聋时伴有其他症状：□耳鸣 左 右　□耳痛 左 右　□耳分泌物 左 右　□眩晕

耳聋原因：

□先天性听力障碍

□老年聋　□噪声和爆震　□精神和情绪

□药物中毒：□庆大霉素　□链霉素　□卡那霉素　□利尿剂　□其他药物

□疾病：□鼓膜穿孔　□中耳化脓感染　□耳硬化症　□梅尼埃病　□前庭蜗神经（Ⅷ）病

□肿瘤　□颅脑损伤　□其他

医疗病史：家族史　□无　□有　手术史　□无　□有

残疾等级：听力障碍：□一级　□二级　□三级　□四级

合并障碍：□视觉障碍　□言语障碍　□肢体障碍　□智力障碍　□精神障碍

3. 曾用辅助器具情况

未使用原因：□不需要　□无辅助器具知识　□曾用不合适　□经济原因　□其他

已使用助听器类别：□盒式助听器　□耳背式助听器　□数字助听器

□定制式助听器：□耳内式　□耳道式　□深耳道式

具体品牌与型号：左　右

使用时间：

使用效果：□适合　□部分适合　□不适合

4. 辅助器具需求与环境评估

曾用辅助器具：□继续使用　□更换　□调整

居住环境：□城镇楼房　□城镇平房　□农村楼房　□农村平房

生活环境：□家庭　□学校　□社区　□单位　□福利机构　□其他

生活照料：□父母　□子女　□配偶　□亲友　□护工　□机构　□无人照料

行动环境：□室内　□社区　□公共区域　□其他

信息环境：□书籍　□报纸　□杂志　□电脑及网络　□助视器　□交流板

具体需求：

5. 专科检查

外耳及耳道检查：

	左	右
耳郭：	□正常　□感染　□畸形	□正常　□感染　□畸形
外耳道：	□正常　□感染　□畸形	□正常　□感染　□畸形
鼓膜：	□完整　□内陷　□粘连 □充血　□穿孔	□完整　□内陷　□粘连 □充血　□穿孔
乳突：	□正常　□红肿　□压痛	□正常　□红肿　□压痛

续表

客观测试：

脑干诱发电位：　　多频稳态诱发电位：

声阻抗：　　耳声发射：

主观测试：

纯音听力测试结果

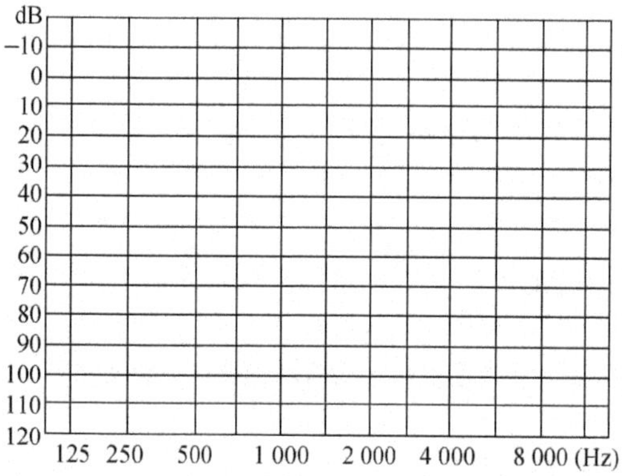

右耳

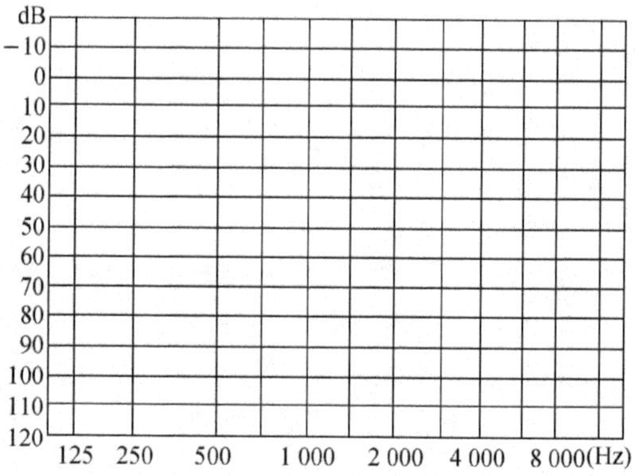

左耳

言语测听结果：左耳　　dB　　%　　右耳　　dB　　%

其他评估：

上肢精细动作：□灵活　□缓慢　□笨拙　□困难　□无

认识能力：□良好　□低下　□较差　□差

交流能力：口语表达　□清晰　□大部分清晰　□少部分清晰　□不清晰　□无

言语理解：□清晰　□大部分清晰　□少部分清晰　□不清晰　□无

肢体表达：□清晰　□大部分清晰　□少部分清晰　□不清晰　□无

佩戴助听器能力：□独立佩戴　□部分帮助　□完全帮助

雕饰维护能力：□独立完成　□部分帮助　□完成帮助

6. 助听器及耳模的适配选择

助听器品牌与型号：　左　　右

耳模种类：

7. 助听器效果评估结果

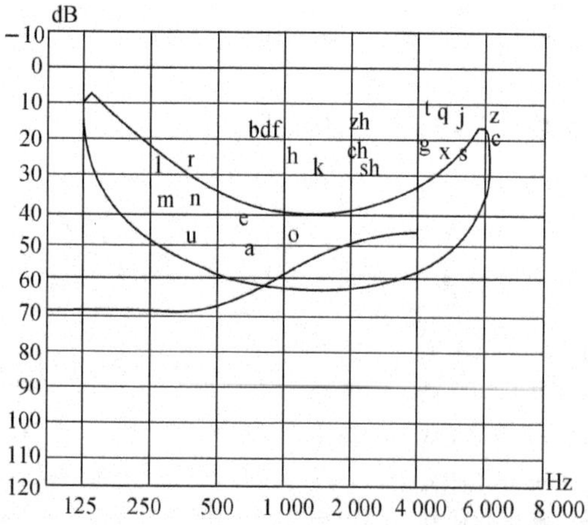

右耳

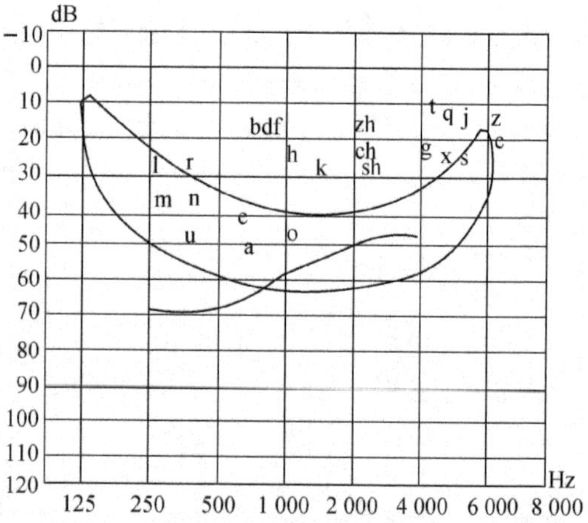

左耳

续表

辅助器具预期：□达到要求　□无法达到要求 原因：
评估人员建议：□转介治疗　□康复训练　□心理指导　□辅助器具咨询
□使用安全　□定期检修　□特殊照料　□其他
8. 辅助器具配置形式：□免费配置　□部分补助　□社会赞助　□自购
□租赁　□借用　□其他
9. 适配评估跟踪服务
第 1 次跟踪：□一周　□二周　□一月　□三个月　□半年
使用效果：□明显好转　□部分好转　□无好转　原因
建议：□定制　□更换　□调整　□环境调试　□操作训练　□其他
第 2 次跟踪：□二周　□一月　□三个月　□半年　□一年
使用效果：□明显好转　□部分好转　□无好转 原因：
建议：□定制　□更换　□调整　□环境调试　□操作训练　□其他
第 3 次跟踪：□一月　□三个月　□半年　□一年　□二年
使用效果：□明显好转　□部分好转　□无好转 原因：
建议：□定制　□更换　□调整　□环境调试　□操作训练　□其他

适配评估服务结案：□完成　□未完成
适配评估满意度：□满意　□不满意

个人签名：
评估人签名：
评估时间：

任务三　其他信息沟通辅助器具的选配

情境引入

谢爷爷，64 岁，患类风湿性关节炎 10 年，功能活动分级Ⅱ级即有关节不适或障碍，但尚能完成一般活动。最近，他发现视力与记忆力大不如前。谢爷爷兴趣爱好十分广泛，如聊天、下棋、看新闻、阅读写作等，同时他还想帮妻子完成一些家事活动，如记账、购物等。针对谢爷爷的情况，试为他选择相应的信息沟通辅助器具，使他更加方便地完成以上活动。

知识要点

除了视力及听力障碍，老年人在接收信息及进行沟通时还经常受到言语障碍、认知障碍和肢体障碍的限制。老年人用于沟通、书写、阅读、计算、提示及使用计算机的辅助器具可以帮助有言语、认知、肢体、视力等障碍的老年人接收外界信息，进行有效的沟通，提高生活质量。

一、扩大、替代沟通辅助器具

脑卒中等疾病常常导致老年人言语障碍、认知障碍，进而丧失与家人及外界的沟通能力，甚至生活自理能力，容易使他们产生沮丧、孤僻等不良情绪，严重影响生活质量。扩大、替代沟通辅助器具包括任何能帮助提高说话能力和写作能力的沟通方式，可以暂时性或永久性地代偿老年人丧失的沟通能力，提高生活品质。下面对常见的扩大替代沟通辅助器具做一个介绍。

（一）语言训练卡片（图 5-48）

适用人群：言语障碍者、认知障碍者。

功能结构：为增进言语障碍者表达能力设计的训练卡片。卡片内容多为简单、易于表达的语言。包含各类物品、颜色、形状、词性等。它也可用于训练认知障碍者辨认物体、形状。

（二）可换页沟通书（图 5-49）

适用人群：认知障碍者、言语障碍者。

功能结构：活页本形式的沟通书，内置画有不同符号的图片及标签。功能障碍者需要进行表达时，可将书翻至相应的页面。书的内容可根据需要进行设计及调整。认知障碍者可将日程表、食谱等所需提示内容以图片的形式组合在书中。

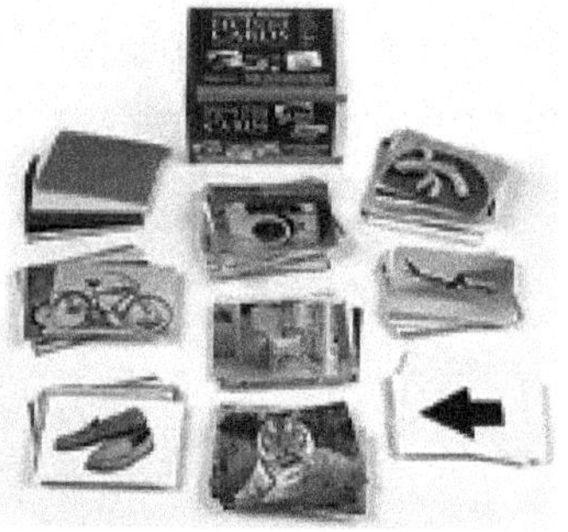

图 5-48　语言训练卡片

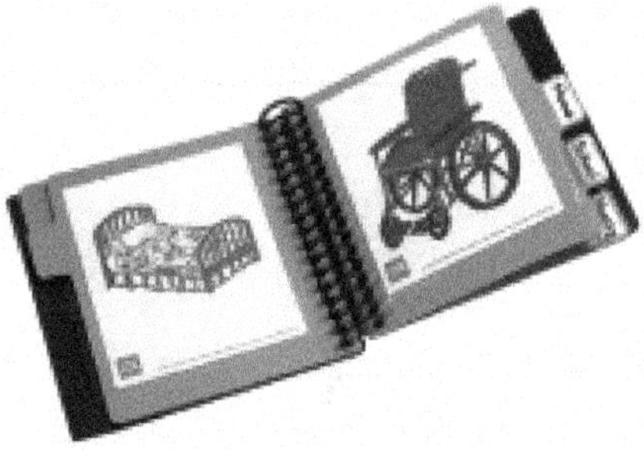

图 5-49　可换页沟通书

（三）沟通软件（图 5-50）

适用人群：沟通障碍者、认知障碍者、言语障碍者。

功能结构：此软件可安装在智能手机或平板电脑中，软件中带有上百种日常表达所需的符号意向。功能障碍者可通过 3 种方式进行操作：直接点取符号、扫描选择符号、直接键盘输入。软件带有语音输出功能。

（四）键盘沟通器（图 5-51）

适用人群：言语障碍者、听力障碍者。

功能结构：由键盘、显示屏及音箱等部分组成。使用者可将所需表达的语言用键盘直接打出显示在显示屏内，同时音箱可读出所写语言。

(五) 眼控沟通器(图 5-52)

适用人群：言语障碍者、重度肢体障碍者。

功能结构：适用于不能利用运动功能完成输入或选择的患者，多包含摄像头、显示屏、识别软件等部分。使用者可利用眼球的注视完成输入或选择，表达自己的意图。

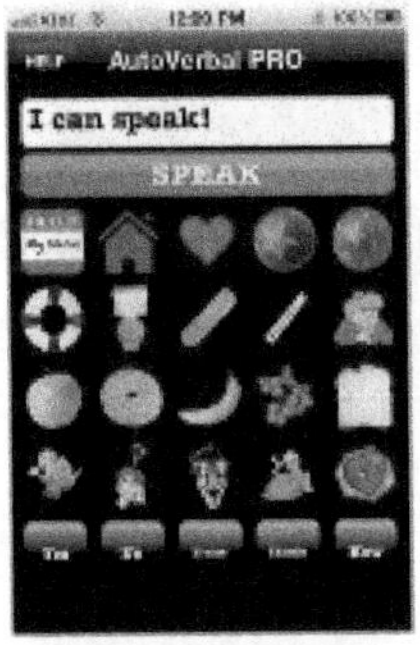

图 5-50 沟通软件

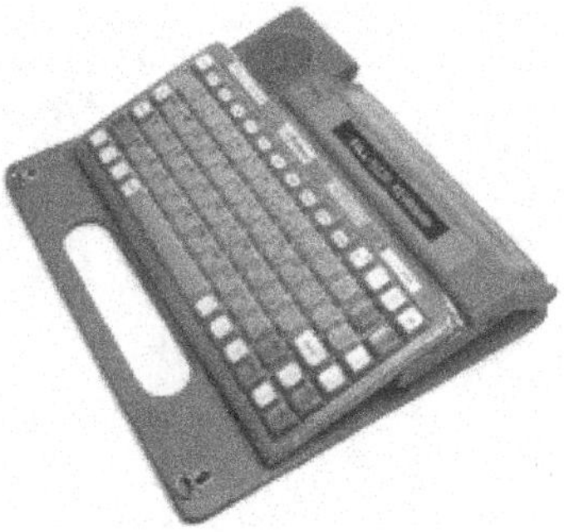

图 5-51 键盘沟通器

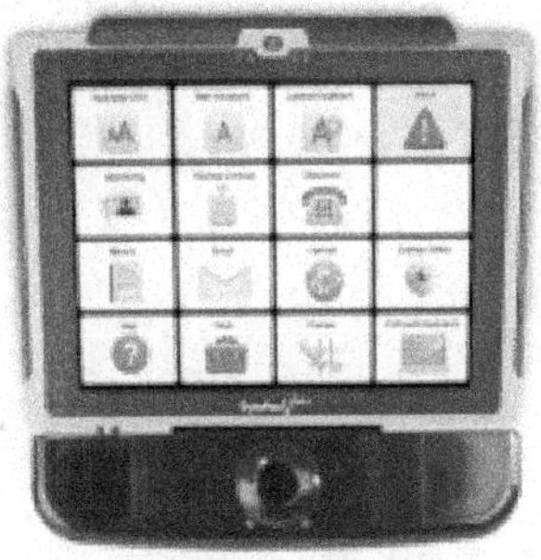

图 5-52 眼控沟通器

二、书写、阅读、计算辅助器具

(一) 增重增粗笔(图 5-53)

适用人群：罹患关节炎、多发性硬化、帕金森病等的上肢精细运动障碍者。

功能结构：笔杆重且粗，以增加持笔的稳定性。笔杆重量可根据需要进行调整。

(二) 叉形易握笔(图 5-54)

适用人群：上肢功能障碍者、关节炎患者。

功能结构：叉形的笔杆结构支持食指，而钢笔由拇指支持，无须抓握或挤捏笔便可保持书写时笔端的稳定。

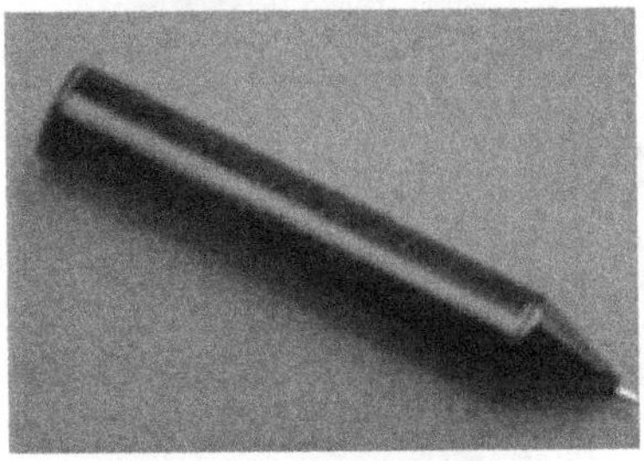

图 5-53 增重增粗笔

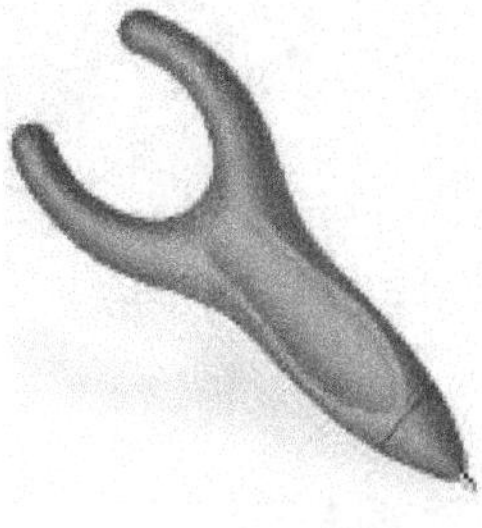

图 5-54 叉形易握笔

(三) 持笔器(图 5-55)

适用人群：抓握困难者、上肢精细运动障碍者。

功能结构：万能袖带的设计，装有可调辊锁卡具固定笔。可根据需要调节执笔角度。

(四) 阅读架(图 5-56)

适用人群：肢体障碍者、卧床者。

功能结构：由金属支架和托板组成。可放置在床上或轮椅车上，供患者阅读书籍、报纸、杂志时使用。阅读架的位置、角度可根据使用者的需要调节。

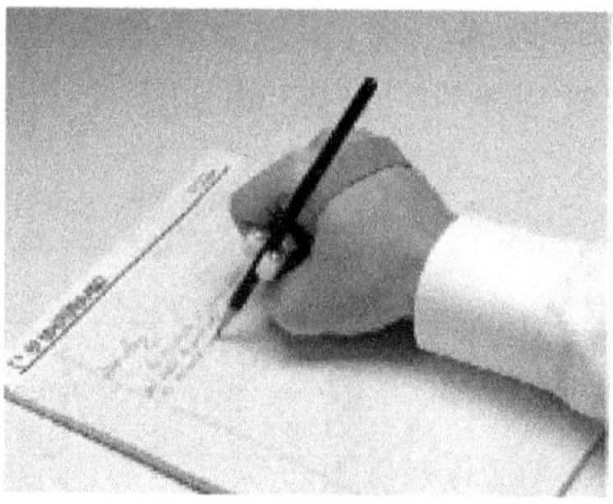

图 5-55 持笔器

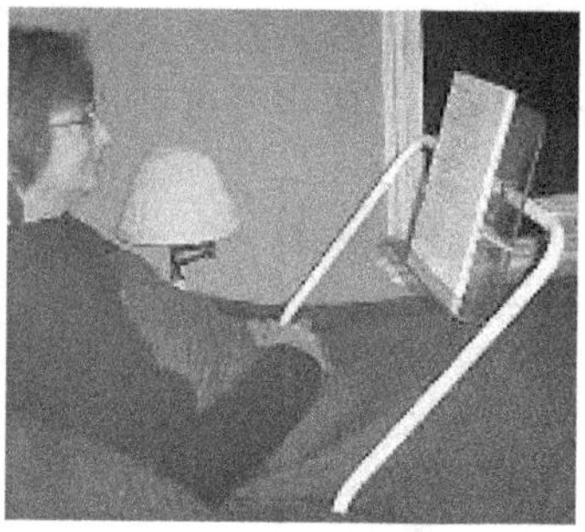

图 5-56 阅读架

（五）电子翻书器（图 5-57）

适用人群：肢体障碍者、卧床者。

功能结构：可将书本、杂志、报纸固定在书架上，通过患者的残余功能（如吹气或单个手指运动）控制橡皮滚子自动翻动书页，可前翻、后翻。书架可根据需要调节不同的角度。

（六）大字计算器（图 5-58）

适用人群：视力障碍者、肢体障碍者。

功能结构：配有大型显示屏幕和放大的液晶数字及按键；面板颜色设计反差明显，数字键、功能键、计算键分别以不同颜色标示以便于识别。

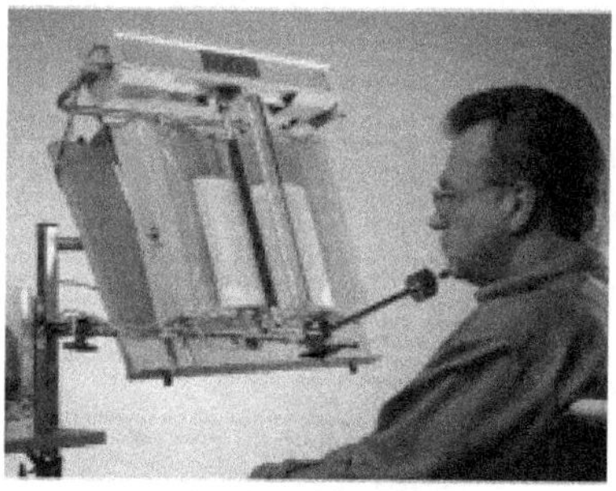

图 5-57 电子翻书器

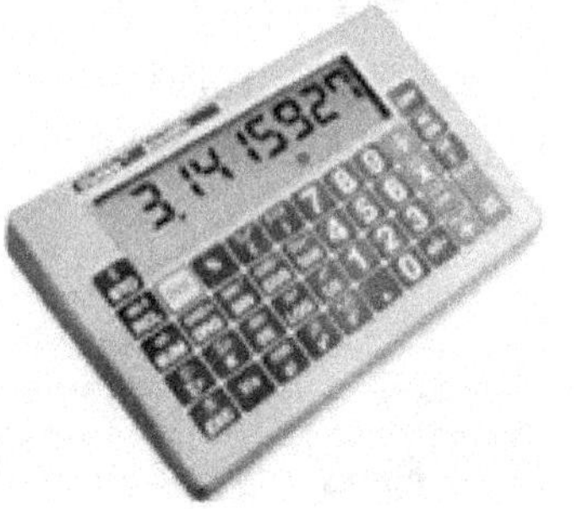

图 5-58 大字计算器

三、提示辅助器具

（一）多功能闹钟（图 5-59）

适用人群：老年人、视力障碍者、听力障碍者。

功能结构：带有大视觉显示屏，大字显示时间，内置亮度可调的闪光灯；大声音频报时器报时，可调节音量；枕头振动垫，震动闹铃。

（二）电话紧急报警系统（图 5-60）

适用人群：老年人、行动不便者需紧急医疗救助时。

功能结构：包括一个主机及一个无线挂件，当需紧急救助时，按下无线挂件上的按钮，它会自动拨打家人的电话及110、119、120急救电话。可自行设置5个紧急联络电话号码，并播放事先录好的求助语音。

(三) 失物定位器(图5-61)

适用人群：视觉障碍者、认知障碍者、记忆障碍者。

功能结构：将物品与无线传感器连在一起，当物品丢失时，按压遥控器上的按钮向无线传感发射信号，传感器会放出蜂鸣声，提示物品所在。在27.5m范围内均可使用。

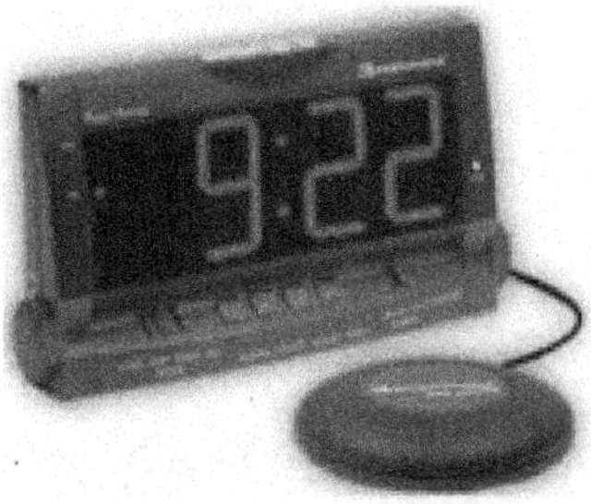

图5-59　多功能闹钟

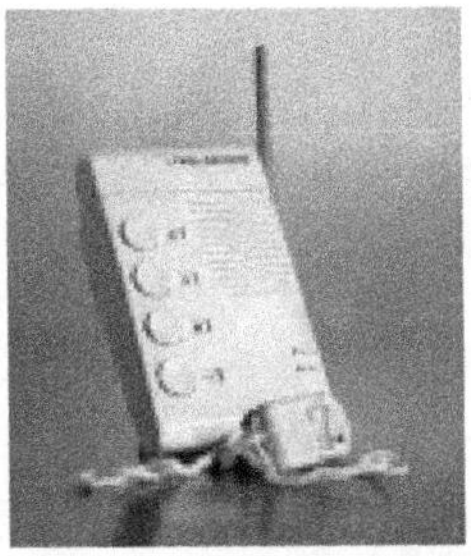

图5-60　电话紧急报警系统

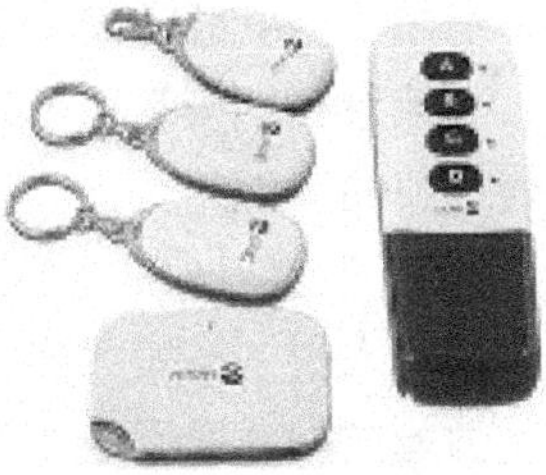

图5-61　失物定位器

(四) 门槛提示器(图5-62)

适用人群：视力障碍者、肢体障碍者、老年人。

功能结构：由压力感应踏板与报警器组成，当人踏上放于门槛前的踏板时，会有自动语音提示有门槛。

(五) 烟雾警报器(图5-63)

适用人群：听力障碍者、视力障碍者、认知障碍者。

功能结构：为听力障碍者、视力障碍者、认知障碍者设计的烟雾报警装置。由烟雾报警器、闪光灯和配线组成。当室内烟雾达到一定浓度时，自动报警，并有闪灯信号。

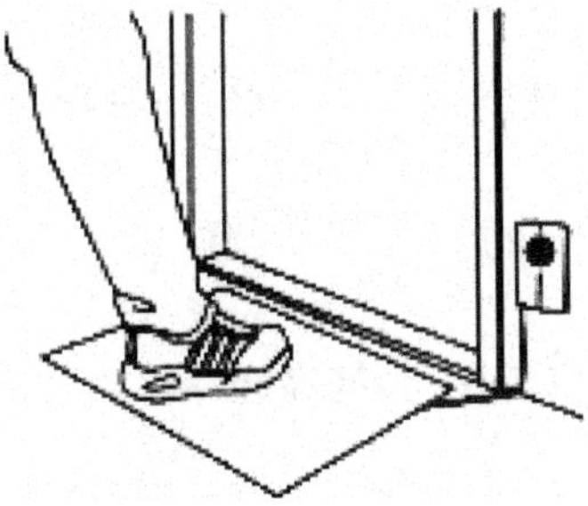

图5-62　门槛提示器

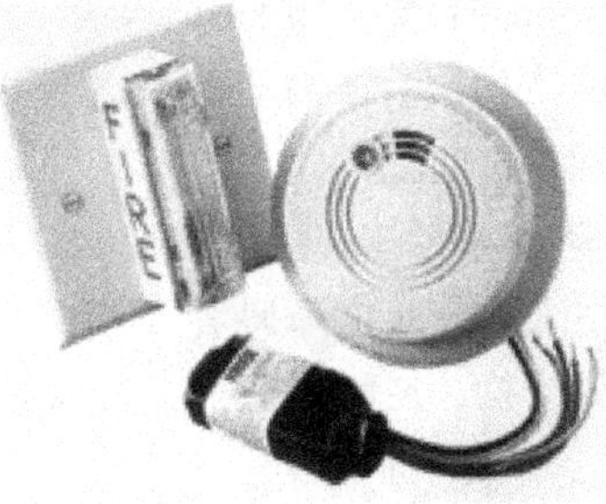

图5-63　烟雾警报器

四、信息化辅助器具

随着信息技术的不断发展，电脑在人们的工作及生活中的作用日益增大。老年人空余时间较多，子女白天不能陪伴左右，邻居大多单门独户，交往甚少，久而久之易导致孤独自闭。这时，如果有电脑陪伴，开博客、逛论坛、听音乐、看电影、玩游戏或看新闻，能满足老年人喜欢热闹、追求时尚的心态，在开阔眼界的过程中增添生活乐趣。同时，电脑可以增加老年人与外界沟通的机会，如网络聊天、电子邮件等功能可以帮助他们与家人、老朋友、志同道合者交流信息，减轻和消除了老年人的孤独感，活跃了家庭气氛。电脑还可以帮助老年人完成日常生活，如网上购物、网上缴费等，免去出门排队的麻烦。还有的老年人能借助电脑，发挥余热，从事某些简单轻松的工作。

（一）硬件

1. 大字键盘（图 5-64）

适用人群：肢体障碍者、视力障碍者。

功能结构：按键尺寸较大，按键上字体较大，适合手部精细控制协调能力不佳者及视力障碍者使用。

2. 单手键盘（图 5-65）

适用人群：偏瘫患者、单手操作者。

功能结构：适用于单手操作者，单手操作也能获得较快的打字速度，减少手部疲劳。

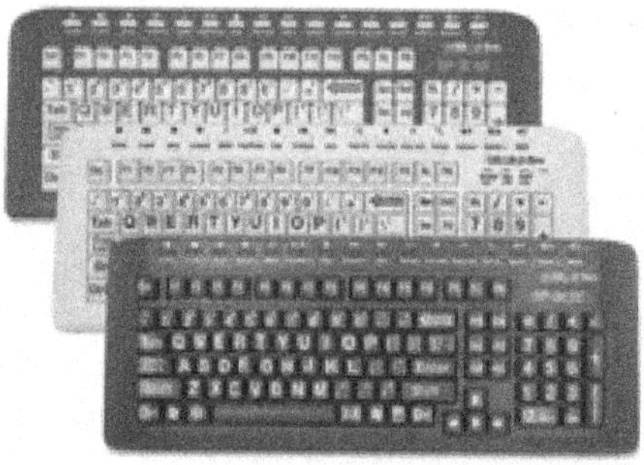

图 5-64　大字键盘

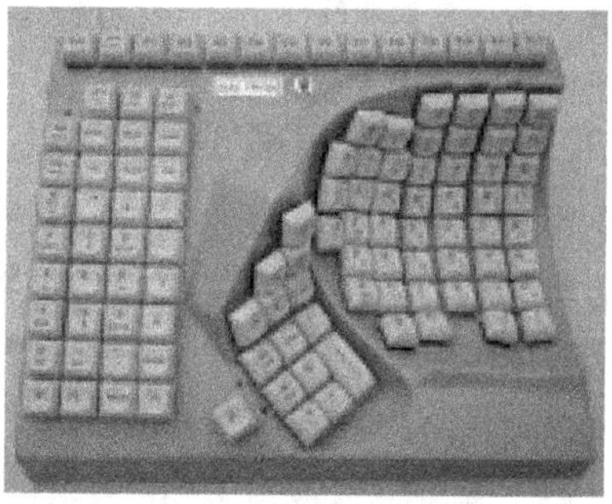

图 5-65　单手键盘

3. 轨迹球鼠标（图 5-66）

适用人群：肢体障碍者。

功能结构：手精细功能障碍者不用移动鼠标，用手掌或脚掌就可以自由地轻轻转动轨迹球，从而完成操作。

4. 加重鼠标

适用人群：肢体障碍者。

功能结构：在鼠标中加入配重块，适合手部震颤的患者使用，提高光标移动的准确性。

5. 手写板（图 5-67）

适用人群：老年人、肢体障碍者。

功能结构：利用手或脚触摸移动光标、输入文字和图片，适合有肢体障碍或不会使用输入法的老人使用。

6. 头戴式耳麦（图 5-68）

适用人群：老年人、肢体障碍者。

功能结构：耳机与麦克风的整合体，不会输入法的老年人或肢体障碍者可以用它及语音识别软件等完成语音输入功能。

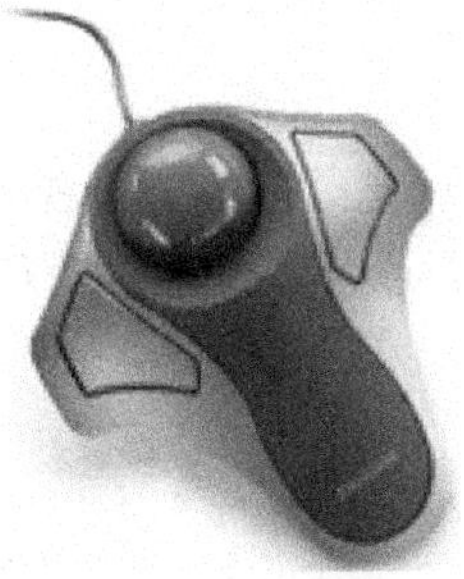

图 5-66　轨迹球鼠标

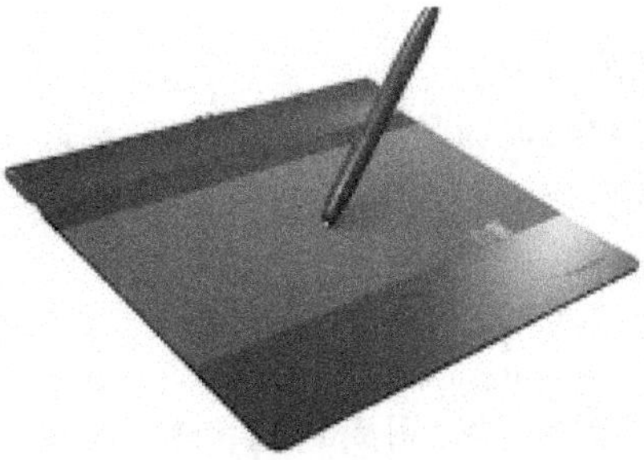

图 5-67　手写板

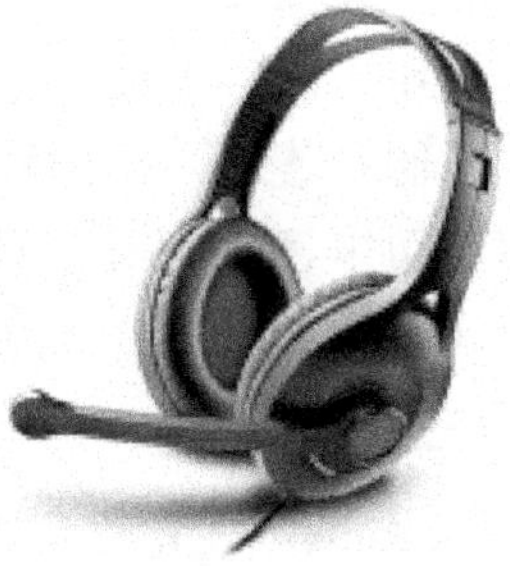

图 5-68　头戴式耳麦

(二) 软件

1. IBM Viavoce 语音输入法

适用人群：老年人、肢体障碍者。

功能：该系统是一个语音识别软件，可用于声控打字和语音导航。只要通过麦克风对着计算机讲话，不用敲键盘即可输入汉字，每分钟可输入 150 个汉字，是键盘输入的两倍，是普通手写输入的 6 倍。该系统识别率可达 95%以上。

2. Zoom Text 屏幕放大软件(图 5-69)

适用人群：低视力者、老年人。

功能：Zoom Text 是特别为低视力者、老年人使用电脑而设计的电脑屏幕放大软件。可随意调节屏幕，放大倍数为 2～16 倍，有高对比度鼠标，同时有语音输出功能。

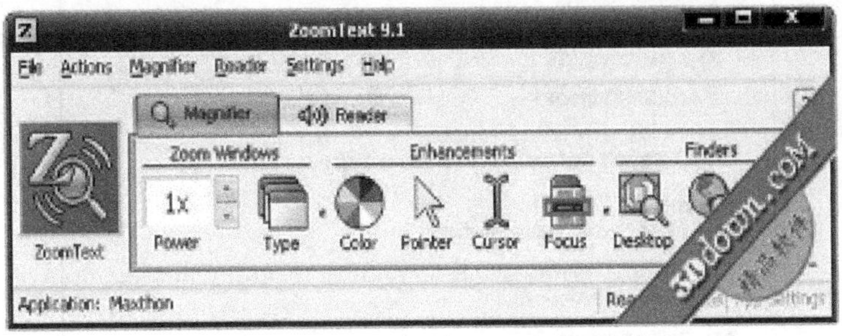

图 5-69　Zoom Text 屏幕放大软件

3. 屏幕键盘软件(图 5-70)

适用人群：肢体障碍者。

功能：在屏幕上显示虚拟键盘，允许那些有肢体障碍的用户用鼠标、游戏杆、大按钮等输入设备输入数据。

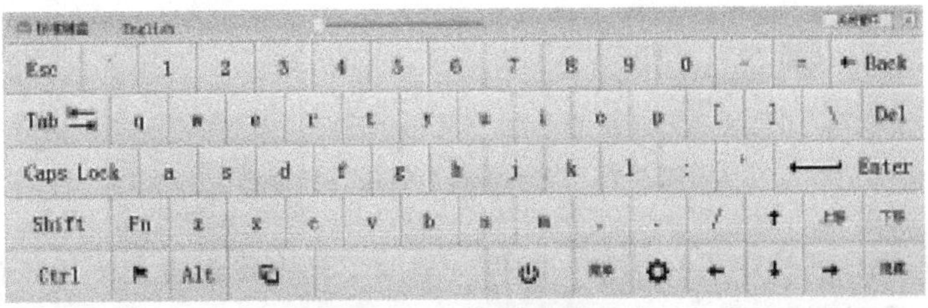

图 5-70　屏幕键盘软件

4. 按键精灵

适用人群：老年人、肢体障碍者。

功能：定义一个热键，实现一系列的键盘按键动作、鼠标点击动作、鼠标移动动作、输入字符串动作、延迟动作。肢体障碍者可用于一键综合多键功能，如设定一个热键完成 Ctrl+Alt+Delete 的同时点击动作。

（三）通用设计

1. Windows 自带设置及轻松访问(图 5-71)

功能：在 Windows 系统控制面板的显示设置中，可以设置屏幕分辨率、更改窗口字体等，使屏幕显示更适合老年人使用。在控制面板鼠标及键盘设置中可更改相关参数，使老年人及肢体障碍者更好地使用鼠标和键盘。例如，右侧肢体障碍者可切换鼠标主要和次要按钮，手部震颤的患者可增加键盘按键的重复延迟等。

Windows 7 系统新加入的“轻松访问中心”有利于功能障碍者更轻松地使用电脑。它的功能包括：放大镜可以放大计算机屏幕的任一部分；讲述人是一个屏幕阅读程序，可以朗读屏幕上现实的文本；屏幕键盘可以配合输入硬件设备使用屏幕上的键盘来输入；可以快捷设置鼠标、键盘、显示器等。

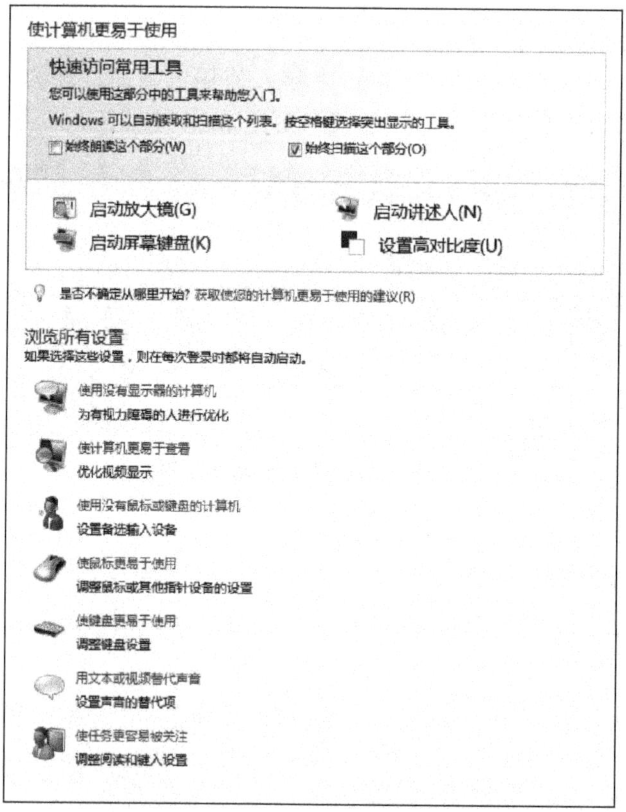

图 5-71　Windows 7 轻松访问中心

在 Windows XP 系统中可在程序—附件—辅助工具中找到放大镜及屏幕键盘功能。两个系统在键盘上同时按下 Win+U 按钮，便可快捷启动这些设置。

2. 360 安全桌面(图 5-72)

功能：360 安全桌面是一款桌面管理软件，整合了社区聊天、视频、音乐、新闻、游戏、小说、购物等日常必备软件。减少页面层级，使主要应用程序一目了然，操作简单。

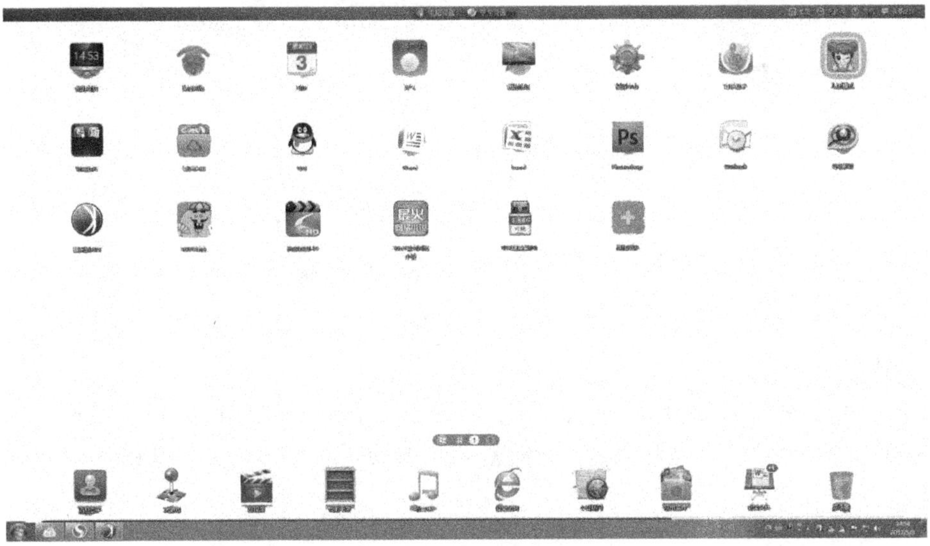

图 5-72　360 安全桌面

3. 腾讯 QQ 多功能辅助输入(图 5-73)

功能：这是为打字慢、不会打字的肢体障碍者、老年人等更多群体也能轻松地使用 QQ 产品而设计的功能。有语音消息、手写输入、语音识别等功能，配合手写板和麦克风完成输入，让在线沟通方式变得更立体及丰富。

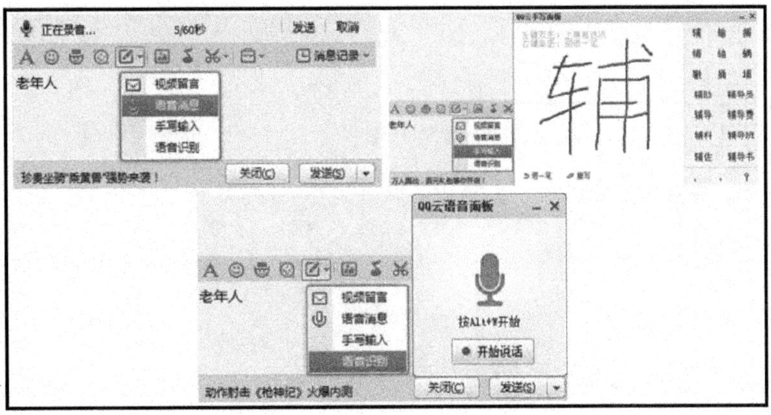

图 5-73　QQ 多功能辅助输入

4. 百度老人搜索(图 5-74)

功能：百度老人搜索频道在数百万网站中遴选出适合中老年用户的常用网站，并进行了分类收录和及时更新；尽量减少了搜索时的文字输入量，甚至无须打字；手写输入框，可通过鼠标或手写笔取代键盘，在输入框中输入搜索关键词进行搜索查询；页面字体更大；减少了搜索结果的链接层数、减少跳转；没有任何商业推广类信息。

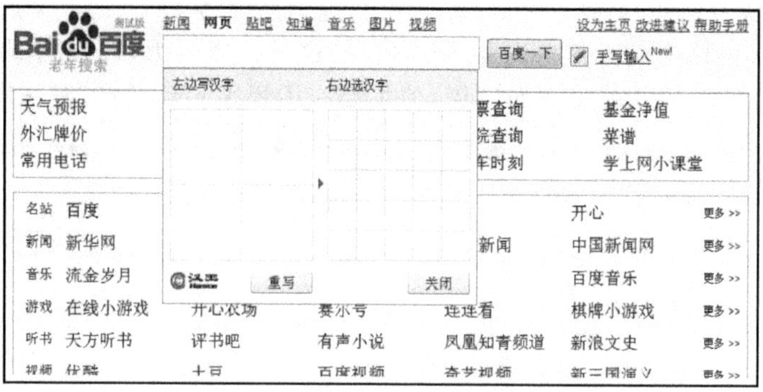

图 5-74　百度老年搜索

任务训练

为家中的老年人购买电脑硬件、设置电脑，教会他们使用常见功能，如上网看新闻、看博客、QQ 聊天、网上对弈、看影视剧、网上缴费、网上购物等。并拍摄视频教程。

项目六　老年人健康管理辅助器具选配

学习目标

√ 能选用合适的辅助器具对老年人的人体形态和心理状态进行评估。

√ 能选用合适的辅助器具对老年人的生命体征和运动功能进行检测。

√ 能选用合适的辅助器具帮助老年人预防疾病发生、促进疾病恢复。

√ 能选用合适的辅助器具对老年人的知觉、运动、言语功能进行训练。

√ 掌握老年健康评估类、医疗保健类和功能训练类辅助器具的种类、适用人群和功能结构。

√ 具备与老年人进行沟通和交流的能力。

√ 具备对老年人服务的责任心和耐心。

健康管理(health management)是对个体或群体的健康进行全面监测、分析、评估、提供健康咨询和指导，以及对健康危险因素进行干预的全过程。其宗旨是调动个体和群体及整个社会的积极性，有效地利用有限的资源来达到最大的健康效果。具体做法是为个体和群体提供有针对性的科学健康信息并创造条件采取行动来改善健康。

老年期不同于人生的其他阶段，因老化而导致健康受损和患各种慢性病的比例较高。对老年人我们不仅重视疾病本身，而且更看重老年人的生活功能方面是否健康。辅助器具不仅为全面提高老年人的日常生活活动能力和生活质量提供设备支持，而且对老年人健康起到保持和促进作用。

任务一　选配老年人健康评估辅助器具

情境引入

李爷爷，68岁，打水时不慎被开水烫伤右前臂、右小腿及右足，局部疼痛，水疱破裂，基底潮湿，均匀发红。试根据李爷爷的病情选择合适的辅助器具进行健康评估。

知识要点

按照医学界的传统观念，健康就是没有临床症状，且以客观测量方法找不到身体某部分显现病态的证据。1948年，世界卫生组织把健康定义为“不仅是身体没有疾病，而且是在身体、心理、社会方面的完好状态”。

因此，在对老年人进行健康评估时，应注意全面考虑，既要处理已经发生的问题，又要预防潜在问题的发生。同时，在对老年人作健康评估时，要结合老年人的特点进行，故将评估概括为以下几个方面。

第一，生理方面的评估：除了常规的病史、体征检查，还要了解老年人最近服用药物的情况、存放了哪些药品、哪些是遵医嘱服用的、哪些是自行服用的。有些疾病的症状要通过交谈和观察才能发现，而不是通过检查发现。

第二，生活能力的评估：老年人独立生活能力的高低对其生活质量有直接的影响，也是评价老年人健康水平的重要指标，如吃饭、穿衣、如厕等基本日常生活能力，也包括钱财、购物、接听电话及使用家用电器的能力等社会适应能力。

第三，心理、社会方面的评估：心理方面情况可通过对生活的态度、对家庭成员的评价、回答问题的准确性和反应速度等反映出来，还包括认知能力以及情绪状态等方面的内容。这些评估可以通过量表完成。

第四，社会方面的评估：包括社会支持系统的情况、经济来源、老人对医疗服务的利用情况等。有些时候，心理社会方面的问题成为影响健康的主要因素，如评估老年人的消瘦状况时，不只考虑营养的摄入和消化功能方面的问题，还应考虑有无孤独感、经济是否拮据、外出购物是否缺乏交通工具等，因为这些情况可直接影响老人食物的获得。

本任务将老年健康评估辅助器具分为躯体评估辅助器具和心理评估辅助器具两类加以介绍。

一、躯体评估辅助器具

（一）人体形态评估辅助器具

1. 人体测量尺（图6-1）

适用人群：各类人群。

功能结构：卷尺内有弹簧结构，可测量人体的长度、周径，单位以厘米显示。

2. 皮下脂肪测量计（图 6-2）

适用人群：各类人群。

功能结构：可通过测量皮下脂肪厚度评估人体脂肪含量、营养状况等。测量范围可达 60mm。

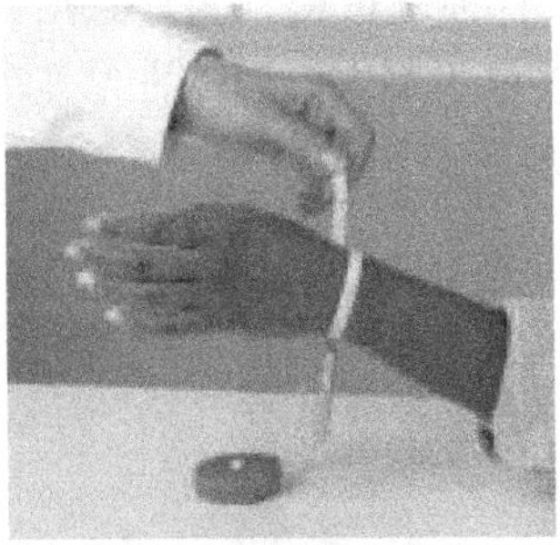

图 6-1　人体测量尺

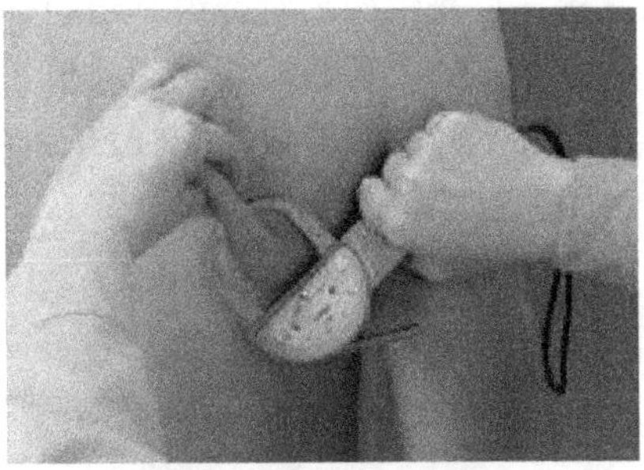

图 6-2　皮下脂肪测量计

3. 脊柱侧凸测量计（图 6-3）

适用人群：脊柱侧凸者。

功能结构：可测量脊柱侧凸的角度，以及颈屈、胸屈、腰屈的弯曲角度。测量结果单位有厘米、毫米和角度标识。

（二）身体功能检测辅助器具

1. 电子血压计（图 6-4）

适用人群：各类人群。

结构功能：可以显示血压、脉冲时间、日期，并能清晰地读出测量值，有多重记忆区间。

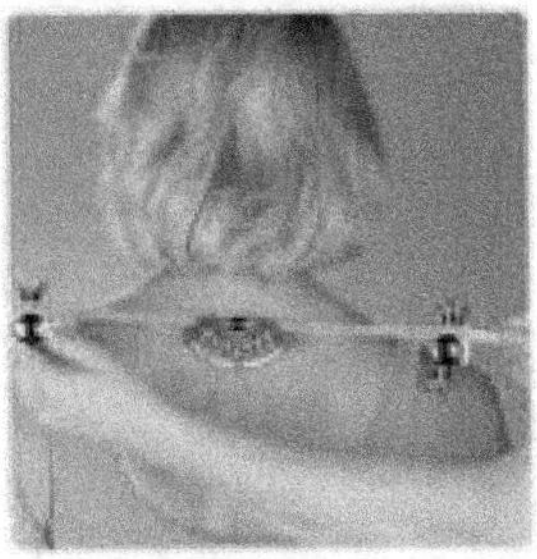

图 6-3　脊柱侧凸测量计

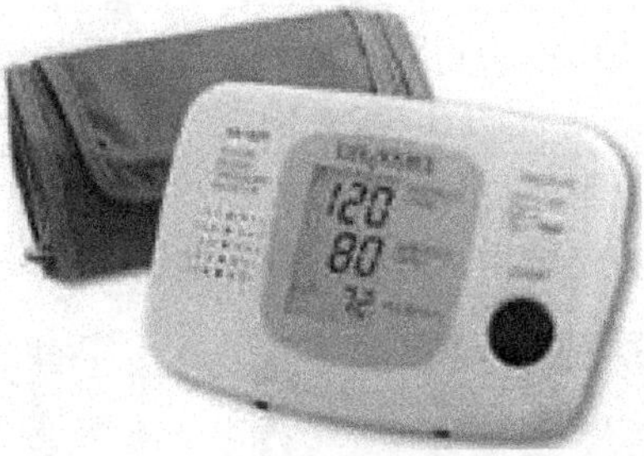

图 6-4　电子血压计

2. 语音输出血糖仪（图 6-5）

适用人群：盲人或低视力的糖尿病患者等。

功能结构：语音输出血糖监视系统，可发出清晰的语音用于引导使用者每一步的血糖测试操作，如插入测试带、滴一滴血等，可以读出血糖值，并能储存多达 100 个的血糖测试结果。系统包括了一个血糖监视器、声音输出设备、测试带、刺血针、检查带、听筒、装载盒和说明书。

3. 电子体温计

适用人群：各类人群。

功能结构：家用鼓膜温度计，数字测量，几秒内即可将结果显示在液晶屏上，测量结束时灯会亮起并报警。尖端柔软，1 分钟自断电功能，可储存 8 个温度值。

耳式体温计如耳温枪(图 6-6)是通过测量耳朵鼓膜的辐射亮度，非接触地实现对人体温度的测量。只需将探头对准内耳道，按下测量钮，仅有几秒钟就可得到测量数据，非常适合急重病患者、老人、婴幼儿等使用。但在使用初期，使用者由于不太熟悉这种操作方式，可能会得到几个不同的测量数据，一般来讲实测最大值即为所要数据。使用者熟悉后会比较满意这种体温计。

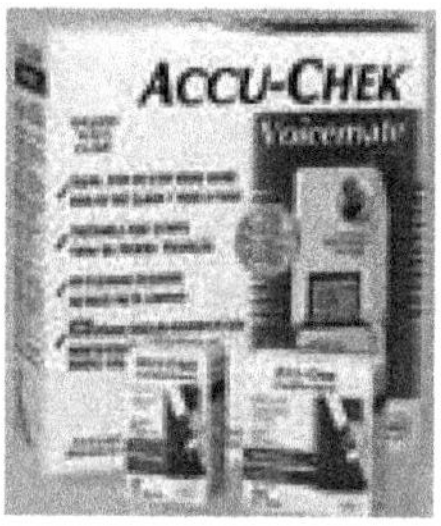

图 6-5　语音输出血糖仪

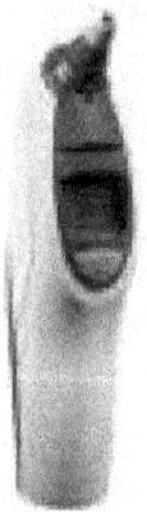

图 6-6　耳温枪

4. 握力计(图 6-7)

适用人群：各类人群。

功能结构：用于测量手的握力。由刻度盘、手柄支架和弹簧组成。刻度单位为磅或千克。

5. 捏力计(图 6-8)

适用人群：各类人群。

功能结构：用于测量手指和手关节的力量。

6. 背拉力计(图 6-9)

适用人群：各类人群。

功能结构：用于测量背肌力的大小。测量范围为 272.4～300kg。

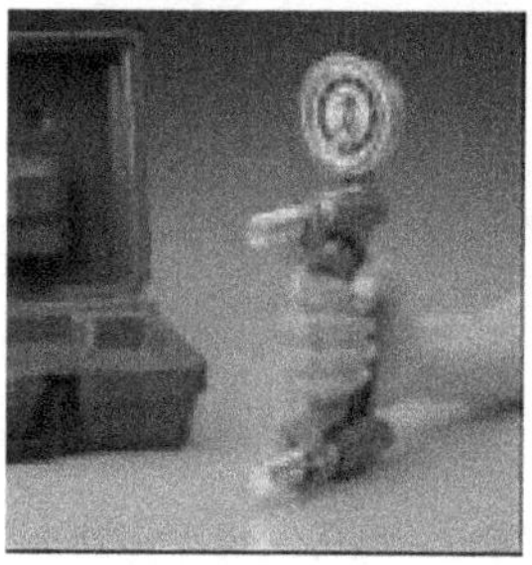

图 6-7　握力计

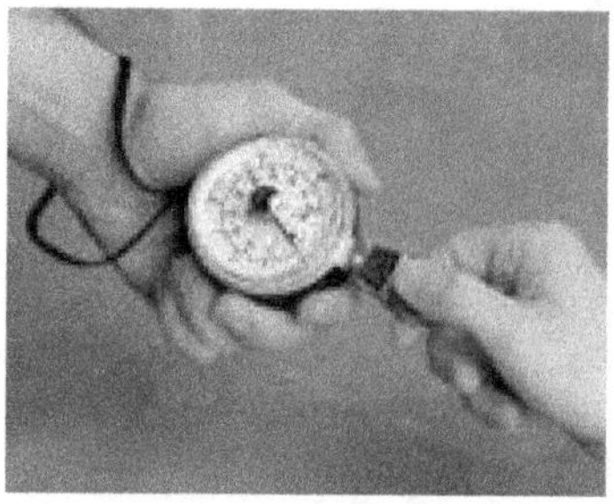

图 6-8　捏力计

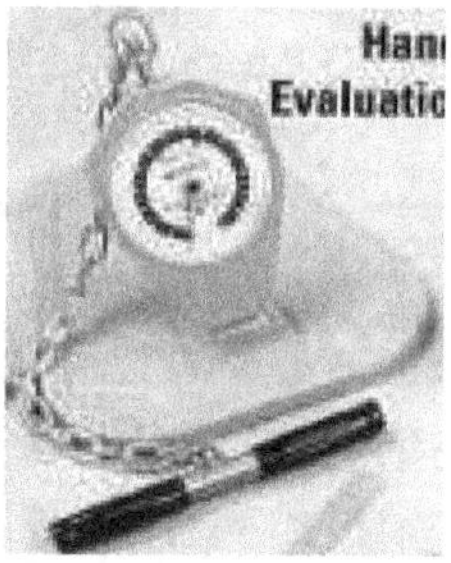

图 6-9　背拉力计

7. 量角器(图 6-10 和图 6-11)

适用人群：各类人群。

功能结构：用于人体关节活动度的测量。通常由一个带有圆形或半圆形角度计的固定臂及一个普通长度尺(称为移动臂)组成，两臂交点用铆钉固定，为量角器的轴心。

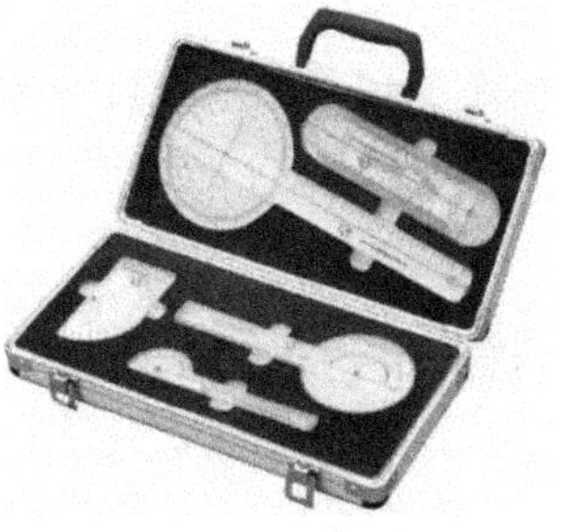

图 6-10　量角器

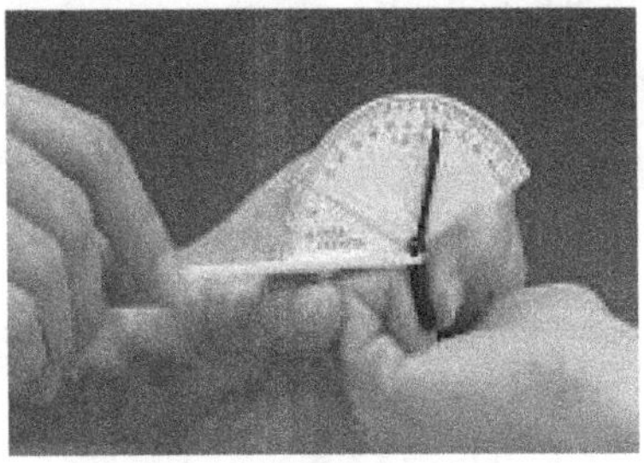

图 6-11　量角器使用示范

8. 步态分析仪(图 6-12)

适用人群：平衡障碍者、下肢残疾者或步行障碍者。

功能结构：用于分析步行模式，测定动态平衡功能，预测跌倒危险，以及评估穿戴矫形器的必要性和疗效。本系统带有一条可携带的地毯。当人们在地毯上行走时，系统可测量出步长、步速、步态变异率和其他步行参数。所有参数均可在几分钟内记录和扫描。

9. 触觉测试器(图 6-13)

适用人群：糖尿病或神经疾病患者。

功能结构：用于评定触觉、两点辨别觉，神经在体表的支配范围或植皮术前后的皮肤触觉，以及感觉训练。此仪器包含两个塑料底盘，每个底盘上都有一系列不同间隔的塑料竖杆。

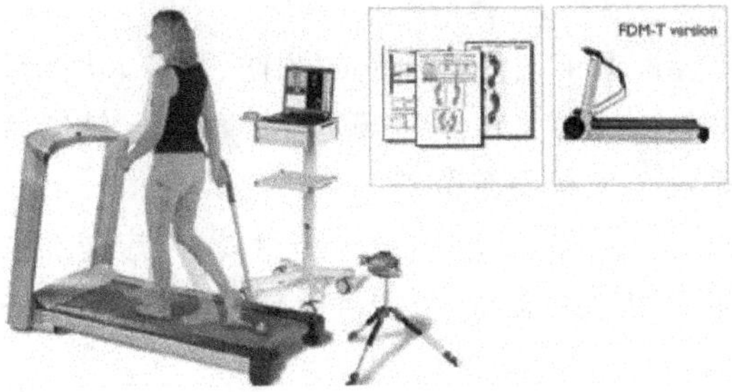

图 6-12　步态分析仪

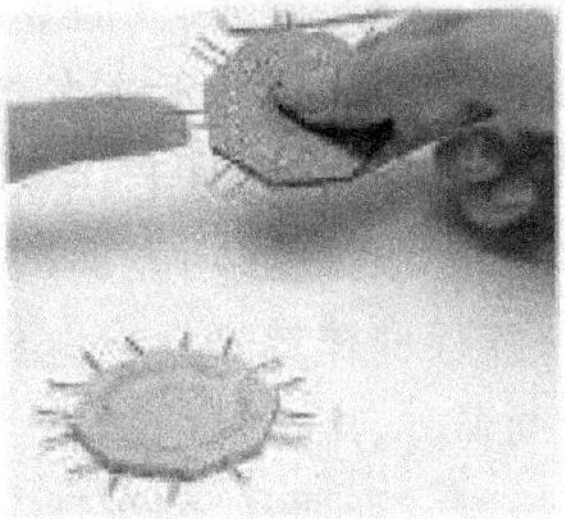

图 6-13　触觉测试器

二、心理评估辅助器具

1. 洛文斯顿作业疗法认知评定成套测验(图 6-14)

适用人群：脑外伤或脑卒中患者。

功能结构：用于作业治疗评定和治疗中的认知功能评定。被测者在 30～45min 内完成 20 项综合测试。测试范围涉及定向力、视觉及空间感、抽象推理能力等。

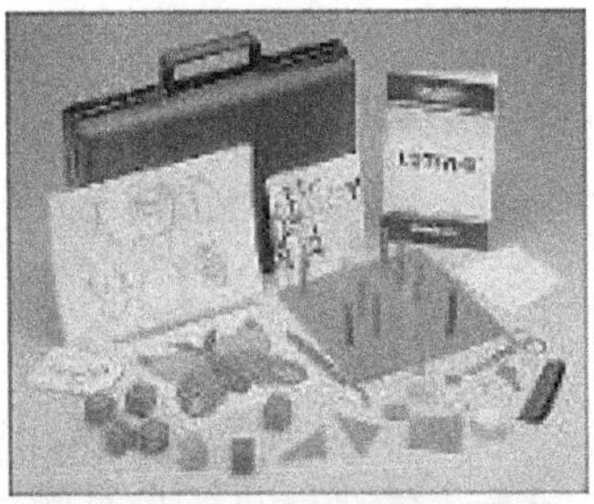

图 6-14　洛文斯顿作业疗法认知评定成套测验

2. 心理测试和评估材料

适用人群：智力障碍者、精神障碍者。

功能结构：用于成人或青少年心理测试和评估，包含

31个量表，如瑞文标准推理测验、卡特尔16种人格测验、埃森克个性测验等。

任务训练

某单位要组织一次对本单位离退休职工的身体素质评定。该单位可以借助哪些辅助器具来评估本单位离退休职工的身体素质？

任务二　选配老年人医疗保健辅助器具

案例导入

王爷爷，66岁，患慢性支气管炎、阻塞性肺气肿已10余年。神志清楚，消瘦、无力，呼吸、心率尚平稳，可进行轻体力活动，病情时而反复。除医院常规治疗外，还可选择哪些辅助器具改善其呼吸功能？

知识要点

世界卫生组织老年卫生规划项目提出，老年保健是指在平等享用卫生资源的基础上，充分利用现有的人力、物力，以维护和促进老年人健康为目的，发展老年保健事业，使老年人得到基本的医疗、护理、康复、保健等服务。

老年保健是以维持和促进老年人健康为目标，为老年人提供疾病的预防、治疗、功能锻炼等综合性服务，同时促进老年保健和老年福利发展的事业。例如，建立健康手册、健康教育、健康咨询、健康体检、功能训练等保健活动，都属于老年保健范畴。

老年医疗保健辅助器具将主要介绍呼吸治疗辅助器具、循环治疗辅助器具、光疗辅助器具、热疗辅助器具、冷疗辅助器具、水疗辅助器具、牵引辅助器具、药物供给辅助器具、防压疮辅助器具、按摩辅助器具、刺激器等。

一、呼吸治疗辅助器具

1. 氧收集器（图6-15）

适用人群：呼吸系统疾病患者。

功能结构：可用于呼吸功能欠佳者的氧疗。此款为可携带式氧收集器，居家、工作、旅行时皆可使用，还包含充电器、装载架、携带包、锂电池、面罩。

2. 空气净化器（图6-16）

适用人群：呼吸系统疾病患者。

功能结构：通过六阶段过滤步骤去除室内83.6m^2房屋中空气的变应原、细菌、霉菌、病毒、真菌。氧合器可将臭氧转换成氧气。设备有4个调速挡。收集器需要清理时显示器的红灯将会提示。

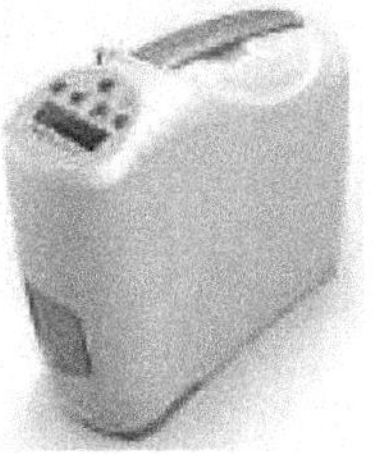

图 6-15　氧收集器

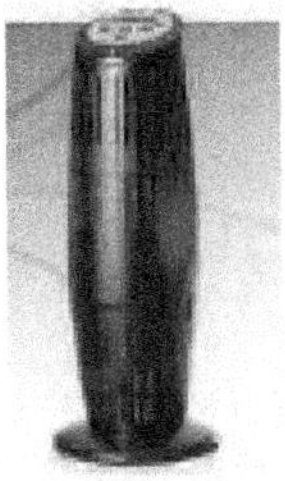

图 6-16　空气净化器

3. 超声雾化吸入器(图 6-17)

适用人群：哮喘或其他呼吸系统疾病患者。

功能结构：仪器带有面罩、烟嘴口、20 个药杯、5 个过滤器、连接器和一个携带包。可在旅行或使用大剂量药物时提供快速的药物吸入治疗。

4. 血氧监测计(图 6-18)

适用人群：循环或呼吸系统疾病患者。

功能结构：用于呼吸功能受限者的血氧监测，并可同时测量脉搏。两项指标均可在显示屏显示。仪器记忆功能可保存 99 名被测者的数据。

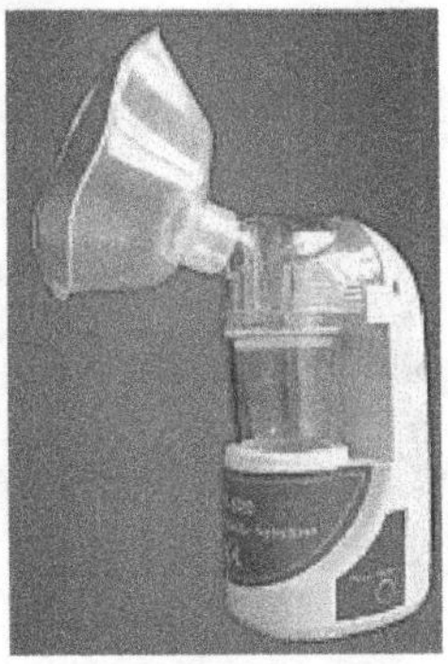

图 6-17　超声雾化吸入器

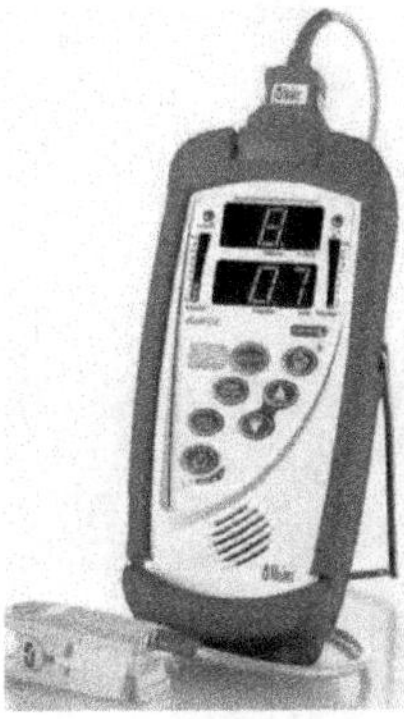

图 6-18　血氧监测计

5. 呼吸肌训练器(图 6-19)

适用人群：呼吸系统疾病患者。

功能结构：此款手持式呼吸机训练器允许使用者通过衔嘴进行呼吸，并用刻度盘调节进入阀门的空气量来对呼吸提供阻力，以训练呼吸肌的功能。由衔嘴、鼻夹和末端带有阀门的圆柱管组成。

6. 呼吸训练成套工具(图 6-20)

适用人群：言语、呼吸功能障碍者。

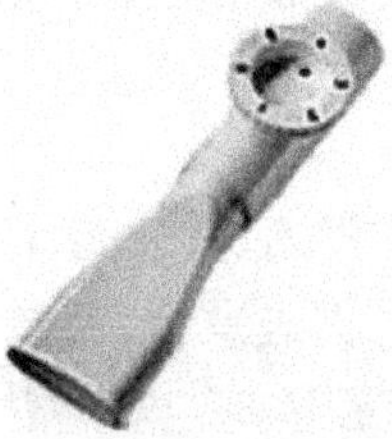

图 6-19　呼吸肌训练器

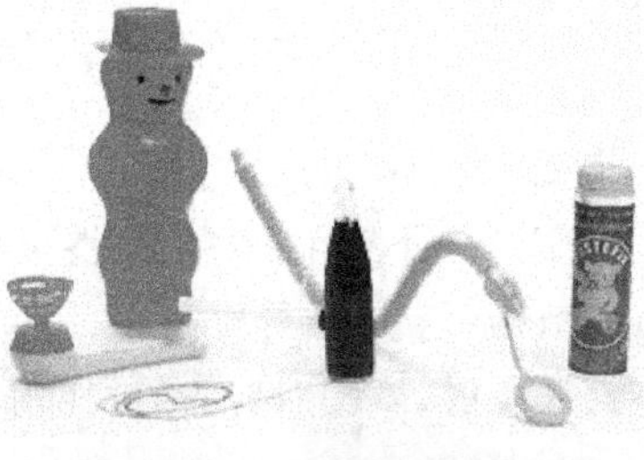

图 6-20　呼吸训练成套工具

功能结构：训练工具包括小熊吹泡玩具、两个无声吹气玩具和一个有声的延长吹气玩具。呼吸运动完成难度按从中等到高等来设计。

二、循环治疗辅助器具

1. 抗水肿袜套(图 6-21)

适用人群：血液循环障碍、压力性溃疡者。

功能结构：通过弹力加压促进血液回流减轻水肿。护腿袜套由可清洗的尼龙制成，并由绷带缠绕调节合适的压力。护腿袜套上有圆形空洞可放置伤口上方以便观察。

2. 加压装置(图 6-22)

适用人群：血液循环障碍者。

功能结构：由压力服和充气加压装置组成。通过护套在身体所需部位充分加压，以帮助由血液循环问题引起的肿胀。

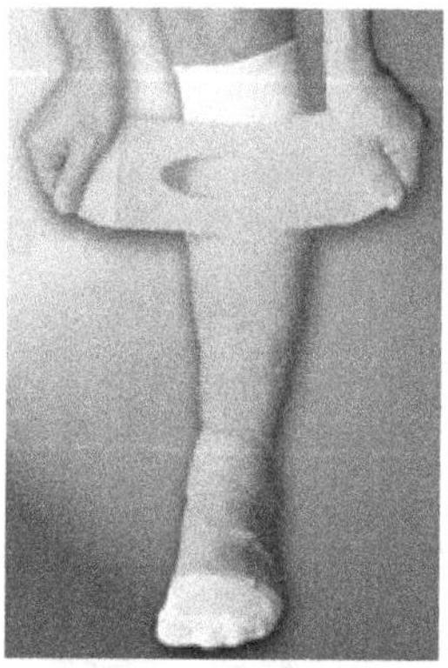

图 6-21 抗水肿袜套

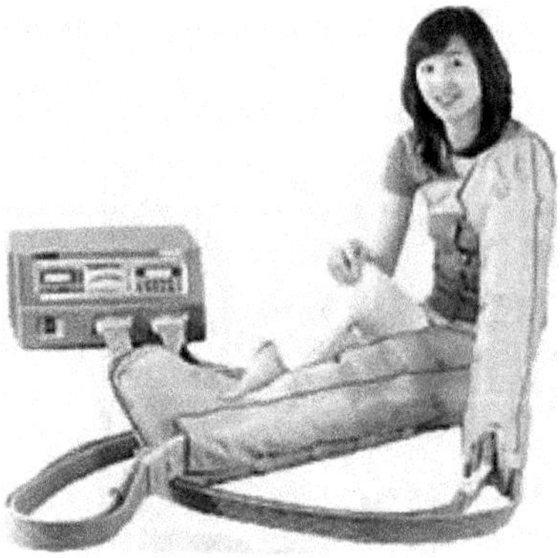

图 6-22 加压装置

三、光疗辅助器具

1. 红外线治疗仪

适应证：软组织损伤、烧伤后创面、术后组织粘连、皮肤溃疡、压疮、浅静脉炎、关节炎、慢性胃炎、慢性肠炎、气管炎、肺炎、慢性盆腔炎、周围神经损伤、神经炎、神经痛、神经性皮炎、斑秃、湿疹。

功能结构：具有消炎、镇痛、缓解肌痉挛、促进组织愈合和周围神经再生功能。操作时移动灯头，使灯头中心对准患处，距离治疗部位 30～50cm。治疗过程中患者不要随意变换体位，防止身体触及灯泡，引起烫伤。避免红光直射眼部，头面部治疗时，患者可以戴墨镜防护。

2. 紫外线治疗仪

适应证：较浅表组织的化脓性炎症，以及伤口、静脉炎、佝偻病、皮肤病、部分腔道感染。

功能结构：紫外线具有消炎、镇痛、杀菌、脱敏、抗佝偻病、促进愈合、调节机体免疫力作用。有全身照射、体腔照射、局部照射等方法。

四、热疗辅助器具

1. 足部保暖器(图 6-23)

适用人群：移动障碍者、关节炎患者等。

功能结构：羊毛袜，高度至踝部，柔软的纤维材料，保持足部温暖和干燥。可机洗。

2. 手部保暖器

适用人群：关节炎患者、手部循环差的人士等。

功能结构：羊毛暖手筒(图 6-24)双面可翻转，一面为羊绒材质，另一面为羊皮材质，两端有手部开口，可机洗。

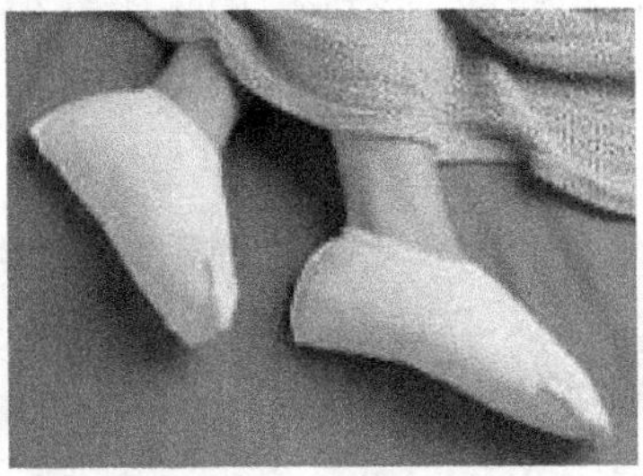

图 6-23　足部保暖器

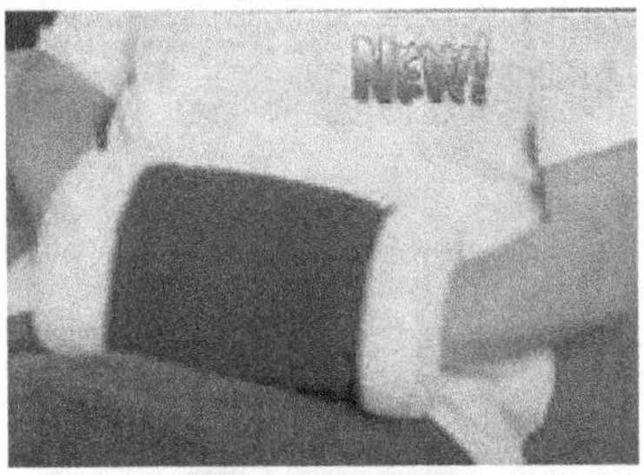

图 6-24　羊毛暖手筒

3. 取暖垫(图 6-25)

适用人群：关节炎患者、肌僵硬患者、肌疼痛患者等。

功能结构：使用者可保持身体温暖、舒适，让身心在按摩治疗中起到放松的功效。便携式加热垫耐用、柔软、由防水的聚氯乙烯材料制成。加热垫有 4 个可调节的热量设置，1 小时不用的自动断电功能，外层保护垫可拆卸洗涤。

4. 热敷包(图 6-26)

适用人群：关节炎患者、肌僵硬患者、肌疼痛患者等。

功能结构：围巾内部有一小口袋，填满了冰块、亚麻籽、丁香、熏衣草、迷迭香、金边花等，外层为柔软的聚酯绳绒织物，两端各有一个环形皮带。可在微波炉中加热，或在冷冻机中冰冻，外层包裹物可手洗。此外，还有置于腰部、背部的热量围带(图 6-27)。

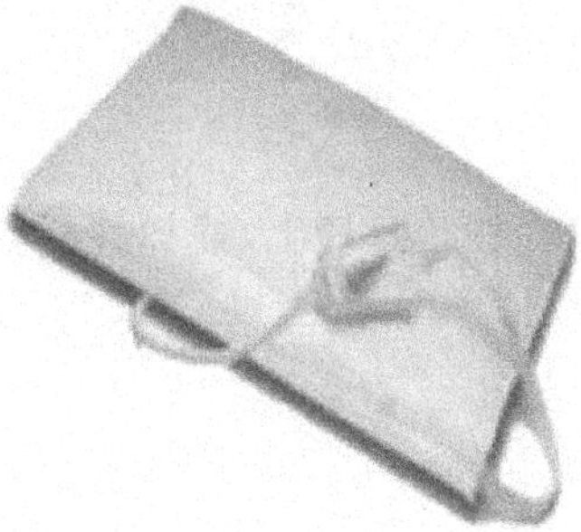

图 6-25　取暖垫

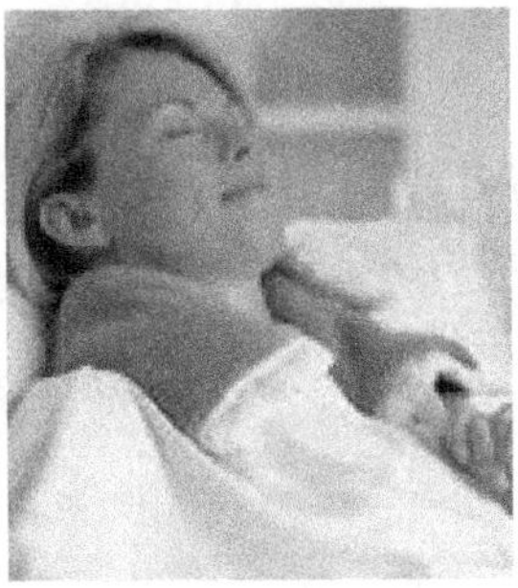

图 6-26　热敷包

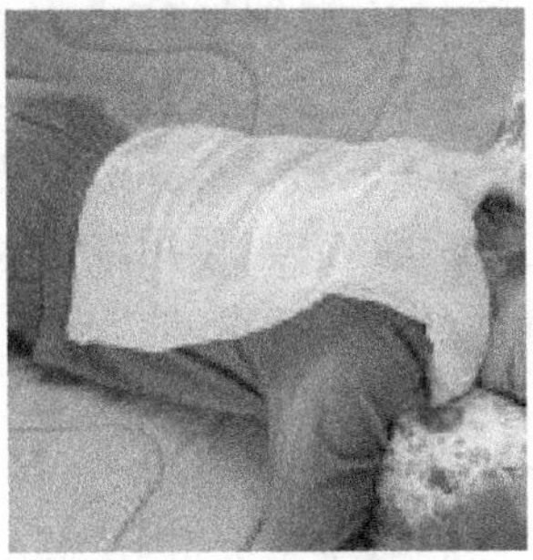

图 6-27　热量围带

五、冷疗辅助器具

1. 身体降温系统

适用人群：多发性硬化患者、其他神经系统疾病患者等。

功能结构：身体降温背心(图 6-28)可穿在衣服里层或外层，背心有 11 个可重复使用的冰袋，并在肩部和两侧通过魔术贴调节。前侧拉链开合。

2. 足部冰袋套(图 6-29)

适用人群：足部和足跟部疼痛者等。

功能结构：用于减缓脚后跟骨刺、足底筋膜炎、肌腱炎等各种疾病的疼痛。带有可拆卸的胶状口袋，提供定向的冷治疗。除足部之外，尚有肩部、手指、膝关节、腰部等部位的冰袋以治疗相应部位的疾患。

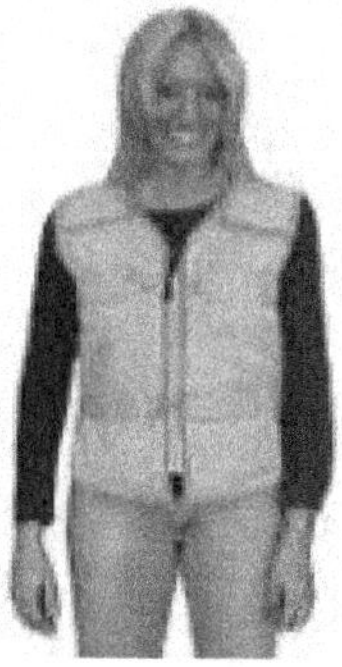

图 6-28 身体降温背心

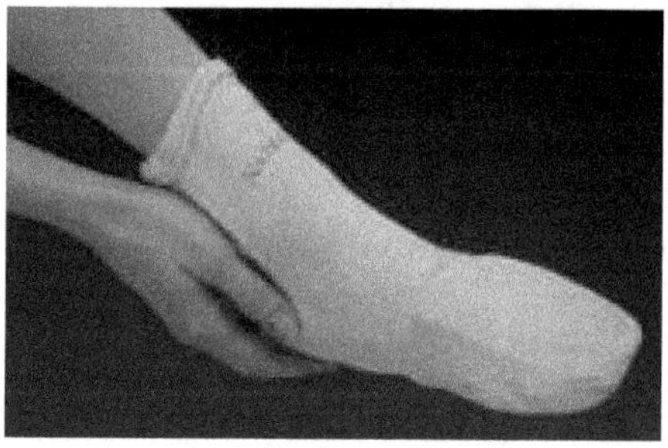

图 6-29 足部冰袋套

3. 冷空气治疗仪

适用人群：急性创伤开放性伤口及冷敏感患者。

功能结构：对于急性创伤能达到止血、缓解疼痛、消炎和预防水肿的作用。冷空气治疗仪通过提取周围环境的空气将其冷却而产生可控流量的冷气，通过管道喷射到治疗部位，无须与皮肤直接接触。

六、水疗辅助器具

举例：垂直水池(图 6-30)。

适用人群：肢体运动功能障碍者。

功能结构：采用温热水，肢体运动功能障碍者在水中躺(或坐)在治疗椅上，或抓住栏杆进行水平方向、垂直方向和坐位的运动。

七、牵引辅助器具

1. 腕关节牵引器(图 6-31)

适用人群：腕关节活动障碍者。

功能结构：可减轻腕部软组织的压力。相互缠绕的绷带在治疗过程中可达到避免损伤腕管的作用。

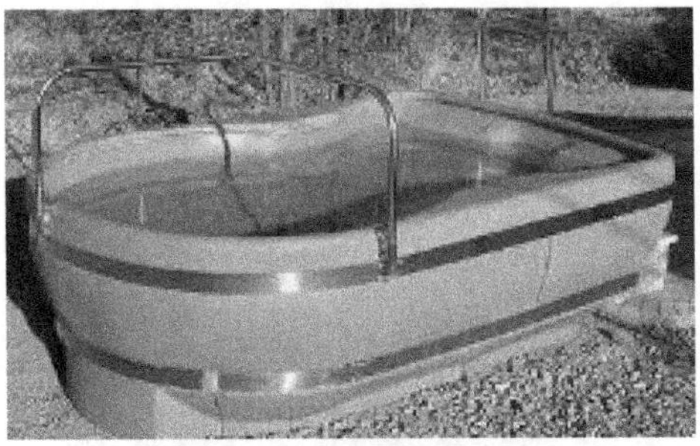

图 6-30　垂直水池

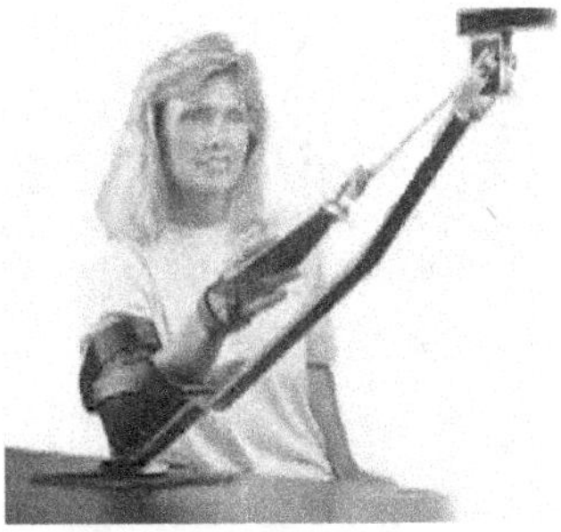

图 6-31　腕关节牵引器

2. 颈部牵引器(图 6-32)

适用人群：颈椎病患者。

功能结构：用于颈椎牵引。设备包括 20 磅(9.07kg)重的水袋，一个墙壁牵引板、一个 30.5cm 的挂绳杆，一个"S"形挂钩，牵引绳和可调节的尼龙缚头带。

3. 背部牵引器(图 6-33)

适用人群：背部疼痛者。

功能结构：用于减轻伴有肌肉痉挛、坐骨神经痛、头痛、紧张所引起的背痛。设备中的悬浮点可支撑体重、对肌肉产生压力。脊柱悬空在中间通道有利于背部被动牵伸。

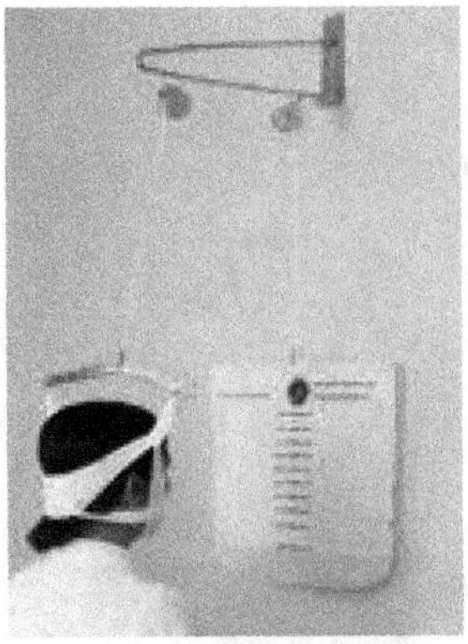

图 6-32　颈部牵引器

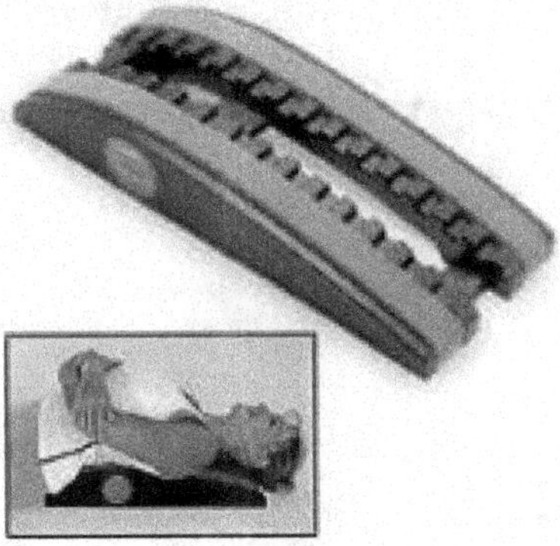

图 6-33　背部牵引器

八、药物供给辅助器具

1. 滴眼剂分发器(图 6-34)

适用人群：精细运动障碍者，抓握障碍者，手部肌肉力量受限者等。

功能结构：可以牢固地夹住大部分滴眼剂瓶子，同时使用者可以用更小的力量挤压瓶子。

2. 振动药物提醒器(图 6-35)

适用人群：记忆障碍者、认知障碍者、老年人等。

功能结构：用于提醒那些需要时常提醒吃药的人士，每天自动进行提醒无须重复设置。可调节声音和振动强度。

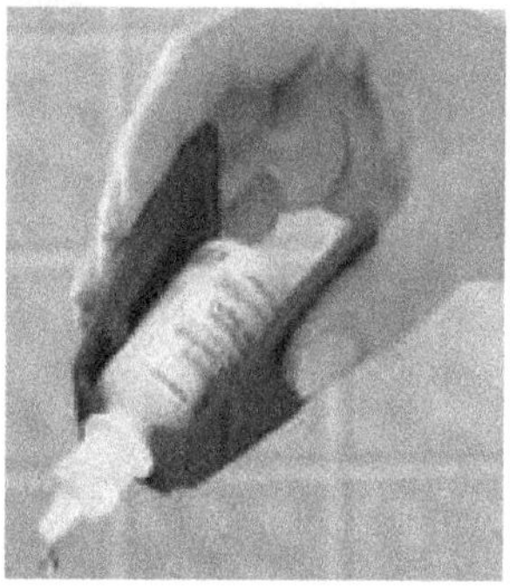

图 6-34　滴眼剂分发器

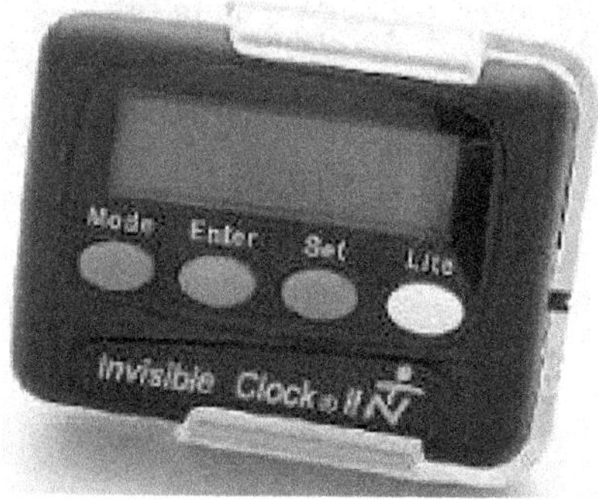

图 6-35　振动药物提醒器

3. 药丸压碎机(图 6-36)

适用人群：服用药物者。

功能结构：药丸压碎机具有可以容纳各种形状药丸的镶嵌件，便于切割，同时还提供了储存空间。

4. 药箱(图 6-37)

适用人群：每天需多次服药者。

功能结构：可以安全地储存和运输各种类型药物，全绝缘的药箱，包括了 6 个药物隔间、维生素专用箱、药丸分离器、药匙和可反复使用的前额温度计。

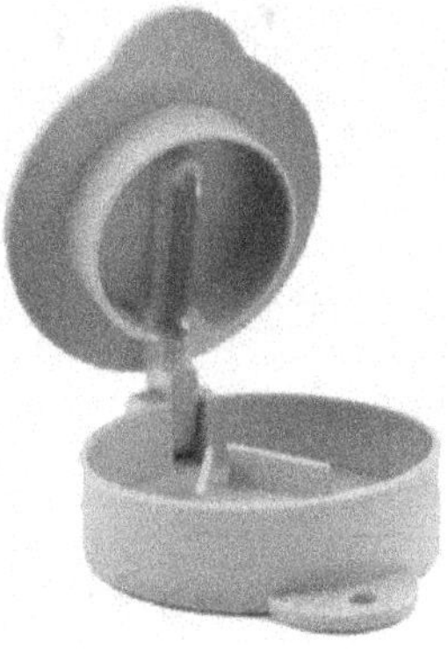

图 6-36　药丸压碎机

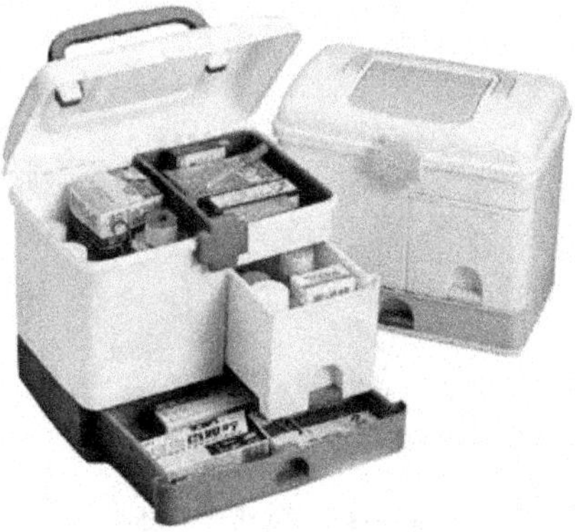

图 6-37　药箱

5. 开药包器(图 6-38)

适用人群：精细运动障碍者、关节炎患者等。

功能结构：形似一个小的订书机，采用挤压的方法可以将药丸从薄膜包装中取出并接住，一次可取出多颗药丸。

6. 带放大镜的药丸分割器(图 6-39)

适用人群：低视力患者等。

功能结构：碗状的分割器，其带有的放大镜可以将药丸放大 2 倍，让使用者能更精确地进行分割。

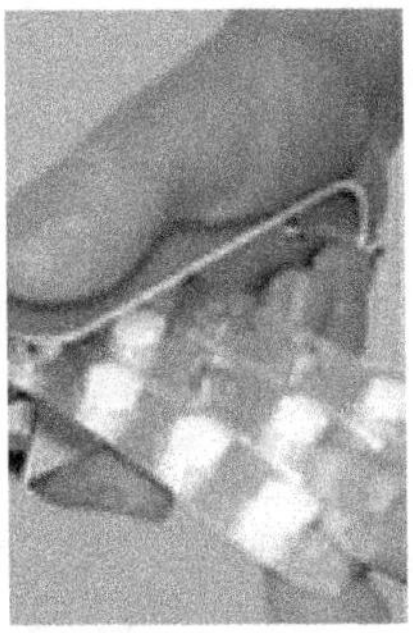

图 6-38　开药包器

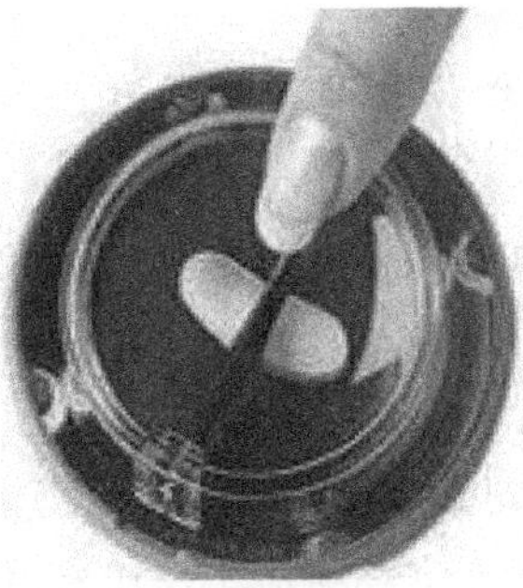

图 6-39　带放大镜的药丸分割器

九、防压疮辅助器具

1. 气囊坐垫(图 6-40)

适用人群：肢体障碍者等。

功能结构：由气囊来支撑体重，能增加接触面积和分散受压部分，以防止压疮。由气囊组成，有气管可以充气。

2. 电子双芯压疮垫(图 6-41)

适用人群：长期卧床者、肢体循环功能障碍者等。

功能结构：每 10 分钟循环充放气一次，气条上激光打孔，使患者身体与压疮垫之间有轻柔气流存在，可以有效保证患者身体受压部位良好的空气流通，保持皮肤干爽，防止压疮形成。双机芯气泵，自动交替式工作，以延长气泵的使用寿命。

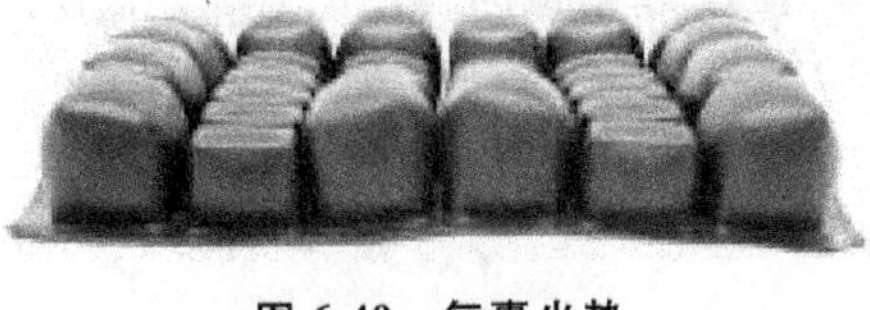

图 6-40　气囊坐垫

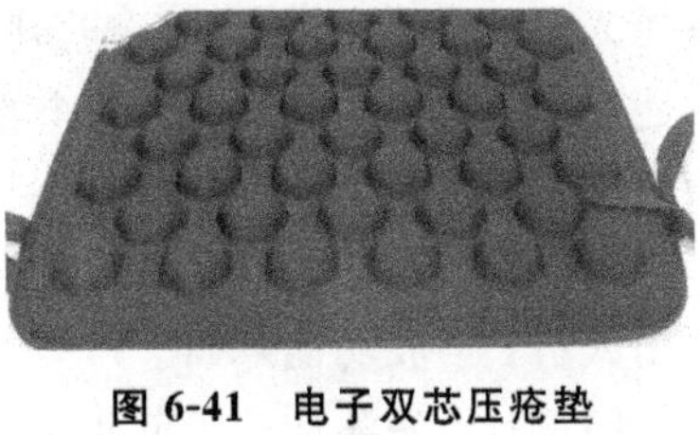

图 6-41　电子双芯压疮垫

3. 护理用软垫(图 6-42)

适用人群：长期卧床的患者或老人，局部创伤、压疮患者，术后恢复期需要卧床静养者，长时间坐轮椅者等。

功能结构：腕部、腿部或者头部等部位及臀部、脚踝等是长期卧床者易产生压疮的部位，及时使用保护垫圈可防止压疮生成，使已形成压疮的部位尽快痊愈。

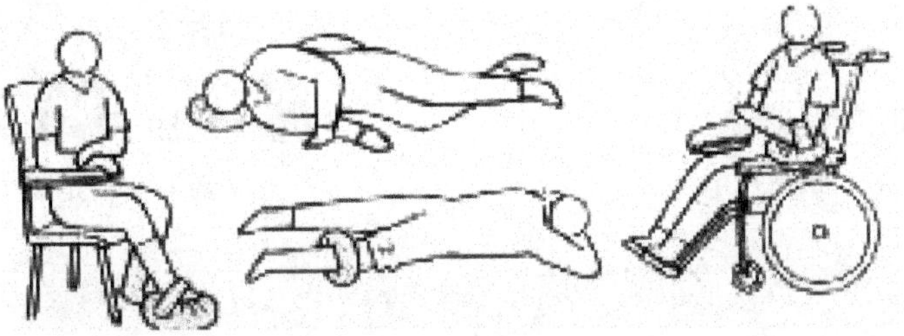

图 6-42　护理用软垫

十、按摩辅助器具

1. 足和小腿循环按摩器(图 6-43)

适用人群：循环功能障碍和下肢功能障碍者。

功能结构：按摩器外表为倾斜框架，两个 U 形孔槽可放置脚部和小腿，以向上、旋转、波浪、滚动的形式按摩小腿。

2. 颈部按摩器(图 6-44)

适用人群：外伤或残疾所致颈部疼痛者。

功能结构：产品以 3 种放松治疗方法为特点，即可变速率振动，按摩时可调整按摩频率、热度，以及 10 种放松音乐供选择。

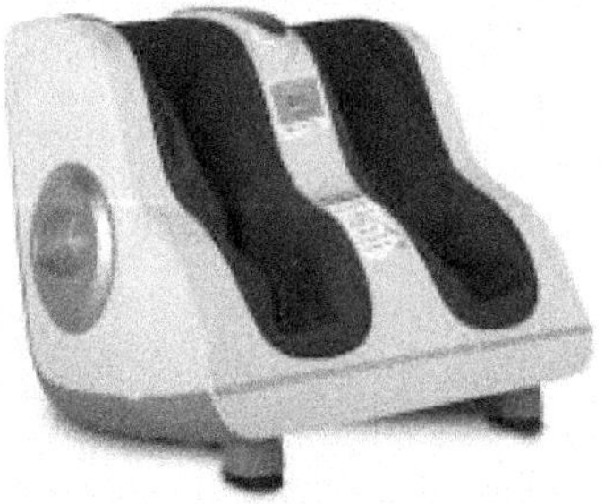

图 6-43 足和小腿循环按摩器

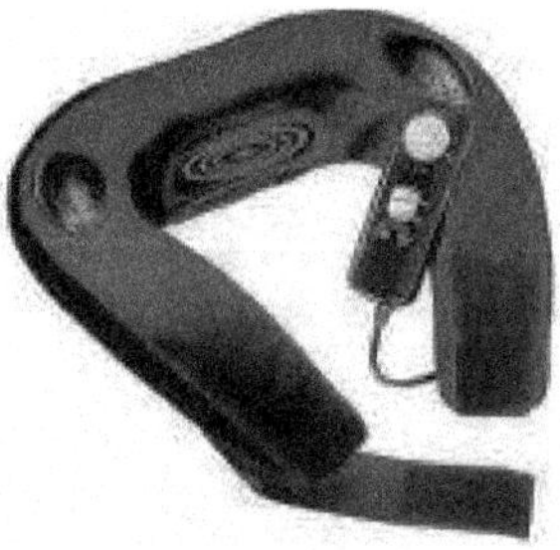

图 6-44 颈部按摩器

3. 顶球按摩器(图 6-45)

适用人群：肌强直患者、疼痛患者或需要触觉刺激者。

功能结构：具有两个大的、两个小的顶球。每个顶球可在颈部、背部、足部、上肢、下肢自如滑动。

4. 足部按摩器(图 6-46)

适用人群：下肢功能障碍。

功能结构：足底滚动的突起可帮助减轻疼痛和改善循环。红外足部按摩器还通过红外线的温热作用改善治疗效果。

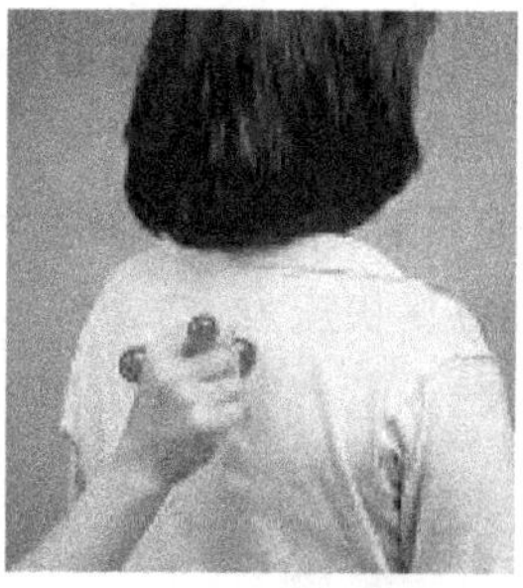

图 6-45 顶球按摩器

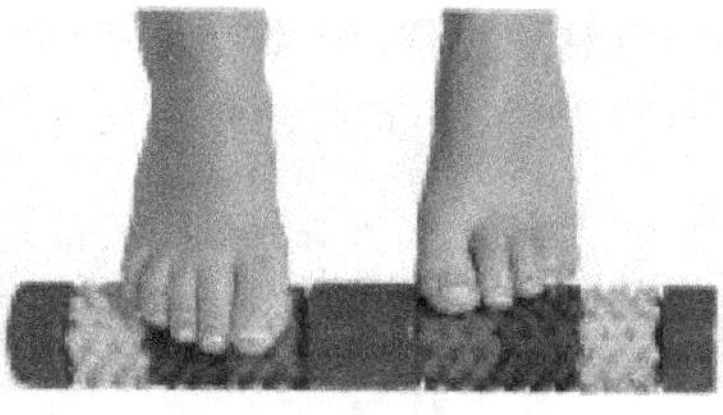

图 6-46 足部按摩器

十一、刺激器

1. 经皮神经电刺激仪(图 6-47)

适用人群：神经疾患或严重的躯体疾患引起的肌肉痉挛、循环功能不良、关节活动范围下降等患者。

功能结构：此款轻便、可携带仪器直接通过电极片置于皮肤将电流输入人体，刺激神经达到镇痛、治疗疾病的方法。

2. 神经肌肉电刺激仪(图 6-48)

适用人群：周围或中枢神经系统疾患导致的肌肉功能障碍者。

功能结构：对病变神经及其支配的肌肉进行电刺激以引起肌肉节律性收缩，改善血液循环，促进静脉与淋巴回流，延缓病肌的萎缩，有助于肌纤维的代偿性增生，促进神经兴奋和传导功能的恢复。单手即可完成电流调整、探头定位、开关控制。仪器由电池供电，也可用于面部或较小的肌肉。

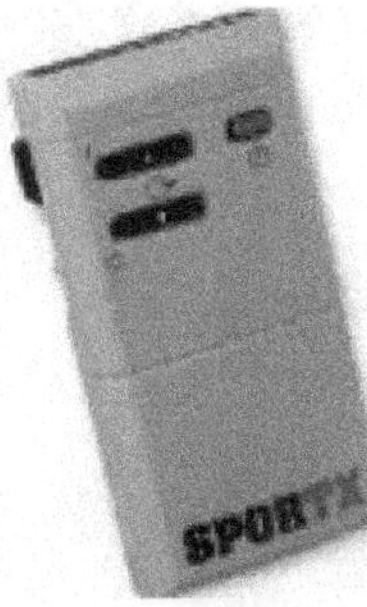

图 6-47　经皮神经电刺激仪

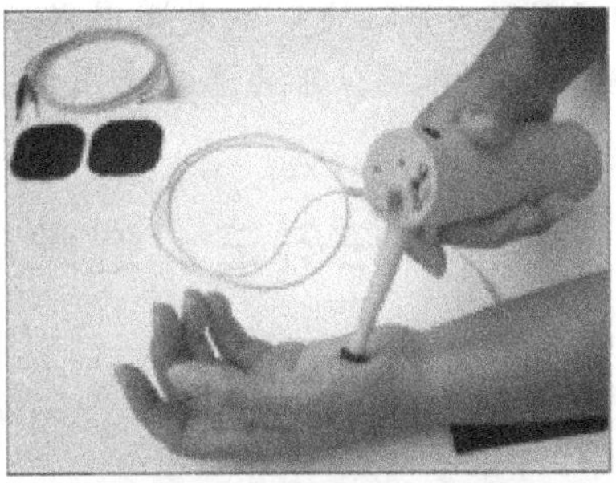

图 6-48　神经肌肉电刺激仪

3. 下肢功能性电刺激(图 6-49)

适用人群：脑卒中、外伤性脑损伤、多发性硬化、脊髓损伤引起的下肢功能障碍者。

功能结构：此系统刺激下肢具有膝关节屈曲、伸展、踝关节背屈功能，使行走过程更加安全、容易，并能训练肌肉功能、预防肌肉萎缩、保持或增加关节活动范围、促进局部血液循环。系统中还设置了智能步态感受器。这是一个无线感受器，可检测通过不平整路面时的步态，抬腿时的变化，行走速度。还配有一个可携带的手握控制器和系统无线连接以选择运行模式和刺激参数。绷带环绕放在使用者的大腿、膝部或紧邻膝下及踝部。

4. 骨生长刺激器(图 6-50)

适用人群：骨折未愈合者。

功能结构：通过电磁刺激骨生长，用于继发性损伤引起的骨折尚未愈合者，但不适用脊柱和所有扁骨骨折。仪器轻便，有 5 种型号适应不同部位骨折。按压按钮启动治疗，30min 的治疗时间倒序减少，停止时有声音提示。

5. 减痛刺激器(图 6-51)

适用人群：神经性疼痛者。

功能结构：能产生微弱的高频电刺激来改变神经灵敏度，达到减轻疼痛的目的。由手表式减痛刺激器、粘胶电极、导线和插头组成。传感器是由高纯钛制成的。减痛刺激器的平面部分戴于手腕内面脉搏搏动处。

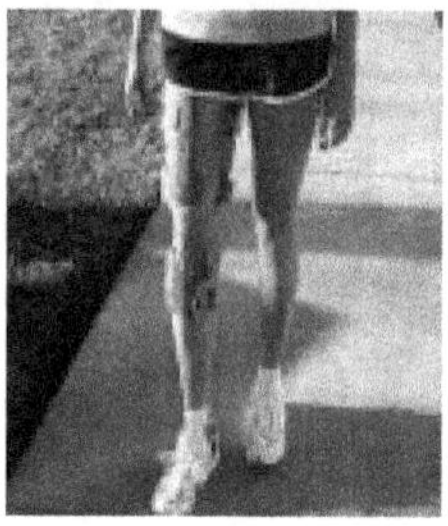

图 6-49 下肢功能性电刺激

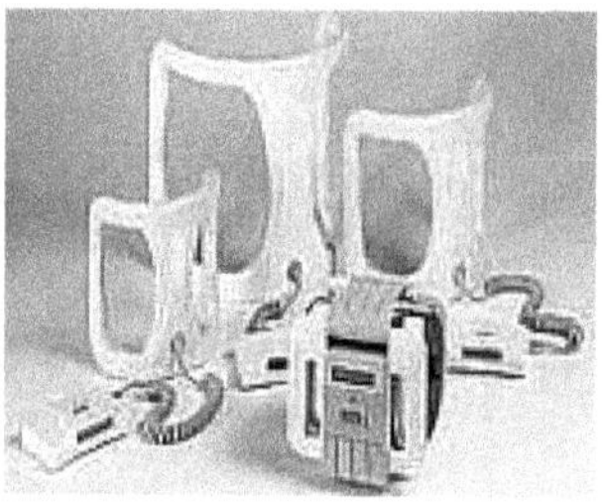

图 6-50 骨生长刺激器

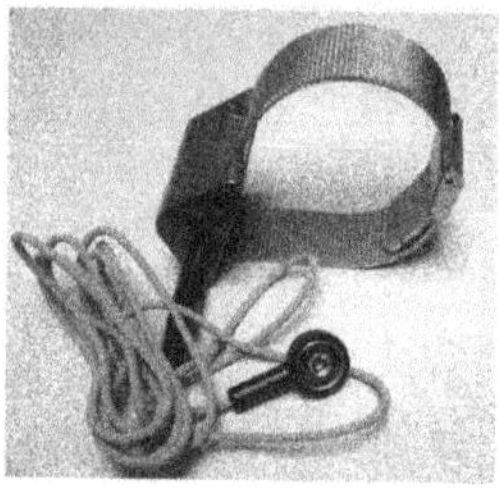

图 6-51 减痛刺激器

任务训练

孙爷爷，67 岁，于 2006 年 8 月开始出现间断性头晕，发作时剧烈恶心欲呕，在某医院进行颈椎、头颅 MRI 检查提示：颈椎生理曲度变直，C2～C7 椎间盘变性，C3～C6 椎体骨赘形成；颅内未见异常信号。院外服用氟桂利嗪等药后症状缓解，但时有发作，症状较轻。诊断为椎动脉型颈椎病。可为患者选用哪些辅助器具缓解症状、治疗疾病？

任务三　选配老年人功能训练辅助器具

情境引入

李某，男性，70 岁，退休，脑梗死后 1 个月。查体：神志清楚，言语欠流利。双侧瞳孔正大等圆，对光反射灵敏。右侧鼻唇沟变浅，示齿口角向左歪斜，伸舌右偏，无舌肌震颤及萎缩。左上肢肌力Ⅴ级，左下肢肌力Ⅴ级，右上肢肌力Ⅱ级，右下肢肌力Ⅲ级。四肢肌张力可。右侧偏身痛觉减退。记忆力、计算力较前减退。既往高血压病史 8 年，糖尿病病史 2 年，药物控制。头颅 CT 示：左侧基底节区、丘脑腔隙性脑梗死。试针对该患者的病情选择合适的辅助器具进行功能训练。

知识要点

功能训练主要指针对老年人存在的功能障碍而实施的康复训练，以老年人身心障碍的康复为主要目的，利用物理治疗、作业治疗、心理治疗、言语治疗、康复工程、康复护理、中医康复治疗等多种手段克服障碍，改善和补偿功能。本任务主要介绍在知觉训练、运动训练、言语训练中常用的辅助器具。

一、知觉训练辅助器具

1. 多感觉盘（图 6-52）

适用人群：精细运动、感觉功能障碍者，神经系统疾病患者。

功能结构：每个圆心都可通过发出强光、振动及音乐提示等刺激训练触觉、听觉、视觉。内部开关可使刺激单项或混合使用。触觉刺激盘的表面材质极富手感。

2. 发声鼓(图 6-53)

适用人群：听觉、认知功能障碍者或神经系统疾病患者。

功能结构：发生鼓参与听觉发生的共鸣过程，产生深度振动和 8 种分离音调。木材制成，每边都有一个橡胶底座，形式类似木板叠加而成。接受治疗者躺于发声鼓上，另一人敲击鼓边使被治疗人员感受振动。

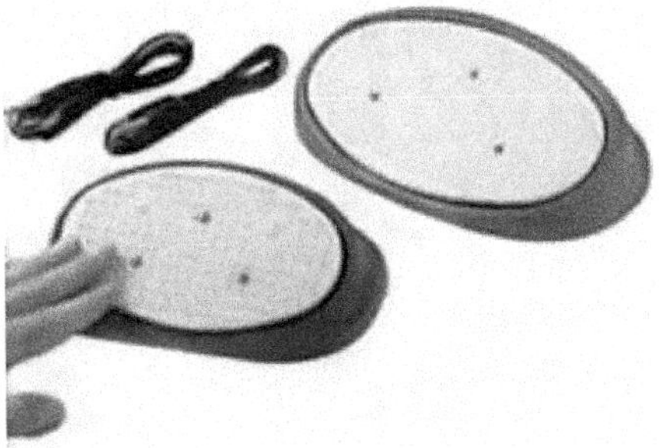

图 6-52　多感觉盘

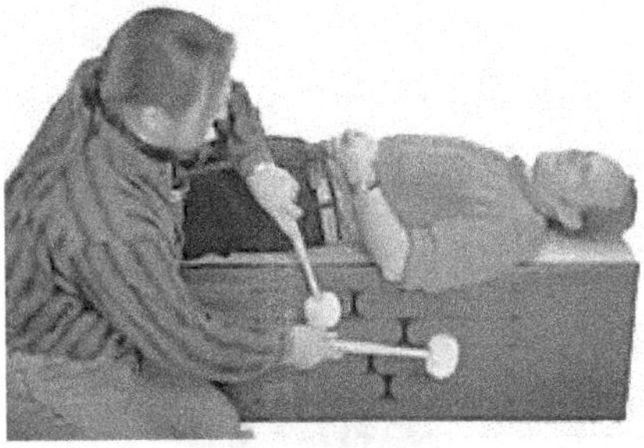

图 6-53　发声鼓

3. 足底触觉训练垫(图 6-54)

适用人群：肢体障碍者。

功能结构：通过不同突起的表面，如粗糙、平滑、坚硬、柔软等，进行触觉训练和运动功能训练。由不同突起形状的垫块组成，材料有软木、木材、塑料、泡沫塑料等。

4. 嗅觉训练盒(图 6-55)

适用人群：视觉障碍者、嗅觉障碍者。

功能结构：用于对盲人和嗅觉障碍者进行辨别不同气味的嗅觉训练。由许多不同气味的小盒组成，如香味、臭味、酸味、辣味等。

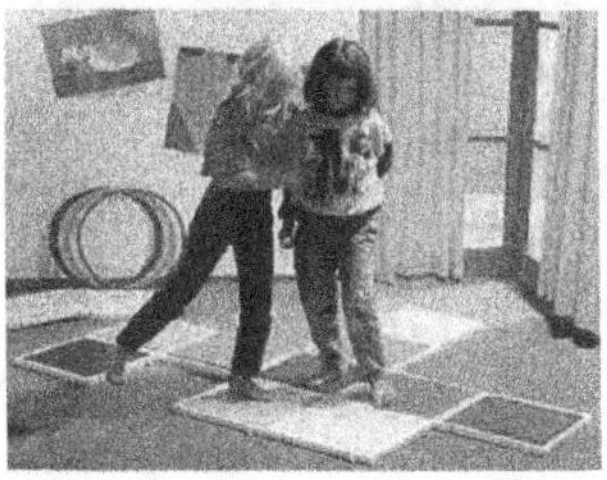

图 6-54　足底触觉训练垫

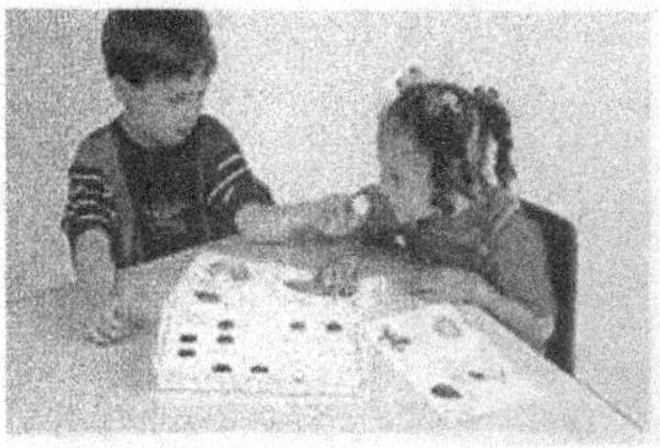

图 6-55　嗅觉训练盒

二、运动训练辅助器具

(一) 粗大运动训练辅助器具

1. 踏车测力计(图 6-56)

适用人群：下肢功能障碍者。

功能结构：可用于康复训练或体能测验。用户资料、治疗时间、距离、能量消耗、速度、心率、力量均以彩图显示。心率通过把手测得。

2. 上肢关节活动器

适用人群：关节活动障碍者。

功能结构：训练关节活动范围、肌力和协调性，如肩关节回旋训练器（图 6-57）、腕关节诱导训练器（图 6-58）、腕关节旋转器（图 6-59）。

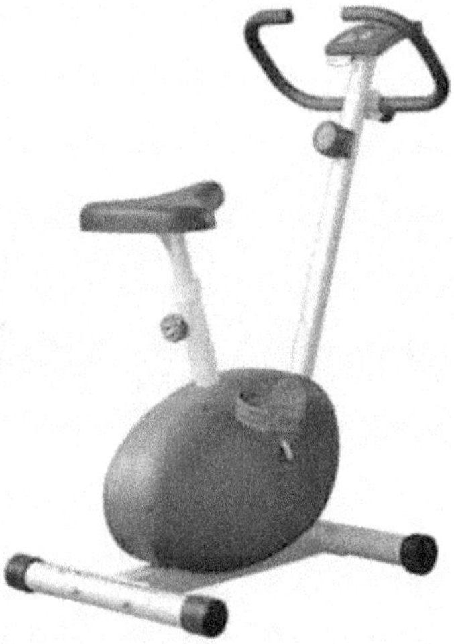

图 6-56 踏车测力计

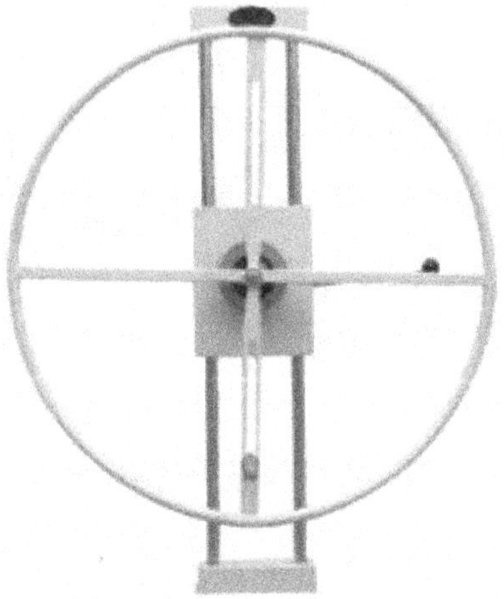

图 6-57 肩关节回旋训练器

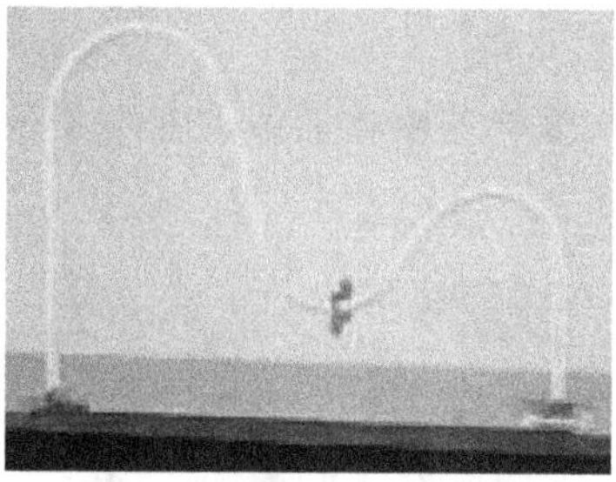

图 6-58 腕关节诱导训练器

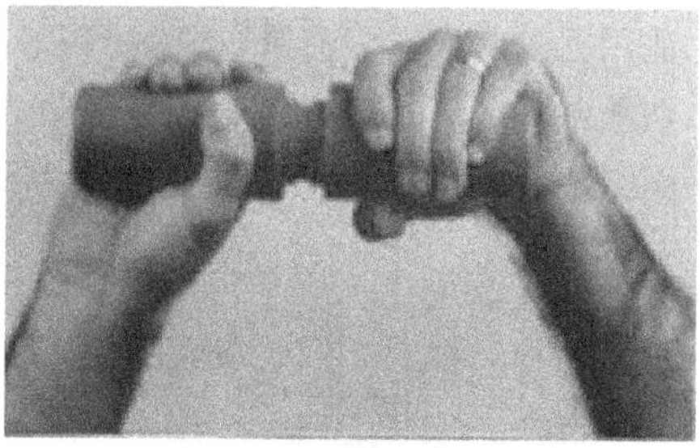

图 6-59 腕关节旋转器

3. 功能恢复器（图 6-60）

适用人群：上肢、下肢功能障碍者。

功能结构：踏板练习改善上肢、下肢运动功能。抵抗阻力为 0～13kg。

4. 平衡板（图 6-61）

适用人群：平衡功能障碍者。

功能结构：用于训练平衡功能。每次成功完成重心转移后，滚动板会发出“嘟嘟”声。平衡板表面也是防滑的。

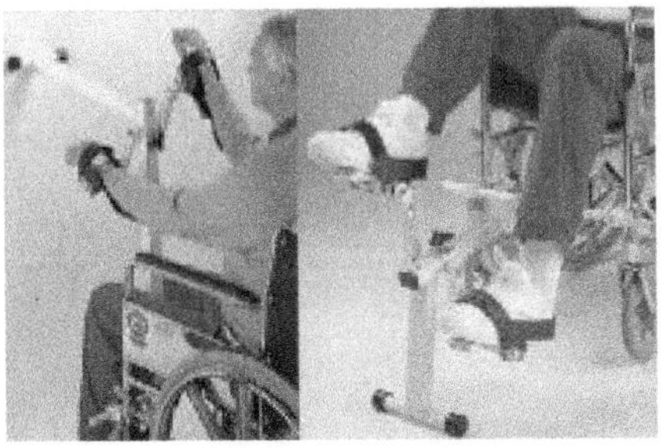

图 6-60　功能恢复器

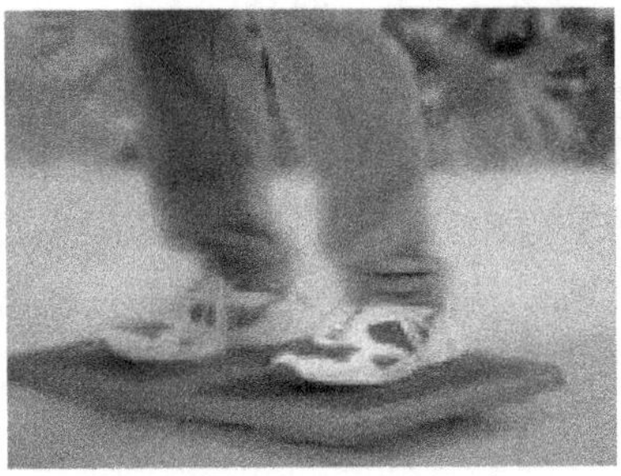

图 6-61　平衡板

5. 平衡功能检测训练系统

适用人群：平衡功能障碍者。

功能结构：通过生物反馈疗法，改善肌力、平衡等功能。可对人体直立、直坐的重心变化及手指的轻触摆动进行实时检测、显示和分析。具有评估和分析下肢的平衡状况、上肢的精细活动、坐位平衡等力学特征的功能。整个系统由人体平衡功能检测与人体平衡功能分析两部分构成。

6. 站立床(图 6-62)

适用人群：肢体功能障碍者。

功能结构：能使处于卧姿的人慢慢移到直立位置并固定和支撑，而且还能做一些简单活动。

7. 站立架

适用人群：肢体功能障碍者。

功能结构：用于不能站立或站立困难的肢体障碍者进行站立训练。带有膝部、腹部及胸部护带，膝部挡板和桌板。膝部挡板和桌板高度可调节。

8. 助行器(图 6-63)

适用人群：平衡、移动、步行、下肢体功能障碍者。

功能结构：用于站立辅助及步行训练。它有 4 个轮子，并以直线运动装置为特点。因此，使用者被限制为只能向前移动或刹车。把手可调节。在行走过程中，安全带可以减轻腿部承重及预防跌倒。

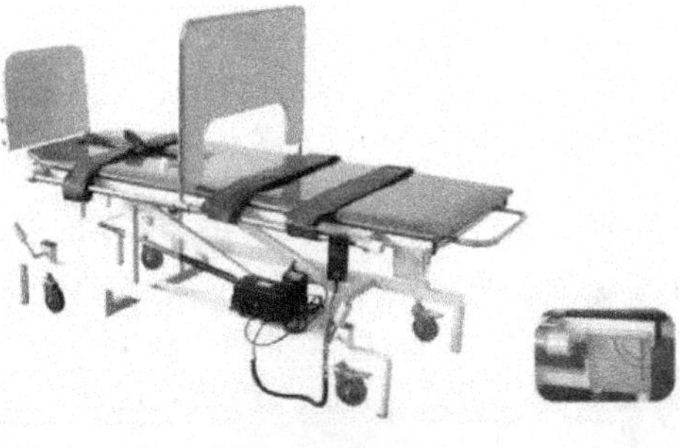

图 6-62　站立床

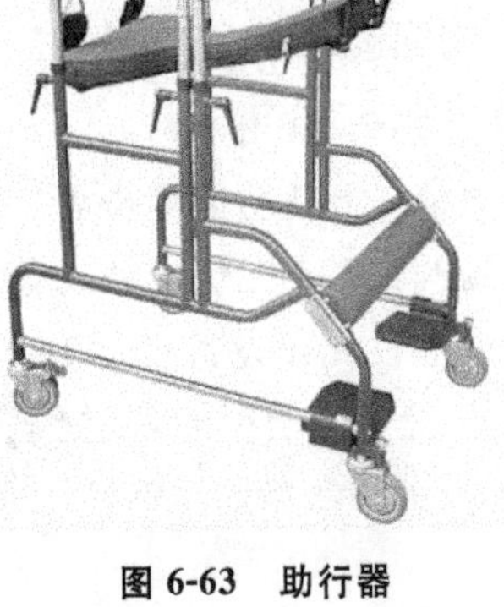

图 6-63　助行器

9. 平行杠(图 6-64)

适用人群：脑卒中后下肢或行走功能障碍者。

功能结构：借助上肢帮助进行步态训练，增加行走的稳定性。由两根平行杠和固定支架组成，高度和宽度可调节。底部表面由苯乙烯制成，便于清洁，同时设计了供轮椅运行的斜面，底部可移动的诱导板。平行杠牢固地放置在按钮固定的调节器上。光亮的不锈钢制扶手在承受高负荷使用后也可保持形态。

10. 减重步行训练器

适用人群：下肢移动、步行功能障碍者或脑卒中患者。

功能结构：借助气压减重训练架和医用低速跑台，在恒定减重及吊带背心的帮助下，能支撑和训练下肢功能障碍者的行走并矫正步态。由气压减重训练架、医用低速跑台和吊带背心组成。

11. 持续性被动活动关节仪(图 6-65)

适用人群：关节运动功能障碍者。

功能结构：使用者在无须肌肉用力的情况下，使需要运动的关节反复运动。通过温和持续地牵伸人体各关节的关节囊、韧带、肌腱及关节周围软组织，可防止肌肉发生失用性挛缩，松解粘连，预防及矫治关节活动度受限。

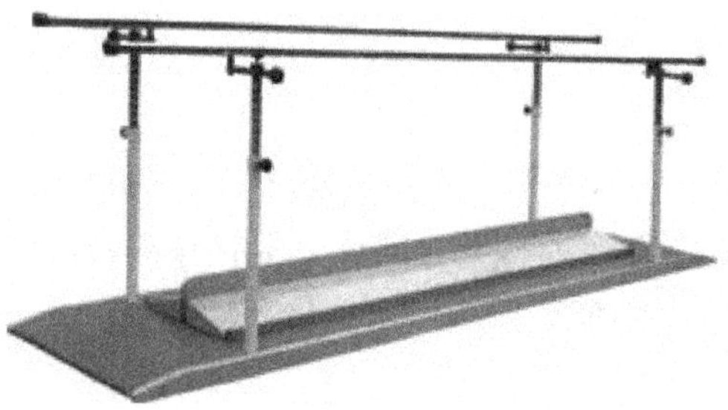

图 6-64　平行杠

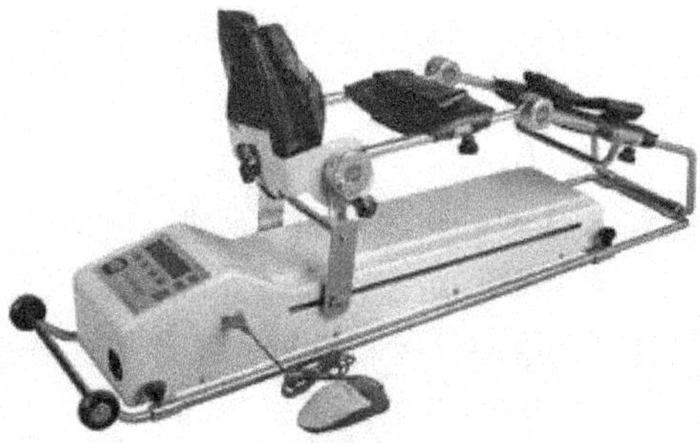

图 6-65　持续性被动活动关节仪

12. 训练球(图 6-66)

适用人群：平衡、上肢或下肢运动功能障碍者，神经系统疾病患者。

功能结构：用于平衡、软组织牵伸、有氧运动训练，肌肉松弛训练等方面。训练球可用气筒充气调节其硬度。

(二) 精细运动训练辅助器具

1. 垂直套环树(图 6-67)

适用人群：上肢功能障碍者。

功能结构：用于锻炼上肢功能，眼手协调性，知觉训练，改善关节活动度，操作的控制、耐性及连续性。此套设备包含 1 个平板、6 个不同高度和宽度的视杆以及与每个视杆配套的 12 个套环。设备方便拆卸，可置于底板以便保存。

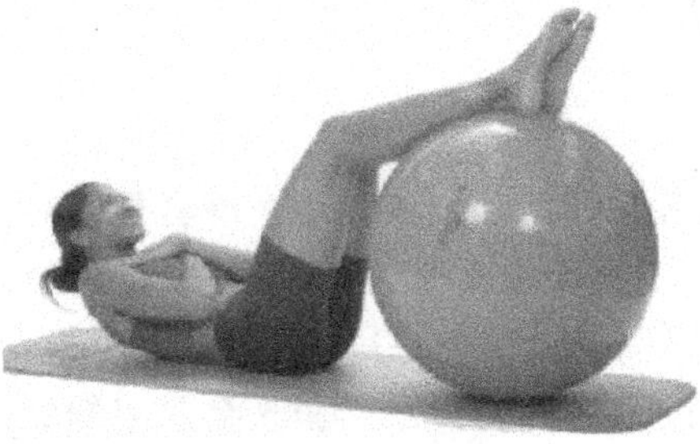

图 6-66 训练球

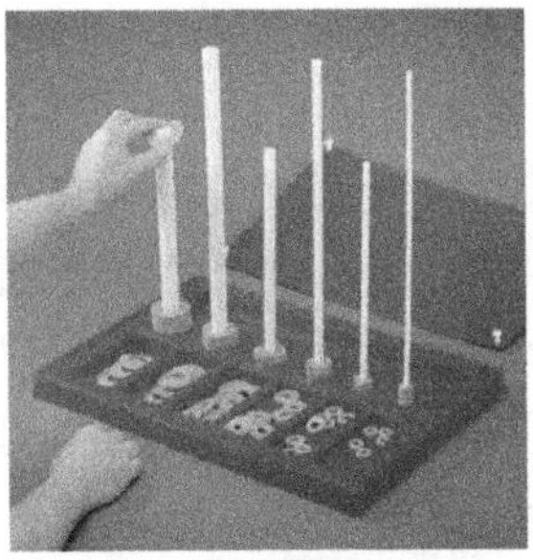

图 6-67 垂直套环树

2. 挤捏球(图 6-68)

适用人群：上肢功能障碍者、神经系统疾病患者。

功能结构：用于手眼协调性的功能训练，增强手的肌力，提高本体感觉的反馈功能。挤捏球互相依附。一个附于桌面，其他的通过挤压动作连接成不同数量、不同形式、不同设计的形态。此套装包含 4 个基底球、4 个面部球、20 个普通球。

3. 攀岩板(图 6-69)

适用人群：上肢功能障碍者、神经系统疾病患者。

功能结构：提高知觉功能，上肢关节活动度，上肢力量及协调性。两个双面木钉和攀岩板后面相连，尼龙粗线悬挂并缠绕其上。尼龙粗线装在一个塑料容器内。使用者可按着一种模式在钉上缠绕粗线。为了增加训练类型，还有 14 个塑料表，7 种颜色可选。治疗师可以把不同颜色的塑料表缠绕攀岩板的木钉上。然后让使用在木钉上者按照已有形式连续缠绕尼龙粗线并可记录时间。

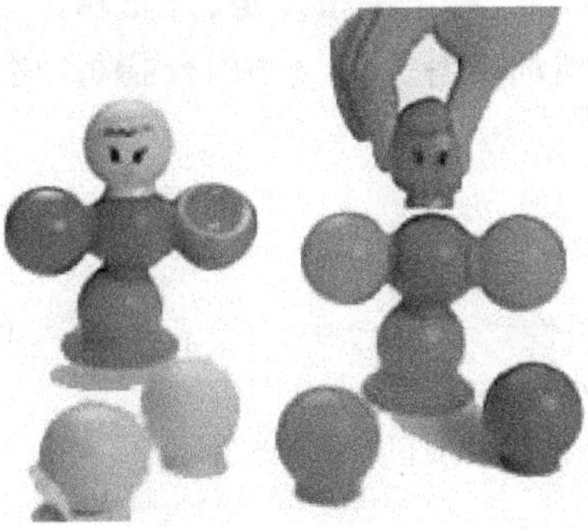

图 6-68 挤捏球

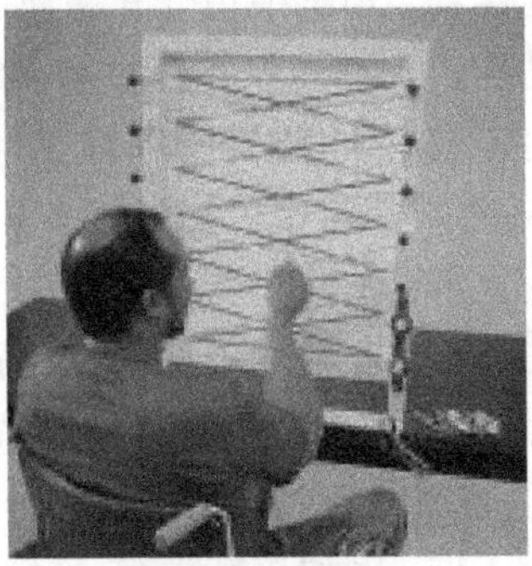

图 6-69 攀岩板

4. 手握圆锥(图 6-70)

适用人群：手功能丧失或运动障碍者。

功能结构：手握圆锥透明、防水，由丙烯酸树脂制成，并配有一条软带，适用于大多数人的手抓握。辅助用于手的伸展和姿势保持。

5. 铁棍插板

适用人群：上肢功能障碍者。

功能结构：提高手动作的协调性和手眼之间配合的协调性，适于高水平协调性训练。使用者可抽出燕尾槽板，使插孔面向上。把箱框里的铁棍按大小分别插入相应孔中，进行协调性训练。必要时可用秒表计时。训练结束后应拔出铁棍放在箱框里，将燕尾槽板镶入盖好。

6. 重锤手指肌能训练桌（图 6-71）

适用人群：上肢功能障碍者。

功能结构：用于手指屈伸肌抗阻肌力训练及改善关节活动范围训练。每套重锤均由质量 100g、200g、300g、500g 的 4 件重锤用螺栓连接，练习者可根据训练需要进行选择重锤。练习者可以站立或坐着进行手指肌力训练。练习者手心向上，将 4 手指套入桌上的指套中，作向上拉动、握拳、放松，如此反复做运动。练习者手心向下，将 4 手指套入金属架端的指套中，顺着绳索方向向下拉起重锤，再放松，如此反复做运动。练习者可训练一个指头，也可同时训练多根手指。

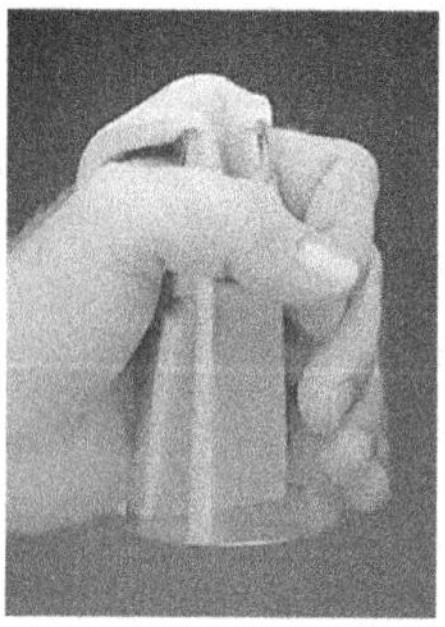

图 6-70　手握圆锥

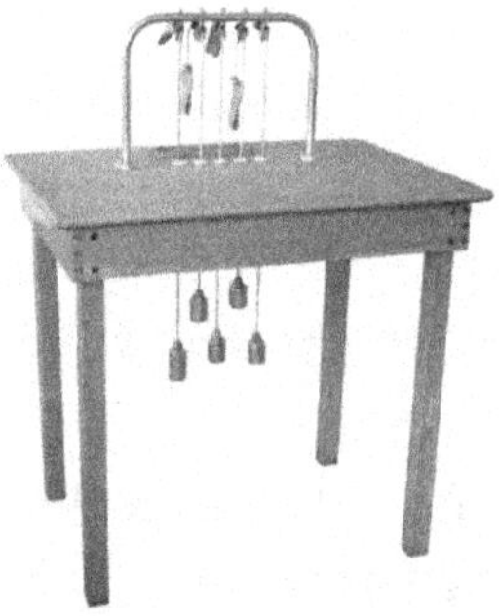

图 6-71　重锤手指肌能训练桌

7. 分指板

适用人群：手功能障碍者。

功能结构：训练手指分开和伸展、保持手指功能位置、矫正手指姿势、防止畸形，脑卒中患者手功能位训练和保持。根据训练者手形，选择合适训练者手指大小的分指板，将五指分别插入对应位置上，做分指训练。

8. 日常手功能作业技能训练器（图 6-72）

适用人群：上肢功能障碍者。

功能结构：改善手指功能，提高手的灵活性、协调性。训练台中设置了开关调节、门把手使用，开关水龙头，开关闸门等日常生活中常用的操作项目。

9. 通道和迷宫（图 6-73）

适用人群：运动控制障碍、精细运动障碍、学习障碍者。

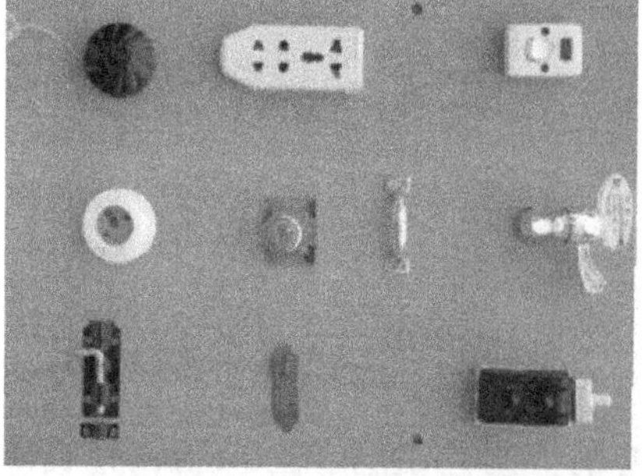

图 6-72　日常手功能作业技能训练器

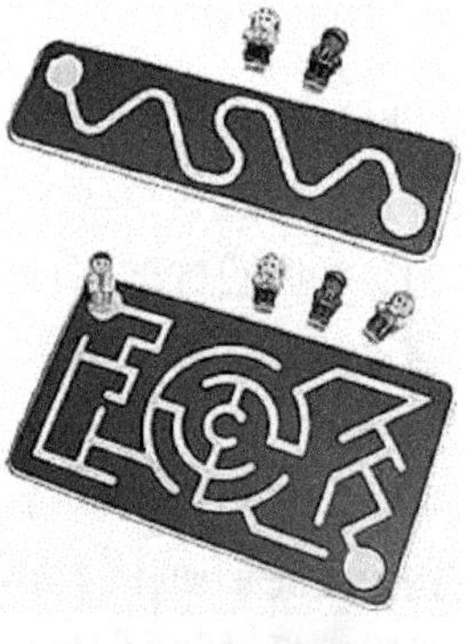

图 6-73　通道和迷宫

功能结构：用于感知觉功能、视觉追踪、眼手协调性、运动控制能力的训练。易于抓握的模型可在两种彩色的轨道中滑行。通道和迷宫的材质易于清洗且无毒。鼓励使用者沿着抽吸式模型的沟槽行走，并尽量越过轨道中部。通道起始路径简单没有交叉，配置两个模型。迷宫更加复杂，包含迂回的路线和多个交叉点，配置4个模型。

三、言语训练辅助器具

1. 言语训练系列套装

适用人群：言语功能障碍者。

功能结构：训练言语功能受损者的听、说、识别能力。训练套装中包括文字卡片、图形卡片、各类水果、镜子、复读机、黑板、板擦、钟表、复读机。

2. 语言认知训练及评估系统

适用人群：认知及言语学习障碍者。

功能结构：利用多媒体电脑提供声音影像刺激引发兴趣、提高注意力和增进学习效率。提供各式训练内容，变化无穷，图库及音效灵活组合，可自由设计应用，还可根据受试者状况设计不同的训练计划。该软件系统同时搭配不同的配套设备，有触摸式荧幕、笔式数位板、改装键盘机、大球鼠标等，可使各类人群轻松使用。

任务训练

小王和同事聊天时说再过两天就是他奶奶的88岁生日了，下个月又是他爷爷的91岁大寿。他的外公和外婆也都70岁有余，他的爸爸和妈妈也快60岁了。如何提高他们的生活质量是小王苦苦思索的问题，因老年人身体不好而且体力有明显下降，他很想咨询一下专业人士怎样能改善老年人的身体功能，提高他们的生活质量。你有何建议帮助小王解决疑惑呢？

延伸阅读

2011年版《国家基本公共卫生服务规范》中的"老年人健康管理服务规范"

一、服务对象

辖区内65周岁及以上常住居民。

二、服务内容

每年为老年人提供1次健康管理服务，包括生活方式和健康状况评估、体格检查、辅助检查和健康指导。

（一）生活方式和健康状况评估。通过问诊及老年人健康状态自评了解其基本健康状况、体育锻炼、饮食、吸烟、饮酒、慢性疾病常见症状、既往所患疾病、治疗及目前用药和生活自理能力等情况。

（二）体格检查。包括体温、脉搏、呼吸、血压、身高、体重、腰围、皮肤、浅表淋巴结、心脏、肺部、腹部等常规体格检查，并对口腔、视力、听力和运动功能等进行粗测判断。

（三）辅助检查。包括血常规、尿常规、肝功能（血清谷草转氨酶、血清谷丙转氨酶和总胆红素）、肾功能（血清肌酐和血尿素氮）、空腹血糖、血脂和心电图检测。

（四）健康指导。告知健康体检结果并进行相应健康指导。

1. 对发现已确诊的原发性高血压和2型糖尿病等患者纳入相应的慢性病患者健康管理。

2. 对体检中发现有异常的老年人建议定期复查。

3. 进行健康生活方式以及疫苗接种、骨质疏松预防、防跌倒措施、意外伤害预防和自救等健康指导。

4. 告知或预约下一次健康管理服务的时间。

三、服务流程

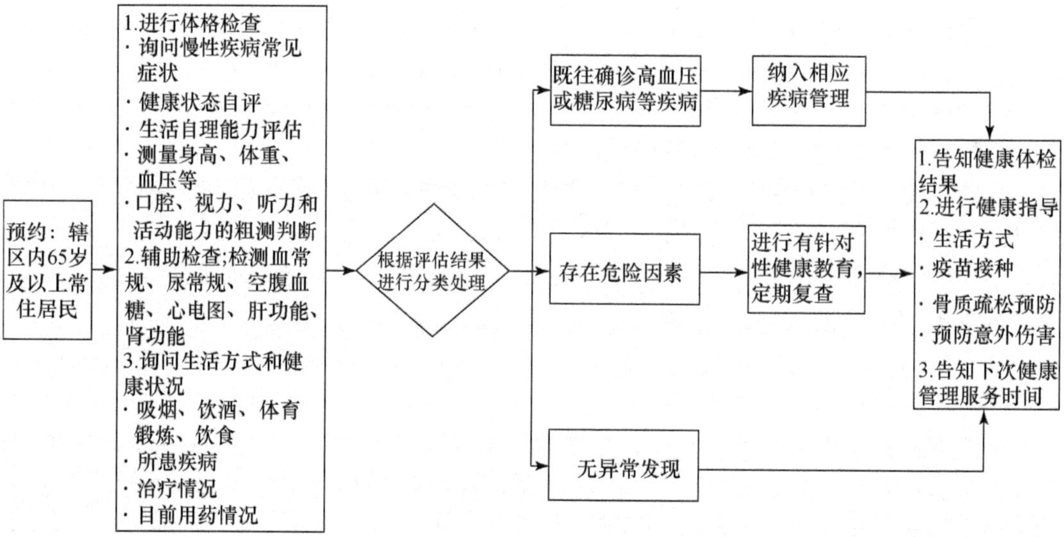

四、服务要求

（一）开展老年人健康管理服务的乡镇卫生院和社区卫生服务中心应当具备服务内容所需的基本设备和条件。

（二）加强与村（居）委会、派出所等相关部门的联系，掌握辖区内老年人口信息变化。加强宣传，告知服务内容，使更多的老年人愿意接受服务。

（三）每次健康检查后及时将相关信息记入健康档案。具体内容详见《城乡居民健康档案管理服务规范》健康体检表。对于已纳入相应慢性病健康管理的老年人，本次健康管理服务可作为一次随访服务。

（四）积极应用中医药方法为老年人提供养生保健、疾病防治等健康指导。

五、考核指标

（一）老年人健康管理率＝接受健康管理人数/年内辖区内65周岁及以上常住居民数×100％。

（二）健康体检表完整率＝抽查填写完整的健康体检表数/抽查的健康体检表数×100％。

六、附件

老年人生活自理能力评估表。

附表　老年人生活自理能力评估表

该表为自评表，根据下表中5个方面进行评估，将各方面判断评分汇总后，0～3分者为可自理；4～8分者为轻度依赖；9～18分者为中度依赖；大于等于19分者为不能自理。

评估事项、内容与评分	程度等级				
	可自理	轻度依赖	中度依赖	不能自理	判断评分
(1) 进餐：使用餐具将饭菜送入口、咀嚼、吞咽等活动	独立完成	—	需要协助，如切碎、搅拌食物等	完全需要帮助	
评分	0	0	3	5	
(2) 梳洗：梳头、洗脸、刷牙、剃须、洗澡等活动	独立完成	能独立地洗头、梳头、洗脸、刷牙、剃须等；洗澡需要协助	在协助下和适当的时间内，能完成部分梳洗活动	完全需要帮助	
评分	0	1	3	7	
(3) 穿衣：穿衣裤、袜子、鞋子等活动	独立完成	—	需要协助，在适当的时间内完成部分穿衣	完全需要帮助	
评分	0	0	3	5	
(4) 如厕：小便、大便等活动及自控	不需协助，可自控	偶尔失禁，但基本上能如厕或使用便具	经常失禁，在很多提示和协助下尚能如厕或使用便具	完全失禁，完全需要帮助	
评分	0	1	5	10	
(5) 活动：站立、室内行走、上下楼梯、户外活动	独立完成所有活动	借助较小的外力或辅助装置能完成站立、行走、上下楼梯等	借助较大的外力才能完成站立、行走，不能上下楼梯	卧床不起，活动完全需要帮助	
评分	0	1	5	10	
总评分					

项目七　老年人休闲娱乐辅助器具选配

学习目标

√ 掌握老年休闲娱乐辅助器具的种类及其功能结构特点。

√ 掌握老年休闲娱乐辅助器具的适用人群。

√ 掌握老年休闲娱乐辅助器具的选择、使用方法。

老年人大多退出工作领域，选择参加休闲娱乐活动代替之前的劳动角色，以寻求新的生活方式。休闲娱乐活动能够增强老年人的身体素质，有助于老年人保持健康的心理状态，增强老年人与其他个体交流的机会，有利于促进老年人的身心健康。

目前，我国老年人休闲活动特点是以静态休闲为主，动态休闲较少；被动休闲为主，主动休闲较少；休闲方式缺乏多样性。老年人的休闲方式受身体健康状况、年龄、性别、城乡区域、受教育程度及经济收入等影响较大。在为老年人选择休闲娱乐活动时，应注重活动的人文性、文化性和创造性。

老年人是疾病的易发人群，易于出现多种功能障碍，如脑卒中所致的偏瘫、糖尿病所致的糖尿病足、关节炎所致的关节畸形，以及老年人身体器官老化所导致的视力、听力下降等。这些功能障碍在某种程度上会影响老年人参与休闲娱乐活动，进而影响老年人的生活质量。学习本项目旨在帮助老年人选择、使用合适的休闲娱乐辅助器具。

任务一　老年人娱乐辅助器具的应用

情境引入

李奶奶,70岁,1个半月前突发脑梗死,左侧肢体瘫痪,住医院治疗一个月后出院,2周前经入院评估后入住某养老公寓。李奶奶现在左手Brunnstrom运动功能评级为V级,即左手可进行球状和圆柱抓握,手指可集体伸展,无法进行单独伸展。李奶奶平时爱好较多,尤其爱好打扑克、听音乐等。假设你是李奶奶的照护人员,试为她设计一个娱乐活动方案,既能充实李奶奶的精神生活,又能起到锻炼李奶奶上肢的效果。

知识要点

一、老年人游戏辅助器具

老年人游戏辅助器具主要指供有规则的或者非结构化或者一些自发性的游戏使用的辅助器具,包括玩具、运动场设备和游戏辅助器具3种类型。

(一)玩具

玩具是为没有固定规则的游戏而设计的辅助器具。

1. 毛茸茸、软绵绵的玩具(图7-1)

适用人群:言语障碍者、认知障碍者或肢体残疾者。

功能结构:毛茸茸、软绵绵的玩具为声控的,当老年人制造声音或拍打桌子时,玩具就会绕着桌子转圈,并唱欢快的歌曲。

2. 城堡音乐盒(图7-2)

适用人群:严重的肢体或上肢残疾者。

功能结构:当音乐盒开关被激活时,城堡中的"国王"和"王后"就会跟随预先录制的摇篮曲旋律跳起丰富多彩的舞蹈。

3. 禽舍建筑工具箱(图7-3)

适用人群:手部功能障碍者,以及手指灵巧性训练、运动计划能力训练的参与者。

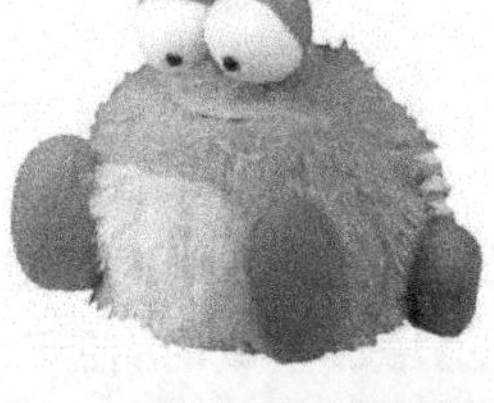

图7-1　毛茸茸、软绵绵的玩具

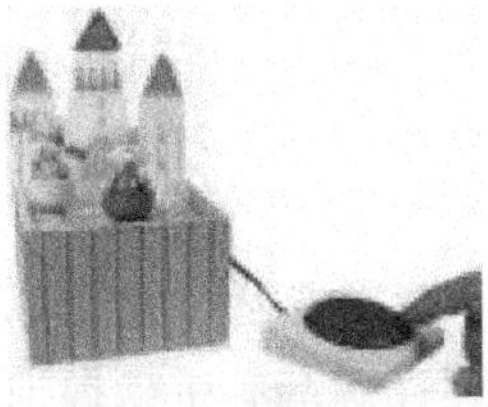

图7-2　城堡音乐盒

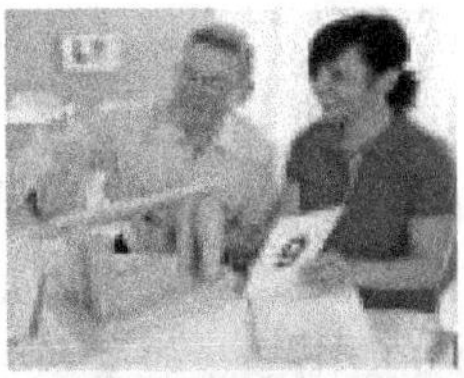

图7-3　禽舍建筑工具箱

功能结构：禽舍建筑工具箱用于治疗目的，可以锻炼患者的手部运动技能、手指灵巧性和运动计划能力。禽舍可以反复进行拆卸和组装。组装时应采取正确的顺序，说明书给出了多种组装方法，可以按照说明书一步一步进行组装。

（二）运动场设备

运动场设备是为没有固定规则的游戏而设计的室内外运动设备。

1. 轮椅秋千（图 7-4）

适用人群：轮椅使用者。

功能结构：专为轮椅使用者设计的轮椅秋千，使乘坐较大或者电动轮椅的人在轮椅上也可以享受荡秋千的乐趣。秋千有一个永久性的框架、一个防滑的铝质平台、一个锁定的斜坡和塑料地板保护。在入口坡道上有锁链，使用户保持在斜坡的适当位置，然后拉动链条将轮椅锁住。

2. 为轮椅使用者设计的秋千（图 7-5）

适用人群：轮椅使用者。

功能结构：该秋千可让轮椅使用者坐在轮椅内不动即可荡秋千。在外面的秋千构成秋千的框架，位于里面的有特殊定位销和较重负荷的钩子可随意地固定在天花板上。4 条带有滑动离合器安全闸的绳子固定在轮椅靠近底盘的轮子上。有两个尼龙搭扣带子用来固定使用者的脚部。这种秋千是专为有大后轮的轮椅设计的。

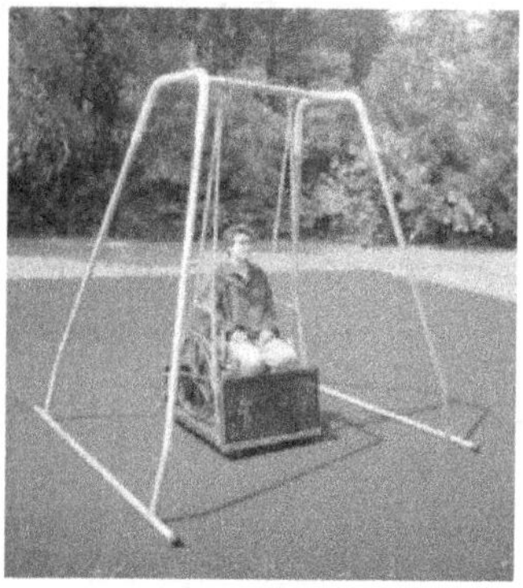

图 7-4　轮椅秋千

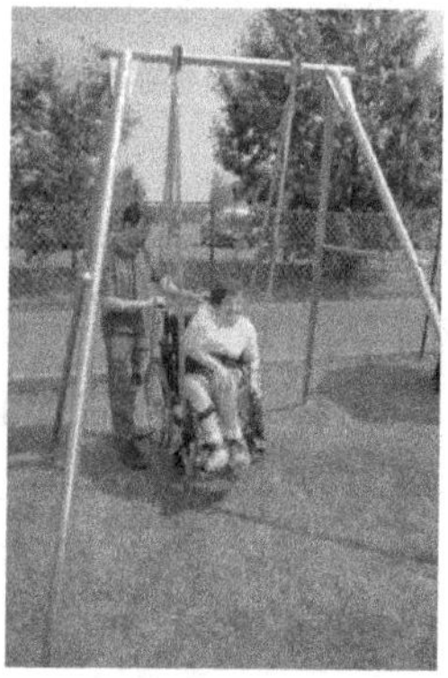

图 7-5　为轮椅使用者设计的秋千

3. 弹跳小屋（图 7-6）

适用人群：平衡障碍者、脑瘫患者、神经系统功能障碍者。

功能结构：弹跳小屋外壳是可充气的，由色彩艳丽、经久耐用的乙烯塑料制成。在壳子里玩耍有利于训练粗大运动技能。顶部拱形的网状覆盖、网状窗户和入口处可移动的折叠网可以保证用户安全。

4. 爬梯（图 7-7）

适用人群：上肢功能障碍者。

功能结构：该爬梯是为上肢功能障碍者设计的。爬梯由硬化铝制成，爬架的两侧钉有 7 个向外突出的橡胶头以放置爬杆。爬杆两端有手柄握把，当在爬杆上增加重量时，便于更好地抓握，增加手部的舒适性。爬架底部有两个钻孔，可以永久性地安装在练习桌上，也可以使用 C 形夹具或者老虎钳夹具暂时固定。

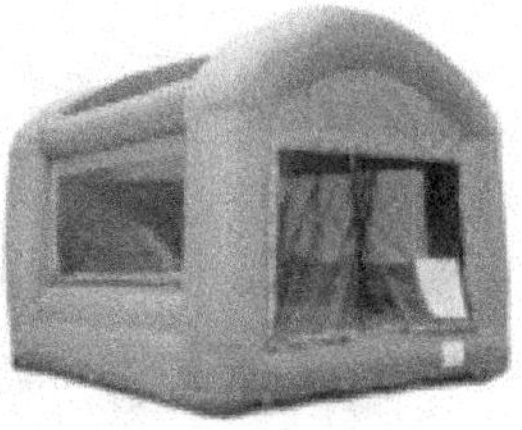
图 7-6 弹跳小屋

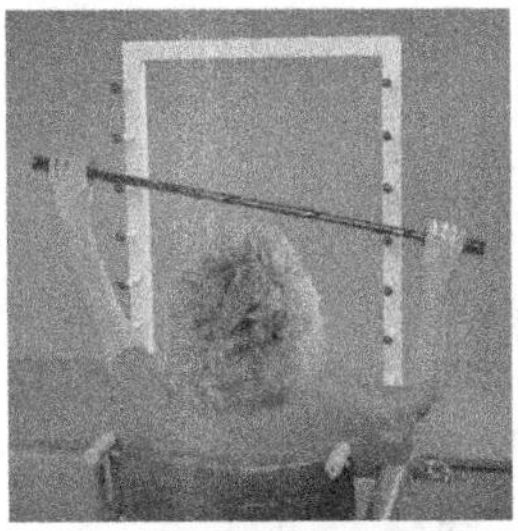
图 7-7 爬梯

（三）游戏辅助器具

游戏辅助器具是为帮助人们参与有固定规则的娱乐游戏活动而设计的。

1. 跳棋（图 7-8）

适用人群：双侧运动训练及粗大运动训练参与者、精细运动技能损伤和脑损伤患者。

功能结构：木质材料，由带孔的棋盘和插棍组成。

2. Miltbat 记忆游戏（图 7-9）

适用人群：认知障碍者或神经系统疾病者。

功能结构：Miltbat 记忆游戏是一种感知觉训练游戏。桌面由木材和树脂玻璃制成。游戏要求玩家用磁铁吸引金属小球通过迷宫，根据附带的卡片上的图案，最终将金属小球放在指定的孔里面。

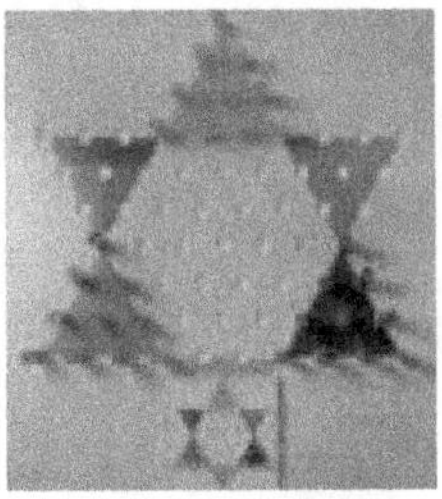
图 7-8 跳棋

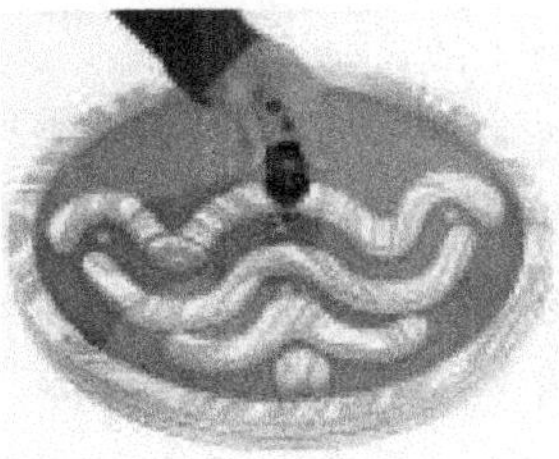
图 7-9 Miltbat 记忆游戏

3. 纸牌夹子之一（图 7-10）

适用人群：只有单手者、手功能障碍者、上肢功能障碍者及上肢假肢者。

功能结构：纸牌放在两个环形的由弹簧固定连接的板子中间，这个夹子可通过弹簧夹固定在 2～5cm 厚的桌子边缘。使用者可以调节夹子高度以避免旁边的人看到自己的纸牌。

4. 纸牌夹子之二（图 7-11）

适用人群：只有单手者、手功能障碍者、上肢功能障碍者及上肢假肢者。

功能结构：该夹子为不锈钢制品，使用时可将扑克牌夹在两个较长的板子中间。

5. 纸牌夹子之三（图 7-12）

适用人群：上肢功能障碍者。

功能结构：该纸牌夹子有一个阻隔性的卡槽使纸牌保持在合适的位置。带有一个延长的前部边缘，可以放铅笔和硬币。

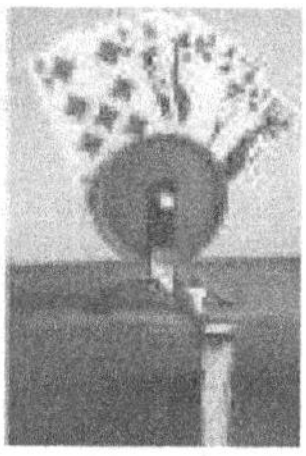

图 7-10　纸牌夹子(1)

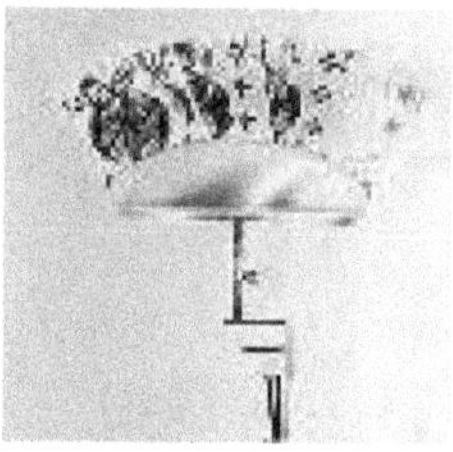

图 7-11　纸牌夹子(2)

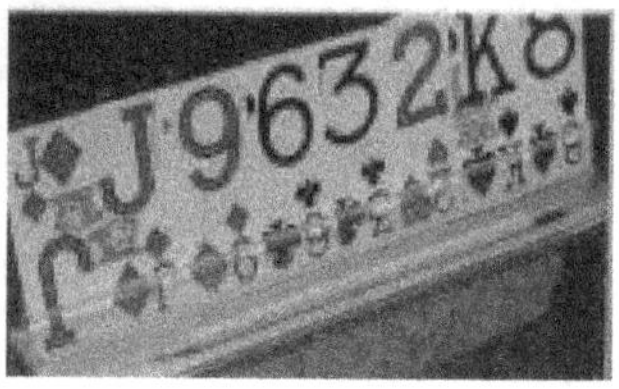

图 7-12　纸牌夹子(3)

6. 平衡木盘(图 7-13)

适用人群：上肢功能障碍者。

功能结构：圆形的木盘由一个锥体支撑，使用者可选择将需要的木块放在木盘上，目标是在木盘不会倾倒的前提下每行能放尽可能多的木块。

7. 白蚁杀手(图 7-14)

适用人群：低视力患者或盲人。

功能结构：白蚁杀手是一种教育游戏程序和可视化训练活动。在这个街机风格的游戏中，玩家必须清除白蚁的活动领域。玩家最后必须清除 12 个难度级别的白蚁来拯救城堡。这个游戏可以锻炼低视力患者的视觉定位、跟踪、调整等能力。它具有高亮度、高对比度的游戏元素，玩家选择白色或黑色作为背景色和完整的音频伴奏，包括定向信息，从而便于盲人也能够玩这个游戏。在“名人堂”栏目中跟踪分数。这个游戏可以由一个玩家玩耍或者两个玩家替补出战。

8. 棋盘游戏(图 7-15)

适用人群：用于视力损伤患者和盲人。

功能结构：游戏板上有很多个孔和木棍，型号较大的孔和木棍便于视力损伤患者操作，可以提高粗大运动和感知能力。

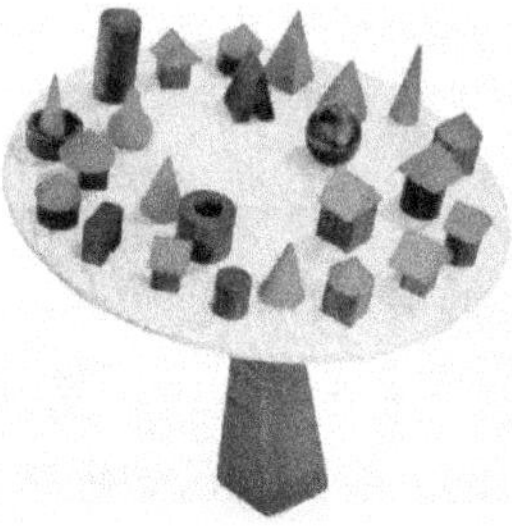

图 7-13　平衡木盘

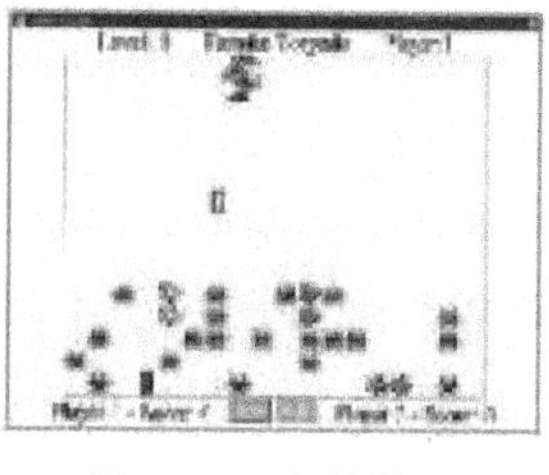

图 7-14　白蚁杀手

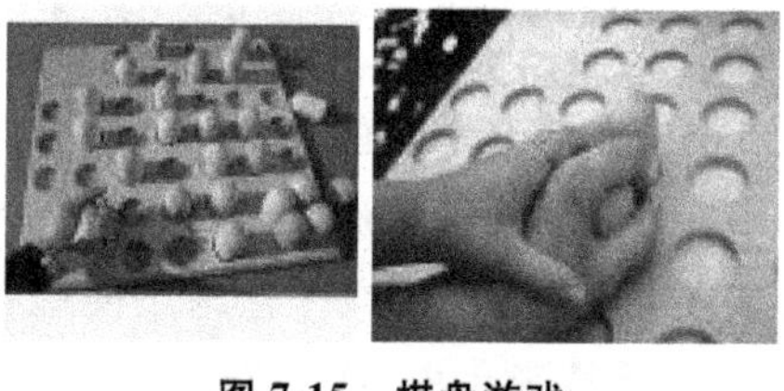

图 7-15　棋盘游戏

二、老年人音乐辅助器具

老年人音乐辅助器具是帮助老年人进行音乐创作、演奏等的辅助器具。

1. 供左利手使用的竖笛(图 7-16)

适用人群：手功能障碍者及左利手。

2. 单手长笛(图 7-17)

适用人群：只能使用单手者及盲人。

功能结构：单手长笛可供右利手使用，也可专为左利手设计。3 个音孔被阀门封闭，健康手的示指、中指和环指也负责另一只有功能障碍手所负责的音孔。小指操纵拇指孔的阀门。因为能够腾出一只手来识别乐谱上的盲文，所以该款长笛也可供盲人使用。

3. 桌鼓(图 7-18)

适用人群：音乐疗法、言语治疗、精神运动治疗的参与者。

功能结构：桌鼓为立式的圆形桌子形状，几个人可以围绕着桌鼓同时弹奏。

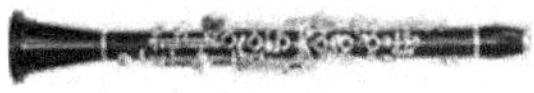
图 7-16 供左利手使用的竖笛

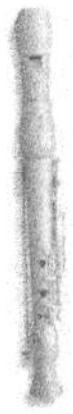
图 7-17 单手长笛

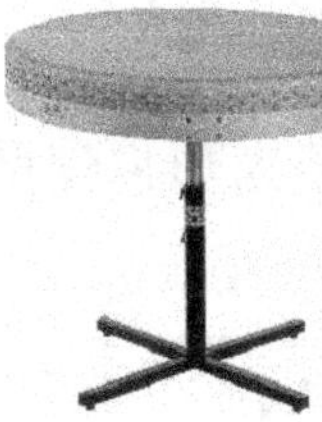
图 7-18 桌鼓

4. 口琴固定器(图 7-19)

适用人群：上肢及手功能障碍者。

功能结构：固定器上有一个硅酮软管覆盖的挂钩。将口琴固定器挂在使用者脖子上，这样使用者就不必用手拿着口琴吹了。不同尺寸大小的固定器可以满足不同型号的口琴。

5. 打击乐器(图 7-20)

适用人群：音乐治疗、节律训练、协调性训练的参与者。

功能结构：该打击乐器为木质材料，包括小铙钹、金属铃铛、响筒、棘齿、木鱼等。

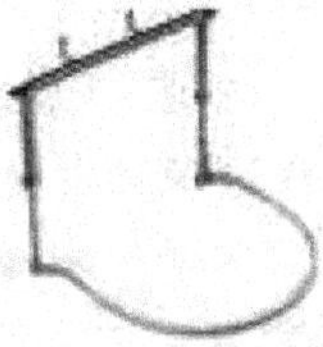
图 7-19 口琴固定器

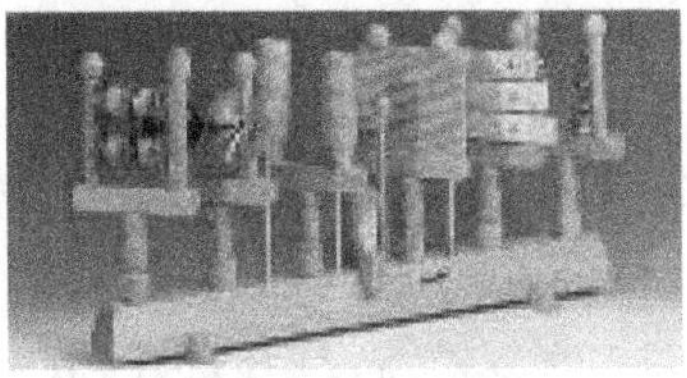
图 7-20 打击乐器

6. 声音摇篮(图 7-21)

适用人群：音乐疗法、运动疗法、心理治疗、儿童感统训练等的参与者。

功能结构：使用者可以坐在或躺在里面，有 2×18 个音符串，2 个低音弦。人坐在或躺在声音摇篮里，能够感到整个摇篮的振动，并体验到涓涓细流般的愉悦。

7. 改装的木管乐器(图 7-22)

适用人群：胳膊和手先天性畸形患者，手臂或手指截肢患者，痉挛性瘫痪患者等。

功能结构：乐器根据上肢可能出现的残疾进行了改装，如转移音孔和阀门的位置等。

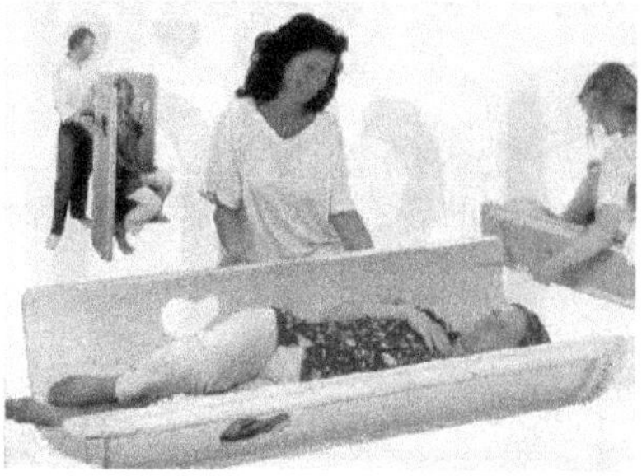

图 7-21　声音摇篮

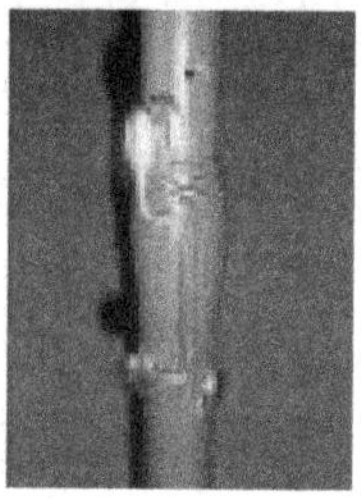

图 7-22　改装的木管乐器

三、老年人影像辅助器具

老年人影像辅助器具是为老年人摄影、制作电影或者录制视频设计的辅助器具。

1. 老年人用数码相机(图 7-23)

适用人群：低视力者。

功能结构：该相机操作按钮大，简单易于操作，具有闪光和变焦镜头，有防抖功能。

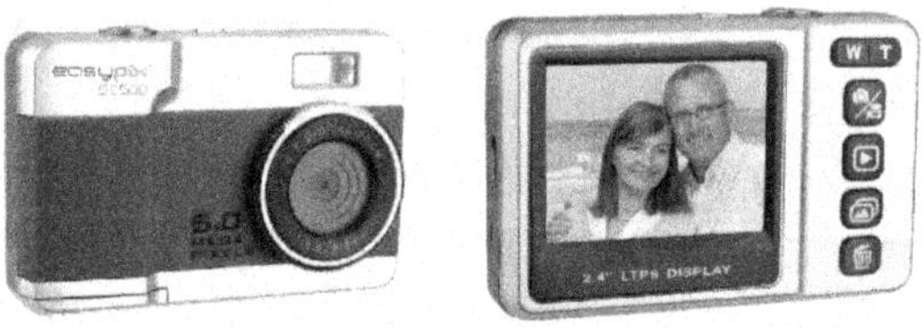

图 7-23　老年人用数码相机

2. 数码摄像机安装和控制设备

适用人群：脑瘫患者。

功能结构：当用户按下快门时，脑瘫患者无法避免移动相机，容易导致摄像模糊。一个解决方案是隔离触发机制，但现在的相机不像胶片相机那样具有远程触发能力。“相机的遥控快门释放”是另一个解决方案。释放机制包括由电磁线圈激活的触发电平，按下由带有 3 个开关的远程控制盒控制的快门键，脑瘫患者很容易进行这些操作。第一个开关按下触发设置以对焦，第二个开关释放对焦设置，第三个开关操作快门。远程机制由可替换电池供电。此外，该相机还有相应的相机架，用户无须用手拿着相机操作。使用相机的三角支架附件将相机安装在铝头支架上。铝头支架用螺栓固定到安装架上，安装支架能够通过定制的托架连接到轮椅上。该框架也可以转移到另一个轮椅上，当不用时可以很方便地移走。当用户换新轮椅时，只需换一个新的托架就可以再次将相机连接到新轮椅上。铝头支架能够用手柄进行旋转或者倾斜，从而使得用户可以在不同角度进行拍摄。将铝头支架旋转 180°，用户可以进行自拍。螺线管密封在一个小盒子里，安装在铝头支架的外侧，小盒子里还安装有远程控制箱的连接器。当相机屏幕不在用户的正前方时，用户可以从安装的镜子里看到正在拍摄的物体。

任务二 老年人体育辅助器具的应用

情境引入

张爷爷，65岁，10年前因车祸导致第三腰椎粉碎性骨折，双下肢行走无力，1周前经入院评估后入住某养老公寓单人房间。张爷爷酷爱球类和户外旅行。如果你是张爷爷的照护人员，试为其推荐几种辅助器具，以满足张爷爷参加体育活动的愿望。

知识要点

一、锻炼和运动辅助器具

老年人锻炼和运动辅助器具是为老年人单独或者以小组形式参与的正式或非正式组织的比赛或体育运动而设计的。

1. 充气橡胶球(图7-24)

适用人群：视觉障碍者。

功能结构：充气橡胶球里面有小铃铛，视觉障碍者可以根据声音来判断球的运动方向从而跟随球进行运动。充气橡胶球也可以用于水上游戏。直径16cm，周长51cm，重350g，有黄色、蓝色和红色3种颜色。

2. 可发声的球(图7-25)

适用人群：视觉障碍者或神经系统疾病患者。

功能结构：球非常软，白色的球上面有个蓝色的笑脸，可亮起。当球在空中运动时会发出笑声，提供感觉刺激，便于视觉障碍者追随声音进行追踪。

3. 哔哔棒球(图7-26)

适用人群：低视力患者或盲人。

功能结构：哔哔棒球可发出“哔哔”的声音，便于低视力患者或盲人使用。可使用可充电电池。

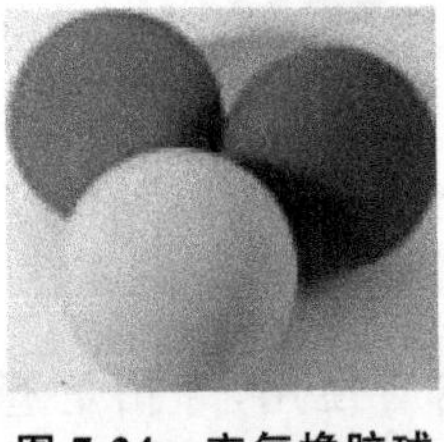

图7-24 充气橡胶球

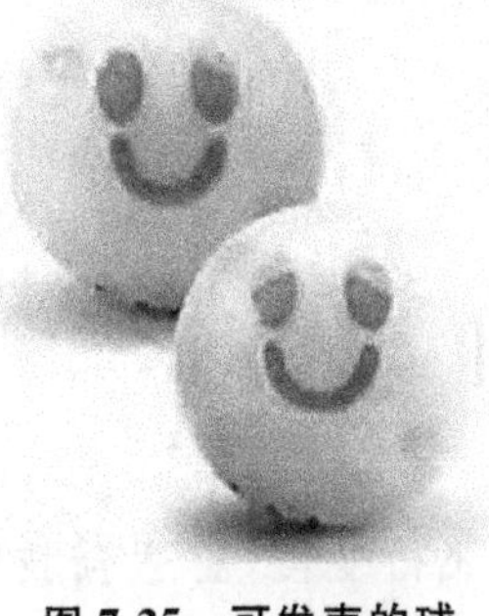

图7-25 可发声的球

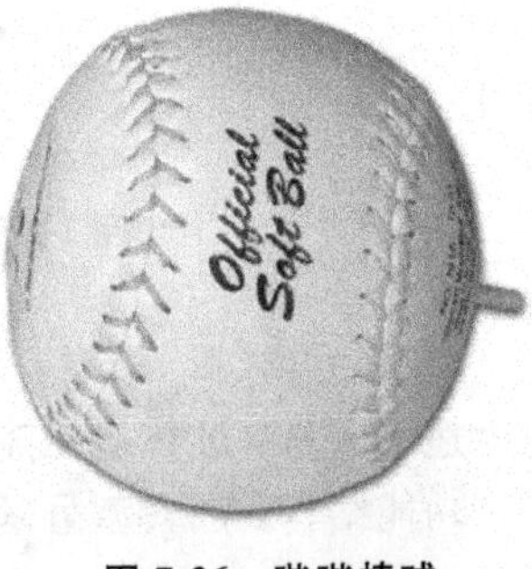

图7-26 哔哔棒球

4. Bobath 治疗球(图 7-27)

适用人群：体操运动和康复训练(如 Bobath 治疗)参与者，功能性大球也可用于因运动不稳等而对运动没信心者。

5. 套环(图 7-28)

适用人群：运动疗法参与者、物理疗法参与者、肢体残疾者。

功能结构：充气的软环可用于投掷或运动练习。

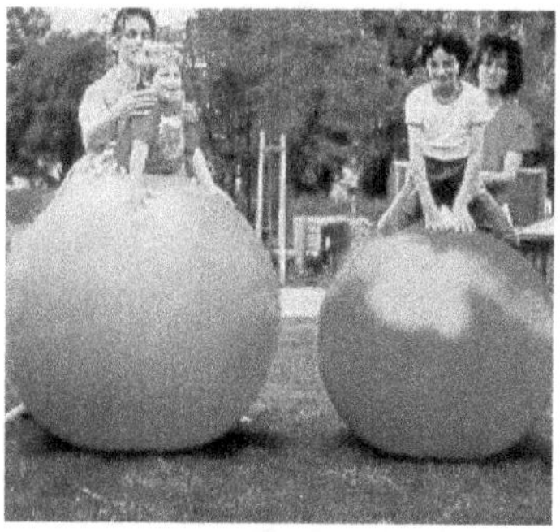

图 7-27　Bobath 治疗球

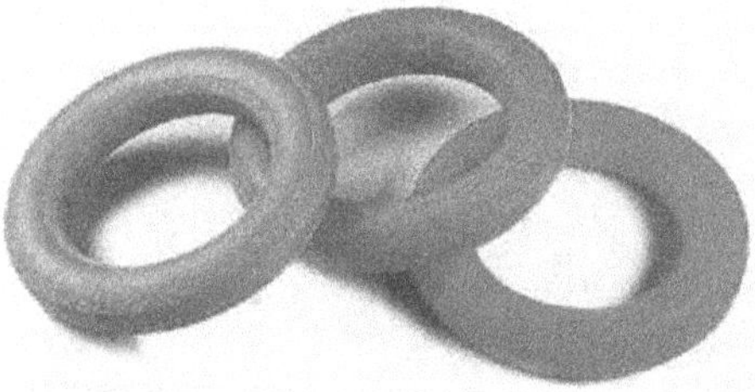

图 7-28　套环

6. 门球(图 7-29)

适用人群：老年人。

功能结构：球槌由槌头和槌柄组成，呈 T 字形。槌头长度为 18～24cm，材质较为坚硬，一般为圆柱形，槌头两端为击球面。槌柄长度为 50cm 以上，固定在槌头中间，槌柄可以是弯曲的。球为由合成树脂制成的质量均匀的球体，直径为 7.5cm，重量为 230g。球分为红色和白色两种，每场比赛红球、白球各 5 个，红球上标白色奇数号码(1、3、5、7、9)，白球上标红色偶数号码(2、4、6、8、10)，号码大小为 5cm×5cm，标在球面对称的两侧。进行门球运动可提高老年人肢体运动功能，锻炼老年人视力、听力及神经系统功能，增强老年人思维和记忆能力，也能起到促进老年人心理保健的作用。

7. 盲人使用的门球(图 7-30)

适用人群：视觉障碍者、盲人。

功能结构：充气橡胶球里面有铃铛，因此低视力患者能够跟随声音确定球的运动方向。盲人比赛用门球重 1 250g，周长 76cm，球上有 8 个直径为 1cm 的圆孔。

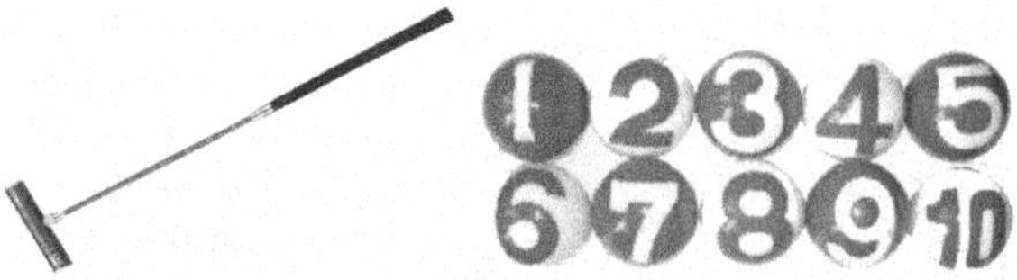

图 7-29　门球

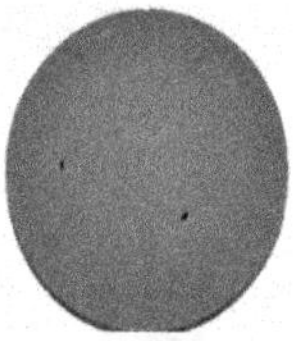

图 7-30　盲人使用的门球

8. 羽毛球(图 7-31)

适用人群：肢体运动障碍者。

功能结构：加大型号的羽毛球飞行变慢，更适合肢体运动障碍者使用，球拍是塑料材质的。

9. 供轮椅乘坐者使用的乒乓球桌(图 7-32)

适用人群：轮椅乘坐者或儿童。

功能结构：轮椅乘坐者或儿童可以独立使用乒乓球桌。大导向脚轮可提供轻微的转动，两个刹车可提高稳定性。环形金属框架和 PVC 封边可避免桌子损坏。地面不平整时可调节高度可调的后支撑脚使其平整。

10. 骑马模拟器(图 7-33)

适用人群：骑马疗法参与者、平衡训练参与者、开始学骑马畏惧骑真马者。

功能结构：骑马模拟器滴滴的上升处对应一匹马的基本形状(躯干和颈部)。三维的振动脉冲可提供平缓的振动，从而模拟出骑马的场景和速度。

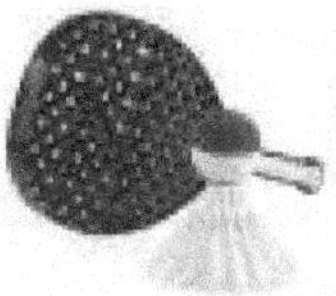

图 7-31　羽毛球

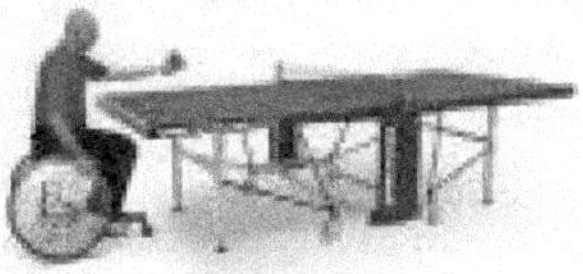

图 7-32　供轮椅乘坐者使用的乒乓球桌

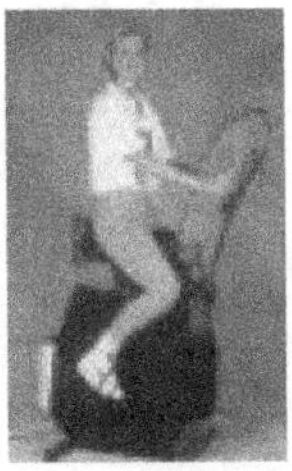

图 7-33　骑马模拟器

11. LM100 步枪支撑装置(图 7-34)

适用人群：手和上肢肌力下降及活动受限者、下肢残疾者、脊髓损伤者、轮椅乘坐者。

功能结构：LM100 步枪支撑装置安装在轮椅坐垫下面的板子上，需要在轮椅乘坐者坐进轮椅前安装好。当轮椅乘坐者坐在轮椅中后，一个垂直的接收管被安装在板子前面的中间部分，武器支撑组件放在接收管中。武器独特的设计使使用者几乎感觉不到武器的重量，从而促进全方位的运动，如向上向下和从一侧到另一侧。LM100 不包括触发激活器，但它的设计与 TM100 触发激活器是相适应的。

12. 保龄球滑轨(图 7-35)

适用人群：上肢或下肢功能下降者。

功能结构：保龄球滑轨是滚珠滑轨，是专为上肢或下肢功能下降的人设计的。可在站立位和坐位使用，保龄球杆是可伸缩的。

13. 供轮椅乘坐者使用的保龄球坡道(图 7-36)

适用人群：轮椅使用者、偏瘫患者、四肢瘫痪者、肌痉挛者、上肢运动障碍者、其他运动受限者。

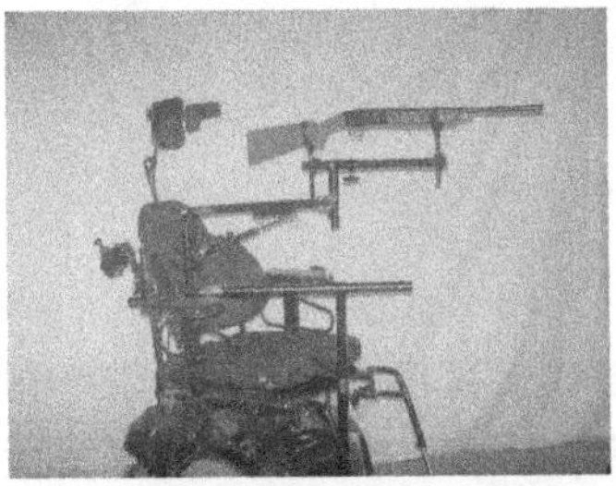

图 7-34　LM100 步枪支撑装置

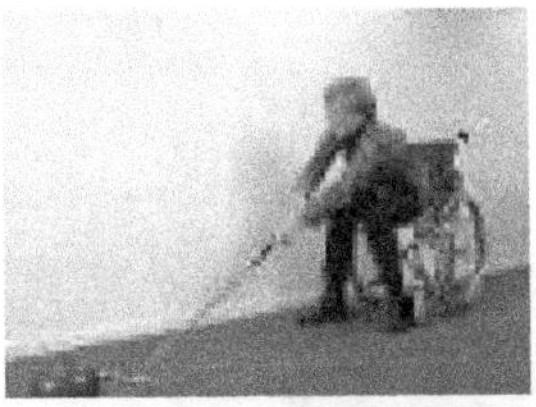

图 7-35　保龄球滑轨

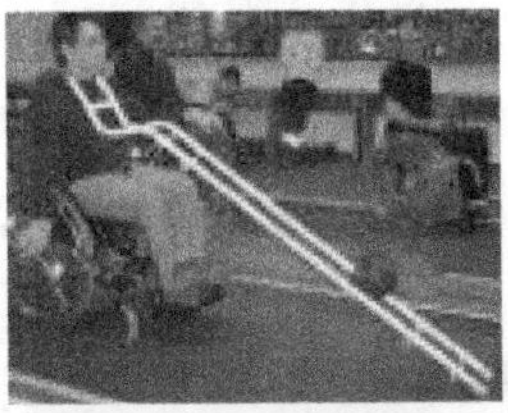

图 7-36　保龄球坡道

功能结构：保龄球坡道使有肢体障碍的人士能够进行保龄球运动。保龄球坡道由 3 部分组成。坡道肩部的带子为加厚垫子，可以进行调节，橡胶轨道能够固定保龄球坡道，保证安全性。

14. 太极剑（图 7-37）

适用人群：老年人。

功能结构：太极剑由剑刃、剑尖、剑脊、剑柄、剑格、剑首、剑穗组成。一般男性使用的太极剑重量不得轻于 600g，女性使用的太极剑重量不得轻于 500g。剑的长度选择一般以反手自然垂臂持剑时，剑尖高不过头、低不过耳为标准。老年人长期练习太极剑，能够通经活络、促进血液循环和新陈代谢，长期练习还能够保持关节柔韧性、稳定身体重心、增强心肺功能。

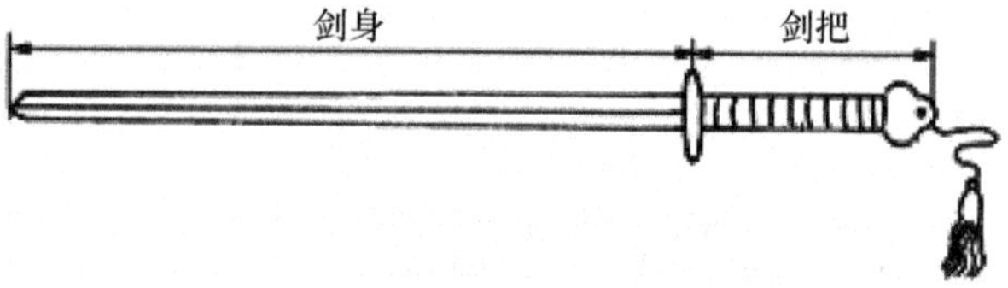

图 7-37　太极剑

15. 独立式镀铬保龄球坡道（图 7-38）

适用人群：上肢或平衡功能障碍者、运动受限者、脊髓损伤者。

功能结构：可以在坐位或站立位使用该坡道。这种便携式的坡道是由坚固的钢管制成，有 4 个不滑动的橡胶支脚，可以拆卸以便于携带和储存。

16. 明尼苏达坡道（图 7-39）

适用人群：电动轮椅使用者。

功能结构：明尼苏达坡道是个保龄球坡道，电动轮椅使用者在坡道的后面，轮椅的前脚轮在坡道地板上，防止球滚下坡道时坡道移动。改变球在坡道上的位置，投掷者可以控制球从坡道上滚下的路径。该坡道是可拆卸的。

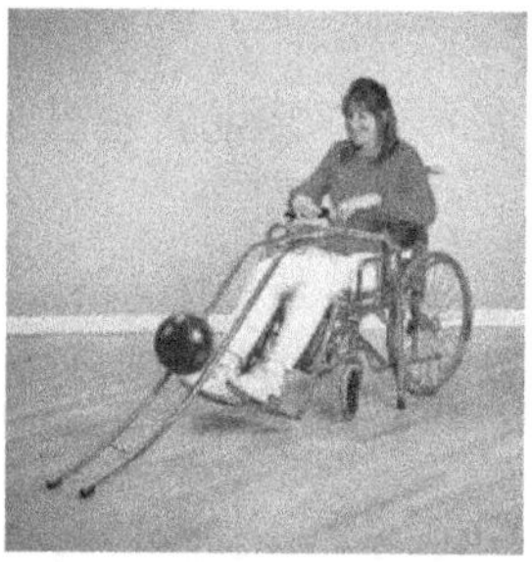

图 7-38　独立式镀铬保龄球坡道

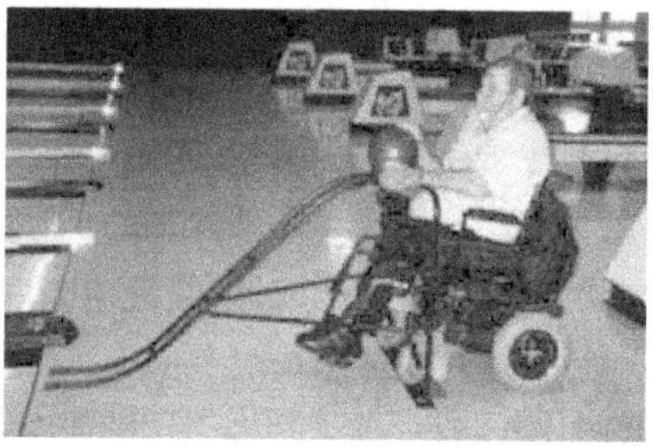

图 7-39　明尼苏达坡道

17. 保龄球坡道（图 7-40）

适用人群：电动轮椅使用者。

功能结构：坡道由强大的轻钢管制成。根据轮椅扶手确定坡道高度，坡道顶部水平部分基本是与水平线平行的，因此在获得轻轻的推力前，球能够较好地保持在那里。为了最大限度提高速度，坡道的上部是直的，下半部分呈平缓曲线。前面小塑料支脚使球能够较为平缓地过渡到球道上。

18. 高尔夫球杆助手(图 7-41)

适用人群：关节炎患者、脊髓损伤者、平衡功能障碍者、坐位下打球者及其他有弯腰困难者。

功能结构：高尔夫球杆助手是一个高尔夫配件，它可以用来把球座插到地面里，把球放在球座上，在将球击出 1.2～1.5m 时把球座捡起来。该球杆的特点是有一个塑料杆和一个额外的球头重量来辅助。

19. 高尔夫球座(图 7-42)

适用人群：平衡障碍者、运动受限者、下肢障碍者、弯腰困难或难以够到地面的关节炎患者。

功能结构：球座含有金属，因此不用弯腰就可以被磁铁吸起来。

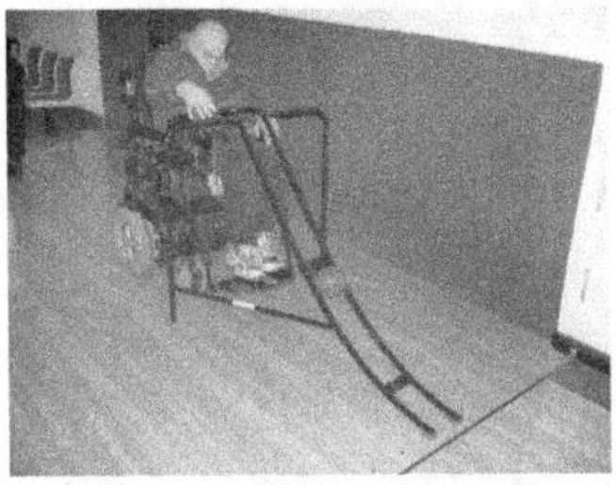

图 7-40　保龄球坡道

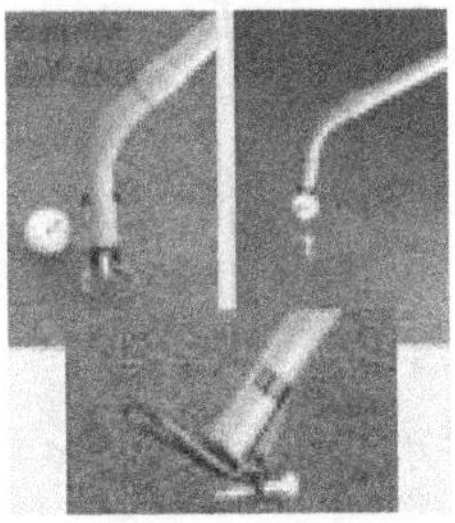

图 7-41　高尔夫球杆助手

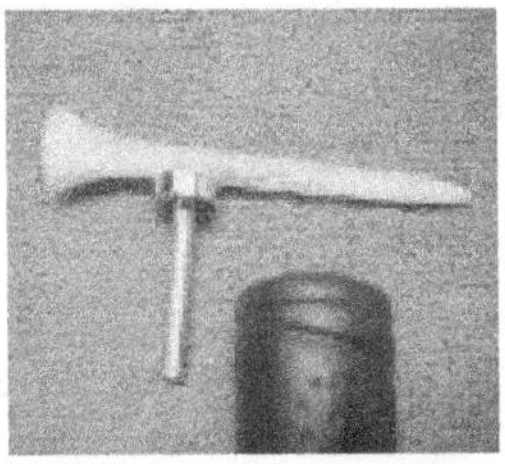

图 7-42　高尔夫球座

20. 高尔夫手套(图 7-43)

适用人群：抓握困难者。

功能结构：它使单手抓握力量很差的人能够紧紧地握住球杆，并能够控制挥杆。用魔术贴固定，使用者能够很容易并快速地抓住球棍。分别有左手手套和右手手套可供选择，一只手抓握力量下降时，可以用另一只手帮助抓握球棍。

21. LJ-A 改装的救生衣(图 7-44)

适用人群：肢体残疾者。

功能结构：改装的救生衣可以使使用者的头完全露出水面，同时身体保持直立位。

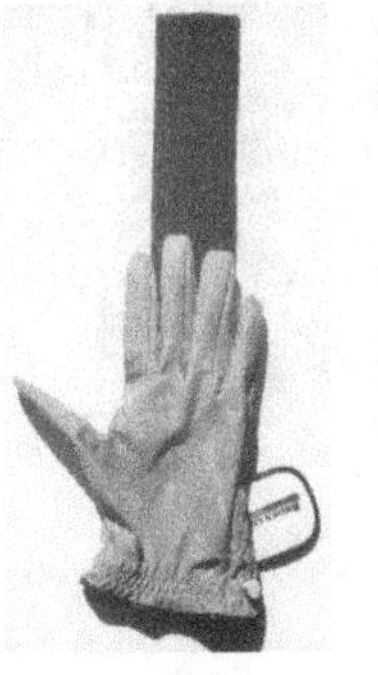

图 7-43　高尔夫手套

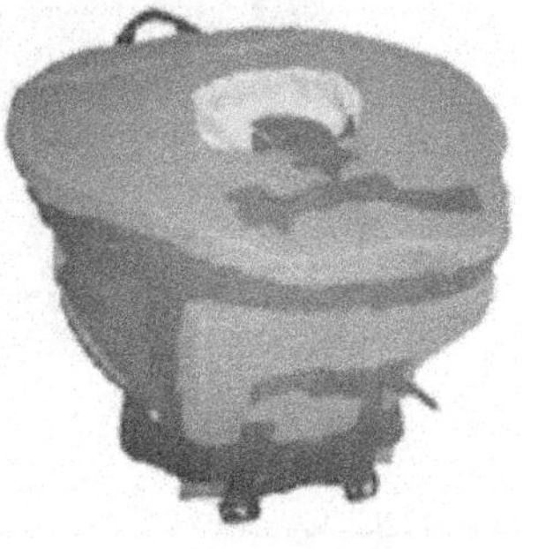

图 7-44　LJ-A 改装的救生衣

22. PDA-A 改装的个人漂浮设备(图 7-45)

适用人群：严重肢体残疾的儿童和成人。

功能结构：PDA-A 改装的个人漂浮设备可使使用者身体伸展在仰卧位，能够很好地稳定身体以避免不自主地屈曲和不可控制的运动，并有助于使用者的脸完全露出水面。

23. 调试海滩轮椅(图 7-46)

适用人群：运动障碍者。

功能结构：调试海滩轮椅的车架为高档的 316L 不锈钢管。椅子不需工具即可快速拆卸。座椅有安全带，胸带是可选的，可平躺也可斜躺。扶手是可拆卸的，不锈钢刹车，标准的前轮驱动车轮。腿托装有软垫。

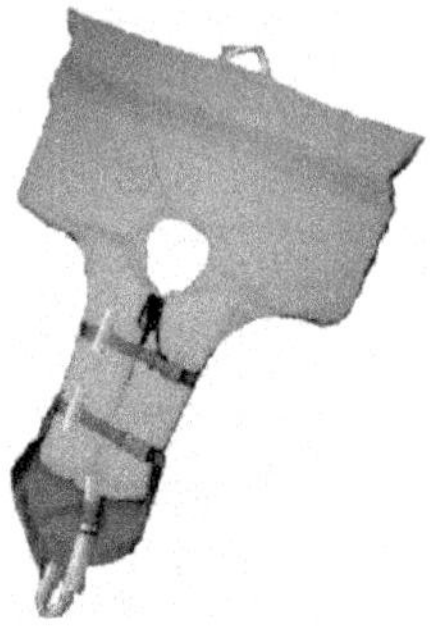

图 7-45 PDA-A 改装的个人漂浮设备

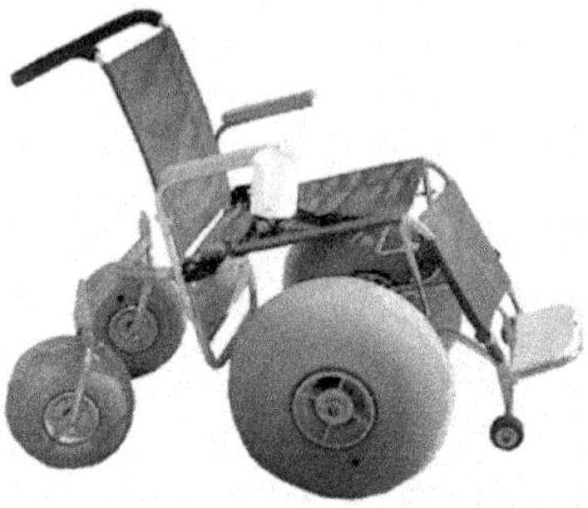

图 7-46 调试海滩轮椅

二、老年人旅行辅助器具

老年人旅行辅助器具是为老年人进行户外野营或户外旅行而设计的。

1. 移动房屋(图 7-47)

适用人群：老年人、轮椅使用者。

适用范围：供露营和作为移动房子使用，也可供轮椅使用者等使用。

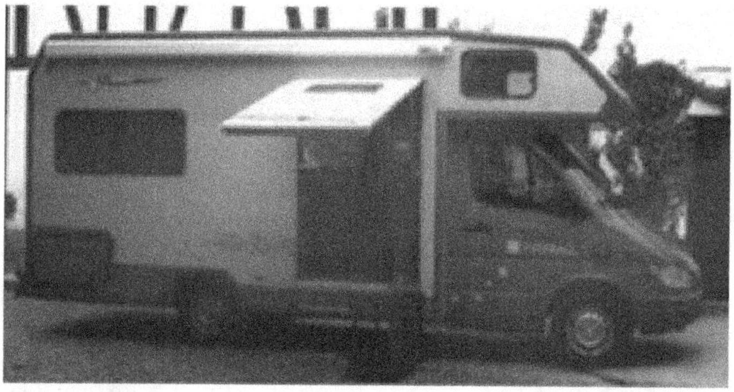

图 7-47 移动房屋

2. 自由帐篷

适用人群：老年人、轮椅使用者。

功能结构：可以睡两个人，有一个起支撑作用的铝框和锥形、长方形穹顶。帐篷有一个主要睡眠区和一个大的前厅区。前厅区提供了娱乐或储存空间。帐篷有 5 个窗子、1 个室内门和 3 个外门。窗户拉链易于抓握和操作。睡眠区通道大小恰好能使人侧身转移到床上。

三、老年人打猎和钓鱼辅助器具

老年人打猎和钓鱼辅助器具是为老年人能够顺利完成打猎和钓鱼而设计的。

1. Trionic 车(图 7-48)

适用人群：行走困难者、下肢功能障碍者或平衡障碍者。

功能结构：Trionic 车可用于任何地形，如野营、打猎或徒步旅行。该设备有可拆卸的带拉链和防雨盖的篮筐。有一个座袋在座椅上，可向前折叠以便坐下。座袋有 3 个独立的内夹层，一个带拉链的靠外的夹层和两个网状口袋。座袋也可当作肩包来背，它有一个带衬垫的可拆卸背带。座袋带拉链的靠外的夹层和两个网状口袋可放水瓶。该车还配有一个适合放进篮筐的双肩背包，主袋有一条长长的拉链，可将 MP3 播放器放在高层的小拉链口袋里，还有一个放耳机的袋子。座袋和背包是由 600D 聚酯纤维制作，反射衬里便于夜间行走安全。该车有 3 个轮子，是 Trionic 登山车轮，有较好的越障能力和较好的减震功能。该车有一个超大的焊接 T-6 铝框架，可快速拆卸车轮和适用于所有地形的车胎。

2. Ken 电动投掷机(图 7-49)

适用人群：严重肢体残疾者或脊髓损伤者。

功能结构：Ken 电动投掷机是一个钓鱼配套设备，它是完全自动化的设备，使用户能够独立投出鱼线、钩子和捞起鱼。支架可以固定在几乎任何可接触的表面(如轮椅、船上、码头等)，并能够转动从而可向任何方向进行投掷。该设备可将很大的木质浮标投掷 30.5m。尽管不能将较轻的诱饵投掷很远，但可以将较重的诱饵投掷 30.5m 以上。激活控制器鱼竿就可以提起来，从而将鱼拉出水面并拉上岸。该设备是可以用按钮控制的(如通过肢体或下巴)，或者通过吹吸控制。对于完全不用手控制的设备，需要在用户胸前戴一个胸部板来支撑一个完全可调臂和控制箱，里面装有 3 个按钮，可以用用户的下颌颏部或者 3 个模块化的软管(可以通过吹吸控制)来控制按钮。

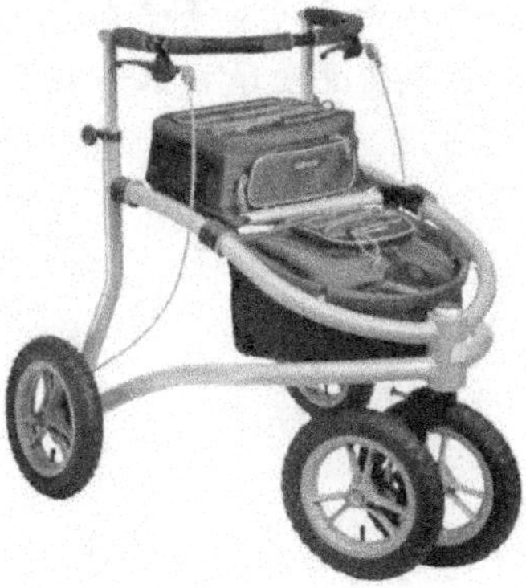

图 7-48　Trionic 车

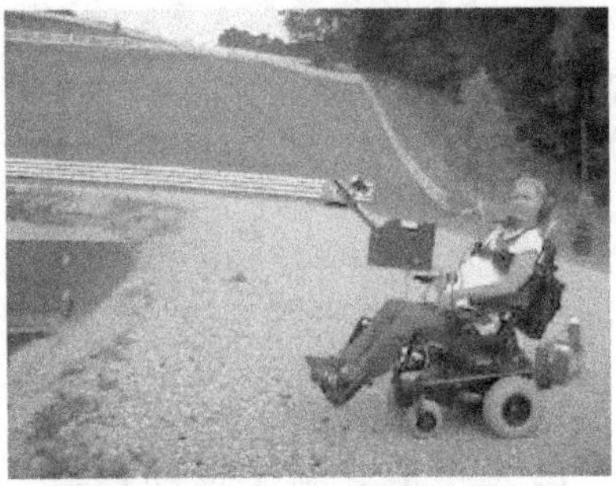

图 7-49　Ken 电动投掷机

3. 单手用钓鱼竿(图 7-50)

适用人群：仅有一只手可用者。

功能结构：用户只需从腰带上抬起鱼竿，将鱼竿放回腰带上，固定鱼竿和等待捕获的鱼即可。该设备的设计使得鱼不论有多重，鱼竿都不会扭转。有 3 种样式可供选择。

4. SaSF钓鱼辅助带(图 7-51)

适用人群：上肢残疾者、截肢者、肌无力患者或者关节炎患者。

功能结构：该辅助带可使鱼竿保持在钓鱼位置，并利用背部的力量而非手臂或者手的力量抬起杆子。

5. 手臂鱼竿固定器(图 7-52)

适用人群：手抓握功能下降者。

功能结构：将鱼竿固定器绑在手腕和前臂上，能够拖饵钓鱼、抛垂鱼钩和岸边垂钓。手臂鱼竿固定器的工作原理是将手和手腕部应该使用的力量转移到肱二头肌和肩部。它用经油处理的皮革手工制成。有左手和右手两种款式。重量为0.14～0.17kg。

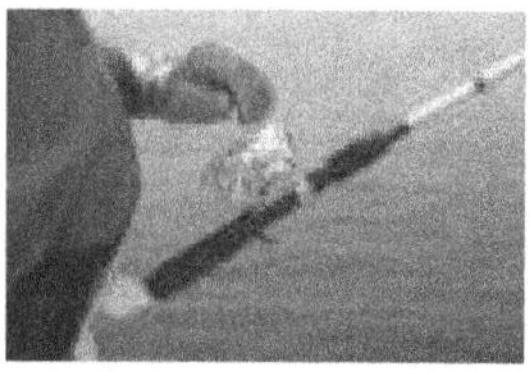

图 7-50 单手用钓鱼竿

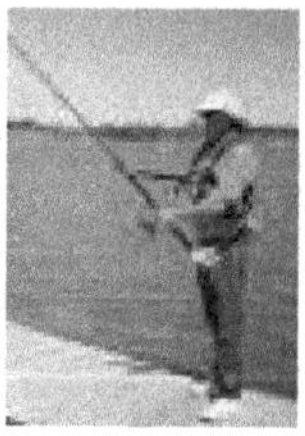

图 7-51 SaSF钓鱼辅助带

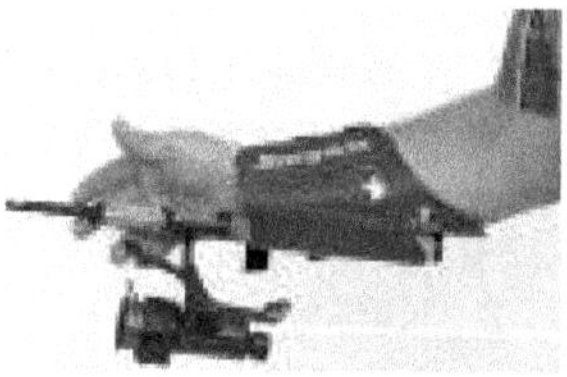

图 7-52 手臂鱼竿固定器

任务三 老年人文化与艺术辅助器具的应用

情境引入

张奶奶，68岁，患关节炎近15年，2周前经入院评估入住某养老公寓单人房间。经评定，张奶奶左手功能基本正常，右手肌力下降，右手腕关节活动度受限。张奶奶平时喜爱进行手工艺制作和园艺活动。如果你是张奶奶的照护人员，试为她选配几款辅助器具，以帮助张奶奶更好地进行休闲娱乐活动。

知识要点

一、老年人手工艺制作辅助器具

老年人手工艺制作辅助器具是为对手工艺制作感兴趣的老年人能够顺利进行手工艺品创作而设计的。

1. 工艺品、刺绣及手工艺品材料(图 7-53)

适用人群：对手工艺制作感兴趣的老年人。

功能结构：刺绣和手工艺制作、运动疗法、编织篮子等使用的软陶、竹藤、纸绳等材料。

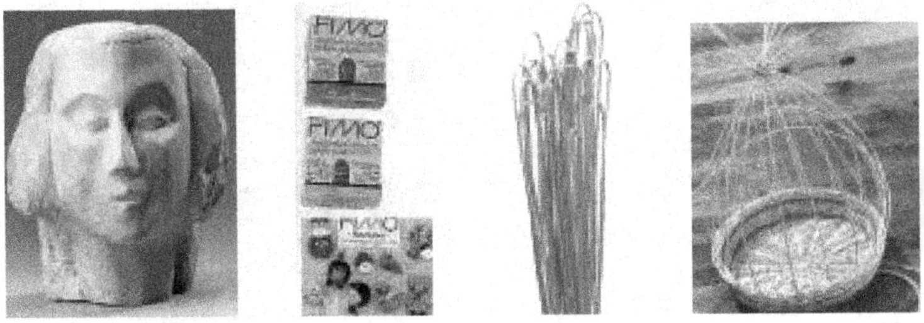

图 7-53　工艺品、刺绣及手工艺品材料

2. 纺织工艺品(图 7-54)

适用人群：只能使用单手者。

功能结构：该辅助器具可用于只有单手可用者。旋转环直径为 27cm，可使人们舒适的工作，可提高工作速度。底座为三脚架，并有 4 个吸盘，可在光滑表面上稳定的工作。

3. 视力受损专用缝纫针(图 7-55)

适用人群：视力受损者。

功能结构：该缝纫针针眼很大，视力受损者能够很容易穿针引线，能够独立地缝合衣服上的洞。

4. 编织设备(图 7-56)

适用人群：膝关节手术后运动疗法、下肢肌力训练、膝关节屈伸训练等参与者。

功能结构：该设备可用于膝关节损伤或术后运动康复，脚上穿着溜冰鞋在弯道上运动，通过屈伸膝关节，网络梳由于滑轮效应不断地进行移动。根据治疗目的，可以控制滑轮来改变拉动方向，它既可以练习需要锻炼的膝关节，也可以两个膝关节同时进行训练。

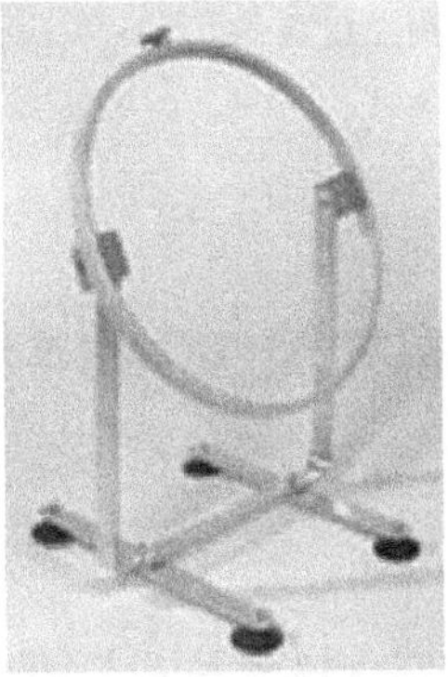

图 7-54　纺织工艺品

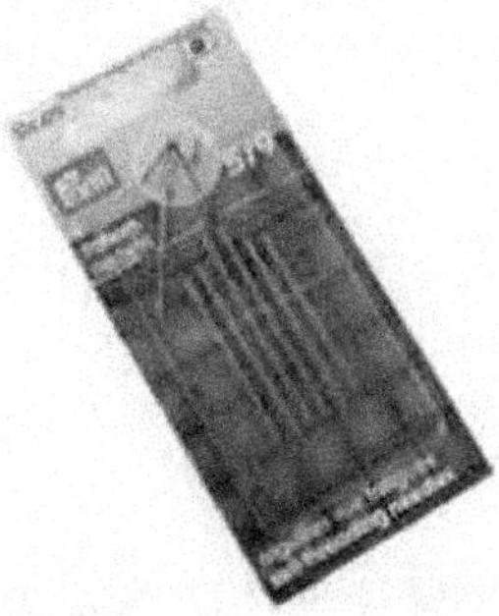

图 7-55　视力受损专用缝纫针

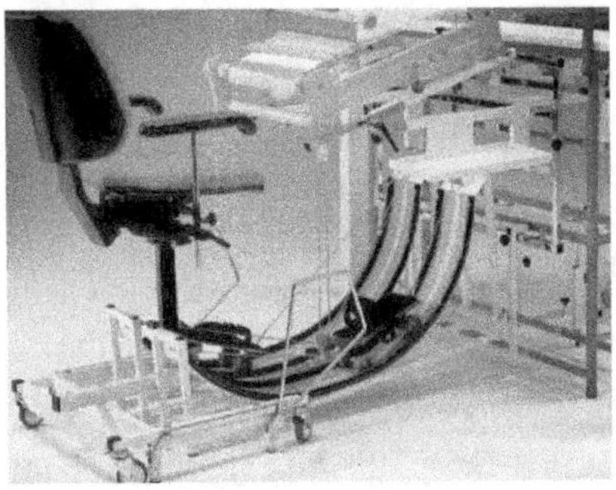

图 7-56　编织设备

5. 榉木绣架(图 7-57)

适用人群：刺绣爱好者。

功能结构：将榉木绣架用黄铜螺丝拧紧固定在桌面上以便于进行刺绣。

6. 磨光工具(图 7-58)

适用人群：木工爱好者，滑石加工爱好者，运动疗法参与者。

功能结构：不同形状的木材或滑石加工磨光工具。

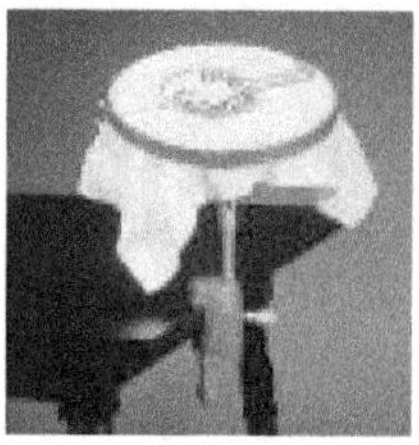

图 7-57　榉木绣架

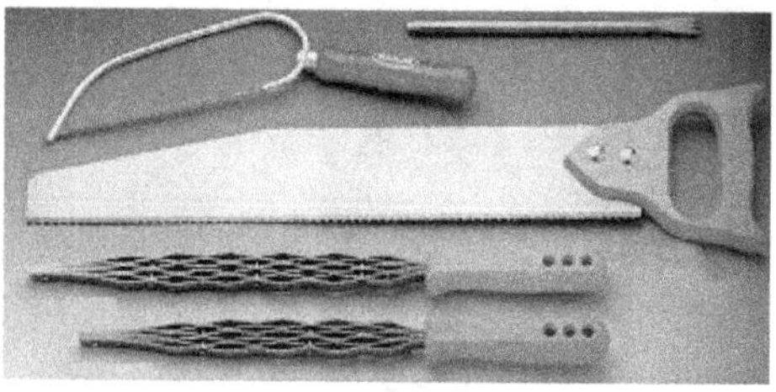

图 7-58　磨光工具

7. 滑石加工设备(图 7-59)

适用人群：手工艺制作爱好者，雕刻爱好者，运动疗法参与者等。

功能结构：滑石雕刻及加工设备包括石头、工具和磨光用品。

8. 陶工旋盘(图 7-60)

适用人群：陶器制作爱好者，运动疗法参与者。

功能结构：该陶工旋盘外壳采用全钢制作，旋转座椅，其高度是可调节的。铸铝转盘，可拆卸的防溅槽，带有排水管和货架。附加的木质板子带有 3 个挺杆，还有带盖的水桶。

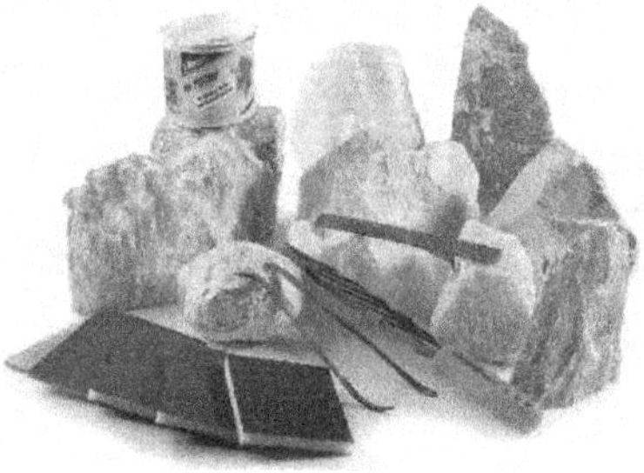

图 7-59　滑石加工设备

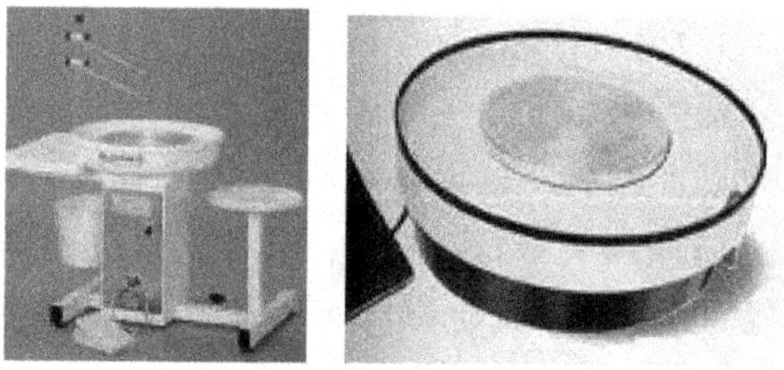

图 7-60　陶工旋盘

二、老年人室内外园艺辅助器具

老年人室内外园艺辅助器具是帮助老年人能够顺利培育和照料植物、打理花园或草坪而设计的。

1. 加高的园艺桌床(图 7-61)

适用人群：轮椅使用者。

功能结构：轮椅可推进桌床下面，园丁不需要弯曲膝盖或者弯腰就可以把鲜花和蔬菜种到里面。桌床是由落叶松木材制成的，落叶松木材可以防潮，可较好地抵抗恶劣的天气，至少能够使用 15 年。桌床的框架表面都涂了防潮的油。桌床的宽度和长度是可以调节的，有不同型号的桌床可供选择，种植深度约为 20cm。

2. 可伸缩园艺工具(图 7-62)

适用人群：弯腰困难者。

功能结构：耙、除草机、刷子等由轻金属制成，型号较小，长度可伸缩，从 55cm 到 101cm 不等，便于弯腰困难者或乘坐轮椅者使用，便于携带。

3. 园艺叉(图 7-63)

适用人群：轮椅使用者、手功能障碍者、关节炎患者，也适用于腰背部有疾病但喜欢园艺活动的人。

功能结构：当手腕活动受限时，可佩戴手臂夹板。

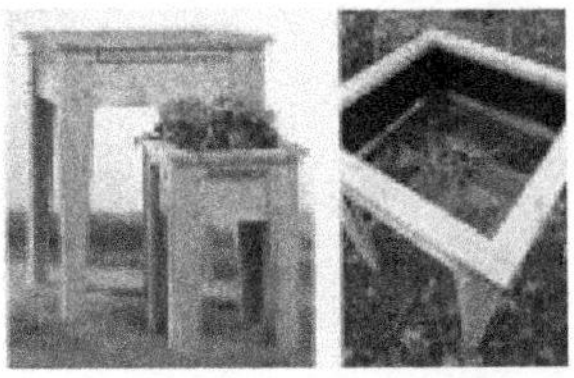

图 7-61　加高的园艺桌床

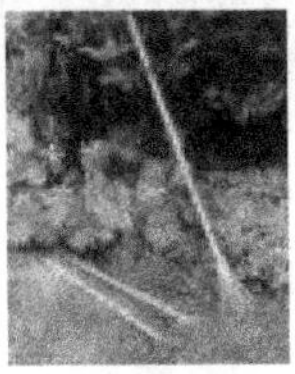

图 7-62　可伸缩园艺工具

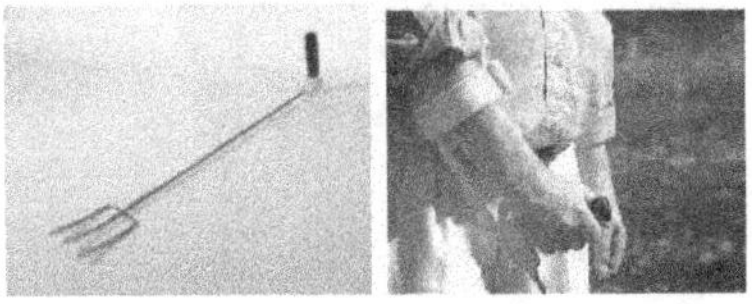

图 7-63　园艺叉

4. 根据人体工程学设计的园艺铲子或耙子(图 7-64)

适用人群：手部活动障碍者。

功能结构：铲子和耙子设计符合人体工程学，可以减少进行园艺活动时能量消耗，根据解剖学设计的手柄可以避免手部和腕部的肌肉紧张。手柄易于抓握，所使用的材料柔软且有防水功能。铲子头部是由不锈钢制造的。该种铲子或耙子还可以安装手臂夹板使用。

5. 能够自动打开的修剪剪子(图 7-65)

适用人群：手功能障碍者、手肌力下降者。

功能结构：弯曲的剪子适用于手部功能下降者，打开剪子，轻轻一压手柄，剪子合上，弯曲的刀刃就可以把花朵或小树枝剪断。当放开手柄，剪子又自动打开。

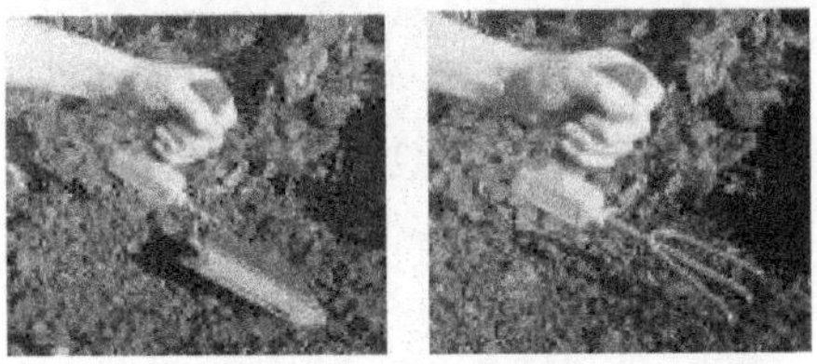

图 7-64　根据人体工程学设计的园艺铲子或耙子

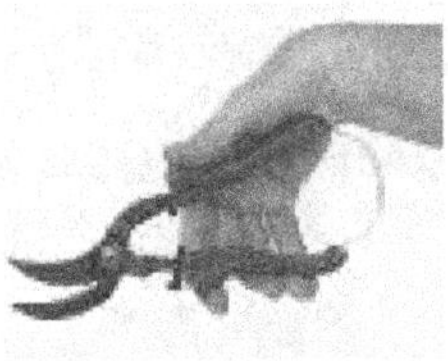

图 7-65　能够自动打开的修剪剪子

6. 强力修剪剪刀(图 7-66)

适用人群：手功能障碍者、手肌力下降者。

功能结构：强力修剪剪刀可以很轻松地将 2.4cm 粗的树枝剪断。锋利的半圆形刀刃经过特殊设计进行巧妙覆盖，可避免急剧的滑动，安全弓提高了安全性。手柄设计符合人体工程学。

7. 滚动椅子(图 7-67)

适用人群：轮椅使用者、关节炎患者等。

功能结构：使花园里地面上的工作可以坐在滚动的椅子上在坐位下完成。

8. 除草持握钳(图 7-68)

适用人群：轮椅使用者、关节炎患者等。

功能结构：使用除草持握钳，在除草时不需弯腰就可以将草除掉。啄矛是不锈钢的，只需按一下按钮就可除草。通过旋转和可上锁的手柄，持握钳既可用于左利手也可用于右利手。

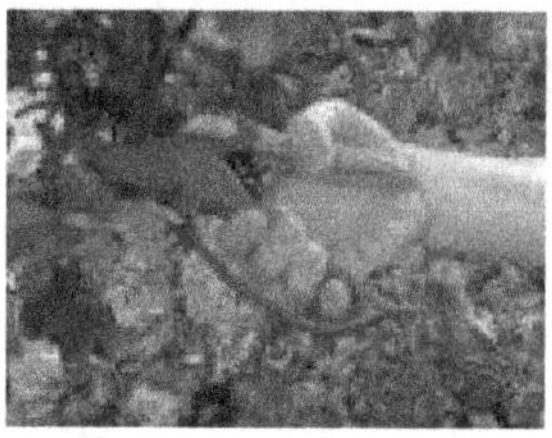

图 7-66 强力修剪剪刀

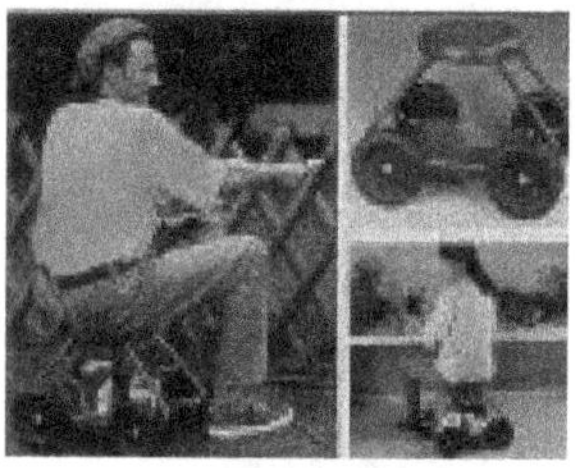

图 7-67 滚动椅子

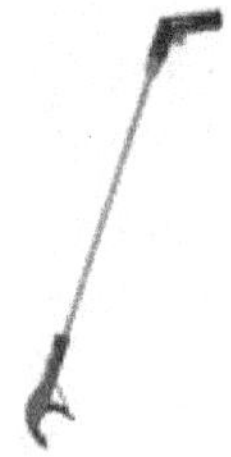

图 7-68 除草持握钳

任务四 其他老年人休闲娱乐辅助器具的应用

情境引入

孙奶奶，62岁，第三腰椎间盘突出10余年，弯腰和下蹲困难，但孙奶奶爱好养宠物。试为孙奶奶推荐宠物照料辅助器具，使其在不损伤身体的前提下，能够方便地照料宠物。

知识要点

一、老年人宠物照料辅助器具

老年人宠物照料辅助器具是为方便老年人为宠物喂食、清洁等照料工作而设计的。

1. 宠物食物升降机（图7-69）

适用人群：不能弯腰喂养宠物者。

功能结构：宠物升降机顶部有一个简单的手动曲柄以升高和降低托盘、水碗等。可用两个螺丝固定在墙壁或类似物体上。

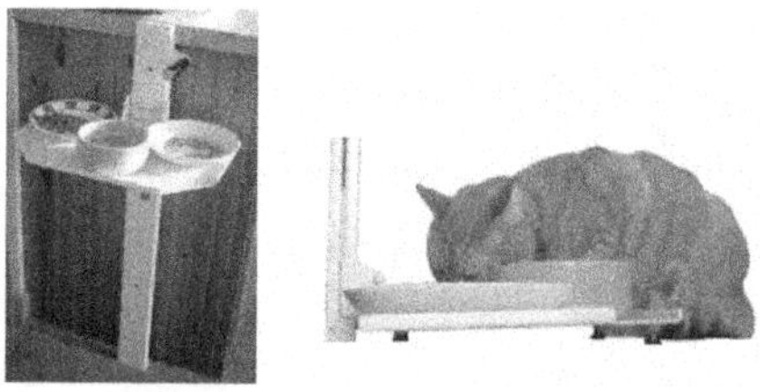

图 7-69 宠物食物升降机

2. 带手柄的猫沙盒

适用人群：平衡障碍者、步行困难者或脊髓损伤者。

功能结构：带手柄的猫沙盒使用标准的塑料内衬，有一个易于抓握的手柄以便于搬动。当猫沙湿了的时候，手柄也能保持盒子平衡稳定。有不同类型的猫沙盒，如顶部带盖和不带盖的猫沙盒，既带支脚的可以离开地面的猫沙盒，也有不带支脚无法离开地面的猫沙盒。

3. 宠物照料提醒器(DOG-E-MINDER)

适用人群：认知障碍者、记忆障碍者。

功能结构：宠物照料提醒器(DOG-E-MINDER)是一个电子狗牌和宠物护理提示器。有3个按钮装置，挂在狗的脖子上，像是标准的狗牌，分别用来提醒宠物的主人狗上次吃食物、散步及吃药的时间。当完成其中任何一项任务后，向下按压相应的按钮3秒钟，将会记录一个新的日期和时间。当不使用设备时，DOG-E-MINDER的LED显示屏上显示狗的名字和用户的电话号码，也可以对狗的ID信息进行更换。该设备重量轻，并有防水功能。有红色、蓝色、黑色和粉红色可供选择。

二、老年人吸烟辅助器具

老年人吸烟辅助器具是为有吸烟需求的老年人设计的，以便于老年人吸烟。

1. 烟灰缸(图7-70)

适用人群：有吸烟需求的老年人。

功能结构：烟灰缸可以固定在直径为23mm的管子上，如轮椅支架上。它有一个塑料外壳，带金属夹子和一个推盖，重约0.2kg。

2. 带延长软管的烟灰缸(图7-71)

适用人群：手功能障碍者、长期卧床者和上肢功能障碍者。

功能结构：由吸管和烟灰缸两部分组成，吸管一端为吸嘴，另一端固定香烟。烟灰缸一侧有两个夹子，可夹在轮椅或床边。

3. 香烟夹持器(图7-72)

适用人群：手部功能障碍者和上肢功能障碍者。

功能结构：将香烟夹在夹持器上，可以通过长软管的末端吸嘴吸烟。

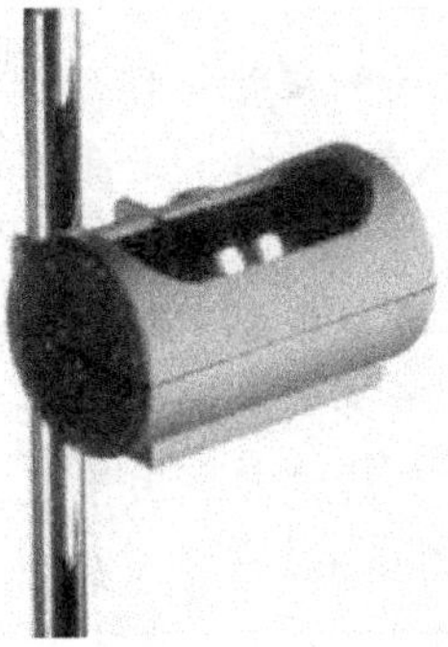

图7-70 烟灰缸

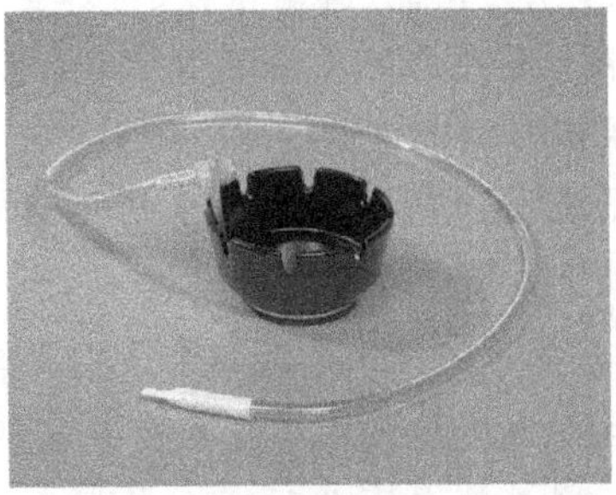

图7-71 带延长软管的烟灰缸

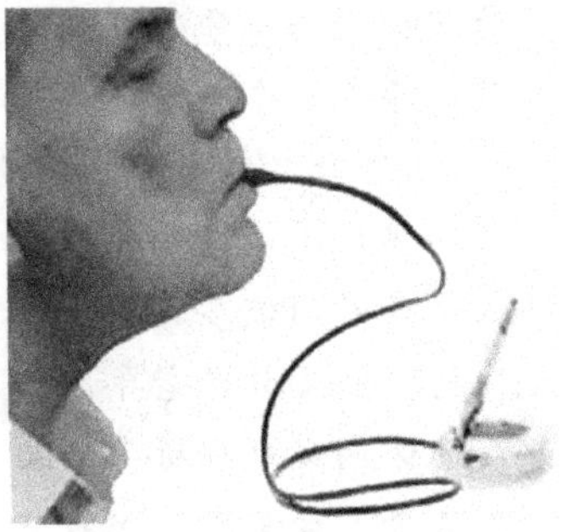

图7-72 香烟夹持器

4. 香烟固定夹(图7-73)

适用人群：手和腕关节功能受限者。

功能结构：使用香烟固定夹，不需弯曲手指即可以吸烟，可以将其弯曲成想要的形状。

5. 香烟围裙(图7-74)

适用人群：长期卧床者等。

功能结构：香烟围裙由抗燃性材料制成。由于遇到火不会融化，因此它能够提供保护以防止火灾。

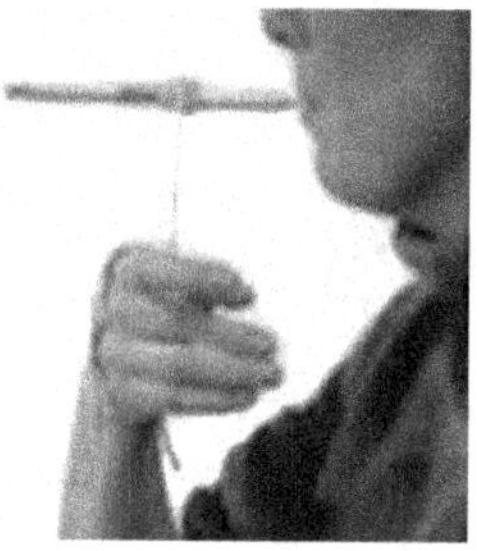

图 7-73　香烟固定夹

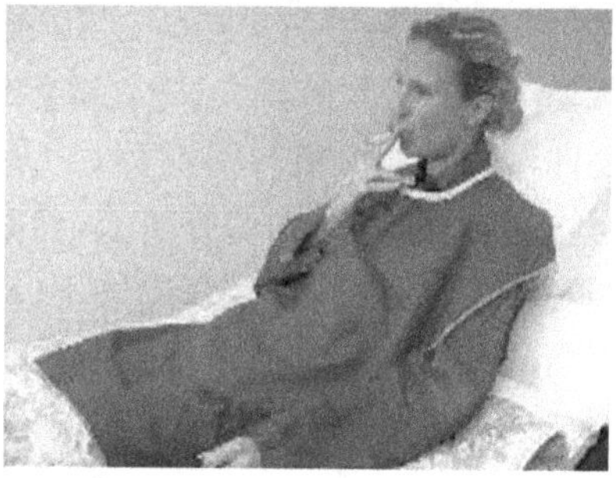

图 7-74　香烟围裙

任务训练

1. 王爷爷，70 岁，有 25 年糖尿病史，1 周前经入院评估入住某养老公寓单人房间。因糖尿病影响，王爷爷视力严重下降，影响了他与养老院其他老人一起打扑克和下棋等娱乐活动。假设你是王爷爷的照护人员，试向他推荐几种辅助器具，帮助他参与棋牌游戏。

2. 某养老公寓因扩建，现需增添一批体育辅助器具。假设你是该项目负责人，试给出体育辅助器具需求计划，并提供采购目录。

3. 赵奶奶，68 岁，两年前因脑卒中，现右下肢为划圈步态，右上肢屈曲，手指欠灵活。因子女工作繁忙，无法陪同，为提高赵奶奶生活积极性，其子女欲购买手工艺制作及园艺辅助器具。试为赵奶奶推荐几款合适的辅助器具。

延伸阅读

丰富老年人的休闲娱乐活动

休闲娱乐活动能够起到增进老年人的体能、陶冶情操、增加生活乐趣和益智等作用。目前我国老年人业余生活较为单调，很多老年人产生失落感，甚至感到孤单，影响了老年人的身心健康，因此丰富老年人的晚年生活应引起重视。

我国早已进入老龄化社会，但是适合老年人休闲娱乐的场所和活动却非常有限。尽管老年人空闲时间较多，文化活动却较少。即使老年人有老年证，一些旅游景点对老年人也不是免费的。一些社区老年人活动中心设施简单，很多老年活动室变成了棋牌室。由于适合老年人的休闲娱乐场所少之又少，老年人只能在一些公共场所进行休闲娱乐，如常可在公园见到三五老人聚集在一起打麻将，周围可能有十几位老人在驻足“观战”。很多老年人打麻将、打牌一坐就是十几个小时，不仅不能起到健身娱乐的目的，反而会影响老年人的身体健康。

多关注老年人的晚年生活，丰富老年人的休闲娱乐活动，应加大老年活动场所建设，解决老年人无处可娱乐的问题，为老年人成立老年会所或老年活动中心，旅游景点对老年人免费开放等。除了棋牌、麻将外，老年人还可以有很多其他娱乐方式。如老年人可以进入老年大学，可以组织老年人园艺、烹饪、集邮等培训班，可以进行文艺节目演出、练习乐器、练习书法、绘画、垂钓等，可以举办书画展、科普知识竞赛、体育健身活动比赛。相关部门也可以拨出专款为老年人订阅报纸、增设老年人保健娱乐设施等。

项目八　创建老年人无障碍建筑环境

学习目标

√ 能够识别老年人居家和公共建筑环境存在的障碍。

√ 能够利用现有的辅助器具改造、创建无障碍的老年人居家和公共建筑环境。

√ 掌握辅助器具与无障碍环境的关系。

√ 熟悉老年人居家和公共建筑环境无障碍改造的原则和要求。

功能障碍的出现与环境有非常密切的关系。老年人由于器官老化，在听觉、视觉、言语、肢体等各方面都存在一定问题，导致他们在正常的环境里也遇到了障碍。在一些环境里，健全人也会成为“残疾人”，或者也属于“功能障碍者”。例如，出国到了国外，社会环境变了，语言、文字、风俗、习惯等都不同于国内。在这样的环境里，健全人的“听不懂”和“说不出”与聋哑人的“听不见”和“说不了”效果一样，都有听觉和言语障碍，同属于“听觉言语障碍者”的群体。又如，在黑暗的环境里，健全人和盲人一样伸手不见五指和行动困难，同属于“视觉障碍者”。但很多动物却行动自如，如猫和老鼠彼此可见，狮子和羚羊也在黑暗中博弈，只是人类看不见。这都说明人们不能脱离环境来看健全、残疾和障碍。

创建无障碍环境的实质是用辅助器具（软件和硬件）来帮助功能障碍者克服自身损伤和环境带来的障碍，充分发挥其潜能，以便更好地进行活动和参与。

任务一　辅助器具构建无障碍环境

情境引入

无障碍环境建设是随着改革开放、经济社会快速发展和老年人、残疾人事业等各项社会事业不断发展而逐渐在我国开展起来的，其重要性已被越来越多的人所认识。纵观目前全国各地实施的无障碍环境建设或改造工作，会发现工作的开展都和进出门坡道、马桶、坐便椅、沐浴椅、扶手、闪光门铃、提示盲道、鸣叫水壶等辅助器具息息相关。

知识要点

老年人、残疾人在活动和参与中遇到的各种困难只能通过用辅助器具来改造环境的障碍来克服，才能充分发挥存留的潜能。

一、环境

（一）相关定义

环境（environment）指环绕物、四周、外界和周围情况。也就是说，人身体以外的一切事物可统称为“环境”。ICF的术语注解为：“环境因素是ICF的一个成分，它是指形成个体生活背景的外部或外在世界的所有方面，并对个人功能发生影响。”ICF还指出：“环境因素构成了人们生活和指导人们生活的物质、社会和态度环境。”也就是说，环境是由物质环境、社会环境和态度环境构成。

（1）物质环境（physical environment）是指客观存在的事物即客观世界。其中有我们看得见、听得到、摸得着、闻得出的周围物质，也有我们感觉不到但客观存在的事物，如超声波、红外线和紫外线等。物质环境还可以分为自然环境和制造环境两大类。

（2）社会环境（social environment）是指人类的社会，不同国家有不同的社会制度、法律法规、语言文字等构成的外在非物质环境。

（3）态度环境（attitudinal environment）是指人们的相互关系、对事物的看法，如对待亲戚朋友、上下级和陌生人的态度等构成的内在非物质环境。

（二）环境的特性

1. 物质环境是一切生命的基础

物质环境的最大特征是客观存在。据考证地球的年龄约为46亿年，而生命起源于44亿年前，可见先有自然环境后有生命。一切生物都不能生活在真空里，只能生活在阳光、空气、水和有一定温度范围的地球物质环境，包括太空里生存也要创建相同的地球物质环境。没有物质环境就没有社会环境和态度环境。

物质环境可以分为自然环境和制造环境两大类。所谓自然环境（natual environment），就是自然界，如阳光、空气、高山、河流和海洋等，是地球形成时就存在的一切物质，并随着地壳的变迁（如地震、火山、海啸等）而改变，但毕竟是自然形成的环境。而制造环境，就是某些动物为了生存而特意制造的事物。制造环境可以按制作者来划分，如鼠造环境（鼠洞）、蜂造环境（蜂窝）、鸟造环境（鸟巢）、蚁造环境（蚁穴）、蜘蛛造环境（蜘蛛网）等，都属于动物制造的环境。再有就是人造物质环境（human-made environment，简称人造环境）即人类制造的产品和技术，如高楼大厦、电灯电话、道路桥梁等构成的环境。当今人类衣食住行主要依赖的都是人造环境。

2. 社会环境和态度环境是群体动物繁衍和发展的需要

只要有群体动物，就存在社会环境和态度环境。无论是初等动物的蚂蚁、蜜蜂等，还是高等动物的狮群、象群，猴群等。例如，蜜蜂社会里，有蜂王、雄蜂、工蜂还有幼蜂，社会分工很明确，相处很和谐，是完善和复杂的社会环境。其态度环境也很清楚，如工蜂的勤劳，对蜂王的奉献，对幼蜂的爱护，以及对入侵者的浴血奋战，甚至不惜牺牲自我等，都是态度环境。白蚁也类似，人们常为白蚁窝的复杂建筑而惊叹，是白蚁社会环境和态度环境的杰作。特别是猴群，已经很接近人类的原始社会。有首领猴王及后妃，还有公猴、母猴和幼猴构成的群体社会。总之，群体动物要繁衍和发展就必须维持群体共存，就有他们的社会环境和态度环境。

3. 人造物质环境是人类特有的环境

人与动物的根本区别，除有思维意识而外，与环境的关系也不同。动物的物质环境基本上就是自然环境，动物只能适应自然，“适者生存”是动物的唯一出路。而人的物质环境，除自然环境外还多了一个人造物质环境。这是因为人类出现后，除了要适应自然，还能利用自然甚至改造自然。也就是说，在人与自然界之间加上一些人为的界面或称接口（interface），就是人造环境，并构成了一个互相联系又互相依存的人-环境大系统。

人类的历史就是人造环境的发展史。据考证，在240万年前，当人类从古猿进入能人阶段，开始使用石块制造工具。制造工具是人和猿的重要分水岭，标志着人类历史的开始，即旧石器时代。从此以后在地球就出现了人造环境。进化到如77万年前的北京猿人不仅会用石器，而且还会钻木取火，吃熟食，穿兽皮等，进一步扩大了人造环境的范围。但原始社会的人造环境在物质环境中所占比例甚小，人类活动和参与的物质环境基本上都是自然环境，如图8-1A所示。所以，在早期人类生活中起主要作用的是自然环境，而对人造环境的依赖性也不大。但到了现代社会，人类的生活、学习、工作、娱乐等活动和参与的物质环境基本上都是人造环境，人造环境在物质环境中所占比例甚大，如图8-1B所示。而且人类对人造环

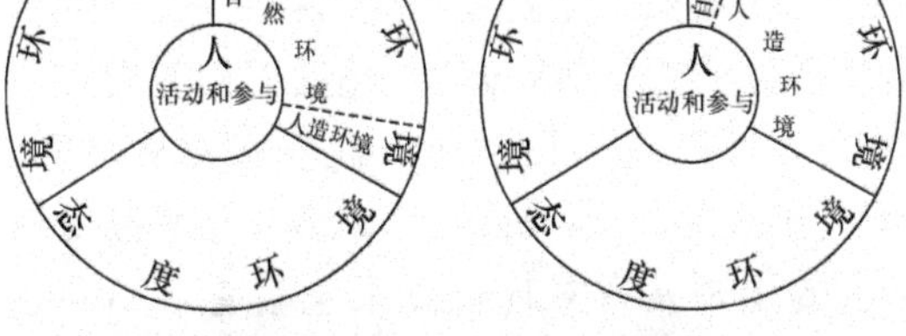

A. 原始社会　　B. 现代社会

图8-1　人与环境关系示意

境的依赖，已无法用文字来形容。如水和电本来是自然环境，但人们用的自来水、电灯、电话、电梯、电视和电脑等都是人造环境。一旦停电和停水带来的困境是人所共知的。回顾人类的历史，从某种意义上来讲，正是环境的改变，特别是人造环境的不断创新和发展，才使人类这个群体脱离了原始的野蛮生活，逐步建立了物质文明和精神文明，以至达到今天这种科学、技术、文化都高度发达的现代社会。

（三）人造环境的分类

根据ICF的环境因素，可以将人造环境归纳为两大类型。一类是涉及人类活动的7个环境，包括生活环境、行动环境、交流环境、教育环境、就业环境、文体环境和宗教环境；另一类是两个建筑环境，即居家环境和公共环境。共9个人造环境。

应该指出，这9个人造环境并不是同一个层次，从属性来看可以分为3个层次。第一层次是人类基本活动环境，即生活环境、行动环境和交流环境，对老年人来说要无障碍，是提高能力的环境；第二层次是人类技能活动环境，即教育环境和就业环境，对老年人来说要无障碍，是学习和工作的环境；第三层次是人类社会活动环境，即文体环境、宗教环境、居家环境、公共环境，对老年人来说要无障碍，是回归社会的环境。

（四）人造环境作用

1. 人造环境的正面作用

正是人造环境的发展，才使人类从简单劳动的石器时代发展到今天的信息时代。而推动人造环境发展的原动力是科学技术，亦即"科学技术是第一生产力"。简言之，没有人造环境的发展，就没有现代化的一切。

2. 人造环境的负面作用

随着人造环境的不断出现和发展，负面作用也越来越大。改变自然环境后的污染和温室效应已经威胁到人类的生存，人造环境侵占了大量的自然环境，导致耕地减少、绿洲沙漠化、热带雨林消失、淡水过度消耗、海洋酸化、许多物种消亡。特别是现代战争和各种事故造成的残疾人越来越多。

可见，人造环境是双刃剑。例如，原子能发现后出现了许多新的人造环境，既有毁灭人类起负面作用的原子弹、核泄漏；又有造福人类起正面作用的放疗、核发电等。

（五）功能障碍与环境

功能障碍的出现与环境有非常密切的关系。人类生命自从在母体诞生后直至死亡，一生中都可能出现功能障碍。

第一阶段是胎儿阶段，众所周知的"海豹肢畸形"，就是因为孕妇服用了"反应停"来止吐，孕妇服用的很多药物都与畸形儿的出现有密切关系，这就是环境改变导致的先天残疾。

第二阶段是出生阶段，许多脑瘫儿正是在出生时或出生后不久，由于环境异常使大脑受到损害或损伤，导致运动障碍和姿势障碍，显然环境是罪魁祸首。

第三阶段是生长发育阶段，即儿童时期，先天性残疾者从出生后就是残疾，因此许多在我们看来是正常的环境对他们来说已构成障碍，以致生长发育出现异常，甚至畸形。此外，由于个体的差异性，使每人的生长发育对环境要求也会有所不同。导致儿童时期出现的脊柱侧弯、佝偻病的X形腿和O形腿、脊髓灰质炎后遗症等，也与每个人的真实环境密切相关。

第四阶段是成人时期，环境和残疾的关系就更为密切，如近代的战争、事故(交通和工伤)、疾病、污染等导致残疾的例子更是举不胜举。

第五阶段是老人时期，老年人由于器官老化，在听力、视力、言语、肢体等各方面都存在一定问题，导致他们在正常的环境里也遇到了障碍。例如，一次意外摔倒就可能出现骨折，甚至偏瘫成为残疾人。综上所述，在人的一生中，从胎儿到老人，随时都可能因为人造环境的负面作用而导致残疾。

然而环境对功能障碍具有正负两方面的作用。正由于近代科学技术的发展，使一些偏瘫、截瘫和先天聋儿等残疾人，通过现代康复治疗和训练后能克服障碍甚至回归健全人。此外，随着科学技术的发展，残疾人的数量并没有减少，正是环境的影响。例如，一些产后窒息的婴儿，在现代医疗条件下也能救活，救活一条生命显然是环境的正面作用。可是不久后发现，由于大脑长时间缺氧受损导致的脑瘫将伴随他的一生，给个人、家庭和社会均带来了痛苦。

二、无障碍环境

(一) 无障碍环境的由来和发展

ICF 指出："障碍(barriers)是个人环境中限制功能发挥并形成残疾的各种因素。"它包括许多方面，如有障碍的物质环境、缺乏相关的辅助技术、人们对残疾的消极态度，以及既存在又妨碍所有健康人全部生活领域里的服务、体制和政策。无障碍(barrier-free，ICF 用 no barrier)是相对障碍而言，即没有障碍。1993 年 12 月联合国大会的《残疾人机会均等标准规则》附录第 5 条中的"accessibility"，被联合国文件译为"无障碍环境"，意指能够进去、可以接近、可获得、易到达。为实现残疾人平等参与社会活动，就要使残疾人在任何环境里进行任何活动都没有障碍。实际上，完全无障碍环境只是理想环境，许多社会障碍对任何人都是不可避免的。

20 世纪初，由于人道主义的呼唤，建筑学界产生了一种新的建筑设计方法——无障碍设计。它运用现代技术建设和改造环境，为广大老年人、残疾人提供行动方便和安全空间，创造一个平等和参与的环境，后来就称为"无障碍环境"。

国际上对于无障碍环境的研究可以追溯到 20 世纪 30 年代初，当时在瑞典、丹麦等北欧国家就建有专供老年人、残疾人使用的设施。1961 年美国国家标准协会制定了世界上第一个无障碍设计标准，1968 年和 1973 年国会分别通过了建筑无障碍条例和康复法，提出了使残疾人平等参与社会生活，在公共建筑、交通设施及住宅中实施无障碍设计的要求，并规定所有联邦政府投资的项目，必须实施无障碍设计。继美国之后，英国、加拿大、日本，以及中国的台湾和香港地区等相继制定了有关法规，推动了无障碍建筑的发展。联合国大会在 1997 年 12 月 12 日通过的第 52/82 号决议中，确定无障碍环境是进一步提高残疾人机会均等的优先工作，特别是 2006 年 12 月第 61 届联合国大会通过的《残疾人权利公约》，是无障碍环境的国际法规，其中第九条为无障碍，要求成员国必须遵守。

我国于 1988 年由原建设部、民政部和中国残疾人联合会发布了《方便残疾人使用的城市道路和建筑物设计规范》；1990 年我国颁布了《中华人民共和国残疾人保障法》，其中规定"国家和社会逐步实行方便残疾人的城市道路和建筑物设计规范，采取无障碍措施"；2001

年原建设部、民政部和中国残疾人联合会联合批准并发布了中华人民共和国行业标准《城市道路和建筑物无障碍设计规范》；2012 年国务院颁布了《无障碍环境建设条例》，包括总则、无障碍设施建设、无障碍信息交流、无障碍社区服务和法律责任等，必将进一步推动我国无障碍建设。

随着人们物质文明和精神文明的提高，无障碍环境的范畴从最初的道路、建筑物等发展到信息交流，从而提出了信息无障碍的概念，意指获得信息和进行信息交流无障碍，包括信息技术无障碍和网络无障碍。

（二）无障碍环境的必要性

创建无障碍环境的实质是用辅助产品（软件和硬件）来帮助老年人、残疾人克服自身损伤和环境带来的障碍，以便能进行活动和参与。因此，无障碍环境的必要性也正反映出辅助产品的目的。

1. 功能障碍者融入社会的需要

由于我们生活在健全人社会，所以日常生活、学习、工作和公共场所中的绝大部分人造环境是为健全人建立的。这就导致只有一部分人造环境能为老年人、残疾人直接享用，而另一部分人造环境不能为老年人、残疾人享用，存在着融入环境的障碍。例如，盲人对环境的光信号和听力障碍者对环境的声信号无能为力，以致影响了老年人、残疾人和环境的交流、融合，致使他们在健全人的环境中处于不利地位，更谈不上机会均等和共享文明。为此要创造一切条件来改变或新建无障碍的人造环境，才能实现老年人、残疾人的平等、参与、共享，并为社会作贡献。例如，对听觉障碍者，可以通过增加人造环境的助听器来克服障碍；对视觉障碍者需要增加人造环境的助视器来克服障碍；对肢体障碍者也类似，由于截肢、截瘫、偏瘫、脑瘫、脊髓灰质炎后遗症等原因造成运动器官缺如或失调，可以通过增加拐杖、轮椅、假肢、矫形器等人造环境来克服障碍，才能融入社会并参加社会活动。

2. 功能障碍者就学、就业及提高生活质量的需要

通过改造物质环境后，建立了不同程度的无障碍环境，使老年人、残疾人能共享人类的物质文明和精神文明并提高生活质量。正如 2010 年世界卫生组织正式发布的社区康复指南（健康部分）中指出：“对许多残疾人来说，获得辅助器具是必要的，而且是发展战略的重要部分。没有辅助器具，残疾人绝不可能受到教育或能工作，以致贫困将继续循环下去。”而接受教育的前提是要通过辅助器具来创建教育环境无障碍，就业的前提是创建就业环境无障碍。

3. 功能障碍者发挥潜能做贡献的需要

功能障碍者虽有身体机能或身体结构的损伤，但都有潜能，只是因为环境的障碍束缚了潜能的发挥。改造为无障碍环境后，许多残疾人和老年人不仅提高了尊严和信心，而且发挥潜能后提高了参与社会活动的能力。特别是无障碍的互联网，使盲人、听力障碍者和重度肢残人得以在虚拟世界里遨游并参与各种社会活动，为和谐社会做出贡献。

4. 健全人也受益

应该指出，无障碍环境不仅使老年人、残疾人受益，而且使很多健全人也受益。例如，城市过街天桥的坡道，对于老年人、孕妇、儿童、病人、意外受伤者，甚至手提重物者都有益。又如，电视屏幕下方的中文字幕，不仅听障者受益，而且所有听不清或听不懂外语的健全人均受益，是必要的无障碍交流环境。所以，建立无障碍环境是全社会的责任，也是现代文明社会的标志。

（三）无障碍环境的改造原则

老年人、残疾人在活动和参与中遇到的各种困难只能用辅助器具来改造环境的障碍，才能充分发挥老年人、残疾人的潜能。无障碍环境的改造需遵循以下五大原则。

1. 个人需求原则

个人需求原则就是首先在考虑老年人、残疾人的需求，根据个人需求，确定最希望改造的环境优先。由于个体差异，面对 9 类人造环境，并不完全都有障碍，都要改造。当有多个环境需要改造时，一定要根据残疾者本人的需求来排列顺序，如有人是生活环境，而有人是居家环境。

2. 康复目标原则

康复目标原则就是要根据康复目标，合理安排环境改造。不同年龄段残疾人的康复目标是不同的，则需要改造的环境也不同。如 0～6 周岁的康复目标是正常生长发育，则对脑瘫、脊髓灰质炎后遗症等患儿来说，要早期干预和改造生活环境及行动环境，使其尽可能发育正常。而对6～16 周岁的康复目标是就学，则要重点改造教育环境，使其能够受到教育，最好是随班就读。对于 16～60 周岁的康复目标是就业，则要重点改造就业环境，使其能够得到职业。而对＞60 周岁的老年残疾人和各年龄段的重度残疾人来说，康复目标是生活自理，则需重点改造生活环境。

3. 障碍类型原则

障碍类型原则就是根据障碍类型和潜能有的放矢地改造环境。对于视力残疾人、言语残疾人和听力残疾人来说，要改造交流环境，包括改造教育环境和就业环境中的交流障碍。而对肢体残疾人要改造的环境很多，需要排序和选择，才能合理使用资源。

4. 适用适配原则

适用适配原则就是根据实际情况选择适用的且适配的辅助器具来改造环境。改造环境的实质是用辅助技术来克服障碍，即选用合适的辅助器具以及适配服务来帮助老年人、残疾人。但对老年人来讲，并不是选用的辅助器具价格越贵越好，质量越高越好，而是要适用。此外，一定要适配，如配眼镜是人所共知的，但配辅助器具一般人不清楚，才导致一些辅助器具的弃用。

5. 综合考虑原则

综合考虑原则就是要综合考虑兼顾各类残疾。环境改造一定要综合考虑，是系统工程。不能因为解决了一个群体的障碍而对其他群体造成不便。例如，盲道对盲人来说是必要的无障碍建筑，但对乘坐轮椅的肢残人，特别是怕颠簸的大小便失禁者就构成了障碍，为此需要协调两种老年人、残疾人的无障碍环境。如建筑物内是轮椅乘坐者的主要行动环境，则大楼内的走廊不主张修建行进盲道，而以墙角和沿墙扶手代替导向；只在房间门口、电梯口、楼梯口等改变环境的地点，可以铺设提示盲道。尤其在坡道上不要修盲道，因为坡道不是为盲人设的。而在坡道上修盲道后，却对需要坡道的肢残人、老年人、孕妇和行动不便者构成了障碍。

（四）无障碍环境的改造步骤

1. 明确改造环境的辅助器具类型

在具体实施环境改造时，首先要明确需要改造的环境及其顺序，然后在优先改造的环境中选取相应的辅助器具类型，可参考残疾人辅助器具分类的国际标准 ISO 9999：2011 和我国国家标准 GB/T 16432—2013。对老年人而言，通常需要创建以下无障碍环境。

(1) 生活环境无障碍。生活环境是人类日常生活的基本环境。通俗来讲就是吃、喝、拉、撒、睡，以及穿衣、洗澡等活动，俗称“ADL”，要能完全自理就是生活环境无障碍。老年人实现生活环境无障碍的自理辅助器具参见本书项目三。

(2) 行动环境无障碍。行动环境是人类生存的必要环境，主要是身体的活动，包括卧、坐、站的 3 个姿势及其间转换和身体的移动。能自由行动就是行动环境无障碍。老年人实现行动环境无障碍的移动辅助器具参见本书项目二。

(3) 交流环境无障碍。互相交流是人类生活的重要活动功能，无交流能力的人会失去与社会的联系。能自主随意交流就是交流环境无障碍。老年人实现交流环境无障碍的信息沟通辅助器具参见本书项目五。

(4) 居家环境无障碍。居家环境是从事家务活动的环境，包括居家活动环境和居家建筑环境两方面，其中居家活动环境是指家庭生活的环境。老年人实现居家活动环境无障碍的家务辅助器具参见本书项目四，而居家建筑环境无障碍参见本书项目八。

(5) 公共环境无障碍。公共环境是从事公共活动的环境，包括参加公共活动的环境和公共建筑环境两方面。目前我国老年人的公共活动主要是在社区康复中心的休闲娱乐活动，这方面的辅助器具参见本书项目七，而公共建筑环境无障碍参见本书项目八。

(6) 医疗康复保障。医疗康复的辅助器具，即为国际标准 ISO 9999 辅助器具分类和术语的 04 主类个人医疗辅助器具，参见本书项目六。

2. 辅助器具的评估

在明确改造环境的辅助器具类型之后，由专业人员对辅助器具进行评估，并填写评估报告。常用辅助器具评估报告有生活环境改造的辅助器具评估报告(生活辅助器具、站立架、坐姿椅、床垫)、行动环境改造的辅助器具评估报告(助行器、轮椅)、交流环境改造的辅助器具评估报告(助听器、助视器、导盲器具、读屏软件)、教育环境改造的辅助器具评估报告(智力障碍辅助器具)和居家环境改造的辅助器具评估报告等。

3. 辅助器具的确定

辅助器具的确定是根据评估，选配合适的辅助器具。由于具有同样功能的辅助器具，因材质、结构、外观、产地等不同而可能出现较大的价格差异，为此，在确定具体的辅助器具时，应借鉴我国台湾辅助器具服务的经验按照 BAD 顺序实施。

任务二　创建老年人无障碍居家建筑

情境引入

王某 2010 年脑卒中，右侧偏瘫，失语，在家可缓慢行走，右侧肢体肌力 4 级，肌张力正常，听力、言语及行动不便，所以很少外出，平时就在家里活动，现存在如厕站起困难。经专业人员评估后在其卫生间及到卧室的路线都安装了扶手，可辅助如厕站起、避免行走跌倒，晚上不开灯，顺着扶手也能安全地到达厕所，克服了如厕的一大障碍。

知识要点

多数老年人是在家里打发时光，而多数意外也都发生在家里，如地面沾水滑倒，蹲厕起立摔倒等，所以老年居家建筑无障碍要格外重视。在进行居家无障碍环境改造时，主要考虑老年人本身的功能、经济状况和环境空间等，并把握可及性、安全性、舒适度、提升独立生活功能、与避免继发伤害等原则来综合考虑。实施居家环境改造时，以调整个案生活方式为优先考虑；其次为移动家具制造顺畅的空间或通路；再次为辅助器具的协助；最后才是建筑的改造，由于建筑改造涉及土建、防水层、承重墙等，故要慎重。

实施老年居家建筑无障碍改造时，可参照2012年发布的国家标准GB 50763—2012《无障碍设计规范》（见延伸阅读部分），以及2001年发布的行业标准《城市道路和建筑物无障碍设计规范》。

一、住宅门口无障碍

1. 门前

(1) 门前要有不小于1.50m×1.50m的轮椅活动面积。

(2) 门前有台阶时，要建可移动或固定坡道，坡道的规范见表8-1。

(3) 标准坡度是1/12，最多9m长，接着是1.5m长的休息平台，然后才能再接坡道。

表8-1 坡道的坡度与高度的最大容许值

坡度(高/长)	1/20	1/16	1/12	1/10	1/8
最大高度/m	1.20	0.90	0.75	0.60	0.30
水平长度/m	24.00	14.40	9.00	6.00	2.40

2. 门

(1) 最好是自动门，也可采用推拉门、折叠门或平开门，则需要水平门把手。

(2) 自动门宽度为1.00m，其他门宽度不小于0.80m(表8-2)。

(3) 在门扇的下方应安装高0.35m的护门板。

表8-2 门的净宽

类别	净宽/m
自动门	≥1.00
推拉门、折叠门	≥0.80
平开门	≥0.80
弹簧门	≥0.80

3. 门槛

(1) 对于四肢瘫用手动轮椅者，不能有门槛。

(2) 对其他的轮椅用户，可有一点门槛，但高度不应大于1.5cm，否则要修坡道。

4. 楼房住宅

通常都是平开门，我国《城市道路和建筑物无障碍设计规范》规定在门把手一侧的墙面应留有不小于0.5m的墙面宽度，以便开门(图8-2)。

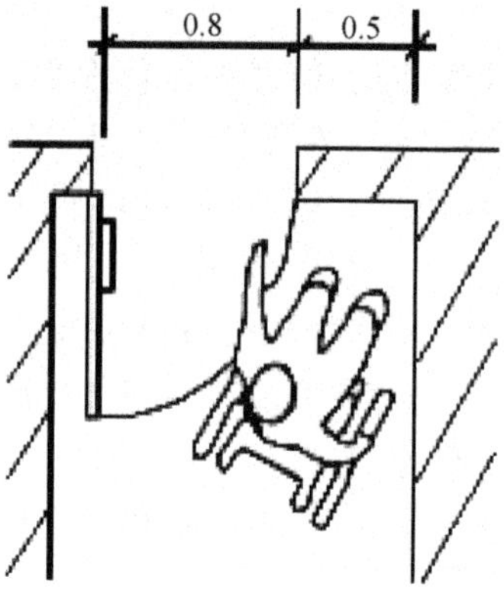

图 8-2 门把手一侧墙面宽度(单位:m)

二、客厅、走廊无障碍

1. 宽度

(1) 迎面或同时通过两个轮椅的客厅和走廊至少宽 1.80m。

(2) 迎面或同时通过一个轮椅和一个行人的客厅和走廊需宽 1.50m(图 8-3)。

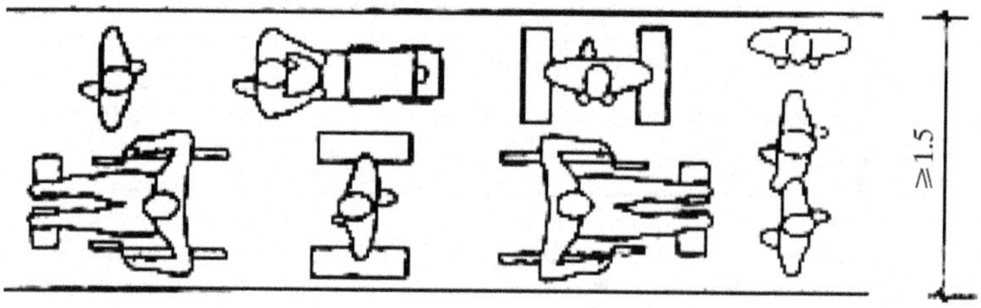

图 8-3 客厅和走廊的宽度(单位:m)

(3) 由于轮椅常会将墙皮碰落,故离地面 35cm 以下的墙面应贴以保护墙皮的轮椅挡板。

(4) 轮椅旋转 90°处所需要的空间应为 1.5m×1.5m,以车轮为中心旋转 180°时一定要有 1.7m×1.7m 的空间,旋转 360°时需有 2.1m×2.1m 的空间。

(5) 单拐步行时通道所需的宽度为 0.70～0.90m,双拐步行时需 0.90～1.20m。

2. 扶手

高度为 0.85m,扶手末端应向内拐到墙面或向下延伸 0.10m。

3. 墙角

做成圆弧形,防止碰撞和摔伤。

4. 墙面

应设自地面高 0.35m 的护墙板,防轮椅脚托板撞墙。

5. 地面

应平整,选用遇水不滑的地面材料,要有轮椅移动的足够空间。

6. 门槛

走廊到宅内各室的门槛要求同于宅门口。

7. 设施

家具的摆放要考虑乘轮椅者能通过并接近和操作，如轮椅到椅子和沙发的转移，电灯、电话、电视、音响、空调、插座等电器的操作方便。

三、浴室、厕所无障碍

1. 门

宽度不小于 0.80m，方便轮椅进出，且门扇内侧要设置关门拉手。

2. 地面

应平整并选用遇水不滑的地面材料，要有轮椅移动的足够空间。

3. 坐便器

(1) 高度与标准轮椅坐高一致(0.45m)，坐便器两侧需设置 0.70m 水平抓杆，该尺寸是普通人从坐位到起立时需要支撑的高度。坐便器里侧的 L 形扶手是固定在墙上，其中的垂直安全抓杆是如厕后起立时防止摔倒(图 8-4A)。坐便器外侧的 L 形扶手是活动扶手，通常是立于地面(图 8-4B)。当轮椅乘坐着靠近坐便器时，可将水平杆向上旋转 90°靠在后墙上，便于轮椅乘坐着转移到坐便器上。即 L 形活动扶手的墙端和中点均为铰链，且水平杆要向外延伸 0.2m 后再向下延伸，是根据扶手的设计规范。

(2) 要方便取手纸。

4. 洗浴器

(1) 浴盆高度为 0.45m，浴盆上安放活动坐板或在浴盆一端设置 0.45m 的洗浴坐台，便于轮椅转移，浴盆内侧的墙面要有两层水平抓杆或水平连垂直的抓杆，外侧有 0.9m 高的扶手，便于淋浴时扶稳和洗浴后的转移支撑(图 8-5)，且浴盆底部要有防滑垫。

(2) 若淋浴，则淋浴椅高度要与轮椅一致；要方便打开水龙头；地面要有防滑垫。

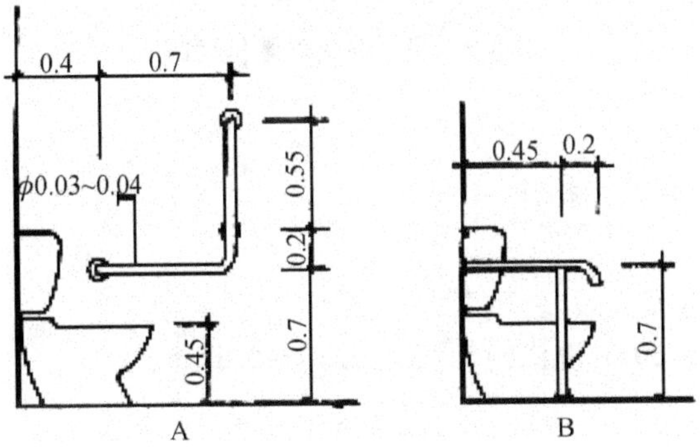

图 8-4 坐便器两侧固定抓杆(单位：m)

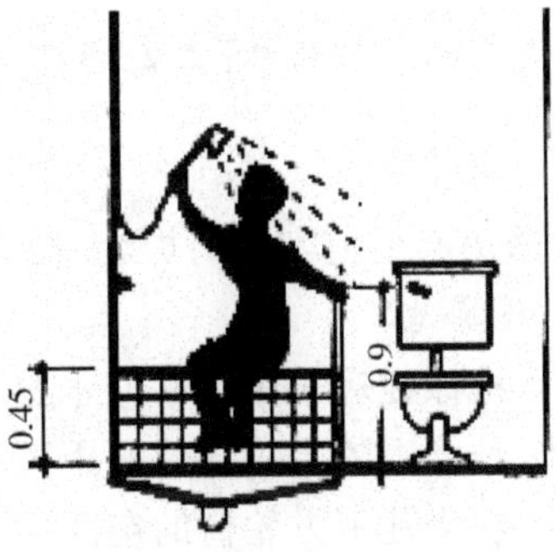

图 8-5 淋浴池侧坐台及扶手(单位：m)

5. 洗面器

(1) 最大高度为 0.85m，应采用单杠杆水龙头或感应水龙头。

(2) 洗面器下部距地面不小于 0.60m，以方便轮椅靠近使用(图 8-6)。

(3) 电源插座要设在使用方便的地方。

(4) 洗面器上方的镜子底边距地面为 0.9m，顶端向前倾斜 15°，便于站立者和坐轮椅者均可使用。

6. 应急

(1) 设紧急呼叫按钮。

(2) 门扇向外开,其上需设置观察窗口。

(3) 能开关电灯。

四、厨房与餐厅无障碍

1. 门

厨房和饭厅合一且为开敞式,方便老年人、残疾人;若有门则推拉门比较方便实用。

2. 案台

台面距地面的高度为 0.75～0.80m,对乘坐轮椅者和可立姿的老年人、残疾人都可使用;案台下方为便于乘轮椅者深入,最小空间宽度是 0.70m,高度是 0.60m,深度 0.25m;案台最好是高度可调的,案台两侧可设抽屉式落地柜。

3. 吊柜

案台上的吊柜底面距案台 0.3m,吊柜自身高度 0.6～0.8m,深度 0.25～0.3m,便于取餐具、调料、食物和开关柜门(图 8-7),最好是高度可调的吊柜。

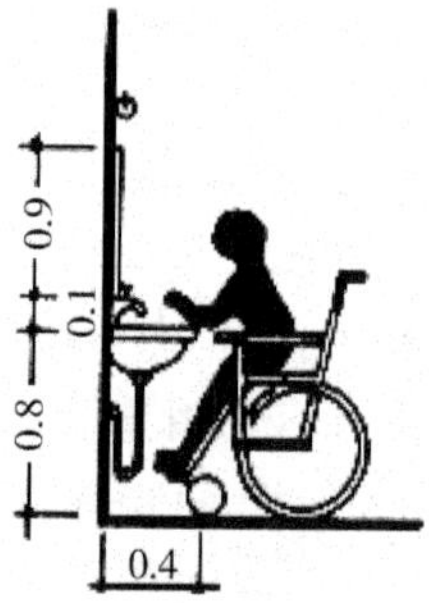

图 8-6 手盆及镜子高度(单位: m)

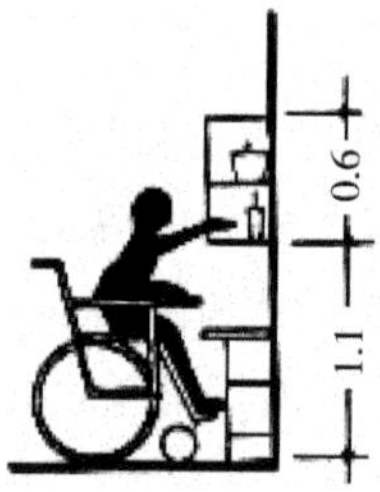

图 8-7 吊柜高度位置(单位: m)

4. 炉灶

应采用案台上安放的炉灶,控制开关在案台前面操作。

5. 洗涤池

(1) 洗涤池应采用单杠杆水龙头或感应水龙头。

(2) 洗涤池的上口与地面距离不应大于 0.80m,洗涤池深度为 0.10～0.15m。

(3) 洗涤池下方轮椅的空间同于案台。

6. 设备

(1) 冰箱和冰柜的取物要方便。

(2) 微波炉、电水壶、电开关等使用方便。

7. 饭桌

桌面高度和桌下空间要求同于案台。

此外,厨房面积要考虑到乘轮椅者进入和操作的位置及回转方便等。

五、卧室、书房无障碍

（1）均要有轮椅活动的足够空间，家具如床和椅子的高度与标准轮椅坐高一致（0.45m），便于转移。

（2）床边有助站扶手，床位的一侧要留有直径不小于1.50m的轮椅回转空间。

（3）乘轮椅者要能自行开关窗户和窗帘、电灯、电话，以及床头柜和衣柜取物。

（4）书桌的桌面高度和桌下空间要求同于案台。

六、阳台、窗户无障碍

（1）阳台深度在1.5m以上，便于乘轮椅者休闲。

（2）窗扇的开启和窗把手的高度要适合乘轮椅者的使用要求。

（3）乘轮椅者的视线水平高度一般为1.10m，阳台围栏或外窗窗台的高度不大于0.80m，以适合乘轮椅者的视野效果。

任务三　创建老年人无障碍公共建筑

情境引入

早在20世纪80年代，北京市便着手进行城市的无障碍建设，借举办北京奥运会和残奥会之机，实现了从点、线到面的全面改观，由单纯硬件建设到营造整体环境的转变，首都城乡的无障碍化进程取得了历史性突破，一举成为全国首批无障碍建设示范城市，大家对奥运会期间北京无障碍地铁设施、无障碍交通服务、场馆内外的无障碍应该依然印象深刻。

知识要点

老年人的活动除在家里外，最多就是在社区，如到社区康复中心锻炼和下棋等。此外，经常的活动还有邻居互访、市场购物、医院看病、银行取款、邮局寄信、去游乐园、去电影院、去图书馆、去幼儿园、去学校、去餐馆等。而这些居家活动的范围都超出了私宅，属于公共环境。显然，这些公共环境都应该无障碍，包括公共建筑物的出入口设施；建筑物内的设施；公共建筑物为指示道路、行进路线和目的地而建造的标识。具体内容同样可参照2012年发布的国家标准GB 50763—2012《无障碍设计规范》以及2001年发布的行业标准《城市道路和建筑物无障碍设计规范》。

一、城市道路

1. 无障碍的范围

城市道路无障碍的范围包括人行道、人行横道、人行天桥、人行地道、桥梁、隧道、立体交叉的人行道等。

2. 要求

(1) 人行道在各种路口应设缘石坡道(宽度不应小于1.5m,坡道不应大于1∶20)。

(2) 城市主要道路、建筑物和居住区的人行天桥和人行地道,应设轮椅坡道和安全梯道。

(3) 在坡道和梯道两侧应设扶手(高度为0.85m)。

(4) 城市中心地区可设垂直升降梯取代轮椅坡道。

(5) 盲道:盲道分行进盲道和提示盲道(图8-8)。行进盲道是用表面呈长条形的凸起标志,用于指引视觉障碍者继续向前直行;提示盲道是用表面呈圆点形的凸起标志,表示盲道要拐弯或为终点,具有提醒注意作用。具体要求:① 城市中心区道路、广场、步行街、商业街、桥梁、隧道、立体交叉及主要建筑物地段的人行道应设盲道,人行天桥、人行地道、人行横道及主要公交车站应设提示盲道;② 城市中心区、政府机关地段、商业街及交通建筑等重点地段应设盲道,公交候车站地段应设提示盲道;③ 城市中心区、商业区、居住区及主要公共建筑设置的人行天桥和人行地道应设符合轮椅通行的轮椅坡道或电梯,坡道和台阶的两侧应设扶手,上口和下口及桥下防护区应设提示盲道;④ 桥梁、隧道入口的人行道应设缘石坡道,桥梁、隧道的人行道应设盲道;⑤ 立体交叉的人行道口应设缘石坡道,立体交叉的人行道应设盲道。

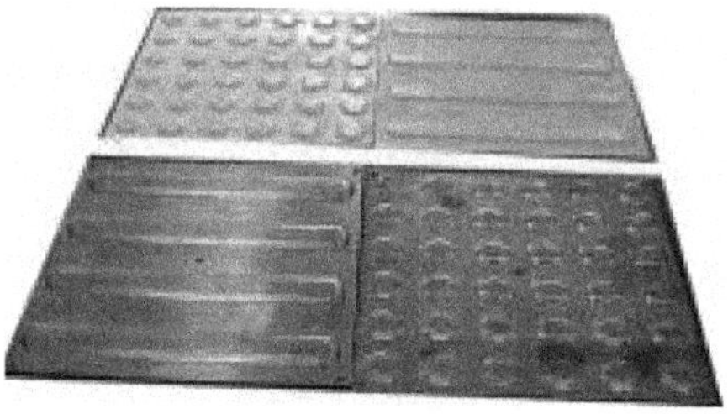

图8-8 盲道

(6) 设有红绿灯的路口,宜设盲人过街音响装置。

二、居住区

1. 范围

居住区就是指小区,实施无障碍的范围主要是道路和绿地。

2. 要求

(1) 居住区的道路要求同于城市道路。

(2) 人行步道有台阶或公共绿地有高度差时,应同时设轮椅坡道和扶手。

(3) 老年人、残疾人专用厕所的尺寸为2m×2m(图8-9),内有坐便器、洗手盆、放物台、挂衣钩、呼叫按钮和安全抓杆等。

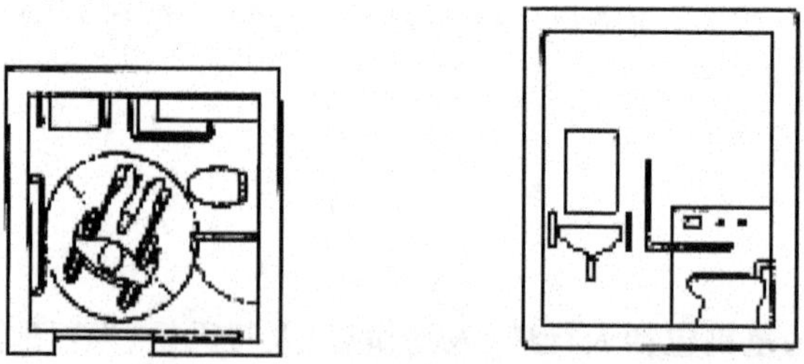

图8-9 老年人、残疾人专用厕所

三、公共建筑

1. 无障碍的范围

公共建筑无障碍的范围包括办公、科研、商业、服务、文化、纪念、观演、体育、交通、医疗、学校、园林、居住建筑等。

2. 要求

(1) 出入口设施：门前平台和坡道要求同于居家无障碍，但门扇同时开启的最小间距≥1.5m，应采用自动门。在旋转门一侧应另设老年人、残疾人使用的门。

(2) 大厅和走廊：可参考居家无障碍，但宽度不应小于1.8m，以便两台轮椅可并排通过。走廊两侧应设扶手，走廊内不得设置障碍物，走廊转弯处的阳角应为弧墙面或切角墙面。

(3) 楼梯和台阶：应采用有休息平台的直线形梯段和台阶，宽度不应小于1.5m，两侧应设高0.85m的扶手，直径为0.35～0.45mm。楼梯和台阶的起点和终点应设提示盲道。

(4) 电梯：轿厢门宽≥0.8m，深度≥1.4m，轿厢宽度≥1.1m，正面和侧面应设高0.80～0.85m的扶手，正面有高0.90m至顶部的镜子，侧面应设高0.90～1.10m带盲文的选层按钮(候梯厅等同)，有上下运行、数显和报层音响。

(5) 公厕：男、女公共厕所应各设一个无障碍隔间厕位，面积不应小于1.80m×1.40m，坐便器和扶手尺寸同于居家无障碍；洗手盆两侧和前缘应设安全抓杆，盆前应有1.10m×0.80m乘轮椅者使用面积；男厕所小便器两侧和上方应设安全抓杆。

(6) 设备：要考虑乘轮椅者使用方便，包括：服务台、收款窗口、售票口、挂号口、取药口、饮水器、公用电话、电灯开关等。

(7) 标志：① 盲道，在楼门口、服务台、门厅、楼梯口及楼梯平台、电梯、电话、洗手间等应设提示盲道；② 指示牌，如紧急出口、洗手间、电梯口、服务台、公用电话等要有指示牌；建筑物外要有无障碍通道、停车场、残疾人停车位等标志。参见本章延伸阅读。

延伸阅读

无障碍设计规范

Codes for Accessibility Design

GB 50763—2012

1　总　　则

1.0.1　为建设城市的无障碍环境，提高人民的社会生活质量，确保有需求的人能够安全地、方便地使用各种设施，制定本规范。

1.0.2　本规范适用于全国城市新建、改建和扩建的城市道路、城市广场、城市绿地、居住区、居住建筑、公共建筑及历史文物保护建筑等。本规范未涉及的城市道路、城市广场、城市绿地、建筑类型或有无障碍需求的设计，宜按本规范中相似类型的要求执行。农村道路及公共服务设施宜按本规范执行。

1.0.3　铁路、航空、城市轨道交通以及水运交通相关设施的无障碍设计，除应符合本规范的要求外，尚应符合相关行业的有关无障碍设计的规定。

1.0.4　城市无障碍设计在执行本规范时尚应遵循国家的有关方针政策，符合城市的总体发展要求，应做到安全适用、技术先进、经济合理。

1.0.5　城市无障碍设计除应符合本规范外，尚应符合国家现行有关标准的规定。

2　术　　语

2.0.1　缘石坡道(curb ramp)

位于人行道口或人行横道两端，为了避免人行道路缘石带来的通行障碍，方便行人进入人行道的一种坡道。

2.0.2　盲道(tactile ground surface indicator)

在人行道上或其他场所铺设的一种固定形态的地面砖，使视觉障碍者产生盲杖触觉及脚感，引导视觉障碍者向前行走和辨别方向以到达目的地的通道。

2.0.3　行进盲道(directional indicator)

表面呈条状形、使视觉障碍者通过盲杖的触觉和脚感，指引视觉障碍者可直接向正前方继续行走的盲道。

2.0.4　提示盲道(warning indicator)

表面呈圆点形，用在盲道的起点处、拐弯处、终点处和表示服务设施的位置以及提示视觉障碍者前方将有不安全或危险状态等，具有提醒注意作用的盲道。

2.0.5　无障碍出入口(accessible entrance)

在坡度、宽度、高度上以及地面材质、扶手形式等方面方便行动障碍者通行的出入口。

2.0.6　平坡出入口(ramp entrance)

地面坡度不大于1∶20且不设扶手的出入口。

2.0.7　轮椅回转空间(wheelchair turning space)

为方便乘轮椅者旋转以改变方向而设置的空间。

2.0.8　轮椅坡道(wheelchair ramp)

在坡度、宽度、高度、地面材质、扶手形式等方面方便乘轮椅者通行的坡道。

2.0.9　无障碍通道(accessible route)

在坡度、宽度、高度、地面材质、扶手形式等方面方便行动障碍者通行的通道。

2.0.10　轮椅通道(wheelchair accessible path/lane)

在检票口或结算口等处为方便乘轮椅者设置的通道。

2.0.11　无障碍楼梯(accessible stairway)

在楼梯形式、宽度、踏步、地面材质、扶手形式等方面方便行动及视觉障碍者使用的楼梯。

2.0.12　无障碍电梯(wheelchair accessible elevator)

适合行动障碍者和视觉障碍者进出和使用的电梯。

2.0.13　升降平台(wheelchair platform lift and stair lift)

方便乘轮椅者进行垂直或斜向通行的设施。

2.0.14　安全抓杆(grab bar)

在无障碍厕位、厕所、浴间内，方便行动障碍者安全移动和支撑的一种设施。

2.0.15　无障碍厕位(water closet compartment for wheelchair users)

公共厕所内设置的带坐便器及安全抓杆且方便行动障碍者进出和使用的带隔间的厕位。

2.0.16 无障碍厕所(individual washroom for wheelchair users)

出入口、室内空间及地面材质等方面方便行动障碍者使用且无障碍设施齐全的小型无性别厕所。

2.0.17 无障碍洗手盆(accessible wash basin)

方便行动障碍者使用的带安全抓杆的洗手盆。

2.0.18 无障碍小便器(accessible urinal)

方便行动障碍者使用的带安全抓杆的小便器。

2.0.19 无障碍盆浴间(accessible bathtub)

无障碍设施齐全的盆浴间。

2.0.20 无障碍淋浴间(accessible shower stall)

无障碍设施齐全的淋浴间。

2.0.21 浴间坐台(shower seat)

洗浴时使用的固定坐台或活动坐板。

2.0.22 无障碍客房(accessible guest room)

出入口、通道、通信、家具和卫生间等均设有无障碍设施,房间的空间尺度方便行动障碍者安全活动的客房。

2.0.23 无障碍住房(accessible housing)

出入口、通道、通信、家具、厨房和卫生间等均设有无障碍设施,房间的空间尺度方便行动障碍者安全活动的住房。

2.0.24 轮椅席位(wheelchair accessible seat)

在观众厅、报告厅、阅览室及教室等设有固定席位的场所内,供乘轮椅者使用的位置。

2.0.25 陪护席位(seats for accompanying persons)

设置于轮椅席位附近,方便陪伴者照顾乘轮椅者使用的席位。

2.0.26 安全阻挡措施(edge protection)

控制轮椅小轮和拐杖不会侧向滑出坡道、踏步以及平台边界的设施。

2.0.27 无障碍机动车停车位(accessible vehicle parking lot)

方便行动障碍者使用的机动车停车位。

2.0.28 盲文地图(braille map)

供视觉障碍者用于触摸的有立体感的位置图或平面图及盲文说明。

2.0.29 盲文站牌(bus-stop braille board)

采用盲文标识,告知视觉障碍者公交候车站的站名、公交车线路和终点站名等的车站站牌。

2.0.30 盲文铭牌(braille signboard)

安装在无障碍设施上或设施附近固定部位上,采用盲文标识以告知信息的铭牌。

2.0.31 过街音响提示装置(audible pedestrian signals for street crossing)

通过语音提示系统引导视觉障碍者安全通行的音响装置。

2.0.32 语音提示站台(bus station with intelligent voice prompts)

设有为视觉障碍者提供乘坐或换乘公共交通相关信息的语音提示系统的站台。

2.0.33　信息无障碍(information accessibility)

通过相关技术的运用，确保人们在不同条件下都能够平等地、方便地获取和利用信息。

2.0.34　低位服务设施(low height service facilities)

为方便行动障碍者使用而设置的高度适当的服务设施。

2.0.35　母婴室(mother and baby room)

设有婴儿打理台、水池、座椅等设施，为母亲提供的给婴儿换尿布、喂奶或临时休息使用的房间。

2.0.36　安全警示线(safety warning line)

用于界定和划分危险区域，向人们传递某种注意或警告的信息，以避免人身伤害的提示线。

3　无障碍设施的设计要求

3.1　缘石坡道

3.1.1　缘石坡道应符合下列规定：

1　缘石坡道的坡面应平整、防滑；

2　缘石坡道的坡口与车行道之间宜没有高差；当有高差时，高出车行道的地面不应大于10mm；

3　宜优先选用全宽式单面坡缘石坡道。

3.1.2　缘石坡道的坡度应符合下列规定：

1　全宽式单面坡缘石坡道(图8-10)的坡度不应大于1：20；

2　三面坡缘石坡道正面及侧面的坡度不应大于1：12；

3　其他形式的缘石坡道的坡度均不应大于1：12。

3.1.3　缘石坡道的宽度应符合下列规定：

1　全宽式单面坡缘石坡道的宽度应与人行道宽度相同；

2　三面坡缘石坡道(图8-11)的正面坡道宽度不应小于1.20m；

3　其他形式的缘石坡道的坡口宽度均不应小于1.50m。

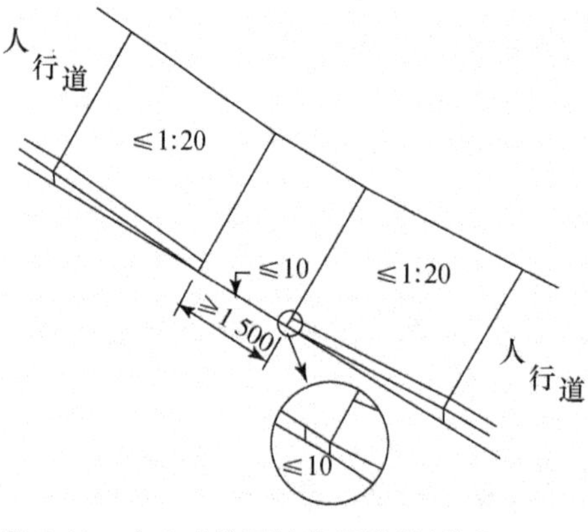

图8-10　全宽式单面坡缘石坡道(单位：mm)

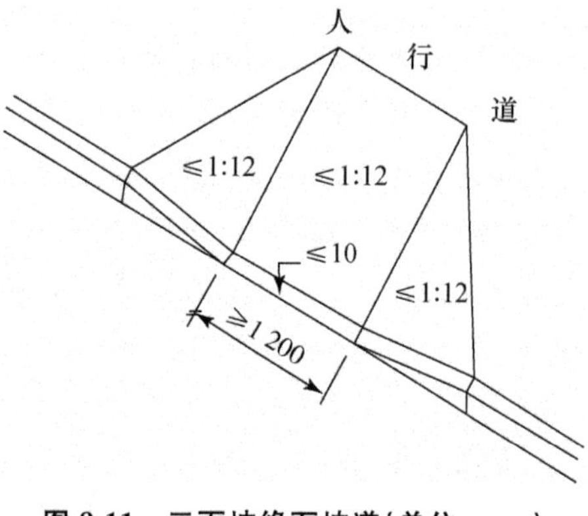

图8-11　三面坡缘石坡道(单位：mm)

3.2　盲道

3.2.1　盲道应符合下列规定：

1　盲道按其使用功能可分为行进盲道和提示盲道；

2　盲道的纹路应凸出路面 4mm 高；

3　盲道铺设应连续，应避开树木(穴)、电线杆、拉线等障碍物，其他设施不得占用盲道；

4　盲道的颜色宜与相邻的人行道铺面的颜色形成对比，并与周围景观相协调，宜采用中黄色；盲道型材表面应防滑。

3.2.2　行进盲道(图 8-12)应符合下列规定：

1　行进盲道应与人行道的走向一致；

2　行进盲道的宽度宜为 250～500mm；

3　行进盲道宜在距围墙、花台、绿化带 250～500mm 处设置；

4　行进盲道宜在距树池边缘 250～500mm 处设置：如无树池，行进盲道与路缘石上沿在同一水平面时，距路缘石不应小于 500mm，行进盲道比路缘石上沿低时，距路缘石不应小于 250mm；盲道应避开非机动车停放的位置；

5　行进盲道的触感条规格应符合表 8-3 的规定。

表 8-3　行进盲道的触感条规格

部　位	尺寸要求/mm
面宽	25
底宽	35
高度	4
中心距	62～75

3.2.3　提示盲道(图 8-13)应符合下列规定：

1　行进盲道在起点、终点、转弯处及其他有需要处应设提示盲道，当盲道的宽度不大于 300mm 时，提示盲道的宽度应大于行进盲道的宽度；

2　提示盲道的触感圆点规格应符合表 8-4 的规定。

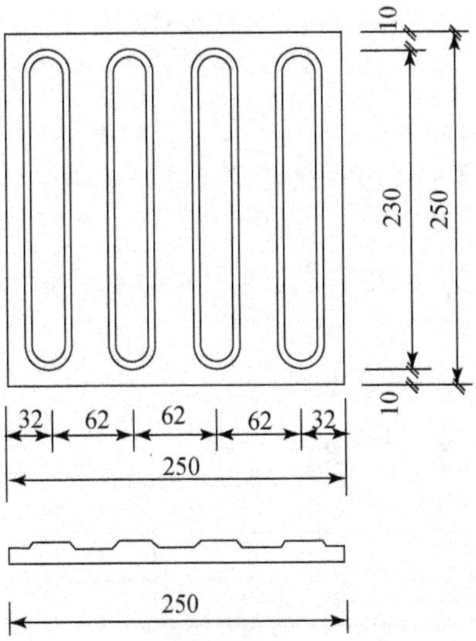

图 8-12　行进盲道(单位：mm)

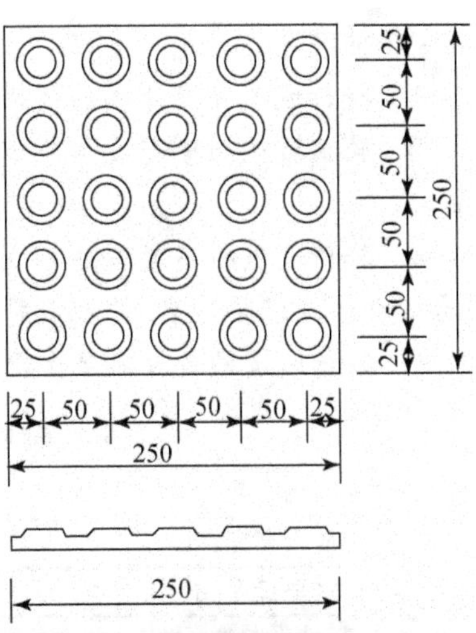

图 8-13　提示盲道(单位：mm)

表 8-4 提示盲道的触感圆点规格

部 位	尺寸要求/mm
表面直径	25
底面直径	35
圆点高度	4
圆点中心距	50

3.3 无障碍出入口

3.3.1 无障碍出入口包括以下几种类别：

1 平坡出入口；

2 同时设置台阶和轮椅坡道的出入口；

3 同时设置台阶和升降平台的出入口。

3.3.2 无障碍出入口应符合下列规定：

1 出入口的地面应平整、防滑；

2 室外地面滤水箅子的孔洞宽度不应大于15mm；

3 同时设置台阶和升降平台的出入口宜只应用于受场地限制无法改造坡道的工程，并应符合本规范第3.7.3条的有关规定；

4 除平坡出入口外，在门完全开启的状态下，建筑物无障碍出入口的平台的净深度不应小于1.50m；

5 建筑物无障碍出入口的门厅、过厅如设置两道门，门扇同时开启时两道门的间距不应小于1.50m；

6 建筑物无障碍出入口的上方应设置雨棚。

3.3.3 无障碍出入口的轮椅坡道及平坡出入口的坡度应符合下列规定：

1 平坡出入口的地面坡度不应大于1∶20，当场地条件比较好时，不宜大于1∶30；

2 同时设置台阶和轮椅坡道的出入口，轮椅坡道的坡度应符合本规范第3.4节的有关规定。

3.4 轮椅坡道

3.4.1 轮椅坡道宜设计成直线形、直角形或折返形。

3.4.2 轮椅坡道的净宽度不应小于1.00m，无障碍出入口的轮椅坡道净宽度不应小于1.20m。

3.4.3 轮椅坡道的高度超过300mm且坡度大于1∶20时，应在两侧设置扶手，坡道与休息平台的扶手应保持连贯，扶手应符合本规范第3.8节的相关规定。

3.4.4 轮椅坡道的最大高度和水平长度应符合表8-5的规定。

表 8-5 轮椅坡道的最大高度和水平长度

坡 度	1∶20	1∶16	1∶12	1∶10	1∶8
最大高度/m	1.20	0.90	0.75	0.60	0.30
水平长度/m	24.00	14.40	9.00	6.00	2.40

注：其他坡度可用插入法进行计算。

3.4.5 轮椅坡道的坡面应平整、防滑、无反光。

3.4.6　轮椅坡道起点、终点和中间休息平台的水平长度不应小于 1.50m。

3.4.7　轮椅坡道临空侧应设置安全阻挡措施。

3.4.8　轮椅坡道应设置无障碍标志，无障碍标志应符合本规范第 3.16 节的有关规定。

3.5　无障碍通道、门

3.5.1　无障碍通道的宽度应符合下列规定：

1　室内走道不应小于 1.20m，人流较多或较集中的大型公共建筑的室内走道宽度不宜小于 1.80m；

2　室外通道不宜小于 1.50m；

3　检票口、结算口轮椅通道不应小于 900mm。

3.5.2　无障碍通道应符合下列规定：

1　无障碍通道应连续，其地面应平整、防滑、反光小或无反光，并不宜设置厚地毯；

2　无障碍通道上有高差时，应设置轮椅坡道；

3　室外通道上的雨水箅子的孔洞宽度不应大于 15mm；

4　固定在无障碍通道的墙、立柱上的物体或标牌距地面的高度不应小于 2.00m；如小于 2.00m 时，探出部分的宽度不应大于 100mm；如突出部分大于 100mm，则其距地面的高度应小于 600mm；

5　斜向的自动扶梯、楼梯等下部空间可以进入时，应设置安全挡牌。

3.5.3　门的无障碍设计应符合下列规定：

1　不应采用力度大的弹簧门、玻璃门；当采用玻璃门时，应有醒目的提示标志；

2　自动门开启后通行净宽度不应小于 1.00m；

3　平开门、推拉门、折叠门开启后的通行净宽度不应小于 800mm，有条件时，不宜小于 900mm；

4　在门扇内外应留有直径不小于 1.50m 的轮椅回转空间；

5　在单扇平开门、推拉门、折叠门的门把手一侧的墙面，应设宽度不小于 400mm 的墙面；

6　平开门、推拉门、折叠门的门扇应设距地 900mm 的把手，宜设视线观察玻璃，并宜在距地 350mm 范围内安装护门板；

7　门槛高度及门内外地面高差不应大于 15mm，并以斜面过渡；

8　无障碍通道上的门扇应便于开关；

9　宜与周围墙面有一定的色彩反差，方便识别。

3.6　无障碍楼梯、台阶

3.6.1　无障碍楼梯应符合下列规定：

1　宜采用直线形楼梯；

2　公共建筑楼梯的踏步宽度不应小于 280mm，踏步高度不应大于 160mm；

3　不应采用无踢面和直角形突缘的踏步；

4　宜在两侧均做扶手；

5　如采用栏杆式楼梯，在栏杆下方宜设置安全阻挡措施；

6　踏面应平整防滑或在踏面前缘设防滑条；

7　距踏步起点和终点 250～300mm 宜设提示盲道；

8 踏面和踢面的颜色宜有区分和对比；

9 楼梯上行及下行的第一阶宜在颜色或材质上与平台有明显区别。

3.6.2 台阶的无障碍设计应符合下列规定：

1 公共建筑的室内外台阶踏步宽度不宜小于300mm，踏步高度不宜大于150mm，并不应小于100mm；

2 踏步应防滑；

3 三级及三级以上的台阶应在两侧设置扶手；

4 台阶上行及下行的第一阶宜在颜色或材质上与其他阶有明显区别。

3.7 无障碍电梯、升降平台

3.7.1 无障碍电梯的候梯厅应符合下列规定：

1 候梯厅深度不宜小于1.50m，公共建筑及设置病床梯的候梯厅深度不宜小于1.80m；

2 呼叫按钮高度为0.90～1.10m；

3 电梯门洞的净宽度不宜小于900mm；

4 电梯出入口处宜设提示盲道；

5 候梯厅应设电梯运行显示装置和抵达音响。

3.7.2 无障碍电梯的轿厢应符合下列规定：

1 轿厢门开启的净宽度不应小于800mm；

2 在轿厢的侧壁上应设高0.90～1.10m带盲文的选层按钮，盲文宜设置于按钮旁；

3 轿厢的三面壁上应设高850～900mm扶手，扶手应符合本规范第3.8节的相关规定；

4 轿厢内应设电梯运行显示装置和报层音响；

5 轿厢正面高900mm处至顶部应安装镜子或采用有镜面效果的材料；

6 轿厢的规格应依据建筑性质和使用要求的不同而选用。最小规格为深度不应小于1.40m，宽度不应小于1.10m；中型规格为深度不应小于1.60m，宽度不应小于1.40m；医疗建筑与老人建筑宜选用病床专用电梯；

7 电梯位置应设无障碍标志，无障碍标志应符合本规范第3.16节的有关规定。

3.7.3 升降平台应符合下列规定：

1 升降平台只适用于场地有限的改造工程；

2 垂直升降平台的深度不应小于1.20m，宽度不应小于900mm，应设扶手、挡板及呼叫控制按钮；

3 垂直升降平台的基坑应采用防止误入的安全防护措施；

4 斜向升降平台宽度不应小于900mm，深度不应小于1.00m，应设扶手和挡板；

5 垂直升降平台的传送装置应有可靠的安全防护装置。

3.8 扶手

3.8.1 无障碍单层扶手的高度应为850～900mm，无障碍双层扶手的上层扶手高度应为850～900mm，下层扶手高度应为650～700mm。

3.8.2 扶手应保持连贯，靠墙面的扶手的起点和终点处应水平延伸不小于300mm的长度。

3.8.3 扶手末端应向内拐到墙面或向下延伸不小于100mm，栏杆式扶手应向下成弧形或延伸到地面上固定。

3.8.4　扶手内侧与墙面的距离不应小于 40mm。

3.8.5　扶手应安装坚固，形状易于抓握。圆形扶手的直径应为 35～50mm，矩形扶手的截面尺寸应为 35～50mm。

3.8.6　扶手的材质宜选用防滑、热惰性指标好的材料。

3.9　公共厕所、无障碍厕所

3.9.1　公共厕所的无障碍设计应符合下列规定：

1　女厕所的无障碍设施包括至少 1 个无障碍厕位和 1 个无障碍洗手盆；男厕所的无障碍设施包括至少 1 个无障碍厕位、1 个无障碍小便器和 1 个无障碍洗手盆；

2　厕所的入口和通道应方便乘轮椅者进入和进行回转，回转直径不小于 1.50m；

3　门应方便开启，通行净宽度不应小于 800mm；

4　地面应防滑、不积水；

5　无障碍厕位应设置无障碍标志，无障碍标志应符合本规范第 3.16 节的有关规定。

3.9.2　无障碍厕位应符合下列规定：

1　无障碍厕位应方便乘轮椅者到达和进出，尺寸宜做到 2.00m×1.50m，不应小于 1.80m×1.00m；

2　无障碍厕位的门宜向外开启，如向内开启，需在开启后厕位内留有直径不小于 1.50m的轮椅回转空间，门的通行净宽不应小于 800mm，平开门外侧应设高 900mm 的横扶把手，在关闭的门扇里侧设高 900mm 的关门拉手，并应采用门外可紧急开启的插销；

3　厕位内应设坐便器，厕位两侧距地面 700mm 处应设长度不小于 700mm 的水平安全抓杆，另一侧应设高 1.40m 的垂直安全抓杆。

3.9.3　无障碍厕所的无障碍设计应符合下列规定：

1　位置宜靠近公共厕所，应方便乘轮椅者进入和进行回转，回转直径不小于 1.50m；

2　面积不应小于 4.00m^2；

3　当采用平开门，门扇宜向外开启，如向内开启，需在开启后留有直径不小于 1.50m 的轮椅回转空间，门的通行净宽度不应小于 800mm，平开门应设高 900mm 的横扶把手，在门扇里侧应采用门外可紧急开启的门锁；

4　地面应防滑、不积水；

5　内部应设坐便器、洗手盆、多功能台、挂衣钩和呼叫按钮；

6　坐便器应符合本规范第 3.9.2 条的有关规定，洗手盆应符合本规范第 3.9.4 条的有关规定；

7　多功能台长度不宜小于 700mm，宽度不宜小于 400mm，高度宜为 600mm；

8　安全抓杆的设计应符合本规范第 3.9.4 条的有关规定；

9　挂衣钩距地高度不应大于 1.20m；

10　在坐便器旁的墙面上应设高 400～500mm 的救助呼叫按钮；

11　入口应设置无障碍标志，无障碍标志应符合本规范的有关规定。

3.9.4　厕所里的其他无障碍设施应符合下列规定：

1　无障碍小便器下口距地面高度不应大于 400mm，小便器两侧应在离墙面 250mm 处，设高度为 1.20m 的垂直安全抓杆，并在离墙面 550mm 处，设高度为 900mm 水平安全抓杆，与垂直安全抓杆连接；

2　无障碍洗手盆的水嘴中心距侧墙应大于550mm，其底部应留出宽750mm、高650mm、深450mm供乘轮椅者膝部和足尖部的移动空间，并在洗手盆上方安装镜子，出水龙头宜采用杠杆式水龙头或感应式自动出水方式；

3　安全抓杆应安装牢固，直径应为30～40mm，内侧距墙不应小于40mm；

4　取纸器应设在坐便器的侧前方，高度为400～500mm。

3.10　公共浴室

3.10.1　公共浴室的无障碍设计应符合下列规定：

1　公共浴室的无障碍设施包括1个无障碍淋浴间或盆浴间以及1个无障碍洗手盆；

2　公共浴室的入口和室内空间应方便乘轮椅者进入和使用，浴室内部应能保证轮椅进行回转，回转直径不小于1.50m；

3　浴室地面应防滑、不积水；

4　浴间入口宜采用活动门帘，当采用平开门时，门扇应向外开启，设高900mm的横扶把手，在关闭的门扇里侧设高900mm的关门拉手，并应采用门外可紧急开启的插销；

5　应设置一个无障碍厕位。

3.10.2　无障碍淋浴间应符合下列规定：

1　无障碍淋浴间的短边宽度不应小于1.50m；

2　浴间坐台高度宜为450mm，深度不宜小于450mm；

3　淋浴间应设距地面高700mm的水平抓杆和高1.40～1.60m的垂直抓杆；

4　淋浴间内的淋浴喷头的控制开关的高度距地面不应大于1.20m；

5　毛巾架的高度不应大于1.20m。

3.10.3　无障碍盆浴间应符合下列规定：

1　在浴盆一端设置方便进入和使用的坐台，其深度不应小于400mm；

2　浴盆内侧应设高600mm和900mm的两层水平抓杆，水平长度不小于800mm；洗浴坐台一侧的墙上设高900mm、水平长度不小于600mm的安全抓杆；

3　毛巾架的高度不应大于1.20m。

3.11　无障碍客房

3.11.1　无障碍客房应设在便于到达、进出和疏散的位置。

3.11.2　房间内应有空间能保证轮椅进行回转，回转直径不小于1.50m。

3.11.3　无障碍客房的门应符合本规范第3.5节的有关规定。

3.11.4　无障碍客房卫生间内应保证轮椅进行回转，回转直径不小于1.50m，卫生器具应设置安全抓杆，其地面、门、内部设施应符合本规范第3.9.3条、第3.10.2条及第3.10.3条的有关规定。

3.11.5　无障碍客房的其他规定：

1　床间距离不应小于1.20m；

2　家具和电器控制开关的位置和高度应方便乘轮椅者靠近和使用，床的使用高度为450mm；

3　客房及卫生间应设高400～500mm的救助呼叫按钮；

4　客房应设置为听力障碍者服务的闪光提示门铃。

3.12　无障碍住房及宿舍

3.12.1　户门及户内门开启后的净宽应符合本规范第 3.5 节的有关规定。

3.12.2　通往卧室、起居室(厅)、厨房、卫生间、储藏室及阳台的通道应为无障碍通道，并按照本规范第 3.8 节的要求在一侧或两侧设置扶手。

3.12.3　浴盆、淋浴、坐便器、洗手盆及安全抓杆等应符合本规范第 3.9 节、第 3.10 节的有关规定。

3.12.4　无障碍住房及宿舍的其他规定：

1　单人卧室面积不应小于 7.00 m^2，双人卧室面积不应小于 10.50m^2，兼起居室的卧室面积不应小于 16.00m^2，起居室面积不应小于 14.00m^2，厨房面积不应小于 6.00m^2；

2　设坐便器、洗浴器(浴盆或淋浴)、洗面盆三件卫生洁具的卫生间面积不应小于 4.00m^2；设坐便器、洗浴器二件卫生洁具的卫生间面积不应小于 3.00m^2；设坐便器、洗面盆二件卫生洁具的卫生间面积不应小于 2.50m^2；单设坐便器的卫生间面积不应小于 2.00m^2；

3　供乘轮椅者使用的厨房，操作台下方净宽和高度都不应小于 650mm，深度不应小于 250mm；

4　居室和卫生间内应设求助呼叫按钮；

5　家具和电器控制开关的位置和高度应方便乘轮椅者靠近和使用；

6　供听力障碍者使用的住宅和公寓应安装闪光提示门铃。

3.13　轮椅席位

3.13.1　轮椅席位应设在便于到达疏散口及通道的附近，不得设在公共通道范围内。

3.13.2　观众厅自通往轮椅席位的通道宽度不应小于 1.20m。

3.13.3　轮椅席位的地面应平整、防滑，在边缘处宜安装栏杆或栏板。

3.13.4　每个轮椅席位的占地面积不应小于 1.10m×0.80m。

3.13.5　在轮椅席位上观看演出和比赛的视线不应受到遮挡，但也不应遮挡他人的视线。

3.13.6　在轮椅席位旁或在邻近的观众席内宜设置 1：1 的陪护席位。

3.13.7　轮椅席位处地面上应设置无障碍标志，无障碍标志应符合本规范第 3.16 节的有关规定。

3.14　无障碍机动车停车位

3.14.1　应将通行方便、行走距离路线最短的停车位设为无障碍机动车停车位。

3.14.2　无障碍机动车停车位的地面应平整、防滑，不积水，地面坡度不应大于 1：50。

3.14.3　无障碍机动车停车位一侧，应设宽度不小于 1.20m 的通道，供乘轮椅者从轮椅通道直接进入人行道和到达无障碍出入口。

3.14.4　无障碍机动车停车位的地面应涂有停车线轮椅通道线和无障碍标志。

3.15　低位服务设施

3.15.1　设置低位服务设施的范围包括问询台、服务窗口、电话台、安检验证台、行李托运台、借阅台、各种业务台、饮水机等。

3.15.2　低位服务设施上表面距地面高度宜为 700～850mm，其下部宜至少留出宽 750mm、高 650mm、深 450mm 供乘轮椅者膝部和足尖部的移动空间。

3.15.3　低位服务设施前应有轮椅回转空间，回转直径不小于 1.50m。

3.15.4 挂式电话离地不应高于900mm。

3.16 无障碍标识系统、信息无障碍

3.16.1 无障碍标志应符合下列规定：

1 无障碍标志包括下列几种：

1）通用的无障碍标志应符合本规范附录A的规定；

2）无障碍设施标志牌符合本规范附录B的规定；

3）带指示方向的无障碍设施标志牌符合本规范附录C的规定。

2 无障碍标志应醒目，避免遮挡。

3 无障碍标志应纳入城市环境或建筑内部的引导标志系统，形成完整的系统，清楚地指明无障碍设施的走向及位置。

3.16.2 盲文标志应符合下列规定：

1 盲文标志可分成盲文地图、盲文铭牌、盲文站牌；

2 盲文标志的盲文必须采用国际通用的盲文表示方法。

3.16.3 信息无障碍应符合下列规定：

1 根据需求，因地制宜设置信息无障碍的设备和设施，使人们便捷地获取各类信息；

2 信息无障碍设备和设施位置和布局应合理。

4 城市道路

4.1 实施范围

4.1.1 城市道路无障碍设计的范围应包括：

1 城市各级道路；

2 城镇主要道路；

3 步行街；

4 旅游景点、城市景观带的周边道路。

4.1.2 城市道路、桥梁、隧道、立体交叉中人行系统均应进行无障碍设计，无障碍设施应沿行人通行路径布置。

4.1.3 人行系统中的无障碍设计主要包括人行道、人行横道、人行天桥及地道、公交车站。

4.2 人行道

4.2.1 人行道处缘石坡道设计应符合下列规定：

1 人行道在各种路口、各种出入口位置必须设置缘石坡道；

2 人行横道两端必须设置缘石坡道。

4.2.2 人行道处盲道设置应符合下列规定：

1 城市主要商业街、步行街的人行道应设置盲道；

2 视觉障碍者集中区域周边道路应设置盲道；

3 坡道的上下坡边缘处应设置提示盲道；

4 道路周边场所、建筑等出入口设置的盲道应与道路盲道相衔接。

4.2.3 人行道的轮椅坡道设置应符合下列规定：

1 人行道设置台阶处，应同时设置轮椅坡道；

2 轮椅坡道的设置应避免干扰行人通行及其他设施的使用。

4.2.4 人行道处服务设施设置应符合下列规定：

1　服务设施的设置应为残障人士提供方便；

2　宜为视觉障碍者提供触摸及音响一体化信息服务设施；

3　设置屏幕信息服务设施，宜为听觉障碍者提供屏幕手语及字幕信息服务；

4　低位服务设施的设置，应方便乘轮椅者使用；

5　设置休息座椅时，应设置轮椅停留空间。

4.3　人行横道

4.3.1　人行横道范围内的无障碍设计应符合下列规定：

1　人行横道宽度应满足轮椅通行需求；

2　人行横道安全岛的形式应方便乘轮椅者使用；

3　城市中心区及视觉障碍者集中区域的人行横道，应配置过街音响提示装置。

4.4　人行天桥及地道

4.4.1　盲道的设置应符合下列规定：

1　设置于人行道中的行进盲道应与人行天桥及地道出入口处的提示盲道相连接；

2　人行天桥及地道出入口处应设置提示盲道；

3　距每段台阶与坡道的起点与终点250～500mm处应设提示盲道，其长度应与坡道、梯道相对应。

4.4.2　人行天桥及地道处坡道与无障碍电梯的选择应符合下列规定：

1　要求满足轮椅通行需求的人行天桥及地道处宜设置坡道，当设置坡道有困难时，应设置无障碍电梯；

2　坡道的净宽度不应小于2.00m；

3　坡道的坡度不应大于1∶12；

4　弧线形坡道的坡度，应以弧线内缘的坡度进行计算；

5　坡道的高度每升高1.50m时，应设深度不小于2.00m的中间平台；

6　坡道的坡面应平整、防滑。

4.4.3　扶手设置应符合下列规定：

1　人行天桥及地道在坡道的两侧应设扶手，扶手宜设上、下两层；

2　在栏杆下方宜设置安全阻挡措施；

3　扶手起点水平段宜安装盲文铭牌。

4.4.4　当人行天桥及地道无法满足轮椅通行需求时，宜考虑地面安全通行。

4.4.5　人行天桥桥下的三角区净空高度小于2.00m时，应安装防护设施，并应在防护设施外设置提示盲道。

4.5　公交车站

4.5.1　公交车站处站台设计应符合下列规定：

1　站台有效通行宽度不应小于1.50m；

2　在车道之间的分隔带设公交车站时应方便乘轮椅者使用。

4.5.2　盲道与盲文信息布置应符合下列规定：

1　站台距路缘石250～500mm处应设置提示盲道，其长度应与公交车站的长度相对应；

2　当人行道中设有盲道系统时，应与公交车站的盲道相连接；

3　宜设置盲文站牌或语音提示服务设施，盲文站牌的位置、高度、形式与内容应方便视觉障碍者的使用。

4.6　无障碍标识系统

4.6.1　无障碍设施位置不明显时，应设置相应的无障碍标识系统。

4.6.2　无障碍标志牌应沿行人通行路径布置，构成标识引导系统。

4.6.3　无障碍标志牌的布置应与其他交通标志牌相协调。

5　城市广场

5.1　实施范围

5.1.1　城市广场进行无障碍设计的范围应包括下列内容：

1　公共活动广场；

2　交通集散广场。

5.2　实施部位和设计要求

5.2.1　城市广场的公共停车场的停车数在50辆以下时应设置不少于1个无障碍机动车停车位，100辆以下时应设置不少于2个无障碍机动车停车位，100辆以上时应设置不少于总停车数2%的无障碍机动车停车位。

5.2.2　城市广场的地面应平整、防滑、不积水。

5.2.3　城市广场盲道的设置应符合下列规定：

1　设有台阶或坡道时，距每段台阶与坡道的起点与终点250～500mm处应设提示盲道，其长度应与台阶、坡道相对应，宽度应为250～500mm；

2　人行道中有行进盲道时，应与提示盲道相连接。

5.2.4　城市广场的地面有高差时坡道与无障碍电梯的选择应符合下列规定：

1　设置台阶的同时应设置轮椅坡道；

2　当设置轮椅坡道有困难时，可设置无障碍电梯。

5.2.5　城市广场内的服务设施应同时设置低位服务设施。

5.2.6　男、女公共厕所均应满足本规范第8.13节的有关规定。

5.2.7　城市广场的无障碍设施的位置应设置无障碍标志，无障碍标志应符合本规范第3.16节的有关规定，带指示方向的无障碍设施标志牌应与无障碍设施标志牌形成引导系统，满足通行的连续性。

6　城市绿地

6.1　实施范围

6.1.1　城市绿地进行无障碍设计的范围应包括下列内容：

1　城市中的各类公园，包括综合公园、社区公园、专类公园、带状公园、街旁绿地等；

2　附属绿地中的开放式绿地；

3　对公众开放的其他绿地。

6.2　公园绿地

6.2.1　公园绿地停车场的总停车数在50辆以下时应设置不少于1个无障碍机动车停车位，100辆以下时应设置不少于2个无障碍机动车停车位，100辆以上时应设置不少于总停车数2%的无障碍机动车停车位。

6.2.2　售票处的无障碍设计应符合下列规定：

1　主要出入口的售票处应设置低位售票窗口；

2　低位售票窗同前地面有高差时，应设轮椅坡道以及不小于1.50m×1.50m的平台；

3　售票窗口前应设提示盲道，距售票处外墙应为250～500mm。

6.2.3　出入口的无障碍设计应符合下列规定：

1　主要出入口应设置为无障碍出入口，设有自动检票设备的出入口，也应设置专供乘轮椅者使用的检票口；

2　出入口检票口的无障碍通道宽度不应小于1.20m；

3　出入口设置车挡时，车挡间距不应小于900mm。

6.2.4　无障碍游览路线应符合下列规定：

1　无障碍游览主园路应结合公园绿地的主路设置，应能到达部分主要景区和景点，并宜形成环路，纵坡宜小于5%，山地公园绿地的无障碍游览主园路纵坡应小于8%；无障碍游览主园路不宜设置台阶、梯道，必须设置时应同时设置轮椅坡道；

2　无障碍游览支园路应能连接主要景点，并和无障碍游览主园路相连，形成环路；小路可到达景点局部，不能形成环路时，应便于折返，无障碍游览支园路和小路的纵坡应小于8%；坡度超过8%时，路面应作防滑处理，并不宜轮椅通行；

3　园路坡度大于8%时，宜每隔10.00～20.00m在路旁设置休息平台；

4　紧邻湖岸的无障碍游览园路应设置护栏，高度不低于900mm；

5　在地形险要的地段应设置安全防护设施和安全警示线；

6　路面应平整、防滑、不松动，园路上的窨井盖板应与路面平齐，排水沟的滤水箅子孔的宽度不应大于15mm。

6.2.5　游憩区的无障碍设计应符合下列规定：

1　主要出入口或无障碍游览园路沿线应设置一定面积的无障碍游憩区；

2　无障碍游憩区应方便轮椅通行，有高差时应设置轮椅坡道，地面应平整、防滑、不松动；

3　无障碍游憩区的广场树池宜高出广场地面，与广场地面相平的树池应加箅子。

6.2.6　常规设施的无障碍设计应符合下列规定：

1　在主要出入口、主要景点和景区，无障碍游憩区内的游憩设施、服务设施、公共设施、管理设施应为无障碍设施；

2　游憩设施的无障碍设计应符合下列规定：

1）在没有特殊景观要求的前提下，应设为无障碍游憩设施；

2）单体建筑和组合建筑包括亭、廊、榭、花架等，若有台明和台阶时，台明不宜过高，入口应设置坡道，建筑室内应满足无障碍通行；

3）建筑院落的出入口以及院内广场、通道有高差时，应设置轮椅坡道；有三个以上出入口时，至少应设两个无障碍出入口，建筑院落的内廊或通道的宽度不应小于1.20m；

4）码头与无障碍园路和广场衔接处有高差时应设置轮椅坡道；

5）无障碍游览路线上的桥应为平桥或坡度在8%以下的小拱桥，宽度不应小于1.20m，桥面应防滑，两侧应设栏杆。桥面与园路、广场衔接有高差时应设轮椅坡道。

3　服务设施的无障碍设计应符合下列规定：

1）小卖店等的售货窗口应设置低位窗口；

2）茶座、咖啡厅、餐厅、摄影部等出入口应为无障碍出入口，应提供一定数量的轮椅席位；

3）服务台、业务台、咨询台、售货柜台等应设有低位服务设施。

4　公共设施的无障碍设计应符合下列规定：

1）公共厕所应满足本规范第 8.13 节的有关规定，大型园林建筑和主要游览区应设置无障碍厕所；

2）饮水器、洗手台、垃圾箱等小品的设置应方便乘轮椅者使用；

3）游客服务中心应符合本规范第 8.8 节的有关规定；

4）休息座椅旁应设置轮椅停留空间。

5　管理设施的无障碍设计应符合本规范第 8.2 节的有关规定。

6.2.7　标志与信息应符合下列规定：

1　主要出入口、无障碍通道、停车位、建筑出入口、公共厕所等无障碍设施的位置应设置无障碍标志，并应形成完整的无障碍标识系统，清楚地指明无障碍设施的走向及位置，无障碍标志应符合第 3.16 节的有关规定；

2　应设置系统的指路牌、定位导览图、景区景点和园中园说明牌；

3　出入口应设置无障碍设施位置图、无障碍游览图；

4　危险地段应设置必要的警示、提示标志及安全警示线。

6.2.8　不同类别的公园绿地的特殊要求：

1　大型植物园宜设置盲人植物区域或者植物角，并提供语音服务、盲文铭牌等供视觉障碍者使用的设施；

2　绿地内展览区、展示区、动物园的动物展示区应设置便于乘轮椅者参观的窗口或位置。

6.3　附属绿地

6.3.1　附属绿地中的开放式绿地应进行无障碍设计。

6.3.2　附属绿地中的无障碍设计应符合本规范第 6.2 节和第 7.2 节的有关规定。

6.4　其他绿地

6.4.1　其他绿地中的开放式绿地应进行无障碍设计。

6.4.2　其他绿地的无障碍设计应符合本规范第 6.2 节的有关规定。

7　居住区、居住建筑

7.1　道路

7.1.1　居住区道路进行无障碍设计的范围应包括居住区路、小区路、组团路、宅间小路的人行道。

7.1.2　居住区级道路无障碍设计应符合本规范第 4 章的有关规定。

7.2　居住绿地

7.2.1　居住绿地的无障碍设计应符合下列规定：

1　居住绿地内进行无障碍设计的范围及建筑物类型包括出入口、游步道、休憩设施、儿童游乐场、休闲广场、健身运动场、公共厕所等；

2　基地地坪坡度不大于 5% 的居住区的居住绿地均应满足无障碍要求，地坪坡度大于 5% 的居住区，应至少设置 1 个满足无障碍要求的居住绿地；

3 满足无障碍要求的居住绿地，宜靠近设有无障碍住房和宿舍的居住建筑设置，并通过无障碍通道到达。

7.2.2 出入口应符合下列规定：

1 居住绿地的主要出入口应设置为无障碍出入口；有3个以上出入口时，无障碍出入口不应少于2个；

2 居住绿地内主要活动广场与相接的地面或路面高差小于300mm时，所有出入口均应为无障碍出入口；高差大于300mm时，当出入口少于3个，所有出入口均应为无障碍出入口，当出入口为3个或3个以上，应至少设置2个无障碍出入口；

3 组团绿地、开放式宅间绿地、儿童活动场、健身运动场出入口应设提示盲道。

7.2.3 游步道及休憩设施应符合下列规定：

1 居住绿地内的游步道应为无障碍通道，轮椅园路纵坡不应大于4%；轮椅专用道不应大于8%；

2 居住绿地内的游步道及园林建筑、园林小品如亭、廊、花架等休憩设施不宜设置高于450mm的台明或台阶；必须设置时，应同时设置轮椅坡道并在休憩、设施人口处设提示盲道；

3 绿地及广场设置休息座椅时，应留有轮椅停留空间。

7.2.4 活动场地应符合下列规定：

1 林下铺装活动场地，以种植乔木为主，林下净空不得低于2.20m；

2 儿童活动场地周围不宜种植遮挡视线的树木，保持较好的可通视性，且不宜选用硬质叶片的丛生植物。

7.3 配套公共设施

7.3.1 居住区内的居委会、卫生站、健身房、物业管理、会所、社区中心、商业等为居民服务的建筑应设置无障碍出入口。设有电梯的建筑至少应设置1部无障碍电梯；未设有电梯的多层建筑，应至少设置1部无障碍楼梯。

7.3.2 供居民使用的公共厕所应满足本规范第8.13节的有关规定。

7.3.3 停车场和车库应符合下列规定：

1 居住区停车场和车库的总停车位应设置不少于0.5%的无障碍机动车停车位；若设有多个停车场和车库，宜每处设置不少于1个无障碍机动车停车位；

2 地面停车场的无障碍机动车停车位宜靠近停车场的出入口设置。有条件的居住区宜靠近住宅出入口设置无障碍机动车停车位；

3 车库的人行出入口应为无障碍出入口。设置在非首层的车库应设无障碍通道与无障碍电梯或无障碍楼梯连通，直达首层。

7.4 居住建筑

7.4.1 居住建筑进行无障碍设计的范围应包括住宅及公寓、宿舍建筑（职工宿舍、学生宿舍）等。

7.4.2 居住建筑的无障碍设计应符合下列规定：

1 设置电梯的居住建筑应至少设置1处无障碍出入口，通过无障碍通道直达电梯厅；未设置电梯的低层和多层居住建筑，当设置无障碍住房及宿舍时，应设置无障碍出入口；

2 设置电梯的居住建筑，每居住单元至少应设置1部能直达户门层的无障碍电梯。

7.4.3 居住建筑应按每100套住房设置不少于2套无障碍住房。

7.4.4 无障碍住房及宿舍宜建于底层。当无障碍住房及宿舍设在二层及以上且未设置电梯时，其公共楼梯应满足本规范第3.6节的有关规定。

7.4.5 宿舍建筑中，男女宿舍应分别设置无障碍宿舍，每100套宿舍各应设置不少于1套无障碍宿舍；当无障碍宿舍设置在二层以上且宿舍建筑设置电梯时，应设置不少于1部无障碍电梯，无障碍电梯应与无障碍宿舍以无障碍通道连接。

7.4.6 当无障碍宿舍内未设置厕所时，其所在楼层的公共厕所至少有1处应满足本规范3.9.1条的有关规定或设置无障碍厕所，并宜靠近无障碍宿舍设置。

8 公共建筑

8.1 一般规定

8.1.1 公共建筑基地的无障碍设计应符合下列规定：

1 建筑基地的车行道与人行通道地面有高差时，在人行通道的路口及人行横道的两端应设缘石坡道；

2 建筑基地的广场和人行通道的地面应平整、防滑、不积水；

3 建筑基地的主要人行通道当有高差或台阶时应设置轮椅坡道或无障碍电梯。

8.1.2 建筑基地内总停车数在100辆以下时应设置不少于1个无障碍机动车停车位，100辆以上时应设置不少于总停车数1%的无障碍机动车停车位。

8.1.3 公共建筑的主要出入口宜设置坡度小于1∶30的平坡出入口。

8.1.4 建筑内设有电梯时，至少应设置1部无障碍电梯。

8.1.5 当设有各种服务窗口、售票窗口、公共电话台、饮水器等时应设置低位服务设施。

8.1.6 主要出入口、建筑出入口、通道、停车位、厕所电梯等无障碍设施的位置，应设置无障碍标志，无障碍标志应符合本规范第3.16节的有关规定；建筑物出入口和楼梯前室宜设楼面示意图，在重要信息提示处宜设电子显示屏。

8.1.7 公共建筑的无障碍设施应成系统设计，并宜相互靠近。

8.2 办公、科研、司法建筑

8.2.1 办公、科研、司法建筑进行无障碍设计的范围包括政府办公建筑、司法办公建筑、企事业办公建筑、各类科研建筑、社区办公及其他办公建筑等。

8.2.2 为公众办理业务与信访接待的办公建筑的无障碍设施应符合下列规定：

1 建筑的主要出入口应为无障碍出入口；

2 建筑出入口大厅、休息厅、贵宾休息室、疏散大厅等人员聚集场所有高差或台阶时应设轮椅坡道，宜提供休息座椅和可以放置轮椅的无障碍休息区；

3 公众通行的室内走道应为无障碍通道，走道长度大于60.00m时，宜设休息区，休息区应避开行走路线；

4 供公众使用的楼梯宜为无障碍楼梯；

5 供公众使用的男、女公共厕所均应满足本规范第3.9.1条的有关规定或在男、女公共厕所附近设置1个无障碍厕所，且建筑内至少应设置1个无障碍厕所，内部办公人员使用的男、女公共厕所至少应各有1个满足本规范第3.9.1条的有关规定或在男、女公共厕所附近设置1个无障碍厕所；

6　法庭、审判庭及为公众服务的会议及报告厅等的公众坐席座位数为 300 座及以下时应至少设置 1 个轮椅席位，300 座以上时不应少于 0.2%且不少于 2 个轮椅席位。

8.2.3　其他办公建筑的无障碍设施应符合下列规定：

1　建筑物至少应有 1 处为无障碍出入口，且宜位于主要出入口处；

2　男、女公共厕所至少各有 1 处应满足本规范第 3.9.1 条或第 3.9.2 条的有关规定；

3　多功能厅、报告厅等至少应设置 1 个轮椅坐席。

8.3　教育建筑

8.3.1　教育建筑进行无障碍设计的范围应包括托儿所、幼儿园建筑、中小学建筑、高等院校建筑、职业教育建筑、特殊教育建筑等。

8.3.2　教育建筑的无障碍设施应符合下列规定：

1　凡教师、学生和婴幼儿使用的建筑物主要出入口应为无障碍出入口，宜设置为平坡出入口；

2　主要教学用房应至少设置 1 部无障碍楼梯；

3　公共厕所至少有 1 处应满足本规范第 3.9.1 条的有关规定。

8.3.3　接收残疾生源的教育建筑的无障碍设施应符合下列规定：

1　主要教学用房每层至少有 1 处公共厕所应满足本规范第 3.9.1 条的有关规定；

2　合班教室、报告厅以及剧场等应设置不少于 2 个轮椅坐席，服务报告厅的公共厕所应满足本规范第 3.9.1 条的有关规定或设置无障碍厕所；

3　有固定座位的教室、阅览室、实验教室等教学用房，应在靠近出入口处预留轮椅回转空间。

8.3.4　视力、听力、言语、智力残障学校设计应符合现行行业标准《特殊教育学校建筑设计规范》(JGJ76)的有关要求。

8.4　医疗康复建筑

8.4.1　医疗康复建筑进行无障碍设计的范围应包括综合医院、专科医院、疗养院、康复中心、急救中心和其他所有与医疗、康复有关的建筑物。

8.4.2　医疗康复建筑中，凡病人、康复人员使用的建筑的无障碍设施应符合下列规定：

1　室外通行的步行道应满足本规范第 3.5 节有关规定的要求；

2　院区室外的休息座椅旁，应留有轮椅停留空间；

3　主要出入口应为无障碍出入口，宜设置为平坡出入口；

4　室内通道应设置无障碍通道，净宽不应小于 1.80m，并按照本规范第 3.8 节的要求设置扶手；

5　门应符合本规范第 3.5 节的要求；

6　同一建筑内应至少设置 1 部无障碍楼梯；

7　建筑内设有电梯时，每组电梯应至少设置 1 部无障碍电梯；

8　首层应至少设置 1 处无障碍厕所；各楼层至少有 1 处公共厕所应满足本规范第 3.9.1 条的有关规定或设置无障碍厕所；病房内的厕所应设置安全抓杆，并符合本规范第 3.9.4 条的有关规定；

9　儿童医院的门、急诊部和医技部，每层宜设置至少 1 处母婴室，并靠近公共厕所；

10　诊区、病区的护士站、公共电话台、查询处、饮水器、自助售货处、服务台等应设置低位服务设施；

11　无障碍设施应设符合我国国家标准的无障碍标志，在康复建筑的院区主要出入口处宜设置盲文地图或供视觉障碍者使用的语音导医系统和提示系统、供听力障碍者需要的手语服务及文字提示导医系统。

8.4.3　门、急诊部的无障碍设施还应符合下列规定：

1　挂号、收费、取药处应设置文字显示器以及语言广播装置和低位服务台或窗口；

2　候诊区应设轮椅停留空间。

8.4.4　医技部的无障碍设施应符合下列规定：

1　病人更衣室内应留有直径不小于1.50m的轮椅回转空间，部分更衣箱高度应小于1.40m；

2　等候区应留有轮椅停留空间，取报告处宜设文字显示器和语音提示装置。

8.4.5　住院部病人活动室墙面四周扶手的设置应满足本规范第3.8节的有关规定。

8.4.6　理疗用房应根据治疗要求设置扶手，并满足本规范第3.8节的有关规定。

8.4.7　办公、科研、餐厅、食堂、太平间用房的主要出入口应为无障碍出入口。

8.5　福利及特殊服务建筑

8.5.1　福利及特殊服务建筑进行无障碍设计的范围应包括福利院、敬(安、养)老院、老年护理院、老年住宅、残疾人综合服务设施、残疾人托养中心、残疾人体训中心及其他残疾人集中或使用频率较高的建筑等。

8.5.2　福利及特殊服务建筑的无障碍设施应符合下列规定：

1　室外通行的步行道应满足本规范第3.5节有关规定的要求；

2　室外院区的休息座椅旁应留有轮椅停留空间；

3　建筑物首层主要出入口应为无障碍出入口，宜设置为平坡出入口，主要出入口设置台阶时，台阶两侧宜设置扶手；

4　建筑出入口大厅、休息厅等人员聚集场所宜提供休息座椅和可以放置轮椅的无障碍休息区；

5　公共区域的室内通道应为无障碍通道，走道两侧墙面应设置扶手，并满足本规范3.8节的有关规定；室外的连通走道应选用平整、坚固、耐磨、不光滑的材料并宜设防风避雨设施；

6　楼梯应为无障碍楼梯；

7　电梯应为无障碍电梯；

8　居室户门净宽不应小于900mm；居室内走道净宽不应小于1.20m；卧室、厨房、卫生间门净宽不应小于800mm；

9　居室内宜留有直径不小于1.5m的轮椅回转空间；

10　居室内的厕所应设置安全抓杆，并符合本规范第3.9.4条的有关规定；居室外的公共厕所应满足本规范第3.9.1条的有关规定或设置无障碍厕所；

11　公共浴室应满足本规范第3.10节的有关规定；居室内的淋浴间或盆浴间应设置安全抓杆，并符合本规范第3.10.2条及第3.10.3条的有关规定；

12　居室宜设置语音提示装置。

8.5.3　其他不同建筑类别应符合国家现行的有关建筑设计规范与标准的设计要求。

8.6　体育建筑

8.6.1　体育建筑进行无障碍设计的范围应包括作为体育比赛(训练)、体育教学、体育休闲的体育场馆和场地设施等。

8.6.2　体育建筑的无障碍设施应符合下列规定：

1　特级、甲级场馆基地内应设置不少于停车数量的2%，且不少于2个无障碍机动车停车位，乙级、丙级场馆基地内应设置不少于2个无障碍机动车停车位；

2　建筑物的观众、运动员及贵宾出入口应至少各设1处无障碍出入口，其他功能分区的出入口可根据需要设置无障碍出入口；

3　建筑的检票口及无障碍出入口到各种无障碍设施的室内走道应为无障碍通道，通道长度大于60.00m时宜设休息区，休息区应避开行走路线；

4　大厅、休息厅、贵宾休息室、疏散大厅等主要人员聚集场宜设放置轮椅的无障碍休息区；

5　供观众使用的楼梯应为无障碍楼梯；

6　特级、甲级场馆内各类观众看台区、主席台、贵宾区内如设置电梯应至少各设置1部无障碍电梯，乙级、丙级场馆内坐席区设有电梯时，至少应设置1部无障碍电梯，并应满足赛事和观众的需要；

7　特级、甲级场馆每处观众区和运动员区使用的男、女公共厕所均应满足本规范第3.9.1条的有关规定或在每处男、女公共厕所附近设置1个无障碍厕所，且场馆内至少应设置1个无障碍厕所，主席台休息区、贵宾休息区应至少各设置1个无障碍厕所；乙级、丙级场馆的观众区和运动员区各至少有1处男、女公共厕所应满足本规范第3.9.1条的有关规定或各在男、女公共厕所附近设置1个无障碍厕所；

8　运动员浴室均应满足本规范第3.10节的有关规定；

9　场馆内各类观众看台的坐席区都应设置轮椅席位，并在轮椅席位旁或邻近的坐席处，设置1∶1的陪护席位，轮椅席位数不应少于观众席位总数的0.2%。

8.7　文化建筑

8.7.1　文化建筑进行无障碍设计的范围应包括文化馆、活动中心、图书馆、档案馆、纪念馆、纪念塔、纪念碑、宗教建筑、博物馆、展览馆、科技馆、艺术馆、美术馆、会展中心、剧场、音乐厅、电影院、会堂、演艺中心等。

8.7.2　文化类建筑的无障碍设施应符合下列规定：

1　建筑物至少应有1处为无障碍出入口，且宜位于主要出入口处；

2　建筑出入口大厅、休息厅(贵宾休息厅)、疏散大厅等主要人员聚集场所有高差或台阶时应设轮椅坡道，宜设置休息座椅和可以放置轮椅的无障碍休息区；

3　公众通行的室内走道及检票口应为无障碍通道，走道长度大于60.00m，宜设休息区，休息区应避开行走路线；

4　供公众使用的主要楼梯宜为无障碍楼梯；

5　供公众使用的男、女公共厕所每层至少有1处应满足本规范第3.9.1条的有关规定或在男、女公共厕所附近设置1个无障碍厕所；

6　公共餐厅应提供总用餐数2%的活动座椅，供乘轮椅者使用。

8.7.3　文化馆、少儿活动中心、图书馆、档案馆、纪念馆、纪念塔、纪念碑、宗教建筑、博物馆、展览馆、科技馆、艺术馆、美术馆、会展中心等建筑物的无障碍设施还应符合下列规定：

1 图书馆、文化馆等安有探测仪的出入口应便于乘轮椅者进入；

2 图书馆、文化馆等应设置低位目录检索台；

3 报告厅、视听室、陈列室、展览厅等设有观众席位时应至少设 1 个轮椅席位；

4 县、市级及以上图书馆应设盲人专用图书室(角)，在无障碍人口、服务台、楼梯间和电梯间人口、盲人图书室前应设行进盲道和提示盲道；

5 宜提供语音导览机、助听器等信息服务。

8.7.4 剧场、音乐厅、电影院、会堂、演艺中心等建筑物的无障碍设施应符合下列规定：

1 观众厅内座位数为 300 座及以下时应至少设置 1 个轮椅席位，300 座以上时不应少于 0.2% 且不少于 2 个轮椅席位；

2 演员活动区域至少有 1 处男、女公共厕所应满足本规范第 3.9 节的有关规定的要求，贵宾室宜设 1 个无障碍厕所。

8.8 商业服务建筑

8.8.1 商业服务建筑进行无障碍设计的范围包括各类百货店、购物中心、超市、专卖店、专业店、餐饮建筑、旅馆等商业建筑，银行、证券等金融服务建筑，邮局、电信局等邮电建筑，娱乐建筑等。

8.8.2 商业服务建筑的无障碍设计应符合下列规定：

1 建筑物至少应有 1 处为无障碍出入口，且宜位于主要出入口处；

2 公众通行的室内走道应为无障碍通道；

3 供公众使用的男、女公共厕所每层至少有 1 处应满足本规范第 3.9.1 条的有关规定或在男、女公共厕所附近设置 1 个无障碍厕所，大型商业建筑宜在男、女公共厕所满足本规范第 3.9.1 条的有关规定的同时且在附近设置 1 个无障碍厕所；

4 供公众使用的主要楼梯应为无障碍楼梯。

8.8.3 旅馆等商业服务建筑应设置无障碍客房，其数量应符合下列规定：

1 100 间以下，应设 1～2 间无障碍客房；

2 100～400 间，应设 2～4 间无障碍客房；

3 400 间以上，应至少设 4 间无障碍客房。

8.8.4 设有无障碍客房的旅馆建筑，宜配备方便导盲犬休息的设施。

8.9 汽车客运站

8.9.1 汽车客运站建筑进行无障碍设计的范围包括各类长途汽车站。

8.9.2 汽车客运站建筑的无障碍设计应符合下列规定：

1 站前广场人行通道的地面应平整、防滑、不积水，有高差时应做轮椅坡道；

2 建筑物至少应有 1 处为无障碍出入口，宜设置为平坡出入口，且宜位于主要出入口处；

3 门厅、售票厅、候车厅、检票口等旅客通行的室内走道应为无障碍通道；

4 供旅客使用的男、女公共厕所每层至少有 1 处应满足本规范第 3.9.1 条的有关规定或在男、女公共厕所附近设置 1 个无障碍厕所，且建筑内至少应设置 1 个无障碍厕所；

5 供公众使用的主要楼梯应为无障碍楼梯；

6　行包托运处(含小件寄存处)应设置低位窗口。

8.10　公共停车场(库)

8.10.1　公共停车场(库)应设置无障碍机动车停车位,其数量应符合下列规定:

1　一类公共停车场(库)应设置不少于停车数量2%的无障碍机动车停车位;

2　二类及三类公共停车场(库)应设置不少于停车数量2%,且不少于2个无障碍机动车停车位;

3　四类公共停车场(库)应设置不少于1个无障碍机动车停车位。

8.10.2　设有楼层公共停车库的无障碍机动车停车位宜设在与公共交通道路同层的位置,或通过无障碍设施衔接通往地面层。

8.11　汽车加油加气站

8.11.1　汽车加油加气站附属建筑的无障碍设计应符合下列规定:

1　建筑物至少应有1处为无障碍出入口,且宜位于主要出入口处;

2　男、女公共厕所宜满足本规范第8.13节的有关规定。

8.12　高速公路服务区建筑

8.12.1　高速公路服务区建筑内的服务建筑的无障碍设计应符合下列规定:

1　建筑物至少应有1处为无障碍出入口,且宜位于主要出入口处;

2　男、女公共厕所应满足本规范第8.13节的有关规定。

8.13　城市公共厕所

8.13.1　城市公共厕所进行无障碍设计的范围应包括独立式、附属式公共厕所。

8.13.2　城市公共厕所的无障碍设计应符合下列规定:

1　出入口应为无障碍出入口;

2　在两层公共厕所中,无障碍厕位应设在地面层;

3　女厕所的无障碍设施包括至少1个无障碍厕位和1个无障碍洗手盆;男厕所的无障碍设施包括至少1个无障碍厕位、1个无障碍小便器和1个无障碍洗手盆;并应满足本规范第3.9.1条的有关规定;

4　宜在公共厕所旁另设1处无障碍厕所;

5　厕所内的通道应方便乘轮椅者进出和回转,回转直径不小于1.50m;

6　门应方便开启,通行净宽度不应小于800mm;

7　地面应防滑、不积水。

9　历史文物保护建筑无障碍建设与改造

9.1　实施范围

9.1.1　历史文物保护建筑进行无障碍设计的范围应包括开放参观的历史名园、开放参观的古建博物馆、使用中的庙宇、开放参观的近现代重要史迹及纪念性建筑、开放的复建古建筑等。

9.2　无障碍游览路线

9.2.1　对外开放的文物保护单位应根据实际情况设计无障碍游览路线,无障碍游览路线上的文物建筑宜尽量满足游客参观的需求。

9.3　出入口

9.3.1 无障碍游览路线上对游客开放参观的文物建筑对外的出入口至少应设1处无障碍出入口，其设置标准要以保护文物为前提，坡道、平台等可为可拆卸的活动设施。

9.3.2 展厅、陈列室、视听室等，至少应设1处无障碍出入口，其设置标准要以保护文物为前提，坡道、平台等可为可拆卸的活动设施。

9.3.3 开放的文物保护单位的对外接待用房的出入口宜为无障碍出入口。

9.4 院落

9.4.1 无障碍游览路线上的游览通道的路面应平整、防滑，其纵坡不宜大于1∶50，有台阶处应同时设置轮椅坡道，坡道、平台等可为可拆卸的活动设施。

9.4.2 开放的文物保护单位内可不设置盲道，当特别需要时可设置，且应与周围环境相协调。

9.4.3 位于无障碍游览路线上的院落内的公共绿地及其通道、休息凉亭等设施的地面应平整、防滑，有台阶处宜同时设置坡道，坡道、平台等可为可拆卸的活动设施。

9.4.4 院落内的休息座椅旁宜设轮椅停留空间。

9.5 服务设施

9.5.1 供公众使用的男、女公共厕所至少应有1处满足本规范第8.13节的有关规定。

9.5.2 供公众使用的服务性用房的出入口至少应有1处为无障碍出入口，且宜位于主要出入口处。

9.5.3 售票处、服务台、公用电话、饮水器等应设置低位服务设施。

9.5.4 纪念品商店如有开放式柜台、收银台，应配备低位柜台。

9.5.5 设有演播电视等服务设施的，其观众区应至少设置1个轮椅席位。

9.5.6 建筑基地内设有停车场的，应设置不少于1个无障碍机动车停车位。

9.6 信息与标志

9.6.1 信息与标志的无障碍设计应符合下列规定：

1 主要出入口、无障碍通道、停车位、建筑出入口、厕所等无障碍设施的位置，应设置无障碍标志，无障碍标志应符合本规范第3.16节的有关规定；

2 重要的展览性陈设，宜设置盲文解说牌。

附录A 无障碍标志

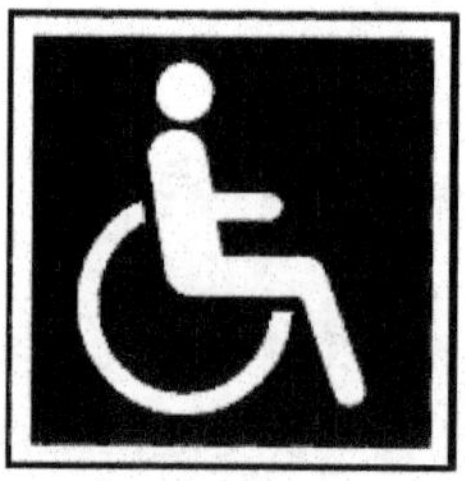

黑色衬底

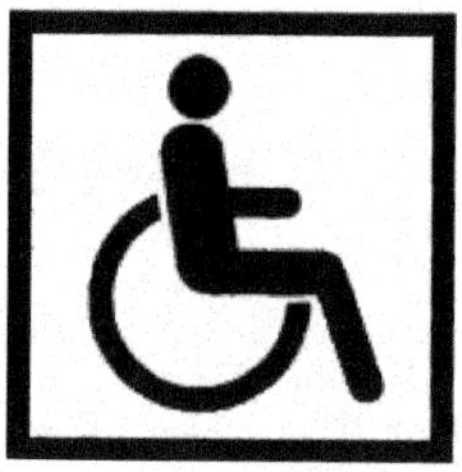

白色衬底

附录 B　无障碍设施标志牌

用于指示的无障碍设施名称	标志牌的具体形式	用于指示的无障碍设施名称	标志牌的具体形式
低位电话	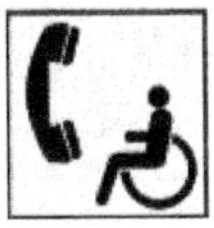	无障碍通道	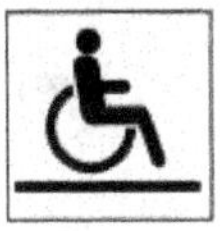
无障碍机动车停车位	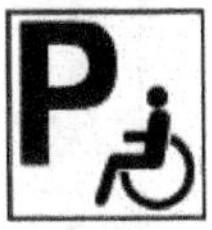	无障碍电梯	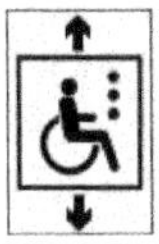
轮椅坡道	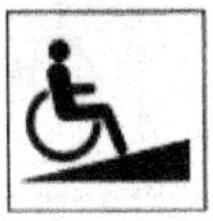	无障碍客房	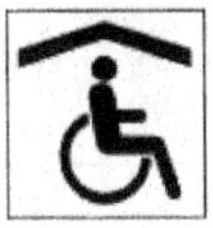
听觉障碍者使用的设施	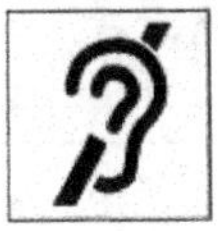	肢体障碍者使用的设施	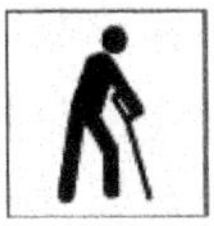
供导盲犬使用的设施		无障碍厕所	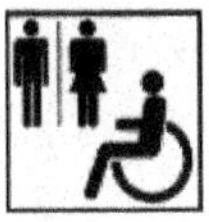
视觉障碍者使用的设施			

附录 C　用于指示方向的无障碍设施标志牌

用于指示方向的无障碍设施标志牌的名称	用于指示方向的无障碍设施标志牌的具体形式
无障碍坡道指示标志	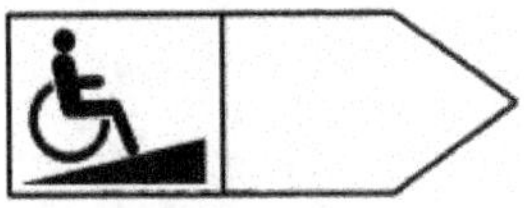
人行横道指示标志	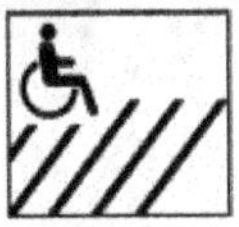
人行地道指示标志	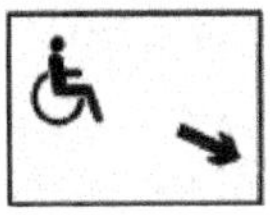
人行天桥指示标志	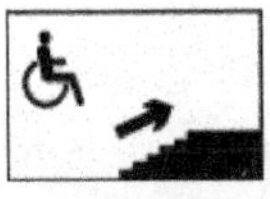

续表

用于指示方向的无障碍设施标志牌的名称	用于指示方向的无障碍设施标志牌的具体形式
无障碍厕所指示标志	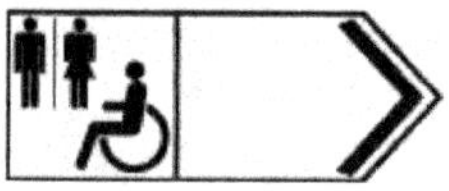
无障碍设施指示标志	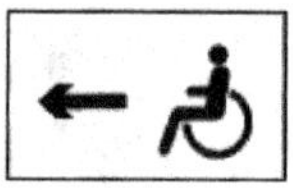
无障碍客房指示标志	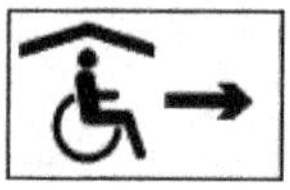
低位电话指示标志	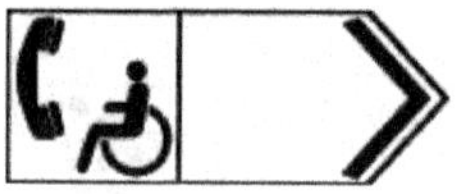

本规范用词说明

1　为便于在执行本规范条文时区别对待，对要求严格程度不同的用词说明如下：

1）表示很严格，非这样做不可的；正面词采用“必须”，反面词采用“严禁”；

2）表示严格，在正常情况下均应这样做的；正面词采用“应”，反面词采用“不应”或“不得”；

3）表示允许稍有选择，在条件许可时首先应这样做的：正面词采用“宜”，反面词采用“不宜”；

4）表示有选择，在一定条件下可以这样做的，采用“可”。

2　条文中指明应按其他有关标准执行的写法为“应符合……的规定”或“应按……执行”。

参考文献

[1] 北京龙福康科技发展有限责任公司.产品展示[EB/OL]. http://www.lfk.com.cn/cp[2012-09-25].

[2] 常州市钱璟康复器材有限公司.产品世界[EB/OL]. http://www.qjrehab.com/products.asp[2012-09-25].

[3] 上海互邦医疗器械有限公司.康复知识[EB/OL]. http://www.hubang.net.cn/knowledge/detail.aspx? id=29[2012-07-26].

[4] 陈长香.老年护理学[M].北京：人民卫生出版社,2011.

[5] 陈强. 辅助沟通系统及实用技术[M]. 北京：科学出版社,2011.

[6] 陈正英.社区护理学[M].长沙：中南大学出版社,2011.

[7] 丁志宏. 我国老年人休闲活动的特点分析及思考——以北京市为例[J]. 兰州学刊,2010,9:89-92.

[8] 胡鸿雁,黄明勇.康复护理技术[M].福建：东南大学出版社,2011.

[9] 胡旭君. 助听器学[M]. 杭州：浙江大学出版社,2010.

[10] 井莉. 影响城市老年人休闲生活的因素及对策[J]. 重庆科技学院学报,2010,2:44-46.

[11] 雷磊,等. 门诊老年性听力损失调查研究[J]. 中华耳科学杂志,2011,9(2).

[12] 李映兰,卢桂珍.老年健康照护[M].长沙：中南大学出版社,2008.

[13] 全国残疾人康复和专用设备标准化技术委员会. GB/T 13800—2009 中国标准书号[S].北京：中国标准出版社,2009.

[14] 世界卫生组织. 世界残疾报告摘要[R].日内瓦：世界卫生组织,2011.

[15] 石柱国.老人与拐杖[J].养生月刊,2012,2：168-171.

[16] 孙葆忱. 低视力学[M]. 北京：人民卫生出版社,2010.

[17] 吴丽文,史学敏.老年护理[M].北京：科学出版社,2007.

[18] 吴英黛. 辅具评估专业技术手册[M]. 北京：华夏出版社,2009.

[19] 郗昕. 言语测听的基本操作规范[J]. 听力学及言语疾病杂志,2011,19(5)：489-490.

[20] 张悦歆. 视觉康复指南[M]. 北京：国家图书馆出版社,2009.

[21] 赵悌尊.社区康复[M].北京：华夏出版社,2005.

[22] 中国就业培训技术指导中心. 助听器验配师(基础知识)[M]. 北京：中国劳动社会保障出版社,2010.

[23] 中国就业培训技术指导中心. 助听器验配师(国家职业资格四级)[M]. 北京：中国劳动社会保障出版社,2010.

[24] 朱图陵,残疾人辅助器具基础与应用[M].北京：求真出版社,2010.

[25] AbleDate. AbleData database of assistive technology[EB/OL]. http://www.abledata.com/abledata.cfm? pageid=19327&ksectionid=19327[2012-08-20].

[26] About Love to Know Senior Citizen. Assistive Devices for the Elderly[EB/OL]. http://seniors.lovetoknow.com/Assistive_Living_for_the_Elderly[2012-08-20].

[27] AgingCare.com-Connecting people caring for elderly parents. Elder Care[EB/OL]. http://www.

agingcare. com/Elder-Care[2012-08-02].

[28] D. H. Metz. Mobility of older people and their quality of life[J]. Transport Policy,2000,7: 149-152.

[29] eHow. com. Discover the expert in you. Assistive Technology for the Elderly[EB/OL]. http://www. ehow. com/facts_6309150_assistive-technology-elderly. html[2012-08-2].

[30] European Assistive Technology Information Network(EASTIN). Assistive Products Searched by ISO product classification[EB/OL]. http://www. eastin. eu/en-GB/searches/products/isoSearch [2012-12-10].

[31] Information System on Vocational Rehabilitation(REHADAT). Information about the Technical Aids database[EB/OL]. http://www. rehadat. de/rehadat/eng/Reha. KHS[2012-10-12].

[32] International Standard Organization. Assistive products for persons with disability—Classification and terminology. ISO 9999-2011.

[33] Long Tien Truong, Sekhar Somenahalli. Exploring mobility of older people: a case study of Adelaide, Australasian Transport Research Forum 2011 Proceedings, 28-30 September 2011, Adelaide, Australia[C]. http://www. patrec. org/atrf. aspx.

[34] Oldagesolutions. org-portal on Technology Solution for Elderly. Assistive Devices for the Elderly [EB/OL]. http://www. oldagesolutions. org/assitivesdevices/assdev. aspx[2012-08-02].

[35] Robert Elliot. Assistive Technology for the Frail Elderly: An Introduction and Overview [R]. University of Pennsylvania,1992. http://aspe. hhs. gov/daltcp/reports/asttech. htm[2012-08-02].

[36] Sandra C. Webber, Michelle M. Porter, Verena H. Menec. Mobility in Older Adults: A Comprehensive Framework[J]. The Gerontologist,2010,50(4): 443-450.

[37] Wheelchairs—Part 1: Guidelines for the application of the ISO 7176 series on wheelchairs. ISO-TR-13570-1-2005[EB/OL]. http://www. doc88. com/p-375880849399. html[2012-11-12].

[38] World Health Organization. Guidelines on the provision of Manual Wheelchairs in less resourced settings[R]. Geneva:WHO,2008.

[39] World Health Organization. International classification of functioning, disability and health (ICF) [S],Geneva:WHO,2001.